胸部肿瘤个体化治疗

主　编　陈海泉

副主编　李　媛　孙艺华　朱正飞

上海科学技术出版社

图书在版编目（ＣＩＰ）数据

胸部肿瘤个体化治疗 / 陈海泉主编. -- 上海 ：上
海科学技术出版社，2023.1
ISBN 978-7-5478-5901-8

Ⅰ．①胸… Ⅱ．①陈… Ⅲ．①胸腔疾病－肿瘤－治疗
Ⅳ．①R734

中国版本图书馆CIP数据核字(2022)第179721号

胸部肿瘤个体化治疗
主　编　陈海泉

副主编　李　媛　孙艺华　朱正飞

上海世纪出版(集团)有限公司
上 海 科 学 技 术 出 版 社　　出版、发行
(上海市闵行区号景路 159 弄 A 座 9F－10F)
邮政编码 201101　　www.sstp.cn
上海中华商务联合印刷有限公司印刷
开本 889×1194　1/16　印张 16.75
字数 450 千字
2023 年 1 月第 1 版　2023 年 1 月第 1 次印刷
ISBN 978－7－5478－5901－8/R·2624
定价：188.00 元

内容提要

近年来，肿瘤学领域，尤其是分子生物学诊断技术、外科治疗技术、新型治疗药物等方面进展迅速，精准医学理念得到广泛普及和实践，胸部肿瘤进入了个体化治疗时代。为了帮助临床工作者尽快建立并强化胸部肿瘤个体化治疗理念和诊疗思路，规范诊疗行为，我国胸部肿瘤领域著名专家陈海泉教授带领复旦大学附属肿瘤医院胸部肿瘤多学科团队，共同编写了这部全面讲述胸部肿瘤个体化治疗方案的专著。

本书分两个部分，分别从肺癌及食管癌的病因、临床表现、影像学、病理学和分子病理诊断、分期和治疗原则，以及内科、外科和放射治疗等角度，系统阐述胸部肿瘤个体化治疗的相关内容。本书理念先进、内容前沿，融入了编者近年来在胸部肿瘤个体化治疗方面取得的多项突破性成果，例如肺癌"微创治疗 3.0"理论、冰冻病理指导亚肺叶切除、肺癌分子分型等；注重将胸部肿瘤的基础研究成果与临床应用相融合，特别强调其对肿瘤分期、多学科诊治决策的指导意义。

本书适合胸外科、呼吸科、肿瘤科等相关学科的医生、研究生阅读，也适合影像科、病理科医生及基础科研人员等参考。

编者名单

主　编

陈海泉

副主编

（按姓氏拼音排序）

李　媛　孙艺华　朱正飞

学术秘书

郑善博

编　者

（按姓氏拼音排序）

陈海泉	陈苏峰	傅方求	李　斌	李　航
李　媛	罗晓阳	马龙飞	缪珑昇	邵龙龙
沈旭霞	孙艺华	王佳蕾	王升平	王泽洲
叶　挺	于　慧	张　扬	张裔良	赵快乐
郑善博	郑　莹	朱正飞		

前　言

当前，在影像诊断技术、分子生物学诊断技术、外科和放射治疗技术及新型治疗药物快速发展的带动下，胸部肿瘤的诊治已经与以往大不相同，进入了个体化治疗的新时代。例如，CT 筛查的普及使得早期肺癌的诊断水平逐渐提高，早期肺癌的患者以年轻、不吸烟人群为主，通过微创手术治疗，可以取得良好的效果，他们中的大多数能够痊愈；局部晚期肺癌患者通过综合治疗，可以显著延长生存期；晚期肺癌患者通过基因检测等技术明确分子分型，采用合适的靶向治疗或免疫治疗方法，也有机会实现肿瘤的良好控制；通过合理运用手术、放射治疗、化学治疗和免疫治疗等手段，食管癌患者的生存率也显著提升。

肿瘤学是医学界最热门的研究领域之一，知识更新极快。医生必须不断学习，才能跟上时代的步伐，为患者提供最佳的治疗方案。另外，肿瘤治疗需要多学科共同参与，这就要求医生不仅要掌握本学科知识，还要熟悉相关学科的知识。例如，放疗科医生如果不了解外科手术操作，对靶区勾画就难以有深入的理解；外科医生如没有多学科综合治疗的理念，就难以针对患者的治疗提出合理的方案。但是，目前国内系统性介绍胸部肿瘤个体化治疗及其新进展的专著很少，专业工作者迫切需要相关的著作来更新知识。

为此，复旦大学附属肿瘤医院胸部肿瘤多学科团队的业务骨干共同编写了这本《胸部肿瘤个体化治疗》。本书分为两个部分，分别介绍了肺癌和食管癌的流行病学特点和病因学研究、诊断、治疗、预后和随访等内容，特别关注肿瘤个体化治疗的最新进展。各位编者都是长期在临床一线从事诊疗和研究的专家，年富力强，勇于开拓，既有扎实的理论基础，又具有丰富的实践经验。他们将自身的临床实践与国内外最新的研究进展紧密结合，希望打造一部先进、实用、可供胸部肿瘤相关专业医生及研究生参考的好书。愿本书能为推动我国胸部肿瘤治疗事业迈入国际先进行列尽绵薄之力。

需要说明的是，肿瘤学领域进展迅速，有些内容在出版之时，可能就已经更新了。读者宜带着批判性的眼光来阅读本书。虽然具体的知识和技术更新迭代迅速，但是肿瘤学的基本思想是不会过时的。

陈海泉

2022 年 9 月于上海

目　录

第二部分
食管癌的个体化治疗

第一部分

肺癌的个体化治疗

第一章
肺癌的流行病学

　　肺癌是全世界最常见的恶性肿瘤,无论是发病人数还是死亡人数均位列所有癌种的首位。据世界卫生组织国际癌症研究机构(International Agency for Research on Cancer,IARC)的估计,2020 年全球肺癌新发病例达 221 万左右,占全部恶性肿瘤发病人数的 11.4%;死亡人数约 180 万,占所有恶性肿瘤死亡人数的 18.0%。

　　全球范围内,吸烟是肺癌最主要的危险因素。半数以上的肺癌病例发生在男性吸烟者仍然普遍的中低收入国家中。而在大多数高收入国家中,男性肺癌发病率大幅下降,老年女性发病率持续上升。

　　肺癌的发病风险随着年龄增加而上升。近年来,鳞癌的占比下降,腺癌上升。肺癌的生存率较差,但通过筛查,早发现与早诊、早治,可以提高患者生存率。近来发现,女性肺癌和不吸烟者的肺癌呈现增多趋势,这些肺癌具有一些独特的特征,值得深入研究。预防肺癌的首要措施仍然是烟草控制。

一、肺癌全球分布

　　肺癌的全球地理分布显示出明显的区域差异。根据 IARC 估计的 2020 年全球肺癌年龄标准化(世界标准人口)数据显示,在男性中,发病率高的地区为波利尼西亚地区(太平洋群岛)、密克罗尼西亚地区(太平洋群岛)、中欧和东欧、东亚,而在非洲西部、东部和中部地区发病率很低。发病最高的波利尼西亚地区(太平洋群岛),其肺癌发病率是发病最低的西非地区的 22.5 倍,中欧和东欧地区的肺癌发病率是西非地区的 17.5 倍。肺癌死亡率高的地区为密克罗尼西亚地区(太平洋群岛)、波利尼西亚地区(太平洋群岛)、中欧和东欧、东亚和西亚,肺癌死亡率最低的地区仍然是非洲西部、东部和中部,中欧和东欧地区的肺癌死亡率是西非地区的 16.2 倍。

　　女性肺癌发病率和死亡率普遍低于男性,地理分布也略有不同。女性肺癌发病率高的地区为北美、北欧、西欧、波利尼西亚地区(太平洋群岛)、澳大利亚和新西兰,发病最高的北美地区,其肺癌发病率是发病最低的中非地区的 16.7 倍。女性肺癌死亡率最高的地区为密克罗尼西亚地区(太平洋群岛)、波利尼西亚地区(太平洋群岛)、东亚、北美、北欧,东亚地区的肺癌死亡率是西非地区的 11.1 倍(图 1-1)。超过一半的新发与死亡病例发生在中低收入国家。

　　肺癌流行程度的差异不仅存在于各地区之间,而且存在于各国之间,甚至各国内部之间。例如,在非洲,尼日利亚男性肺癌的发病率为 2.0/10 万,而摩洛哥男性肺癌的发病率达到 33.7/10 万,两国之间相差十多倍。在欧洲,匈牙利男性肺癌发病率高达 66.6/10 万,瑞典仅为 17.2/10 万。匈牙利女性肺癌发病率为 38.1/10 万,而相邻的乌克兰女性肺癌发病率仅为 5.9/10 万。在许多国家内,肺癌发病率也存

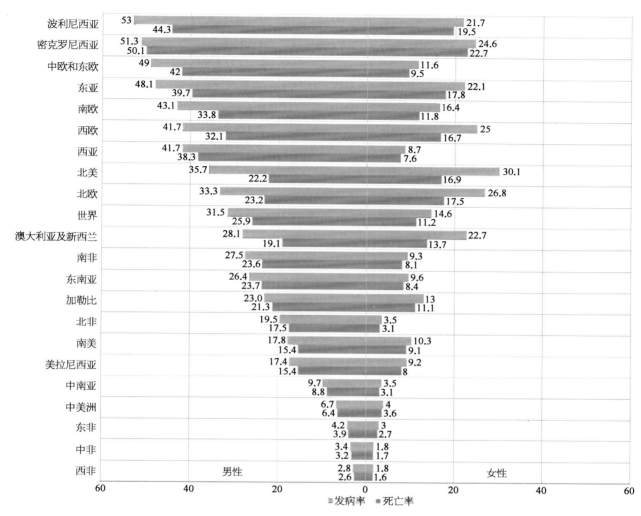

图 1-1 世界各地区肺癌年龄标化发病率和死亡率(1/10 万)分布情况(分性别)

资料来源：GLOBOCAN 2020

在很大差异。例如,在新加坡男性中,印度人的肺癌发病率为 17.4/10 万,马来人为 34.0/10 万,而华人为 44.7/10 万。泰国孔敬的女性肺癌发病率为 6.6/10 万,远低于泰国清迈女性的 23.5/10 万。

世界上男性肺癌发病率前五位的国家分别为：土耳其(74.8/10 万)、塞尔维亚(68.0/10 万)、匈牙利 (66.6/10 万)、波黑(64.7/10 万)和黑山(61.2/10 万)。女性肺癌发病率前五位的国家分别为：匈牙利 (38.1/10 万)、丹麦(36.8/10 万)、荷兰(33.5/10 万)、冰岛(32.9/10 万)和美国(30.4/10 万)。

肺癌的地区分布差异很大程度上取决于烟草流行程度及空气污染的差异。世界各地肺癌死亡率与发病率水平并不完全一致,这是因为癌症死亡率除了受发病率影响以外,还受临床诊断、治疗和康复水平的影响。

二、年龄分布

肺癌的发病率和死亡率随年龄增加而逐渐上升。不论男性还是女性,40 岁以下肺癌发病率和死亡率均较低,40 岁之后迅速上升,在 80 岁左右达到发病和死亡高峰,80 岁以上年龄组肺癌的发病率和死亡率略有下降。

不同国家和地区的高峰年龄会略有不同。80 岁以上年龄组肺癌发病率和死亡率下降的原因可能与高龄者诊断不完全、其他原因造成的死亡竞争，以及出生队列吸烟模式的差别有关。

对于 60 岁以上老年男性，肺癌的发病率位列所有恶性肿瘤第二位，仅次于前列腺癌；60 岁以上老年女性，肺癌的发病率位列所有恶性肿瘤第三位，排在乳腺癌和结直肠癌之后。无论男性还是女性，60 岁以上老年人群肺癌的死亡率均位居所有恶性肿瘤首位。

三、性别分布

根据 IARC 估计，2020 年全球男性新发肺癌 144 万例，年龄标化发病率 31.5/10 万；女性新发肺癌 77 万例，年龄标化发病率 14.6/10 万，男性发病率为女性发病率的 2.2 倍。2020 年全球男性因肺癌死亡 119 万人，年龄标化死亡率 25.9/10 万；女性因肺癌死亡 61 万人，年龄标化死亡率 11.2/10 万，男性死亡率为女性死亡率的 2.3 倍。

尽管男性肺癌发病和死亡人数均远多于女性，但排除吸烟等混杂因素之后，尚不明确男性与女性发生肺癌的风险是否有显著性差异。对于男性吸烟者和女性吸烟者，多项前瞻性研究及荟萃分析显示，性别造成的发病、死亡风险差异并不显著。在过去的 50 年里，吸烟与肺癌的关系在男女之间已经趋于一致。对于终身不吸烟的人群，北美、欧洲和亚洲 13 项大型队列研究的荟萃分析发现，男女肺癌发病率在 40 岁以后是相似的，而男性肺癌死亡率在各年龄段始终高于女性。另外，也有假说认为女性相对于男性对肺癌的易感性更高，例如在 NIH－AARP 队列中发现女性不吸烟者肺癌发病率略高于男性不吸烟者的现象。

四、人种分布

肺癌的发病率和死亡率存在人种差异，但目前尚不清楚该差异仅仅是由于终身吸烟情况的不同，还是因为其他某些因素的共同影响所造成的。美国是种族多样化最典型的国家之一，美国男性肺癌发病率和死亡率最高的是黑种人，其次是白种人、印第安人/阿拉斯加原住民、亚裔/太平洋岛民和西班牙裔；而美国女性肺癌发病率和死亡率最高的是白种人，之后为黑种人、印第安人/阿拉斯加原住民、亚裔/太平洋岛民和西班牙裔。自 20 世纪 90 年代以来，美国黑种人和白种人男性肺癌死亡率的差距正在逐渐缩小。

在亚裔人群中，吸烟与肺癌之间的关联强度目前要弱于西方发达国家的白种人。日本的研究发现，男女吸烟者发生肺癌的相对危险度均低于 5，远低于在北美和欧洲研究中所观察到的 10~20。中国男性吸烟者发生肺癌的相对危险度从 1991—1999 年的 1.32 增加到 2006—2014 年的 3.8，其增长幅度也显著低于西方人群。此外，生活在西方的亚裔人群相比生活在中国和日本的亚洲人，吸烟会大大增加肺癌的发病率。

五、组织学类型分布

肺癌起源于呼吸道上皮细胞，可分为两大类：非小细胞肺癌和小细胞肺癌，前者又分为鳞状细胞癌（简称鳞癌）、腺癌、大细胞癌等。肺癌的组织学类型分布与吸烟情况密切相关，吸烟者肺癌的组织学类型多以鳞癌、小细胞肺癌为主，非吸烟者则以腺癌为主。根据世界卫生组织的统计数据，自 2004 年以来，腺癌已成为世界上最常见的肺癌组织学类型。

美国 2012—2016 年诊断的病例中，小细胞肺癌约占 13%，非小细胞肺癌约占 85%，其中腺癌占所有肺癌病例的 50%，鳞癌占 23%，大细胞癌占 1.4%。

据中国 2014 年全国肿瘤登记数据报告,腺癌是我国最主要的肺癌组织学类型,占全部报告组织学类型信息的肺癌的 53.9%,其次是鳞癌(占 30.6%)和腺鳞癌(占 11.0%),大细胞癌占 0.8%,小细胞肺癌仅占 0.6%。

六、肺癌流行病学变化趋势

自 1985 年以来,全球估计的肺癌病例数增加了 50% 以上。预计到 2040 年,全球一年新发肺癌病例将达到 360 万人,死亡数 310 万人,相比 2018 年将分别上升 72% 和 76%。

吸烟是肺癌的主要危险因素,肺癌的流行病学变化趋势在很大程度上与烟草消费量的变化趋势相关。当烟草消费量增加,肺癌发病率和死亡率也随之上升。Lopez 等人根据若干国家的历史经验提出一个发达国家烟草盛行模型。据该模型描述,发达国家吸烟流行率从开始后,经过几十年的迅速上升会达到峰值,之后便开始下降。吸烟相关的死亡率则在吸烟流行率达到高峰期之后的 30~40 年后达到峰值;当烟草消费量减少后,发病率和死亡率也随之下降。

最早开始吸烟的国家(如加拿大、美国、英国和澳大利亚),男性的肺癌发病率和死亡率自 20 世纪七八十年代以来逐渐下降。欧洲和北美的大多数国家、南美洲一些国家(如阿根廷、智利、哥斯达黎加、墨西哥)的男性,以及亚洲部分国家和地区(如新加坡、日本、韩国和中国香港)高收入男性人群的发病率现在也在下降中。相比之下,在最近开始流行吸烟的国家中,包括南美洲和亚洲的低收入和中等收入国家,肺癌死亡率继续上升。非洲的肺癌发病率和死亡率很低,但有证据表明,在撒哈拉以南的许多非洲国家,男性吸烟变得越来越普遍,这可能导致未来肺癌发病率上升。

女性肺癌发展趋势与男性不同,很大程度上是由于女性中吸烟流行时间不同造成的。历史上,女性吸烟往往比男性滞后几十年,男性吸烟后对健康产生的副作用会在女性吸烟率开始上升之际逐渐显现,有可能在一定程度上抑制了女性吸烟率的增长。相对于男性 50%~80% 吸烟流行率而言,目前所观察到的女性峰值则为 35%~40%。在女性开始吸烟较早的国家,肺癌发病率和死亡率已经接近顶峰或近年来将会达到顶峰。例如,丹麦和美国 30~74 岁成年女性的肺癌死亡率自 1995 年和 1992 年以来一直在下降,加拿大的死亡率自 1996 年以来一直保持稳定。在烟草流行开始较晚的其他国家,特别是在西欧和南欧及东欧和南美洲的大多数国家,发病率仍继续增加。

肺癌组织学类型的分布一直在变化。20 世纪五六十年代的队列研究显示,男性肺癌患者只有不到 5% 的腺癌。SEER 数据库公布的美国白种人肺癌组织学类型变化趋势显示,从 1973—1992 年,男性鳞癌的发病率排在第一位,但是从 20 世纪 80 年代初期就开始呈现下降趋势,大细胞癌和小细胞癌的变化趋势与鳞癌类似;而男性腺癌的发病率和比例不断上升,成为目前最主要的组织学类型。在女性中,腺癌始终是最常见的类型。到 2016 年,腺癌占所有男性和女性肺癌的 70% 以上。在欧洲,男性也发生了类似的变化,而在女性中,鳞癌和腺癌的发病率都在增加。这种变化被认为与烟草设计和成分的改变及吸烟流行状况的改变有关。

七、肺癌生存情况

虽然在诊断、手术技术和基因研究、生物治疗方面已经取得了许多进展,但是肺癌全球生存状况的形势仍然非常严峻,生存率在高中低收入国家之间差异不大。根据 Concord‐3 项目估计,5 年净生存率(2010—2014 年)最高的国家日本也仅为 32.9%;有 12 个国家的生存率为 20%~30%,如美国为 21.2%,中国为 19.8%；绝大多数国家的生存率在 10%~19%，如法国为 17.3%，新西兰为 15.3%；少部分国家低于 10%，如印度的 5 年净生存率仅为 3.9%。

目前仅有约 15% 的肺癌被早期发现、诊断，大多数肺癌被诊断时已经为中晚期，这可能是导致肺癌预后不良的重要原因之一。因此，通过使用低剂量螺旋计算机断层扫描和有效生物标志物筛查，对高危人群进行早期诊断，可以提高肺癌患者的生存。除此之外，通过烟草控制进行一级预防仍然是防治肺癌的主要方法，特别是在低收入国家。

八、中国肺癌流行病学特征

1. 中国肺癌发病和死亡现状

2015 年全国癌症登记中心数据显示，中国肺癌新发病例数约为 78.7 万人，死亡约 63.1 万人，肺癌的发病率和死亡率分别为 57.26/10 万和 45.87/10 万，年龄标准化发病率和死亡率（2000 年中国标准人口）分别为 35.96/10 万和 28.16/10 万，均位居我国恶性肿瘤发病和死亡首位。男性人群年龄标化发病率和死亡率约是女性的 2 倍，城市高于农村（表 1-1）。中部地区肺癌发病率与死亡率最高，东部地区最低。

表 1-1 2015 年中国肺癌发病和死亡情况

人 群	发病数（万）	发病率（1/10 万）	中国人口标化率（1/10 万）	死亡数（万）	死亡率（1/10 万）	中国人口标化率（1/10 万）
合计	78.7	57.26	35.96	63.1	45.87	28.16
性别						
男性	52.0	73.90	48.68	43.3	61.52	40.15
女性	26.7	45.29	31.54	19.7	29.43	16.77
地区						
城市	46.0	59.68	36.07	36.6	47.45	27.93
农村	32.7	54.16	35.77	26.5	43.85	28.44

资料来源：2015 年中国恶性肿瘤流行情况分析.国家癌症中心（2019 年发布）

肺癌发病率和死亡率在 40 岁及以上迅速上升，均在 80~84 岁达到高峰。男女 40~44 岁年龄组的发病率分别为 16.03/10 万和 12.21/10 万，80~84 岁年龄组分别为 548.87/10 万和 275.69/10 万。男女 40~44 岁年龄组的死亡率分别为 10.23/10 万和 6.63/10 万，80~84 岁年龄组分别为 577.11/10 万和 279.83/10 万。60 岁以上老年人发病和死亡水平远高于全国平均水平，位居老年人群中恶性肿瘤发病和死亡的首位。

2. 中国肺癌发病和死亡变化趋势

据前三次死因调查数据显示，我国肺癌年龄标化死亡率从 1973—1975 年的 7.30/10 万迅速上升至 2004—2005 年的 27.62/10 万，位居恶性肿瘤第一位，是我国人群死亡率上升最快的癌种；其中男性肺癌死亡率从 10.10/10 万上升至 39.06/10 万，女性肺癌死亡率从 4.70/10 万上升至 16.73/10 万，两者上升速度相似。

国家癌症中心收集的 22 个登记处数据显示，2000—2011 年，男性肺癌年龄标化（世界标准人口）发病率每年下降 0.2%，女性则每年上升 0.9%。我国男女和城乡的肺癌发病水平差异明显缩小，发病年龄趋于老龄化：1989—2008 年男女肺癌发病比由 2.47 降至 2.28，城乡由 2.07 降至 1.14，男性平均肺癌发病年龄由 65.32 岁上升至 67.87 岁，女性由 65.14 岁升高至 68.05 岁。IARC 五大洲癌症发病数据库中，中国 5 个登记处（上海、嘉善、中山、哈尔滨和香港）的数据显示，男性肺癌年龄标化发病率从 1998 年的 53.97/10 万下降到 2012 年的 43.58/10 万,女性发病率基本不变,约 20.00/10 万。

北京、上海和广州等经济发达城市的肺癌粗发病率和死亡率均呈上升趋势。经年龄标化(世界标准人口)后,北京市肺癌发病率从 2000 年的 27.77/10 万升高至 2012 年的 32.39/10 万,年度平均变化率为 1.69%($P < 0.001$)。而上海市中心城区 1974—2004 年男性的肺癌年龄标化发病率存在下降趋势,年度平均变化率为 -0.605%($P < 0.001$),女性的下降趋势无统计学意义。广州 2005—2013 年年龄标化发病率呈平稳下降态势,年度变化率为 -1.16%($P < 0.05$),其中男性为 -1.29%($P < 0.05$),女性下降无统计学意义。近年来,一些大城市肺癌发病和死亡水平的增高主要受人口老龄化的影响,60 岁以上老年人肺癌发病和死亡率远高于年轻人;另外女性肺癌受一些特定危险因素(如二手烟、烹饪油烟等)的影响较大,发病率相对稳定或者呈上升趋势。在经济欠发达的江苏省启东市,肺癌年龄标化发病率从 1972 年的 14.42/10 万升高至 2001 年的 36.44/10 万,肺癌年龄标化死亡率从 1972 年的 10.13/10 万上升至 2011 年的 29.50/10 万,上升趋势明显,其中女性的发病风险和死亡风险上升速度均高于男性。云南省宣威市是肺癌高发区,1990—1992 年、2004—2005 年、2011—2013 年和 2014—2016 年肺癌粗死亡率分别为 34.0/10 万、89.8/10 万、102.3/10 万和 87.2/10 万,虽然自 2004 年以后肺癌标化死亡率已经呈现出逐步降低趋势,但仍远高于同期的全国水平。

自 20 世纪 90 年代以来,许多西方国家的肺癌发病率和死亡率已经稳定或在某些情况下有所下降。其中一个主要原因可能是这些国家的人口吸烟率大幅下降。在中国,烟草的控制形势仍不容乐观。烟草造成了中国 23%~25% 的肺癌患者死亡。然而 2010 年中国成年男性中仍有超过一半的烟民,青少年吸烟率仍在上升。近年来,我国在控烟方面最重要的举措是公共场所禁烟,包括北京、上海、深圳相继出台和实施严苛的公共场所禁烟令,但这也只是局限在发达的城市地区,且实施成效并不尽如人意。男性吸烟率仍居高不下,而女性吸烟率则同西方国家历史上一样,出现了上升趋势。据预测,即使目前吸烟率保持不变,到 2030 年,中国每年死于烟草的人数将在 2010 年基础上翻番。

3. 组织学类型变化趋势

随着烟草消费量及烟草成分的变化,近年来肺癌组织学类型分布变化以腺癌的上升和鳞癌的下降为主要趋势。北京市某医院 2000—2012 年,男性肺癌患者的腺癌构成比从 21.96% 上升至 43.36%,鳞癌从 39.11% 下降至 32.23%;女性肺腺癌构成比从 46.72% 上升至 76.49%,鳞癌从 15.69% 下降至 5.97%。上海市某医院 20 年间 1.2 万例肺癌患者研究显示,男性患者中鳞癌多见,且呈显著下降趋势,女性中腺癌最为常见且上升迅速。宁夏和郑州地区的医院人群研究也显示,肺鳞癌患者比例下降,腺癌上升。

4. 生存趋势

在 21 世纪初,由于早期诊断技术和靶向治疗的发展,我国肺癌患者的生存状况得到了很大的改善,从 1995—1999 年到 2005—2009 年,肺癌 5 年标化生存率提高了 133.3%。以上海市为例,与 1972—1976 年的生存情况相比,2002—2006 年诊断的市区男性患者的 5 年相对生存率从 7.9% 上升至 20.8%,女性 5 年相对生存率从 8.2% 上升至 22.1%。但最近的十多年间,肺癌的生存情况没有得到进一步的改善。根据国家癌症中心对全国 17 个癌症登记处以人群为基础的研究报告显示,2003—2005 年、2006—2008 年、2009—2011 年、2012—2015 年诊断为肺癌的患者 5 年相对生存率分别为 16.1%、15.8%、16.8% 和 19.7%,趋势并无显著性。

九、女性肺癌流行病学特征

自 20 世纪 70 年代中期以来,女性肺癌发病率已经翻了一倍多,这一增长被一些研究者归因于女性比男性更敏感,女性肺癌中腺癌的比例更高。

英国健康促进网络(Health Improvement Network)的数据显示,每天吸烟超过 20 支的女性重度吸烟者比有类似吸烟史的男性患肺癌的概率更高,女性的相对危险度为 19.2(95% *CI*:17.1~21.3),而男性为 13.0(95% *CI*:11.7~14.5)。

然而,美国的一项大型前瞻性队列研究对同等吸烟条件下女性肺癌患者的这种易感性增加提出了质疑。女性肺癌发病率的上升也可能由遗传变异、环境暴露、激素因素和致癌病毒所致。生殖和激素因素的作用存在较大争议,评估胎次、月经初潮年龄、绝经和肺癌发生之间关系的研究结果不一。虽然多项病例对照研究报道使用外源性激素治疗会增加肺癌风险,但前瞻性队列研究结果显示,在调整吸烟率之后,使用激素的女性和不使用激素的女性肺癌发病率相等。HPV 感染已被认为是亚洲女性肺癌发病的影响因素之一,但在美国 HPV 感染者中罹患肺癌的比例要低得多,芬兰的一项研究也没有发现 HPV 16 和 HPV 18 感染者不论是否吸烟都会导致肺癌发病风险增加的证据。

研究发现几种肺癌基因突变存在性别差异。*EGFR* 突变在女性中更为普遍,尤其是在非吸烟者中。L858R 突变已被证明在不吸烟的肺腺癌的女性身上与雌激素生物合成和代谢相关的遗传多态性有关。在一项关于肺癌分子流行病学的大型研究中,吸烟者最常见的 G > T 转位突变 KRAS G12C 突变在女性中更为常见,尤其是在较年轻的患者中。此外,多项研究表明,在不同的年龄组、疾病分期和治疗类型中,女性肺癌患者的生存率高于男性。

十、不吸烟者肺癌流行病学特征

有 10%~20% 的肺癌发生在不吸烟的人群中。不吸烟者一般定义为一生中总吸烟量少于 100 支的人。美国每年估计有 17 000~26 000 的不吸烟者死于肺癌。不吸烟女性的发病率远高于不吸烟男性。据估计,在南亚,83% 的肺癌女性是不吸烟的,而美国只有 11%。目前尚不清楚移居欧美国家并采用西方生活方式的不吸烟的亚洲女性是否会增加患肺癌的风险。

环境和职业暴露及遗传易感性被认为是不吸烟者患肺癌的危险因素。来自亚洲的研究报告称,与吸烟者相比,不吸烟者的诊断年龄更早。然而,在美国和欧洲,不吸烟者和曾经吸烟者肺癌的诊断年龄是相似的。在组织学方面,不吸烟的人更容易患腺癌。

虽然现在吸烟者和曾经吸烟者比较容易发生基因组突变,但是不吸烟者发生驱动突变的比例也很高,包括 *EGFR* 突变和 *ALK - EML4* 突变。在 40%~60% 的不吸烟者中,发现存在通过外显子 19 缺失或外显子 21 突变的 *EGFR* 突变。作为 *EGFR* 家族成员之一的 *HER2* 突变也主要发生在不吸烟者中,相比之下 *KRAS* 和 *BRAF* 突变主要发生在曾经吸烟者和现在吸烟者中。此外,大约 2/3 的 *ALK - EML4* 重排的患者也是不吸烟的。研究者还发现,即使在调整了已知的预后因素之后,不吸烟者的生存率也要高于吸烟者。

(王泽洲　郑　莹)

参 考 文 献

［1］　赫捷,陈万青.2017 中国肿瘤登记年报［M］.北京:人民卫生出版社,2018.

［2］　郑荣寿,孙可欣,张思维,等.2015 年中国恶性肿瘤流行情况分析［J］.中华肿瘤杂志,2019,9:1.

［3］　Allemani C, Matsuda T, Di Carlo V, et al. Global surveillance of trends in cancer survival 2000 - 14 (CONCORD - 3): analysis of individual records for 37 513 025 patients diagnosed with one of 18 cancers from 322 population-based registries in 71 countries［J］. Lancet, 2018, 391

（10125）：1023 - 1075.

[4] Barta J A, Powell C A, Wisnivesky J P. Global Epidemiology of Lung Cancer［J］. Annals of Global Health, 2019, 85(1)：8, 1 - 16.

[5] Bray F, Colombet M, Mery L, et al. Cancer Incidence in Five Continents, Vol. XI (electronic version)［M/OL］. Lyon：International Agency for Research on Cancer, 2017［2021 - 09 - 17］. http://ci5.iarc.fr.

[6] Chen Z, Peto R, Zhou M, et al. Contrasting male and female trends in tobacco-attributed mortality in China：evidence from successive nationwide prospective cohort studies［J］. Lancet, 2015, 386(10002)：1447 - 1456.

[7] Chlebowski R T, Schwartz A G, Wakelee H, et al. Oestrogen plus progestin and lung cancer in postmenopausal women (Women's Health Initiative trial)：a post-hoc analysis of a randomised controlled trial［J］. Lancet, 2009, 374(9697)：1243 - 1251.

[8] Ferlay J, Soerjomataram I, Dikshit R, et al. Cancer incidence and mortality worldwide：sources, methods and major patterns in GLOBOCAN 2012 ［J］. Int J Cancer, 2015, 136(5)：E359 - E386.

[9] Freedman N D, Leitzmann M F, Hollenbeck A R, et al. Cigarette smoking and subsequent risk of lung cancer in men and women：analysis of a prospective cohort study［J］. Lancet Oncol, 2008, 9(7)：649 - 656.

[10] Govindan R, Ding L, Griffith M, et al. Genomic landscape of non-small cell lung cancer in smokers and never-smokers［J］. Cell, 2012, 150(6)：1121 - 1134.

[11] Howlader N, Noone A M, Krapcho M, et al. SEER Cancer Statistics Review, 1975 - 2016［Z/OL］.(2019 - 04)［2021 - 09 - 17］. https://seer.cancer.gov/archive/csr/1975_2016/.

[12] Powell H A, Iyen-Omofoman B, Hubbard R B, et al. The association between smoking quantity and lung cancer in men and women［J］. Chest, 2013, 143(1)：123 - 129.

[13] Siegel R L, Miller K D, Jemal A. Cancer statistics, 2018［J］. CA Cancer J Clin, 2018, 68(1)：7 - 30.

[14] Sung H, Ferlay J, Siegel R L, et al. Global cancer statistics 2020：GLOBOCAN estimates of incidence and mortality worldwide for 36 cancers in 185 countries ［J］. CA Cancer J Clin, 2021, 71(3)：209 - 249.

[15] Sun S, Schiller J H, Gazdar A F. Lung cancer in never smokers—a different disease［J］. Nat Rev Cancer, 2007, 7(10)：778 - 790.

[16] Thun M J, Carter B D, Feskanich D, et al. 50-year trends in smoking-related mortality in the United States［J］. N Engl J Med, 2013, 368(4)：351 - 364.

[17] Torre L A, Siegel R L, Ward E M, et al. International variation in lung cancer mortality rates and trends among women［J］. Cancer Epidemiol Biomarkers Prev, 2014, 23(6)：1025 - 1036.

[18] US Department of Health and Human Services. The health consequences of smoking—50 years of progress：a report of the Surgeon General［M/OL］ Atlanta, GA：US Department of Health and Human Services, Centers for Disease Control and Prevention, National Center for Chronic Disease Prevention and Health Promotion, Office on Smoking and Health, 2014［2022 - 08 - 01］. https://www.ncbi.nlm.nih.gov/books/NBK179276/.

[19] Warth A, Penzel R, Lindenmaier H, et al. EGFR, KRAS, BRAF and ALK gene alterations in lung adenocarcinomas：patient outcome, interplay with morphology and immunophenotype［J］. Eur Respir J, 2014, 43(3)：872 - 883.

[20] World Health Organization International Agency for Research on Cancer. Cancer mortality database［DB/OL］.(2013)［2019 - 9 - 10］. http://www-dep.iarc.fr/WHOdb/WHOdb.htm.

[21] Yang S, Yang T, Chen K, et al. EGFR L858R mutation and polymorphisms of genes related to estrogen biosynthesis and metabolism in never-smoking female lung adenocarcinoma patients［J］. Clin Cancer Res, 2011, 17(8)：2149 - 2158.

[22] Zeng H, Chen W, Zheng R, et al. Changing cancer survival in China during 2003 - 15：a pooled analysis of 17 population-based cancer registries ［J］. The Lancet Glob health, 2018, 6(5)：e555 - e567.

第二章
肺癌的病因学和危险因素

国际癌症研究机构(IARC)已将至少 7 种职业和 20 多种暴露列为对人类有致肺癌性。吸烟是肺癌最常见的病因之一,具有明确的剂量反应关系。主动吸烟使肺癌风险增加 5~10 倍,非吸烟者被动吸烟会增加约 20% 的肺癌风险。其他已知风险因素包括暴露于氡气、石棉、柴油和电离辐射,越来越多的证据表明空气污染也是肺癌的致病因素。宿主因素也与肺癌风险有关,包括肺癌家族史、慢性阻塞性肺疾病史等。尽管主动吸烟是与肺癌最密切相关的暴露,但只有小部分的吸烟者患上肺癌,这表明肺癌有遗传易感性。

一、主动吸烟

主动吸烟是目前公认的肺癌最重要的病因。烟草燃烧后产生的由气体和颗粒化合物组成的复杂气溶胶称为烟草烟雾,其中吸烟者经嘴直接吸入的烟雾被称为主流烟雾,是吸烟者接触烟的主要来源。主流烟雾中含有至少数十种已知的或潜在的致癌物,包括钋-210、稠环芳香烃类、N-亚硝基胺类、芳香胺类、甲醛和 1,3-丁二烯等。这些致癌物被吸入人体后会引发基因突变,进而导致恶性肿瘤的发生。

据估计,世界范围内每年约有 80% 的男性肺癌和 50% 的女性肺癌与吸烟有关。1964 年,美国公共卫生署署长发布了一份具有里程碑意义的报告(*The Surgeon General's Report*),详细介绍了肺癌与吸烟之间的关系,指出轻中度吸烟男性患肺癌的风险比不吸烟男性高 9~10 倍,重度吸烟者的风险甚至更高。大量科学证据表明吸烟与肺癌的风险具有剂量反应关系,包括平均烟草消费量、吸烟年数、开始吸烟时的年龄、戒烟时长、烟草制品类型和吸入方式等,均会影响肺癌的发病、死亡风险。随着每日吸烟数量及吸烟年数的增加,肺癌风险显著升高。吸烟年数的长短被认为是吸烟者患肺癌风险的最强决定因素。

肺癌的地理和时间分布在很大程度上反映了过去几十年来的烟草消费。因此,烟草消费量的大幅减少将降低人群的癌症风险。

从戒烟开始大约 5 年后,过去吸烟者的额外风险急剧下降,即便晚年戒烟的效果也非常明显。不过,即使已经长期戒烟的人相对不吸烟者仍会有一定的额外风险。

吸低焦油卷烟者患肺癌的风险低于吸高焦油卷烟者,吸过滤香烟者患肺癌的风险低于吸未过滤香烟者。除了卷烟之外,雪茄、烟斗、水烟等也显示出与肺癌风险的暴露-反应关系,这也表明这些产品也具有致癌作用。

自 2005 年电子烟进入市场后,其销量在全球呈指数级增长。中国作为烟草大国,青少年学生对电子烟的知晓程度接近 50%,使用率估计为 1%~2%。尽管电子烟与传统卷烟相比,对人体的危害较小,但近期研究表明,暴露于电子烟也会导致支气管上皮细胞、肺上皮细胞、肺血管内皮细胞和脐静脉内皮细胞产生氧化应激反应,可能增加肺癌发生风险。上述结论基于目前电子烟对健康影响的短期效应上,有待长期健康效应的研究进一步证实。

此外,毒品大麻在全球的流行也引起许多学者对长期吸食大麻与肺癌关系的关注。熏制的大麻含有许多与烟草烟雾相同的化学毒素和致癌物,包括乙醛、丙烯醛、氨、一氧化碳、甲醛、酚、亚硝胺和多环芳烃等。不过国际肺癌协会 2015 年发表的荟萃分析结果显示,目前尚没有人群证据证实吸食大麻会导致患肺癌的风险增加。

二、被动吸烟

被动吸烟(involuntary smoking),也常称为环境烟草烟雾(environmental tobacco smoke)、二手烟(secondhand smoke)暴露,接触到的主要是经烟草燃烧端直接产生的侧流烟雾和吸烟者呼出的混合烟雾。

被动吸烟和肺癌的因果关系也已经得到证实。全球范围内,每年有 3 万多名肺癌患者死于被动吸烟所导致的肺癌。美国的数据显示,2010—2014 年每年约有 7 300 名肺癌患者的死亡归因于此。目前,我国约有 3 亿烟民和 7.4 亿二手烟受害者。被动吸烟的暴露主要来自家庭(主要为配偶吸烟)和工作场所。

二手烟与主流烟雾具有相同的成分,包含数千种有毒化合物,其中至少有 50 多种致癌物质,但是绝对浓度较低,为主流烟雾的 1%~10%。二手烟暴露没有明确的阈值剂量,即任何被动吸烟都可能增加肺癌风险。一项汇总 35 个病例对照研究和 5 个队列研究的荟萃分析显示,自身不吸烟但暴露于配偶吸烟环境下的女性肺癌发生风险是没有暴露于二手烟女性的 1.2 倍($OR = 1.20$, 95% CI: $1.10 \sim 1.29$)。另一项对 22 个工作场所研究的荟萃分析发现,暴露于二手烟的工人患肺癌的风险增加 24%($OR = 1.24$, 95% CI: $1.18 \sim 1.29$)。被动吸烟导致的肺癌的主要病理学类型还不明确,国际肺癌协会(International Lung Cancer Consortium)汇总分析发现,不吸烟者暴露于二手烟更容易罹患小细胞肺癌($OR = 2.11$, 95% CI: $1.11 \sim 4.04$)。

三、氡

氡是一种惰性气体,是由铀自然衰变而产生的放射性产物,也是肺癌主要诱因之一,被 IARC 确认为 1 类致癌物。室内氡污染通常来自土壤和建筑材料,职业氡暴露常见于不通风的地下室和密闭空间。由于氡气无味无色,潜伏期长,难以根除,大多数人都不知道这种潜在的危害。如果生活在氡气浓度为 200 Bq/m³ 的室内环境中,其导致肺癌的危险相当于每天吸 15 支烟。据估计,美国每年约有 20 000 名肺癌患者的死亡与氡有关。在欧洲、北美和中国进行的三项队列研究发现,长期接触氡会导致肺癌的发生,并且存在剂量-反应关系。氡浓度每增加 100 Bq/m³,肺癌相对风险在三个国家和地区分别相应增加 8%(95% CI: 3%~6%)、11%(95% CI: 0%~28%)和 13%(95% CI: 1%~36%)。

氡暴露与吸烟具有协同作用,来自 7 项北美肺癌病例对照研究的 4 000 多例病例和 5 000 例对照进行的汇总分析显示,同时暴露于氡气又吸烟的人群罹患肺癌的绝对风险至少高出单纯吸烟人群 25 倍。

四、辐射

有确凿证据表明,肺癌与高剂量的高能电磁辐射(如 X 射线和 γ 射线)和粒子辐射(如 α 粒子和中子)暴露有关。广岛和长崎原子弹幸存者与接受过强直性脊柱炎或乳腺癌放射治疗的患者中发现罹患肺癌的风险中度增加（累积暴露量超过 1 Gy 时相对风险为 1.5~2.0）。然而,针对暴露于相对较低水平电离辐射的核工业工人的研究没有提供增加患肺癌风险的证据。同样的,一般人群在 X 射线或计算机断层扫描(CT)筛查时接受的都是较低剂量的辐射,一次低剂量螺旋 CT 的辐射剂量约为人在地球自然生活 150 天的辐射剂量。

在提出实施基于人群的肺癌筛查的建议时,已经考虑到了多次 CT 筛查对个体的影响,因此筛查所带来的潜在的益处远超过暴露的辐射量的风险。

五、职业接触

特定职业暴露在肺癌病因学中的作用已经得到确认。IARC 已将至少 7 种职业和 20 多种暴露列为对人类有致肺癌性(表 2-1)。据估计,全世界约 10% 的男性肺癌死亡和 5% 的女性肺癌死亡可归因于接触 8 种职业肺致癌物,包括石棉、砷、铍、镉、铬、镍、二氧化硅和柴油烟雾。其中,石棉是最常见的职业暴露,它是天然存在的硅酸盐矿物纤维。尽管许多国家已经禁止使用石棉,但在许多资源匮乏的国家,职业暴露仍很广泛,石棉采矿和铣削、造船、建筑、纺织和绝缘及汽车修理等行业的工人风险最高。

表 2-1　IARC 发布的肺癌已知或可能致癌的因素

对人类致癌证据充分的肿瘤病因	对人类致癌证据尚不够充分的肿瘤病因
与职业暴露有关的艾其逊法(用电弧炉制碳化矽)	酸雾,强无机物
铝生产	工业玻璃、玻璃容器和压制器皿的制造
砷和无机砷化合物	室内燃烧生物燃料(主要是木材)引起的排放
石棉(各种形式,包括阳起石、铁石棉、直闪石、温石棉、青石棉、透闪石)	沥青,职业暴露于氧化沥青及其在铺设过程中的排放
铍和铍化合物	沥青,职业暴露于硬沥青及其在沥青砂胶作业中的排放
双(氯甲基)醚;氯甲基甲基醚(工业级)	碳电极制造
镉及镉化合物	α-氯化甲苯和苯甲酰氯(联合暴露)
铬(6 价)化合物	金属钴和碳化钨
家庭烧煤室内排放	杂酚油
煤炭气化	柴油发动机废气
煤焦油沥青	二嗪农
焦炭生产	碳化硅纤维
柴油发动机排气	高温油炸排放物
赤铁矿开采(地下)	联氨
钢铁铸造(职业暴露)	不含砷的杀虫剂(喷涂使用过程中的职业暴露)
MOPP(氮芥、长春新碱、甲基苄肼、强的松)及其他含烷化剂的联合化疗	印刷工业
镍化合物	2,3,7,8-四氯二苯并-对-二噁英
室外空气污染	
含颗粒物的室外空气污染	

续 表

对人类致癌证据充分的肿瘤病因	对人类致癌证据尚不够充分的肿瘤病因
画家、油漆工、粉刷工等（职业暴露）	
钚	
氡-222 及其衰变产物	
橡胶制造业	
石英或方石英形式的晶状硅尘	
煤烟（烟囱清洁工的职业暴露）	
硫芥子气	
二手烟草烟雾	
吸烟	
焊接烟尘	
X 射线和 γ 射线辐射	

资料来源：IARC Monographs on the Evaluation of Carcinogenic Risks to Human

石棉暴露与间皮瘤和肺癌有关，在美国每年导致约 10 000 人死亡。石棉的诱导作用具有剂量依赖性，并且与吸入纤维的类型、纤维的尺寸和组成相关，相对危险度为 2.0~6.0。

吸烟与石棉接触之间似乎也存在协同关系，这突出说明了该行业工人预防和戒烟的必要性。肺癌发病率增加的其他职业还包括煤矿工人、汽车司机、暴露于煤焦油的沥青路面铺路工人、烟囱清扫人员和油漆工等。

六、空气污染

近几十年来，大多数高收入国家的空气污染程度有所下降，但一些正在快速工业化的低收入国家中，空气污染仍然严重，发展中国家的环境和家庭暴露水平往往远超高收入国家。据世界卫生组织项目分析报告，在 2010 年全球约有 22.3 万人死于因环境空气污染导致的肺癌。

室外空气污染方面，亚洲、欧洲和美国的队列研究均发现，长期生活在环境细颗粒物（PM2.5）、一氧化氮（NO）、二氧化氮（NO_2）、二氧化硫（SO_2）等空气污染物水平超标地区会导致肺癌发病和死亡风险增加。与最低污染暴露组别相比，最高污染暴露组别人口患肺癌的风险增加约 40%。另外，化石燃料的燃烧产物和由气体及细颗粒组成的复杂混合物柴油机废气也都是空气污染的重要组成部分。这些成分中的苯、甲醛和 1,3-丁二烯等被已知会导致或强烈怀疑会导致人类癌症。一项基于货车司机的研究评估柴油废气职业暴露能使肺癌相对危险度增加 30%~50%。我国 2010 年因室外空气污染导致肺癌的死亡病例达到 14.0 万左右。2013 年，IARC 将室外空气污染确定为肺癌 1 类致癌物。

空气污染包括大气污染和室内空气污染。前文论述的二手烟和氡气是两种重要的室内空气污染来源。此外，全球还有约 30 亿人暴露在固体燃料（包括燃煤、木柴和生物燃料等）燃烧所产生的颗粒物和苯、甲苯、二甲苯、三氯乙烯等挥发性有机物及其他室内空气污染物中。在中国，暴露于煤炭、食用油烟尘是农村地区肺癌的重要危险因素，肺癌的发病率随着每天做饭次数的增加而增加。妇女和儿童大部分时间都在室内度过，更容易成为室内空气污染的受害者。一项汇总分析报告，与非固体燃料使用者相比，煤炭使用者的肺癌风险会增高（$OR=1.64$，95% CI：1.49~1.81），尤其在亚洲人群中（$OR=4.93$，95% CI：

3.73~6.52）。长期燃烧木材的欧美人中也观察到肺癌发病率增高的结果（$OR=1.21$，95% CI：1.06~1.38）。IARC 将家庭燃煤产生的室内排放物列为 1 类致癌物，根据有限的人类证据和足够的动物实验证据，将生物质燃料（主要是木材）和高温油炸产生的排放列为 2A 类致癌物。

七、饮食因素

世界癌症研究基金会/美国癌症研究所（World Cancer Research Fund/American Institute for Cancer Research）在 2007 年对营养因素与肺癌关系的证据进行了全面的审查。有两项暴露存在"令人信服"的证据，分别是饮用水里含砷和当前吸烟者补充大剂量的 β-胡萝卜素。来自多个国家和地区的生态学研究，以及一些病例对照研究和队列研究，大多数都观察到了饮用水中砷暴露和肺癌的暴露-反应关系，特别是在由慢性砷中毒引起的乌脚病（黑脚病）流行地区（日本、美国和智利）。

两项大型随机对照试验 Alpha-Tocopherol, Beta-Carotene Cancer Prevention（ATBC）trial 和 Beta-Carotene and Retinol Efficacy Trial（CARET）共 47 000 名受试者的研究结果则证明了在重度吸烟者补充β-胡萝卜素会增加肺癌的风险。另外，摄入含类胡萝卜素的水果和食物"有可能"降低患肺癌的风险。食用非淀粉类蔬菜、含槲皮素的食物、补充硒和体育活动的保护作用被归入"有限的"级别。而食用红肉、加工肉、脂肪、黄油、视黄醇补充剂和低体脂对人体的有害作用也被归入"有限的"级别。其他营养因素，包括谷物、富含淀粉的植物块茎、膳食纤维、豆类、家禽、鱼类、蛋类、奶类、动物脂肪、植物油、软饮料、咖啡、酒精、茶、维生素及其补充剂、饮食文化等与肺癌风险关系的证据不足。

八、慢性阻塞性肺疾病和其他肺部疾病

慢性阻塞性肺疾病（chronic obstructive pulmonary disease，COPD）与肺癌风险有显著的相关性。据报道，肺癌患者中 COPD 患病率在 30%~70%，新诊断肺癌的患者中，COPD 患病率比未患肺癌的吸烟者高 6 倍。在排除吸烟因素后，COPD 患者患肺癌的相对危险度仍然在 2 倍以上。其他研究发现，气道阻塞程度较重、高龄、体重指数降低和一氧化碳肺弥散量＜80% 等因素也与肺癌有关。此外，基于 CT 诊断的肺气肿严重程度是肺癌的独立危险因素，也是肺癌特异性死亡的预测因素。国际肺癌协会最近一项对近 25 000 个病例的汇总分析也表明，肺癌的发病率和死亡率与肺气肿显著相关。目前提出的 COPD 与肺癌之间的联系机制包括基质重塑和肺修复过程，这些过程导致上皮-间质转化和癌变的发生。一些全基因组关联和候选基因研究已经在几个染色体位点确定了肺气肿和肺癌之间的关联，支持 COPD 相关基因变异的肺癌易感性。此外，在一项大型荟萃分析中发现，有慢性支气管炎、结核病或肺炎病史的不吸烟者患肺癌的风险更高。

九、遗传易感性

大多数研究表明，超过 80% 的肺癌发生与吸烟习惯有关，但只有少部分的吸烟者患有肺癌，这表明肺癌的发生可能具有遗传易感性。20 世纪 60 年代 Tokuhata 和 Lilienfeld 提供了肺癌家族聚集的首个流行病学证据，之后流行病学研究的荟萃分析结果表明，有肺癌家族史的亲属发病风险大约是没有家族史亲属的 2 倍（$RR=1.84$，95% CI：1.64~2.05），并且在小于 60 岁和不吸烟者亲属观察到的关联要比在老年和吸烟亲属中的更强。在调整了吸烟和其他潜在的混杂因素之后，肺癌患者的一级亲属，特别是患者的兄弟姐妹发病风险最高。

在过去的十年里,大规模全基因组关联研究已鉴定出几种新的肺癌易感基因,包括染色体 5p15.33、6p21、15q24~15q25.1、6q23~6q25 和 13q31.3 上的一些基因。对于肺癌,已经确定了基因环境的一些相关性。例如,15q25 区域包含 3 个尼古丁乙酰胆碱受体亚基基因,尼古丁成瘾通过增加烟草致癌物质的摄入量而间接与肺癌风险相关。同时,该基因也被确定为多种与吸烟有关的疾病的危险因素,例如慢性阻塞性肺疾病。5p15.33 区域则与肺腺癌密切相关,但其机制仍不清楚。其他研究发现了多种酶的多态性,如细胞色素 p450 酶和 DNA 修复基因,以及 *EGFR* 的胚系突变与肺癌遗传易感性相关。

(王泽洲　郑　莹)

参 考 文 献

[1] Amy B, Gilbert E, Curtis R, et al. Second solid cancers after radiation therapy: a systematic review of the epidemiologic studies of the radiation dose-response relationship[J]. Int J Radiat Oncol Biol Phys, 2013, 86(2): 224 - 233.

[2] Barta J A, Powell C A, Wisnivesky J P. Global epidemiology of lung cancer[J]. Annals of Global Health, 2019, 85(1): 8, 1 - 16.

[3] Brenner D R, Boffetta P, Duell E J, et al. Previous lung diseases and lung cancer risk: a pooled analysis from the International Lung Cancer Consortium[J]. Am J Epidemiol, 2012, 176(7): 573 - 585.

[4] Coté M L, Liu M, Bonassi S, et al. Increased risk of lung cancer in individuals with a family history of the disease: a pooled analysis from the International Lung Cancer Consortium[J]. Eur J Cancer, 2012, 48(13): 1957 - 1968.

[5] Cruz C S, Tanoue L T, Matthay R A. Lung cancer: epidemiology, etiology, and prevention[J]. Clin Chest Med, 2011, 32(4): 605 - 644.

[6] Darby S, Hill D, Auvinen A, et al. Radon in homes and risk of lung cancer: collaborative analysis of individual data from 13 European case-control studies[J]. Bmj, 2005, 330(7485): 223.

[7] Doll R, Peto R, Boreham J, et al. Mortality in relation to smoking: 50 years' observations on male British doctors[J]. Bmj, 2004, 328(7455): 1519.

[8] Fitzmaurice C, Dicker D, Pain A, et al. The global burden of cancer 2013[J]. JAMA Oncol, 2015, 1(4): 505 - 527.

[9] IARC Working Group on the Evaluation of Carcinogenic Risks to Humans. IARC Monographs on the Evaluation of Carcinogenic Risks to Humans, No.83: Tobacco smoke and involuntary smoking[M]. Lyon, France: International Agency for Research on Cancer, 2004.

[10] IARC. Household use of solid fuels and high-temperature frying[M]. Lyon, France: IARC Press, 2010.

[11] IARC. IARC monographs on the evaluation of carcinogenic risk to humans [EB/OL]. [2022 - 04 - 08] https://monographs.iarc.fr/agents-classified-by-the-iarc/.

[12] Kim C, Gao Y T, Xiang Y B, et al. Home kitchen ventilation, cooking fuels, and lung cancer risk in a prospective cohort of never smoking women in Shanghai, China[J]. Int J Cancer, 2015, 136(3): 632 - 638.

[13] Krewski D, Lubin J H, Zielinski J M, et al. A combined analysis of North American case-control studies of residential radon and lung cancer[J]. J Toxicol Environ Health A, 2006, 69(7 - 8): 533 - 597.

[14] Loomis D, Grosse Y, Lauby-Secretan B, et al. The carcinogenicity of outdoor air pollution[J]. Lancet Oncol, 2013, 14(13): 1262 - 1263.

[15] Markowitz S B, Levin S M, Miller A, et al. Asbestos, asbestosis, smoking, and lung cancer. New findings from the North American insulator cohort[J]. Am J Respir Crit Care Med, 2013, 188(1): 90 - 96.

[16] National Clearinghouse for Smoking and Health. The health consequences of smoking: a report of the Surgeon General, 1972[R]. Washington: US Public Health Service, Health Services and Mental Health Administration, 1972.

[17] Pass H, Ball D, Scagliotti G. IASLC thoracic oncology e-book[M]. [S.l.]: Elsevier Health Sciences, 2017.

[18] Schwartz A G, Cote M L. Epidemiology of lung cancer[J]. Advances in Experimental Medicine and Biology, 2016, 893: 21 - 41.

[19] Stayner L, Bena J, Sasco A J, et al. Lung cancer risk and workplace exposure to environmental tobacco smoke[J]. Am J Public Health, 2007, 97(3): 545 - 551.

[20] Thun M, Linet M S, Cerhan J R, et al. Cancer epidemiology and prevention[M]. [S.l.]: Oxford University Press, 2017.

[21] US Department of Health and Human Services. The health consequences of smoking—50 years of progress: a report of the Surgeon General[M/OL] Atlanta, GA: US Department of Health and Human Services, Centers for Disease Control and Prevention, National Center for Chronic Disease Prevention and Health Promotion, Office on Smoking and Health, 2014[2022 - 08 - 01]. https://www.ncbi.nlm.nih.gov/books/NBK179276/.

[22] WCRF/AICR. Food, nutrition, physical activity, and the prevention of cancer: a global perspective[R]. Washington, DC: AICR, 2018.

[23] Wild C P, Weiderpass E, Stewart B W. World cancer report: cancer research for cancer prevention[M]. Lyon, France: International Agency for Research on Cancer, 2020.

[24] Yokota J, Shiraishi K, Kohno T. Genetic basis for susceptibility to lung cancer: recent progress and future directions, advances in cancer research [J]. Academic Press, 2010, 109: 51 - 72.

[25] Zhong L, Goldberg M S, Parent M É, et al. Exposure to environmental tobacco smoke and the risk of lung cancer: a meta-analysis[J]. Lung cancer, 2000, 27(1): 3 - 18.

第三章
肺癌的诊断学

第一节 · 肺癌的临床表现

肺癌的临床表现多样,与肿瘤的大小、部位、压迫或侵犯邻近器官和转移等情况有关。

一、早期肺癌的临床表现

在早期阶段,肺癌本身一般不会引起任何临床表现,多数患者是因为其他原因引起的不适来医院就诊,或者常规体检通过胸部影像学检查偶然发现肺部结节或肿块从而确诊。

二、进展期肺癌的临床表现

大部分肺癌患者直到疾病进展到局部晚期或出现远处转移后才出现临床表现,肿瘤侵犯引起的常见症状和体征包括:① 持续性咳嗽,进行性加重;② 咯血、痰中带血或铁锈色痰;③ 胸痛,深呼吸、咳嗽或大笑时加重;④ 声音嘶哑;⑤ 体重减轻和食欲不振;⑥ 呼吸急促;⑦ 平静状态下或轻度活动即感到疲倦或虚弱;⑧ 反复出现的支气管炎或肺炎;⑨ 新发作的气喘,或原有气喘进行性加重;⑩ 指尖和指甲的粗大,也被称为"杵状指"。

进展期肺癌的侵犯和压迫,可能引起以下 2 种特征性的综合征。

(1)霍纳综合征(Horner syndrome):肺尖部的癌症(有时称为 Pancoast 肿瘤)有时会影响眼睛和面部的某些神经,引起一组称为霍纳综合征的症状,包括:患侧眼睑下垂或无力、患侧瞳孔缩小、面部出汗不对称、患侧不出汗或出汗少、持续且严重的肩部疼痛。

(2)上腔静脉综合征:上腔静脉(superior vena cava, SVC)是人体的大静脉,头面部和上肢的血液经此回流至心脏。它途径右肺上部和胸腔上纵隔淋巴结,该区域的肿瘤可以挤压上腔静脉,造成静脉通道阻塞,进而引起上腔静脉综合征。这可以导致面部、颈部、手臂和上胸部淤血肿胀,皮肤颜色可变为红蓝色。如果阻塞严重,血液在大脑中淤积,还可能导致头痛、头晕和意识改变。上腔静脉综合征可以随着时间的推移逐渐发展,在某些情况下还会危及生命,需要立即治疗。

三、肺癌远处转移的临床表现

如果肺癌出现远处转移,患者常常会有转移目标脏器相关的临床表现。

(1)骨痛(如背部或臀部疼痛)。

(2)癌细胞扩散到大脑或脊髓的神经系统表现(例如头痛、手臂或腿部无力或麻木、头晕、平衡问题或癫痫发作)。

(3)癌细胞扩散到肝脏的表现,例如皮肤和眼睛发黄(黄疸)。

(4)癌细胞扩散到淋巴结或皮肤,例如颈部、锁骨上方或体表扪及无痛性结节或肿块。

四、副瘤综合征

一些肺癌可以产生激素样物质进入血液并导致远处组织和器官出现反应,继而引起临床症状,即使癌细胞尚未扩散到这些组织或器官,这些症状被称为副瘤综合征。有时这些表现可以是肺癌最早出现的症状。由于这些症状会影响除肺以外的其他器官,因此患者及其医生最初可能会怀疑肺癌以外的其他疾病,导致误诊。常见的肺癌副瘤综合征包括以下几种。

(1)抗利尿激素紊乱综合征:在这种情况下,癌细胞自身会生产抗利尿激素(anti-diuretic hormone,ADH),导致肾脏保留水分,继而降低血液中的盐含量,引起的症状包括疲劳、食欲不振、肌肉无力或疼挛、恶心、呕吐、烦躁不安和混乱。如果不给予治疗,严重病例可能导致癫痫发作和昏迷。

(2)库欣综合征:这种情况下,癌细胞可能会产生促肾上腺皮质激素(adrenocorticotropic hormone,ACTH),导致肾上腺分泌皮质醇。这可能导致体重增加、皮下瘀伤、疲劳、嗜睡和液体潴留等症状。库欣综合征还可引起高血压和高血糖。

(3)神经系统表现:肺癌有时会促使体内的免疫细胞攻击神经系统的某些部分,产生某些神经系统症状和体征。比如,如果攻击神经和肌肉的突触,则影响神经信号传导,引起肌无力症状(Lambert-Eaton综合征),最初表现为臀部周围的肌肉变弱,患者的主诉之一可能是起床时从睡姿到坐姿的无力感。之后,肩膀周围的肌肉可能会变弱。一个罕见的情况是副瘤性小脑变性,这可能导致手臂和腿部失去平衡,走路或其他运动时身体不稳定及说话或吞咽困难。

(4)高钙血症:这可能导致尿频、口渴、便秘、恶心、呕吐、腹痛、疲劳、头晕、精神错乱和其他神经系统问题。

(5)骨骼的过度生长或增厚:通常在指尖,常伴疼痛。

(6)血栓性疾病。

(7)男性乳房发育。

(张裔良)

第二节 · 肺癌的影像学诊断

肺癌的影像学表现多种多样,包括原发性肿瘤的直接表现、继发于中央阻塞性病变的间接表现及与晚期疾病相关的异常表现。尽管在许多情况下，肺癌被发现时多为晚期，但是通过对肺癌的各种影像学表现的解读，放射科医师可以尽早做出诊断。早期诊断需要仔细评估胸部影像学检查和系统地评估胸部情况。如果患者的胸部影像学异常，应被视为高度可疑者，并应与人口统计学信息、致癌物暴露史和临床表现相关。在适当的时候，放射科医师应建议患者进行额外的胸部 CT 成像，以进一步评估可疑或持续存在的异常。CT 上偶然发现的肺结节应详细描述，并根据公布的指南进一步评估。随访指南根据结节形态（大小、实性与亚实性）、胸部 CT 指征（诊断与筛查）和病史（恶性肿瘤患者根据原发肿瘤的临床方案和治疗方案进行随访）而有所不同。

一、直接表现

肺癌的影像学特征可能与肺部肿瘤的直接表现有关。这些异常通常表现为肺结节、肺肿块或肺实变。中央型肺癌也可能表现为腔内结节或气道狭窄，而没有相关的实变或容积损失。

(一) 肺结节

肺结节是直径 ≤3 cm 的圆形、边缘清晰的肺内高密度影。肺结节是常见的偶然发现，在 X 线片中可能表现为轻微的密度增高影。它们的识别需要优秀的放射影像技术、最佳的观察条件及放射科医师对 X 线片的系统评估。在许多情况下，由于长期稳定性和（或）良性钙化模式，肺结节可以被确定为良性。不确定的肺结节需要通过胸部 CT 进一步评估。

由于其他原因，肺结节也是胸部 CT 检查中常见的偶然发现。放射科医师的作用是将肺结节定性为良性、恶性或不确定性。形态学特征，如毛刺状或多小叶状边界、胸膜牵拉和胸膜凹陷是可疑的恶性肿瘤征象。提示恶性肿瘤的密度特征包括具有厚壁或结节状壁的空洞、亚实性密度和内部空泡征。如果随访过程中亚实性结节持续存在或结节增大则提示恶性肿瘤可能，应进一步评估，通常包括穿刺活检或 PET-CT。

FDG PET-CT 可识别和量化病灶内的代谢活动，在评估直径 >7 mm 的孤立性肺结节时非常有用。然而，惰性肺癌（通常为腺癌）的 PET-CT 可产生假阴性结果，局部感染和炎症过程可表现出强烈的 FDG 亲和力，产生假阳性结果。

孤立性肺结节（solitary pulmonary nodule，SPN）指单个的、圆形的高密度影，最大径 ≤3 cm。分为实性结节和亚实性结节。亚实性结节又包括磨玻璃结节（ground-glass nodule，GGN）和部分实性结节（part-solid nodule，PSN）。SPN 可能是肺癌最早的影像学表现。

虽然许多 SPN 是通过 CT 被发现的，但仍有一些最初在胸片上是可见的。如果一个结节内伴有弥漫性钙化，或者与之前的 X 线片相比显示其大小稳定不变超过 2 年，那么这个结节是良性的可能性很高，并且不建议进一步评估。为了提高 X 线摄影描绘结节的灵敏度，技术创新（包括双能量减影技术和新的抑制骨骼的软件程序）逐渐被应用，以减少或完全消除骨骼（主要来自锁骨和肋骨）的遮蔽，这些遮蔽严重阻碍了肺结节的检测。然而，在许多情况下，X 线检查发现的结节需要进一步的影像学评估。肺癌的 X 线检查所见为肺野内局灶性高密度影，胸片上可见的肺结节一般 ≥9 mm，边缘可见分叶和（或）毛刺，可见肺癌相关的征象如淋巴结肿大和胸腔积液等。

1. 实性 SPN

良性和恶性 SPN 的影像学特征有相当大的重叠。然而，有助于确定结节恶性潜能的特殊形态学特征包括大小、边缘、轮廓、内部特征（例如，密度、空洞结节的壁厚和空气支气管征）、卫星结节的存在、晕征和反晕征及生长率。就大小而言，恶性肿瘤的可能性与结节直径呈正相关。随着结节直径的增大，癌变的可能性也随之增加;然而,小的结节直径并不排除恶性肿瘤。即使在吸烟的人中,微结节(<4 mm)成为原发性肺癌的可能性也不到1%,而8 mm以内的结节恶变的风险增加到10%~20%。这是特别具有挑战性的,因为MDCT的广泛使用和人们对肺癌筛查的重视程度日益增长,导致经常发现微小(1~5 mm)肺结节。根据对8项CT肺癌筛查研究的回顾,SPN的患病率为8%~51%不等,恶性肿瘤的患病率为1%~12%不等。

就结节边缘和轮廓而言,良性病变和恶性病变之间有相当大的重叠。典型的良性结节边缘清楚,轮廓光滑,而恶性结节边缘有毛刺,轮廓呈小叶或不规则。毛刺的形成归因于恶性细胞沿肺间质的生长,而分叶的形成归因于结节内不同的生长速率。具体地说,毛刺边缘(通常被描述为日出或日冕辐射征象)高度预测恶性肿瘤,阳性预测值为90%。然而,由感染或炎症引起的良性疾病,包括类脂性肺炎、局灶性肺不张、结核球和进行性大量纤维化,也可能有毛刺边缘。此外,边缘光滑并不排除恶性肿瘤,许多肺转移瘤和多达20%的原发性肺部恶性肿瘤边缘光滑。

在CT上,晕征、结节周围模糊的磨玻璃密度边缘可能代表出血、肿瘤浸润或结节周围炎症。晕征最初描述于浸润性曲霉病,也可见于原位腺癌(以前称为细支气管肺泡癌)、卡波西肉瘤及血管肉瘤、绒毛膜癌和骨肉瘤的肺转移。相反,反向晕征(也称为环礁征)是磨玻璃密度的中心区域,周围环绕着实变的晕圈或新月形密度,首次在隐源性机化性肺炎中被描述,并可能见于射频消融后的肺癌患者。

脂肪密度(-120~-40HU)是错构瘤的特征,CT显示多达50%的这种肿瘤。SPN中脂肪密度的其他原因包括脂肪肉瘤或肾癌患者的肺转移和类脂性肺炎。

钙化可能有助于确定结节是否为良性,而CT在描述钙化方面比X线片更加敏感。因此,建议使用薄层CT(1~3 mm)进行平扫;在结节水平采用低频、软组织或平滑重建算法;使用>200 HU的密度值来确定结节内是否存在钙化。最近,随着同时获得80~140 kVp图像的双能量CT的引入,测量不同千伏峰值(kVp)的CT密度值可以用来识别钙和碘造影剂的区域。一项多中心试验表明,使用平扫的双能量CT来评估140 kVp和80 kVp时密度值的变化,对于鉴别3 mm切片的良、恶性结节和两种千伏电位的不同采集是不可靠的。常见的良性钙化类型包括弥漫型、中央型(靶征)、层状和爆米花样。弥漫型、中央型和层状型通常见于肉芽肿性感染。爆米花样钙化是错构瘤软骨样钙化的特征。然而,重要的是要意识到软骨肉瘤或骨肉瘤的肺转移可能会表现出钙化征象。在所有的肺癌中,CT可以检测到10%的钙化;不确定的模式包括点状、偏心和无定形钙化。

空洞发生在感染性和炎症性条件下,如脓肿、感染性肉芽肿、血管炎和肺梗死,以及恶性肿瘤如原发性和转移性肿瘤,特别是那些具有鳞状细胞组织学特征的肿瘤。在空洞性结节方面,良性病变中通常可见光滑、薄壁,而恶性病变中可见厚壁、不规则壁。据报道,95%的壁厚>15 mm的空洞性结节是恶性,壁厚<5 mm的空洞性结节中,92%为良性。对于壁厚5~15 mm的空洞,51%为良性空洞,49%为恶性空洞。因此,5~15 mm的腔壁厚度难以可靠地区分良恶性结节。腺癌、淋巴瘤、结节病或机化性肺炎患者的SPN内可见空泡征。SPN内的空泡征通常伴随空气支气管造影征,该征象定义为以无空气肺为背景的充满空气的支气管,表示近端气道通畅,通过吸收(肺不张)、替代(如肺炎)或两者兼而有之表示近端气道通畅和肺泡空气的排出。据报道,空气支气管征在恶性结节(29%)比良性结节(6%)更常见,也可见于腺癌、淋巴瘤或感染患者。

2. 亚实性 SPN(solitary subsolid nodule,SSN)

虽然上述的形态学特征有助于鉴别良、恶性实性结节,但评估SPN的一个新挑战与亚实性结节有关,它含有一部分磨玻璃样密度,高于正常肺实质,低于软组织(如血管)。亚实性结节可能有纯粹的磨玻璃密度区,也可能是部分实性结节,软组织密度夹杂着磨玻璃密度。亚实性结节可由感染、炎症、出血或肿瘤引起。通常,炎症原因在短时间间隔的重新评估中得到解决。据报道,37.6%的磨玻璃结节和48.7%的亚实性结节会出现消退。此外,在肺癌患者切除后,在观察期间(2.7年)有174个新的磨玻璃结节出现,其中63%自发消退。持续性存在的亚实性结节更可能是恶性的,特别是原发性肺腺癌,但也可能是良性的(如局灶性间质纤维化和机化性肺炎)。在Kim等人的一项研究中,75%的持续性磨玻璃结节(ground-glass-attenuation nodules,GGAN)为腺癌,6%为非典型腺瘤样增生。

(1)与腺癌的关系:腺癌约占所有肺癌的50%,与非小细胞肺癌的其他组织学亚型相比,腺癌更可能表现为SSN。最近,一种新的腺癌分类学被提出,可以解决当前的许多问题。国际肺癌研究协会(IASLC)、美国胸科学会(ATS)和欧洲呼吸学会(ERS)对肺腺癌的分类包括使用病理和影像学发现及分子生物学信息的多学科方法。IASLC、ATS和ERS分类系统使用更清晰的术语来描述肺泡表面的生长程度(即鳞屑性生长),并使用浸润性成分来定义浸润前和浸润性病变。浸润前病变包括非典型腺瘤样增生(AAH)和原位腺癌(AIS),这两种病变都被定义为显示鳞屑性生长的病变(即它们纯粹沿肺泡表面生长)。典型的AAH是一种纯磨玻璃密度的病变,其测量值<1 cm,但是已经报道了更大的病变。AIS是典型的纯磨玻璃密度病变,测量值<3 cm,显示纯鳞屑生长,无浸润。AAH和AIS是病理实体,被认为是一个疾病谱的一部分;不能根据细胞学发现来区分它们。请注意,细支气管肺泡癌(BAC)一词不再用于在腺癌实体中进行更准确的病理鉴别。

在IASLC、ATS和ERS腺癌分类中,浸润性病变包括微创(MIA)和浸润性腺癌。MIA被定义为一种主要的鳞屑性病变,表现为淋巴管、血管或胸膜无坏死或浸润;<3 cm;并且具有在任何一个位置测量不超过5 mm的浸润性成分。在CT检查中,MIA可能被视为GGAN或PSN。根据其组织学特征,进一步将浸润性腺癌分类为贴壁亚型、腺泡亚型、乳头状亚型、微乳头状亚型或实性亚型。例如,贴壁亚型腺癌(LPA)有黏液型和非黏液型。更常见的非黏液型LPA被定义为贴壁性病变,可能有坏死、浸润淋巴管或血管,且浸润病灶>5 mm。同样,AIS和MIA也有黏液型和非黏液型两种形式。对于黏液型恶性肿瘤,浸润性黏液腺癌已取代术语黏液型BAC,通常表现为实性结节或实性密度区。

(2)CT检查技术:由于SSN与周围肺实质的对比度较低,且其边缘不清晰,因此在CT上检测SSN是一项挑战。然而,随着人们对SSN认识的提高和多检测器CT技术的改进,SSN的检出率有所提高。在评估SSN时,已研究使用后处理技术和计算机辅助诊断(CAD)来改善结节的描绘。最小密度投影技术(minimal-intensity projection,MinIP),即在某一平面方向上对所选取的三维组织层块中的最小密度进行投影,可最大限度地减少血管的出现,提高GGAN的可见度。CAD的使用已被证明可以改善GGAN的检测。获得薄层容积CT数据有助于在三维空间评估亚实性病变,因此,可最大程度地减少对类似结节的发现的误解。例如,在一个额外的平面(如冠状面)重建图像,可以评估头尾方向上的维度,并有助于区分线状瘢痕和真正的亚实性结节。同样,使用薄层有助于避免将肺实质、纵隔和胸壁结构的部分容积效应误解为亚实性结节。

在最初检测到SSN后,3个月后用CT重新评估对于确定其持久性很重要,因为由感染性或非感染性炎症原因引起的病变可能在间隔时间内消退或消失。持续性SSN的CT特征,包括结节密度和任何实性成分的存在和大小,对于鉴别其良恶性是很重要的。根据IASLC、ERS和ATS分类,腺癌分为黏液型和非黏液型。CT和组织病理学表现与IASLC、ERS和ATS系统的相关性仍在研究中,描述亚实性结节CT表现的研究大多与非黏液性结节有关。相反,黏液型较少的AIS、MIA、LPA和其他形式的浸润性腺癌可能表现为实性结节。

典型的非黏液型AAH和AIS在CT上表现为纯GGAN。AAH主要被描述为具有平滑、清晰边界的小圆形或椭圆形GGN。它通常是5 mm或更小,但已报告>10 mm的AAH。通常,AIS具有纯磨玻璃密度,<3 cm,但偶尔可能显示部分实性密度。在 CT 上极难区分 AAH 和 AIS。浸润性非黏液型腺癌(如 MIA 和 LPA)的 CT 表现各不相同。MIA 可能表现为 PSN,即<3 cm,以磨玻璃密度为主,任何位置的浸润性成分都不超过 5 mm。LPA 可表现为伴有坏死的 PSN,病灶侵犯淋巴管或血管>5 mm。就 PSN 的 CT 特征而言,实性成分位于结节的中心位置更常见于恶性病变。亚实性结节的软组织成分可能代表浸润性成分和(或)伴有肺泡塌陷的纤维化。目前,据报道浸润程度与 CT 软组织成分的大小直接相关。

已经研究了各种方法来改善亚实性腺癌浸润程度的特征。Yamada 等人测量了亚实性结节实性部分的 CT 密度值,并与病理特征进行了比较(46 例)。作者报道浸润组的密度明显高于无浸润组或微浸润组。Ikeda 等人报道,平均结节密度值可用于鉴别 AAH(-609 HU)、BAC(-450 HU)和浸润性腺癌(-319 HU)。实性成分与磨玻璃成分的比例也被建议作为根据浸润性来表征 PSN 的特征。Suzuki 等人描述了 349 例 I 期腺癌中软组织的存在和分布,这些腺癌的大小在 2 cm 或更小。肿瘤范围从单纯的 GGAN 到 PSN,再到 CT 上的实质性病变。研究显示,SSN 中实性成分的存在和大小与腺癌的浸润程度直接相关。已经研究了表示实性-磨玻璃密度部分的比率的具体定量测量,例如结节消失率和实性成分的百分比。Honda 等人报道,使用软组织窗设置获得的图像上的最大肿瘤尺寸与使用肺窗设置获得的图像上的最大肿瘤尺寸的比率将肺结节分型,不大于 50% 表明是"含气型",大于 50% 表明是"实性型"。他们还报道,142 个含空气的病变中有 114 个是 AIS,而没有一个是浸润性腺癌。相比之下,158 个实性型病变中有 30 个是 AIS,24 个是 MIA,104 个是浸润性腺癌(45 个)。虽然目前还没有标准的 CT 方法来量化 SSN 的软组织成分,但已经有报道称软组织成分与亚实性腺癌的浸润或浸润程度相关,但是否和患者的预后和存活率相关,目前的研究存在不同结论。

2017 年,Matsunaga 等人提出将部分实性肺癌分为以磨玻璃为主和以实变为主的肿瘤,实性成分与肿瘤比(CTR)的分界值为 0.5。他们发现,与 CTR<0.5 的 PSN 相比,CTR 为 0.5 或更高的 PSN 淋巴结浸润率更高,5 年无复发生存率(RFS)更差,但他们在文章中没有提供 5 年 OS 的数据。目前,日本在临床实践中使用 CTR 对 PSN 进行分类并确定手术策略,并根据 CTR 值的不同设计了几个临床试验。但是 CTR 在 PSN 中的应用并不被全球所接受。在第 8 版肺癌 TNM 分类中,国际肺癌研究协会(IASLC)用实性部分的大小对部分实性肿瘤进行临床 T 分期(cT1m1 为 0<实性部分≤5 mm,cT1a 为 6 mm≤实性部分≤10 mm,cT1b 为 11 mm≤实性部分≤20 mm,cT1c 为 21 mm≤实性部分≤30 mm)。然而,在 2016 年,Hattori 等人发现 CTR 值、最大肿瘤大小和实性成分大小不能预测部分实性肺癌的 OS。2017 年,他们指出,肿瘤大小仅在纯实性肺癌中显著影响生存结果,但当他们根据第 8 版非小细胞肺癌分类评估基于实性成分大小的临床 T 分类中几个临床病理变量的预后影响时,最大肿瘤大小或实性成分大小都不能预测部分实性肺癌的长期生存。这和复旦大学附属肿瘤医院的研究结果类似,我们对 911 例患者共 988 个肺结节进行了分析,其中包括 329 个部分实性结节(PSN)、501 个纯磨玻璃结节(pGGN)和 158 个实性结节进行了分析。结果显示,PSN 患者的淋巴转移发生率低于实性结节患者(2.2% vs. 27%,$P<0.001$),PSN 患者的 5 年肺癌特异性无复发生存期和总生存期均比 pGGN 患者差($P<0.001$,$P=0.42$),但是比实性结节患者的好($P<0.001$,$P<0.0001$)。CTR($OR=12.90$;95% CI:1.85~90.04)、实性成分大小($OR=1.45$;95% CI:1.28~1.64)、肿瘤大小($OR=1.23$;95% CI:1.15~1.31)可以预测 PSN 患者中的浸润性腺癌,但他们都无法预测预后。与纯实性肺腺癌相比,表现为 PSN 的肺腺癌具有不同的临床病理特征和极少的淋巴结转移。而 CTR 值,实性成分大小和肿瘤大小均无法良好地预测预后。在治疗中,部分实性肺腺癌在临床上或许应该被视为一种特殊的亚型。因此,如何在临床上定义和分类部分实性肿瘤需要进一步研究。

(二) 肺肿块

肺部肿块是直径＞3 cm的圆形阴影。没有肺部感染迹象和症状的患者肺部肿块通常代表原发性肺癌。表现为肺部肿块的肺癌通常表现出恶性肿瘤的其他影像学特征,包括毛刺状或多个小叶状边界、具有厚和(或)结节状壁的空洞及局部浸润征象。提示恶性肿瘤的相关放射学发现还包括肺门和(或)纵隔肿大淋巴结和胸腔积液。在胸片或胸部CT上对肺部肿块的识别通常会建议对病变组织取样的进一步评估,这通常可以通过影像引导活检来完成。

(三) 肺实变

原发性肺癌可能表现为肺实变。这些病例通常是浸润性肺腺癌,特别是肿瘤细胞沿肺泡壁贴壁样生长的肿瘤。表现为实变的肺癌可能是局灶性或多灶性的,并可能与淋巴结和(或)胸腔积液有关。在这种情况下,可以通过支气管镜活检来明确诊断。

二、间接征象

中央型肺癌可能会产生气道阻塞,进而导致阻塞后肺不张或肺炎。在这些病例中,主要的影像异常与中央梗阻性恶性肿瘤的继发效应有关,原发性肿瘤本身在胸片中可能不明显。此外,周围实变可能掩盖潜在的肺部肿瘤并导致诊断延迟。鉴于肺癌的高发病率,放射科医师在评估成人胸部影像异常时必须有较高的怀疑指数,尤其是在没有肺炎等常见疾病的症状和体征时。

(一) 肺不张

肺不张在住院成人中是一种非常常见的影像学发现,尤其是那些在医院重症监护室接受机械通气的成人。然而,在成人门诊人群中,肺叶和全肺肺不张应引起高度怀疑,并应始终排除中央阻塞肿瘤。胸片的反"S"征常常提示存在导致肺不张的中央型肿块,放射科医师应做出正确的诊断和建议,以进一步评估以免漏诊。

增强CT(contrast enhanced CT,CECT)是评估不明原因肺不张患者的最佳成像方式。它能详细评估中央气管支气管树,以排除阻塞性病变和气道狭窄。此外,由于肺不张的肺实质增强明显,CECT能区分塌陷的肺和较低密度的中央阻塞型肿瘤。CT对评估恶性肿瘤的相关特征也很有价值,包括额外的肺部病变、局部浸润行为、淋巴结和胸腔积液情况等。

(二) 肺炎

中央阻塞性肺部病变可能导致阻塞性肺炎。此外,周围的病变可能会被周围的实变掩盖。基于以上考虑,记录成人中疑似肺炎的消退非常重要。非消退的实变需要进一步的横断面成像评估,在许多情况下,需要通过支气管肺泡灌洗和(或)支气管镜活检进行组织取样以便明确病理。

(三) 肺外或晚期肺癌的表现

大多数原发性肺癌患者就医时,就已经是晚期了。晚期肺癌可表现为肿瘤侵犯肺外、胸腔内淋巴结转移、对侧肺、胸膜或胸壁转移,或与胸外器官或淋巴结站有关的影像学表现。因此,患者可能出现与原发肿瘤的局部浸润行为或胸外转移有关的症状和体征。

　　CT 成像可以快速完成对肺癌肺外侵犯的评估。增强 CT 对识别纵隔肿瘤侵犯,特别是心脏和大血管的侵犯非常有帮助。胸壁侵犯在 CT 上也很容易识别。由于其良好的组织对比度,磁共振成像是评估纵隔和胸壁侵犯的一种有价值的工具。对于禁止使用造影剂的患者,它在评估血管侵犯方面特别有价值。FDG PET－CT 是肺癌初次分期和再分期的首选影像学检查方法。在许多情况下,PET－CT 可以识别意外的淋巴结或器官受累,这可以指导组织取样,以便同时诊断和判断恶性肿瘤的分期。

1. 肺外肿瘤

　　肺癌通常表现为局部浸润行为。中央型肿瘤可直接累及肺门和纵隔淋巴结。同样,肺癌可能侵犯邻近的纵隔结构,包括中央气道、肺动脉和静脉、主动脉、心脏和心包。侵犯上腔静脉是局部浸润性中央型肺癌(如小细胞肺癌)的常见表现。患者可能会出现上腔静脉综合征,其特征是面部和上肢水肿,并伴有前胸壁浅静脉结构的扩张。中央型肺癌也可能侵犯膈神经,进而膈肌瘫痪,导致呼吸困难,表现为同侧膈肌抬高。侵犯喉返神经可能会产生声音嘶哑,有时这可能是患者唯一的主诉。

　　周围型肺癌可侵犯胸膜、胸壁和(或)膈肌。Pancoast 瘤是一种侵犯邻近胸壁骨骼和软组织的肺上沟瘤。Pancoast 综合征又称肺尖肿瘤综合征,其特征是由于臂丛受累导致同侧上肢肌肉的疼痛、虚弱和萎缩。交感神经链和星状神经节受累可能导致霍纳(Horner)综合征。

2. 淋巴结病变

　　低分化恶性肿瘤的患者,如小细胞肺癌和其他高级别神经内分泌肿瘤,通常在发现时就有转移性病变。小细胞肺癌以局部浸润行为和早期淋巴结转移为特征。因此,转移性肺门和(或)纵隔淋巴结病变可能是这些浸润性肿瘤的主要影像学表现。在这些病例中,由于淋巴结受累,原发性恶性肿瘤反而可能不明显。对侧肺门和(或)纵隔淋巴结及颈部和锁骨上淋巴结的受累构成 N3 期,至少是ⅢB 期,通常被认为是不能切除的。

3. 转移病变

　　肺癌最初的影像学表现可能与累及骨骼、中枢神经系统、肝脏或其他器官的转移性疾病有关。对受影响区域的成像可能会显示转移性疾病的发现,从而促使进一步评估以确定原发性恶性肿瘤。

　　胸内转移可表现为肺(多灶性肺结节或肿块)、胸膜[恶性胸腔积液和(或)实体性胸膜转移]和胸壁(溶解性或硬化性骨转移或胸壁软组织转移)的多发病变。

　　在肺腺癌中也可能发生多中心性肺癌。此外,原发性肺腺癌可能表现为相关的同侧和(或)对侧多灶性惰性恶性肿瘤或浸润前病变。

三、肺癌的鉴别诊断

1. 孤立性肺结节

　　孤立性肺结节(SPN)的鉴别诊断范围很广,但以下 4 种情况占 95% 的病例:肉芽肿、肺内淋巴结转移、肺癌和错构瘤。通常,大多数光滑的 SPN 反映良性情况,而毛刺状的或不规则的边缘则提示恶性肿瘤。

2. 实变或肺不张

　　导致肺叶密度增高的肺癌患者的主要鉴别诊断是大叶性肺炎。这种区别通常是临床区别,尽管相关的临床表现疑似恶性肿瘤(例如体重减轻),可能会促使 CT 或支气管镜检查或两者同时进行早期评估。

3. 纵隔或肺门肿块

　　成人中的多数纵隔或单侧肺门肿块是由于肺癌引起的,尽管其他病变也会产生类似的影像学表现。鉴别诊断中的主要病变包括支气管肺前肠囊肿[通过 CT 和(或)MRI 可轻易将其与实性肿块区分开]、淋巴瘤、肉芽肿感染(包括结核和真菌感染)、胸外原发性恶性肿瘤(主要是头颈部肿瘤、乳腺癌、黑色素瘤和泌尿生殖系统肿瘤)的转移性淋巴结病变、肺动脉瘤及结节病(少见)。

4. 胸腔积液

单侧渗出性胸腔积液最常见的是肺部感染(肺炎旁积液)的并发症。单侧胸腔积液的其他原因包括外伤、肺栓塞、肺结核、肝硬化和恶性肿瘤,尤其是肺癌。相关结节性胸膜增厚或胸膜结节/肿块的存在提示恶性肿瘤。胸腔积液细胞学检查或胸膜活检通常是诊断性的。然而,当胸腔积液在侧位片或胸部计算机断层扫描(CT)上表现为极少量(厚度 < 10 mm,最少胸腔积液)时,不建议采用这种方法。最少胸腔积液的存在可能提示恶性胸腔积液的早期阶段,因此可能具有预后意义。小细胞肺癌(small cell lung cancer, SCLC)和非小细胞肺癌(non-small cell lung cancer, NSCLC)胸腔积液形成的原因不同。Ryu 等报道显示 SCLC 的胸腔积液主要是间接因素(肿瘤侵犯纵隔及肺门淋巴结、心脏、大血管等)导致,NSCLC 的胸腔积液主要是直接因素(肿瘤对胸膜的直接侵犯等)导致。他们的研究显示在完全调整的最终模型中,最少胸腔积液是预测更差生存期的独立预后因素[调整后的危险比 1.454(95% CI:1.012 ~ 2.090);$P = 0.001$]。PET - CT 在肺癌胸腔积液良恶性鉴别方面具有一定的临床价值。PET 扫描对靶向胸膜的某些解剖区域进行活检非常有帮助。这在间皮瘤和胸膜石棉混合症等混合疾病的鉴别诊断中很重要。

四、其他检查技术

1. MRI

目前,MRI 在原发性肺癌诊断和分期中的作用有限,仅用于特定问题,特别是评估上沟瘤和疑似侵犯椎孔或椎管内的情况。然而,MRI 是对疑似脑转移瘤的最佳检查。MRI 是评估 CT 或 PET - CT 中发现的不确定病变的一种有价值的补充技术。

随着全身 MRI(WB - MRI)的引入,可能会发生变化,目前这一代磁共振成像扫描仪会在 1 h 内从头部到大腿中部采集数据。最近的一项多中心研究比较了 WB - MRI 与 CT 和 PET - CT 标准成像路径的敏感性和特异性,还考察了完成分期的时间和每名患者的费用,发现两种路径的敏感性或特异性之间没有显著差异。磁共振成像路径完成分期的时间一般为 13(12 ~ 14)天,比传统路径[一般为 19(17 ~ 21)天]短,平均治疗费用为 317 英镑,比传统路径(620 英镑)低。应该注意的是,两种路径的敏感性都较低,并且与标准路径相比,WB - MRI 对淋巴结评估的表现较差,因此还必须考虑 EBUS 或 EUS 的进一步淋巴结评估。

2. PET - CT

PET - CT 的常规示踪剂是^{18}氟-氟脱氧葡萄糖(FDG)。这是一种细胞葡萄糖利用的标志物。病灶内的摄取量取决于血流、受体状态和细胞内的先天代谢活动。它不是恶性肿瘤的标志物,其在肿瘤和良性病变内的摄取可以很强烈。评估时将其活性与相邻的背景和通常的纵隔血池活性进行比较,异常活性明显高于相邻的背景,其差异决定了关注的程度,或使用标准摄取值(SUV)进行定量评估,这可以通过多种方式计算,但最常见的是使用体重给出一个摄取测量值——SUV(bw)。

PET - CT 在评价肺结节、肺癌分期和反应评估中都有作用。肺结节的评估有尺寸限制,用目前这一代磁共振成像扫描仪,结节 ≥ 8 mm 就可以评估,不过结节在肺内的位置也会影响评估,肺底内呼吸运动伪影增加,可能会降低摄取量。

PET - CT 对检测单个肺结节内的恶性肿瘤有很高的敏感性。一项对 1 008 个直径 3 cm 以下结节的荟萃分析显示 95% 的敏感性,SUV 值超过 2.5 时,恶性肿瘤的可能性增加,在已证实的癌症中,SUV 值越高预后越差。由于一些恶性肿瘤,如生长缓慢的腺癌,可能会出现低级别的 FDG 摄取,因此敏感性降低。由于良性病变,如肉芽肿、肺结核或其他感染(包括组织胞浆菌病)发生的显著摄取而降低了特异性,为 82%。

在评价亚实性结节时也降低了敏感性,如果是恶性的,这些结节往往是低级别的腺癌,代谢活动不那么强烈。同时由于病变的异质性,部分区域有充气组织,加上 PET 的空间分辨率相对较差,降低了摄取量,实性成分越大越不影响形态。

最近一项关于非小细胞肺癌结节分期的荟萃分析回顾了 28 项研究,3 255 例患者,报告 PET－CT 诊断结节的敏感性为 62%($95\%\ CI$:54%~70%),特异性为 92%($95\%\ CI$:88%~95%)。但 Cochrane 综述显示 PET－CT 具有较高的敏感性(77%~81%),并认为敏感性与扫描仪技术、NSCLC 亚型和研究的来源国有关。在结节发病率较高的国家,灵敏度往往较低。

PET－CT 在分期中的应用通常是在用 CT 进行初级分期后进行的,被认为适合或有可能适合根治性治疗的患者会被评估。因此,对于使用 PET－CT 作为淋巴结受累的最终决定者存在顾虑。最近的一项研究比较了 981 例 PET－CT 上没有纵隔淋巴结受累的 NSCLC 患者的支气管内超声(EBUS)。结果发现,由于意外的纵隔分期增加,管理的总体变化为 6%。在 PET－CT 上分期为 N0 的患者中,纵隔分期增加的病变为 0.9%,然而,如果在 PET－CT 上分期为 N1,17.3% 的患者有 EBUS 证实纵隔淋巴结转移。

2019 年美国国家健康与护理卓越研究所(NICE)关于肺癌诊断和分期的指南,是基于 CT 扫描后纵隔结节受累的概率,PET－CT 的结果是:低概率(结节 < 10 mm),PET－CT 是首选检查;中等概率(结节 ≥ 10 mm),PET－CT 或结节取样[EBUS、内镜超声(EUS)或非超声引导下的细针穿刺(FNA)]作为首选检查;高概率(结节 > 20 mm),提供结节取样(EBUS、EUS 或非超声引导下的 FNA)作为首选检查。通过纵隔取样评估 PET－CT 阳性的纵隔淋巴结,除非有明确的远处转移性疾病或 N2/N3 疾病转移的可能性大(例如,如果有一链高摄取的淋巴结)。

18%~36% 的 NSCLC 患者在确诊时存在转移性疾病,约 20% 的患者在根治性治疗后会因分期时未发现微转移而复发。PET－CT 是一种比 CT 更敏感的检查方法,有研究报道 PET－CT 上有高达 28% 的患者有额外的转移灶,并减少了徒劳的胸廓切开手术。但由于正常脑组织对葡萄糖的利用率较高,因此,PET－CT 对脑转移的检测灵敏度较低,靶点与背景摄取比差,有时由于周围脑水肿的活性降低而不是肿瘤摄取增加而发现脑转移。鉴于此,大多数 PET－CT 分期方案不包括脑部成像。

PET－CT 可以提供肿瘤的总体积和功能体积,指导放疗计划。它还可以评估对放疗和化疗的反应、残余肿瘤内的活动性、与邻近组织的放射性纤维化和放疗后纤维化的区别。然而,虽然是最常见的 PET 示踪剂,但 FDG 是针对葡萄糖代谢的非特异性示踪剂。还有其他一些试剂可用于靶向肿瘤生物学的不同方面,例如:细胞增殖或缺氧;氨基酸代谢和血管生成。这些药物并不是常规使用的。^{18}F－氟胸苷(^{18}F－FLT)是细胞增殖的标志物,其摄取水平与胸苷激酶活性和组织病理学 Ki－67 表达相关。它对区分恶性和良性病变有较高的特异性,但对原发肿瘤和结节性疾病的敏感性均低于 FDG。

肿瘤乏氧是由于肿瘤微环境造成的,其中低氧诱导因子－1(hypoxia inducible factor1,HIF－1)具有重要作用,HIF－1α 和 HIF－1β 复合物间接地介导了肿瘤细胞的增殖、迁移、侵袭、血管生成,并在肿瘤组织糖代谢中有重要作用。乏氧不仅使肿瘤自身更具侵袭性,而且能引起肿瘤细胞的放化疗抵抗性,与肿瘤的进展有重要关联。乏氧显像剂 ^{18}F－FMISO 可以在乏氧组织中特异性浓聚,具有"肿瘤乏氧靶向性",发射正电子的核素 ^{18}F 标记 FMISO 形成示踪剂,经静脉进入人体后,通过毛细血管壁被动转运进入组织,在黄嘌呤氧化酶的作用下,其硝基基团被还原形成一种自由基阴离子,当氧分压正常时,该离子很快被再氧合,并被运送至细胞外;但在氧分压低于正常时,该种离子不能被再氧合,反而进一步还原,并结合细胞内大分子物质,从而积聚于乏氧细胞内,可进行乏氧显像。

3．超声

支气管内超声和内窥镜超声的作用将在其他章节讨论。然而,颈部和经胸超声是分期的重要工具。肺癌患者锁骨上淋巴结的受累常见,通常可以通过超声引导活检或细针抽吸获得组织病理学诊断;在对996名患者进行的一项研究中,10%的患者通过该程序得到了病理诊断。在同一项研究中,超声引导下胸腔积液取样占病理诊断的5%。

作为一种动态技术,超声可以对胸壁邻近的肿瘤进行实时评估,寻找侵袭迹象,及评估相对运动。经有经验的超声科医师和胸外科医师评估,其敏感性为89%~91%,特异性为86%~95%,而CT敏感性为42%~61%,特异性为86.4%~100%。胸壁侵犯是一个重要的分期发现,将肿瘤升级为T3与较差的生存率和更广泛的手术有关。此外,它还可以为开胸手术或胸腔镜/机器人手术的切口部位和手术技术的选择提供参考。

五、人工智能

人工智能是一项用于研究并模拟人类思维与能力的新技术。人工智能(AI)在放射学领域已经以某种形式存在了50多年。机器学习是人工智能的一个子集,主要研究使用计算机作为工具并致力于真实实时地模拟人类学习方式,机器学习的核心是用算法解析数据,对世界中发生的事做出判断和预测。深度学习(deep learning)是用于建立、模拟人脑进行分析学习的神经网络,并模仿人脑的机制来解释数据的一种机器学习技术。它的基本特点,是模仿大脑的神经元之间的传递,处理信息的模式,"神经网络"是其主要的算法和手段,主要是卷积神经网络(convolutional neural networks, CNN)和深度置信网(deep belief nets, DBN)。深度学习又是机器学习的一个子集。机器学习与深度学习都是基于大量数据的训练,是大数据技术上的一个应用,同时深度学习还需要更高的运算能力支撑,如GPU。

对胸部放射学计算机辅助诊断的最早研究可以追溯到20世纪60年代,在随后的几年中,这些技术的主要应用一直是肺结节的检测分类。随着基于人工智能的计算机辅助诊断软件的使用,人工智能开始逐渐整合到影像科的日常工作流程中,如肺结节检出、分割、分类、疗效评估和生存预测等。放射组学(radiomics)方法即是人工智能技术在医学影像学领域应用的成果,radiomics的前缀radio意为影像,而后缀omics则源于分子生物学,用于描述生物大分子的详细特征,如基因组学和蛋白质组学等。

尽管在过去的几十年里,大量文献报道了卷积神经网络在胸部成像中的应用,但目前还没有看到这些系统在临床实践中的广泛应用。

1．放射组学

目前肺结节的诊断途径依赖于大小和生长作为良性和恶性结节之间的主要区别;然而,除了尺寸,CT图像还提供了额外的信息,如形状、空间复杂性、密度模式和一系列其他"纹理"特征。传统的计算机辅助设计算法依赖于对这些精选特征的选择来创建区分良性和恶性结节的分类器。多模态医学图像包含大量反映癌症发展和进展的宝贵信息。数据挖掘和机器学习的进步使得提取许多定量特征并将迅速增加的医学图像转化为可挖掘的数据成为可能。这种用于分析医学图像的综合方法被称为放射组学。2012年,Lambin和他的同事创造了"放射组学"一词来描述从医学图像中高通量提取这些定量特征,以帮助诊断、预测和监测对治疗的反应。病理学研究表明,恶性肺结节内存在增加的异质性,在肉眼观察的影像学检查中并不明显,但可以通过放射组学进行量化。放射组学方法是医学影像学、计算机视觉和机器学习等多学科交叉的产物,能在宏观影像水平间接反映肿瘤微观水平基因或蛋白质的变化,并且不完全依赖于放射科医师的专业技能、临床经验及主观因素,所提供的是医学影像相对客观的定量信息,具有传统影像方法难以做到的独特优势。

尽管在过去十年中,放射组学一词的使用在文献中获得了显著的流行,其基本原则仍然是基于20世纪70年代首次提出的技术。在鉴别良性和恶性结节的问题上,放射组学方法的第一步涉及根据以前的文献或专家意见确定大量被认为是感兴趣的纹理特征。然后,使用已分割结节的训练数据集自动提取纹理特征。最后,将这些特征的较小子集应用于测试数据集,这些特征单独地或组合地在训练数据上执行该任务时表现最好,该测试数据集理想地与训练数据集保持分离。由于可用数据集的规模比较小、缺乏足够的磁共振成像扫描仪和扫描协议的变化,往往训练和测试数据集不独立。这导致了"过拟合"的问题,即模型的高精度无法在未见过的独立数据集上复制。一些研究报告不同的放射组学特征,都是基于其特定的队列,就证明了这一点。放射组学技术用于评估肺癌,具体的技术方法和模型仍需要进行外部验证。为了影像组学的推广应用,技术方法的可重复性是必须保证的,不同的扫描技术和参数可能影响结论。

与从肿瘤内部单个部位的活检相反,放射组学可以额外提供肿瘤空间异质性和肿瘤整体生物学信息。确定肿瘤的放射表型是精准医学的一部分。在未来,读取结节体素信息,并整合放射学特征、临床、病理及基因组学信息,将有巨大潜力创建更完美的早期肺腺癌侵袭性预测图,并指导临床决策。

2. 深度学习

深度学习代表了一类使用堆叠神经网络结构的算法。深度学习模型通常包括以下计算组件:卷积、池化、激活、全连接和批处理规范化。所有的计算组件都被定义为层,并且它们是一层一层堆叠的。深度学习模型最重要的组成部分是卷积层和完全连接层,它们可以自适应地从数据中学习特征。因此,卷积层或全连接层的输出可以被定义为深度学习特征。提取深度学习特征的典型方式是使用临床结果训练深度学习模型,然后提取几个层的输出作为深度学习特征。例如,在训练用于肺癌EGFR突变预测的卷积神经网络(CNN)之后,提取最终完全连接层的结果,以获得用于EGFR状态预测的深度学习特征。另一种提取深度学习特征的方法是使用无监督自动编码器。当没有足够的数据来训练有监督的深度学习模型时,自动编码器提供了一种提取深度学习特征的替代方法。典型的自动编码器包括编码器网络和解码器网络。最终卷积层的结果被定义为深度学习特征。

与手动定义的特征相比,深度学习特征更具体地针对临床结果和数据。大多数手动定义的特征描述了关于肿瘤的一般信息(例如,形状、强度和纹理),但是可能缺乏关于临床结果的特异性。例如,当设计手动定义的特征时,在大多数情况下不考虑临床结果,因此,手动定义的特征可能不适合临床标签。相比之下,深度学习特征是直接从数据中学习的,因此,深度学习特征可以更自然地适应特定数据集并与临床结果相关。通常,深度学习特征是从深度学习模型的卷积层中提取的。每个卷积层包括数百个卷积滤波器,它们被定义为深度学习特征。深度学习特征可以描述从低级视觉特征到高级抽象特征的多层次肿瘤信息。因为深度学习特征是直接从数据中学习的,所以它们与肿瘤的状态有关。此外,深度学习特征可以灵活设计,因为不同的CNN结构提供不同的深度学习特征,不需要仔细考虑设计特征公式。

在肺结节分类中使用CNN的早期工作,在大多数情况下,都优于目前的参考标准CAD技术。特别是,它们显示出减少假阳性的数量,这有可能减少良性结节不必要的随访;然而,在CNN用于临床实践之前,还有一些障碍需要克服。由于CNN"自我学习",这使得很难确定一个系统是如何得出特定结论的。训练CNN需要大量的验证数据。到目前为止,大多数相关研究都是在LIDC数据库上进行的。LIDC数据库包括1 018个胸腔CT检查,结节大小为3～30 mm,混合了原发性肺癌、转移性疾病和良性结节。每个结节都由4位有经验的胸腔放射科医师独立注释,他们还对每个大于3 mm的结节就是否存在钙化、内部结构、群体、边缘锐利度、质地和毛刺给予主观评价。如果有的话,还提供了关于如何做出诊断的信息。这包括未知的诊断、2年内放射学外观无变化(提示为良性诊断)、组织学或对治疗的反应。遗憾的是,在

LIDC 的 72 例(31 例良性,41 例恶性)中,只有一个子集有组织学或稳定的 2 年随访形式的"真实数据"诊断可用。这意味着这些模型所能达到的最佳性能是放射科医师对图像的评级。

此外,每项研究的具体方法各不相同,卷积层数、层深和 CNN 架构都有差异。此外,每项研究使用数据的方式不同,因此很难在研究之间进行直接比较。需要使用更大的验证数据库,使用可比较的实验方案进行进一步研究。

促进开发可被数据挖掘技术利用的高质量数据库的一种方法是使用标准格式和通用词汇的结构化报告。这种方法已被证明可以提高报告的准确性,被转诊的临床医师认为更清晰、信息量更大,而且与自由文本报告相比,可以增加临床影响。诊断准确性研究报告标准(STARD)声明建议任何研究都使用结构化报告。这种方法的另一个好处是提供结构化数据,这些数据更适合于计算分析,并可作为伴随影像的标签。

(王升平)

第三节 · **肺癌的病理学诊断**

世界卫生组织(World Health Organization,WHO)肺癌分类诊断标准是肺癌组织学分类的金标准。国际癌症研究机构(IARC)于 2021 年 5 月出版了第 5 版《WHO 胸部肿瘤分类》(以下简称 2021 版 WHO 分类)。与 2015 年第 4 版《WHO 胸部肿瘤分类》(以下简称 2015 版 WHO 分类)相比,2021 版中主要章节的框架进行了变更,新增/调整部分疾病的命名和分类。2021 版 WHO 肺肿瘤分类目录的调整主要体现在以下几个方面:① 目录编排按照组织来源的前驱病变-恶性肿瘤的顺序,如:2015 版 WHO 肺肿瘤分类中的肺腺癌、肺鳞状细胞癌、肺神经内分泌肿瘤目录下的非典型腺瘤样增生/原位腺癌、鳞状上皮不典型增生/原位鳞状细胞癌、弥漫性特发性肺神经内分泌细胞增生,在 2021 版 WHO 肺肿瘤分类中均调整至对应肿瘤目录中的前驱病变处,体现了同一组织来源的肿瘤从异型增生-原位-浸润性病变的进展过程,而 2021 版中关于前驱病变的诊断标准及 ICD－0 编码均无变化。② 目录中部分肿瘤的位置进行了调整:如 2015 版中归入其他或未分化的癌目录下的淋巴上皮癌,在 2021 版中归入鳞状细胞癌;2015 版中肺间叶性肿瘤目录下的肌上皮瘤/肌上皮癌,在 2021 版中归入肺原发涎腺肿瘤。

2021 版 WHO 分类充实了流行病学、病因学、组织病理学和分子遗传学等相关内容。2021 版 WHO 肺上皮性肿瘤分类中,良性上皮性肿瘤包括乳头状瘤及腺瘤,恶性上皮性肿瘤包括腺癌、鳞状细胞癌、大细胞癌、腺鳞癌、肉瘤样癌、其他上皮细胞肿瘤(SMARCA 缺失的未分化肿瘤及 NUT 癌)、涎腺型肿瘤及神经内分泌肿瘤(表 3－1)。本章节主要就 2021 版 WHO 胸部肿瘤分类中肺恶性上皮性肿瘤(简称肺癌)作简要介绍。

表 3－1　2021 版 WHO 肺肿瘤组织学分类目录(节选)

上皮性肿瘤(epithelial tumours)
　乳头状瘤(papillomas)
　　支气管乳头状瘤(bronchial papillomas)
　腺瘤(adenomas)
　　硬化性肺细胞瘤(sclerosing pneumocytoma)
　　肺泡性腺瘤(alveolar adenoma)
　　细支气管腺瘤/纤毛黏液结节性乳头状肿瘤(bronchoial adenoma/ciliated muconodular papillary tumor)
　　黏液性囊腺瘤(mucinous cystadenoma)

黏液腺腺瘤(mucinous gland adenoma)
前驱腺体病变(precursor glandular lesions)
　　非典型腺瘤样增生(atypical adenomatous hyperplasia)
　　原位腺癌(adenocarcinoma in situ)
腺癌(adenocarcinoma)
　　微浸润性腺癌(microinvasive adenocarcinoma)
　　浸润性非黏液腺癌(invasive non-mucinous adenocarcinoma)
　　浸润性黏液腺癌(invasive mucinous adenocarcinoma)
　　胶样腺癌(colloid adenocarcinoma)
　　胎儿型腺癌(fetal adenocarcinoma)
　　肠型腺癌(enteric adenocarcinoma)
鳞状细胞前驱病变(squamous precursor lesions)
　　鳞状细胞异型增生和原位鳞癌(squamous dysplasia and carcinoma in situ)
鳞状细胞癌(squamous cell carcinoma)
　　鳞状细胞癌(squamous cell carcinoma)
　　淋巴上皮样癌(lymphoepithelial carcinoma)
大细胞癌(large cell carcinoma)
　　大细胞癌(large cell carcinoma)
腺鳞癌(adenosquamous carcinoma)
　　腺鳞癌(adenosquamous carcinoma)
肉瘤样癌(sarcomatoid carcinoma)
　　多形性癌(pleomorphic carcinoma)
　　肺母细胞瘤(pulmonary blastoma)
　　癌肉瘤(carcinosarcoma)
其他上皮肿瘤(other epithelial tumour)
　　肺部 NUT 癌(NUT carcinoma of lung)
　　胸部 SMARCA4 缺失的未分化肿瘤(thoracic SMARCA4-deficient undifferentiated tumor)
涎腺型肿瘤(salivary gland-type tumors)
　　多形性腺瘤(pleomorphic adenoma)
　　腺样囊性癌(adenoid cystic carcinoma)
　　上皮-肌上皮癌(epithelium-myoepithelial carcinoma)
　　黏液表皮样癌(mucoepidermoid carcinoma)
　　玻璃样变的透明细胞癌(hyalinizing clear cell carcinoma)
　　肌上皮瘤和肌上皮癌(myoepithelioma and myoepithelial carcinoma)
肺神经内分泌肿瘤(lung neuroendocrine neoplasms)
　　前驱病变(precursor lesion)
　　　　弥漫性特发性肺神经内分泌细胞增生(diffuse idiopathic pulmonary neuroendocrine cell hyperplasia)
　　神经内分泌瘤(neuroendocrine tumors)
　　　　类癌/神经内分泌瘤(carcinoid/neuroendocrine tumor)
　　神经内分泌癌(neuroendocrine carcinomas)
　　　　小细胞肺癌(small cell lung carcinoma)
　　　　大细胞神经内分泌癌(large cell neuroendocrine carcinoma)

一、肺癌的组织病理学诊断

1. 前驱腺体病变(precursor glandular lesions)

（1）非典型腺瘤样增生(atypical adenomatous hyperplasia, AAH)：AAH 病变局限,小(≤0.5 cm),增生的细胞为肺泡 Ⅱ 型细胞和(或)Clara 细胞,轻至中等异型,衬覆肺泡壁(图 3-1),有时衬覆呼吸性细支气管管壁。肺泡腔内可见巨噬细胞聚集。增生的细胞为圆形、立方形或低柱状,核圆形或卵圆形,细胞之间常有空隙,不互相延续。一般情况缺乏其下间质纤维化。

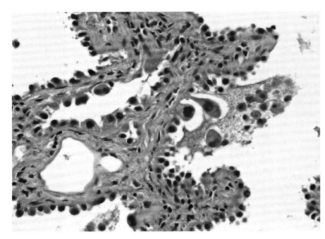

图 3-1 AAH

轻度增厚的肺泡壁衬以非连续性单层立方形或低柱状细胞,相邻细胞间有裂隙,偶可见细胞异型明显呈靴钉样突向肺泡腔。

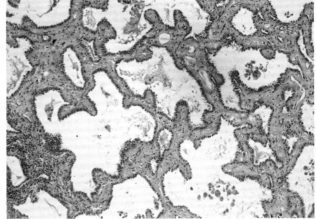

图 3-2 原位腺癌,非黏液型

癌细胞完全沿以前存在的肺泡壁生长,无间质、血管或浸润。癌细胞连续成线状,相邻细胞间无裂隙胸膜。

(2)原位腺癌(adenocarcinoma in situ,AIS):相当于原来≤3 cm 的细支气管肺泡癌,AIS 定义为≤3 cm 的局限性小腺癌,癌细胞完全沿以前存在的肺泡壁生长,无间质、血管或胸膜浸润。肺泡间隔可增宽伴硬化,但无瘤细胞间质浸润。此外,肺泡腔内无瘤细胞聚集,也无瘤细胞形成真正乳头状或微乳头状生长方式、无腺泡及实性生长方式。此外,由于受到肺泡塌陷、间质纤维化和炎症的影响,局部原位腺癌的腺体可以内陷,并非真正地浸润。AIS 可分为非黏液型、黏液型和黏液/非黏液混合型三种。几乎所有 AIS 为非黏液型,由肺泡Ⅱ型上皮和(或)Clara 细胞组成(图 3-2)。黏液型 AIS 极少见,癌细胞高柱状,细胞核位于基部,胞质富含黏液,有时可类似杯状细胞。根据第 8 版肺癌 TNM 分期,AIS 被归为 Tis,AIS 切除后预后极好,5 年无瘤生存率达 100%。组织学上,AIS 无真正浸润的证据,以最大直径≤3 cm 作为阈值缺乏循证医学的支持,实际上大多数 AIS<2 cm,较大的结节多数可能是浸润性腺癌。

2. 腺癌(adenocarcinoma)

(1)微浸润性腺癌(microinvasive adenocarcinoma,MIA):MIA 定义为以贴壁样结构为主伴有最大直径≤5 mm 浸润灶的孤立性小腺癌(≤3 cm)。MIA 可分为非黏液型和黏液型 MIA。若一张切片中出现多个微浸润灶或多个切片中出现微浸润灶,应估算浸润灶占肿瘤总体积的百分比×肿瘤最大直径,若仍≤0.5 cm 也视为微浸润。例如:肿块最大径为 2 cm,多灶微浸润成分占整个肿瘤的 20%,贴壁的原位成分占80%,浸润灶大小为 0.2×2.0=0.4 cm,仍然诊断为微浸润性腺癌。浸润成分判断标准是:① 肿瘤细胞除沿肺泡壁生长外,还有腺癌的其他组织学亚型[即腺泡样、乳头状、微乳头状和(或)实性]成分;② 肿瘤细胞浸润到肌纤维母细胞间质中。当肿瘤内存在淋巴管、血管或胸膜侵犯及出现肿瘤性坏死时,不能诊断为 MIA,应直接诊断为浸润性腺癌。虽然新分类对微浸润腺癌的诊断标准做了明确规定,但在实际工作中还会遇到问题,例如,MIA 的浸润灶最大直径≤0.5 cm,若取材时不是通过最大切面可能影响最大直径的判断;确定最大直径也可能受到肺泡塌陷、间质纤维化和炎症的影响。根据第 8 版肺癌 TNM 分期,微浸润性腺癌(MIA)被归为 T1mi,MIA 如果完全切除,预后也非常好,5 年无病生存率及无复发生存率 100%。

(2)浸润性非黏液腺癌(invasive non-mucinous adenocarcinoma)的分类:包括贴壁样(lepidic)、腺泡样(acinar)、乳头状(papillary)、实性(solid)及微乳头状(micropapillary)这 5 种不同组织学亚型。2021 版 WHO 肺肿瘤分类中对浸润性非黏液腺癌以 5% 为标尺记录不同亚型。2021 版 WHO 分类中还强调了浸润性腺癌中浸润的定义:① 除贴壁成分以外的亚型(包括常见的腺泡样、乳头状、微乳头状、实性腺癌和少见的浸润性黏液腺癌、胶样腺癌、胎儿型腺癌及肠型腺癌)。② 伴有纤维母细胞灶。③ 血管、胸膜侵犯。④ 气腔播散。

1）贴壁样腺癌（lepidic adenocarcinoma）：由肺泡 Ⅱ 型细胞和（或）Clara 细胞组成,肿瘤细胞沿肺泡壁表面生长,形态学相似于上述的 AIS 和 MIA,但浸润灶至少一个最大直径＞0.5 cm 时诊断为贴壁样腺癌。浸润的定义同 MIA,即除了贴壁样生长方式外,还有腺泡样、乳头状、微乳头状和（或）实性生长方式及肿瘤细胞浸润肌纤维母细胞间质。如有淋巴管、血管和胸膜侵犯及肿瘤性坏死,也应诊断为贴壁样腺癌,而不是 MIA。

另一点需注意的是贴壁样生长方式可见于转移性癌和浸润性黏液腺癌中,但贴壁样腺癌只能用于以贴壁样生长为主的非黏液腺癌,而不是以贴壁样生长为主的浸润性黏液腺癌,这也不同于 MIA,后者偶尔可以为黏液型 MIA。贴壁样腺癌区分出来作为浸润性腺癌一个亚型,还由于与其他组织学亚型为主的浸润性腺癌相比,其预后较好。Ⅰ 期贴壁样腺癌患者 5 年无复发生存率达 95%。

2）腺泡样腺癌（acinar adenocarinoma）：以立方形或柱状细胞组成腺泡和腺管为特征,可有黏液产物,起自支气管腺或支气管衬覆上皮细胞,包括 Clara 细胞（图 3－3）。值得注意的是,腺泡样腺癌的诊断中对筛状腺癌进行了更为详细的描述,筛状腺体被描述为缺乏间质且具有背对背相互融合的肿瘤性腺体。筛状腺体具有更差的预后并和腺癌分级系统（详见后述）相关（图 3－4）,有研究表明筛状结构与临床 Ⅰ 期术后患者的不良预后相关,提示筛状结构属于高级别的腺泡状腺癌。

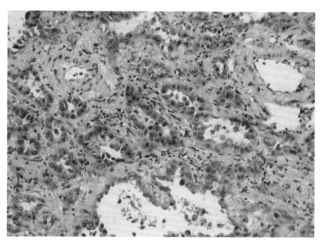

图 3－3　腺泡样腺癌

肿瘤在纤维间质中形成不规则形腺体。

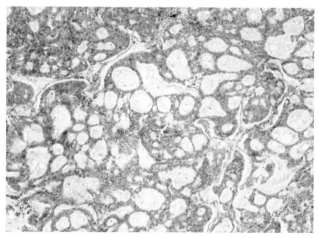

图 3－4　筛状结构

腺体背靠背,相互融合成筛状结构。

3）乳头状腺癌（papillary adenocarinoma）：以衬覆纤维血管轴心表面的立方形或柱状细胞而成的二级和三级分支的乳头状结构为特征,可有或无黏液产物,起自支气管衬覆上皮细胞,Clara 细胞或可能肺泡 Ⅱ 型细胞（图 3－5）。2021 版 WHO 分类中乳头状腺癌的诊断中强调应与由手术造成的贴壁样腺癌肺泡间隔断裂及肺实质塌陷造成的假乳头状结构相鉴别。

4）微乳头状腺癌（micropapillary adenocarinoma）：最近研究显示以微乳头状为主的腺癌具有较强的侵袭行为,易发生早期转移,与实性为主的腺癌一样,预后很差。微乳头状腺癌的肿瘤细胞小,呈立方形,以缺乏纤维血管轴心的乳头簇方式生长,这些微乳头可附着于肺泡壁上或脱落到肺泡腔内。常有血管和间质侵犯,有时可见到砂粒体（图 3－6）。微乳头状腺癌延续 2015 版 WHO 分类诊断标准外,2021 版 WHO 分类纳入了一种新的丝状微乳头生长模式,该模式呈纤细、蕾丝样、至少堆积有 3 个瘤细胞高度的狭长肿瘤细胞,肿瘤内缺乏纤维血管轴心。在计算百分比时,当微乳头周围围绕腺管、乳头状、贴壁样形态时,该区域应计入微乳头型,不再纳入其他亚型。

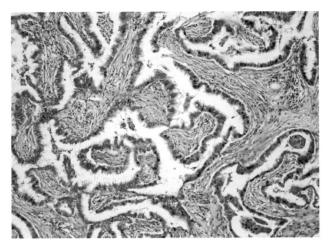

图 3-5 乳头状腺癌

显示肿瘤细胞沿着纤维血管轴心呈复杂的乳头状结构。

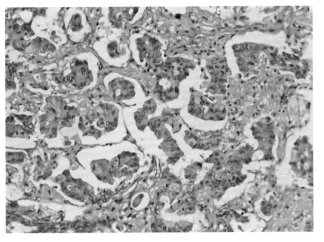

图 3-6 微乳头状腺癌

缺乏纤维血管轴心的乳头簇方式生长,脱落到肺泡腔内。

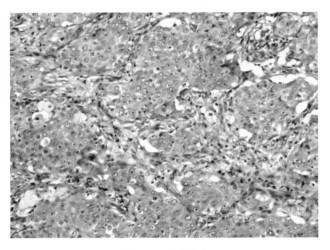

图 3-7 实性腺癌

肿瘤由缺乏腺泡、腺管和乳头状的实性成片多边形细胞所组成。

5) 实性腺癌(solid adenocarcinoma):肿瘤由缺乏腺泡、腺管和乳头状的成片多边形细胞所组成,黏液染色(淀粉酶消化后 PAS 染色或奥辛蓝染色)证实 2 个高倍视野中,每个视野至少有 5 个肿瘤细胞内含有黏液(图 3-7)。鳞状细胞癌和大细胞癌中个别细胞内可含黏液,不能诊断为腺癌。最近研究显示以实性成分为主的腺癌具有较强的侵袭行为,易发生早期转移,预后差。

(3) 浸润性黏液腺癌(invasive mucinous adenocarcinoma):是由杯状细胞或胞质内富含黏液、核位于基底部的柱状肿瘤细胞组成。无论在临床、影像学、病理学和遗传学,浸润性黏液腺癌都不同于原来的浸润性非黏液腺癌。这些黏液腺癌尤其在遗传学方面存在显著差异,与 KRAS 突变密切相关,已知约 3/4 以上黏液腺癌病例存在 KRAS 基因突变。在分期方面,黏液腺癌无需像非黏液腺癌一样去除掉贴壁样非浸润区域,而是将肿瘤的整体直径计算在内。

(4) 胶样腺癌(colloid adenocarcinoma):肿瘤含大量黏液,肿瘤上皮分化好,有时肿瘤细胞漂浮在黏液湖中,形态学与胃肠道黏液型腺癌相同,故需先排除胃肠道转移后才能诊断;以前分类为"黏液性囊腺癌"的病例非常少见,可能是胶样腺癌形态学谱系中的一员,2021 版 WHO 分类中将其归入胶样腺癌。

(5) 胎儿型腺癌(fetal adenocarcinoma):一种类似胎儿肺,衬覆富含糖原、无纤毛高柱状细胞的分支状小管构成腺体的腺癌。柱状细胞的核下和核上胞质内含糖原空泡,腺体基部常可见鳞状细胞样细胞形成的桑葚体,似子宫内膜样腺癌。2021 版 WHO 分类将胎儿型腺癌分为低度恶性和高度恶性两类,大多数为低度恶性,预后较好,Wnt 信号通路中的成分如 β-连环蛋白(β-catenin)上调。

(6) 肠型腺癌(enteric adenocarcinoma):肺的原发性肠型腺癌由具有结直肠腺癌某些形态学和免疫表型特点的成分所组成,且肠分化成分占肿瘤的 50% 以上。肠型腺癌可有其他肺腺癌组织学亚型成分如沿肺泡壁生长,免疫表型至少可表达一种结直肠癌的标志物(CDX2、CK20 或 MUC2),但半数病例可表达 CK7 和 TTF-1,可以与转移性结直肠癌区分。2021 版 WHO 分类鉴别诊断中除原有的 CK7、CK20、CDX-2、Villin 等几个指标外,新增了 MUC2、HNF4a。值得注意的是,STAB2 及 Cadherin17 等肠癌标志物则很少在肺肠型腺癌中表达。

（7）腺癌组织学诊断中的注意事项

1）气腔播散（spread through air space，STAS）：其代表一种新的肿瘤浸润方式。STAS 在腺癌中的定义是肿瘤细胞位于主体癌灶边缘以外的气腔内,主要的组织学类型有微乳头状细胞簇、实性细胞巢及单个细胞。值得注意的是,STAS 不计算在组织学类型的分类;如果出现 STAS,亦不能诊断 AIS 和 MIA;STAS 可以出现在腺癌中,也可出现在鳞癌、神经内分泌癌等其他类型。2021 版 WHO 分类中进一步肯定了气腔播散（STAS）的预后价值,同时也强调应与人工假象进行鉴别,人工假象具有的特点包括：① 随机或边缘杂乱的肿瘤细胞簇通常分布于组织切片边缘或切片外。② 肿瘤边缘及远处的气腔内缺乏连续性的肿瘤细胞分布。③ 肿瘤细胞簇呈锯齿状边缘分布。④ 播散的细胞具有肺泡细胞或支气管细胞等良性细胞学特点。⑤ 从肺泡壁上剥落的线条状细胞。

2）建议根据腺癌浸润灶大小作为 T 分期的描述值：T 分期是肿瘤 TNM 分期的重要组成部分,与预后密切相关。所有原位腺癌（AIS）都是贴壁生长,但并不是所有贴壁生长的肿瘤都是 AIS。研究表明,与肿瘤整体大小相比,影像学呈磨玻璃特征或病理为贴壁生长的腺癌的浸润灶大小与预后关系更密切。第 8 版 TNM 分期仅将腺癌浸润区域纳入 T 分期计算有关。伴有贴壁亚型的浸润性非黏液腺癌,应测量浸润灶的大小作为肿瘤大小（T）的决定因素,测量浸润灶时,需要结合肉眼描述,镜下测量及 CT 影像学,当然同时应记录肿瘤实际大小（包括磨玻璃影或贴壁生长的成分）。其他类型浸润性腺癌应该测量肿瘤整体大小作为 T 分期。

3）肺浸润性非黏液腺癌的 IASLC 新分级：2021 版 WHO 分类中更新了根治性手术切除肺标本浸润性非黏液腺癌的 IASLC 新分级系统。2015 版 WHO 分类中浸润性腺癌依据主要亚型分为良好预后的贴壁样为主的腺癌,中等预后的腺泡样及乳头状为主的腺癌,差预后的微乳头状及实性为主的腺癌。2021 版 WHO 分类中根据主要亚型及大于 20% 的高级别成分 [包括实性、微乳头状、筛状或复杂腺体成分（融合腺体及促结缔组织增生性间质内浸润的单个细胞）] 将腺癌分为三组（表 3-2）,通过此三级分层系统,其预后预测价值不但优于主要组织学亚型的分级系统,并且较纳入核分裂、核分级、细胞学分级、STAS 和坏死的训练模型更优。但 IASLC 新分级系统不适用于浸润性黏液腺癌。

表 3-2　肺浸润性非黏液腺癌（手术切除标本）的 IASLC 分级系统

级　别	分　化	组　织　学
1	高分化	贴壁亚型为主且高级别成分＜20%
2	中分化	腺泡或乳头亚型为主且高级别成分＜20%
3	低分化	任何亚型且高级别成分≥20%

注：高级别成分包括实性、微乳头状、筛状或复杂腺体成分（融合腺体及促结缔组织增生性间质内浸润的单个细胞）。

4）术中精确冰冻病理诊断指导早期肺腺癌亚肺叶切除：肺叶切除是 I 期肺癌标准切除方式,但没有淋巴结转移的早期肺癌,是否可行亚肺叶切除？ 国内外有很多相关研究,但仍然存在争议。研究显示≤2 cm 的早期肺腺癌行亚肺叶切除（楔形切除、肺段切除）就足够。而大量回顾性研究是通过影像学表现、肿瘤大小及结节形态（磨玻璃样成分）特征,来判定患者是否可以进行亚肺叶切除。但是现有这些标准都存在较大的不足,没得到共识。原位腺癌或者微浸润性腺癌的患者,即使只进行了局部切除手术,术后5年的生存及无复发生存均为100%。复旦大学附属肿瘤医院前瞻性对803例周围型临床Ⅰ期肺腺癌通过对比术中冰冻与常规石蜡病理诊断结果的差异及其对患者手术、预后的影响发现,基于精准冰冻病理结果的亚肺叶切除术,将使周围型肺腺癌患者获得更为精准安全的手术结果:对于低危的患者(非典型腺瘤性增生/原位腺癌/微浸润性腺癌),最大限度地保留了其肺功能;对于高危患者(浸润性腺癌),肺叶切除则最大限度保证了手术治疗效果。2017年术中精确冰冻病理结果指导个体化手术方案的选择写入ESMO肺癌诊治指南。"对原位腺癌及微浸润性腺癌行冰冻切片指导亚肺叶切除"已在全国多数三甲医院内常规开展。

3. 鳞状细胞前驱病变(squamous precursor lesions)

鳞状细胞前驱病变包含鳞状细胞异型增生/原位鳞癌,2021版WHO分类对其诊断标准未发生任何改变,由于WHO分类目录的调整,其目录位置由原来鳞状细胞癌子目录下的浸润前病变调整为单独目录的鳞状细胞前驱病变。

鳞状细胞异型增生和原位鳞癌是起自支气管上皮鳞状细胞癌的前驱病变,组织学改变是可以识别的连续性谱系,可由支气管黏膜上皮增生、鳞状化生,进而出现不同程度异型增生,再通过原位癌,最后进展为浸润癌。鳞状细胞异型增生和原位鳞癌可单发性或多灶性,可以单独出现或作为伴有浸润癌的一个支气管表面病变。此类病变在临床上通常无症状,患者有重度吸烟史和伴有阻塞性气道疾病,男性常见。纤维支气管镜和大体检查可无异常发现,当肉眼观察到异常时,往往类似黏膜白斑,大多浅表或扁平,黏膜稍增厚,少数表现为结节或息肉状。组织学上,支气管黏膜上皮在鳞状化生的基础上,细胞层次不同程度增多,细胞的形态和结构出现异常,包括细胞大小不一,细胞核大、深染,排列紊乱,极向消失。依据细胞学异型性和结构异常程度可以分为轻、中、重度异型增生,这些病变表现为一个连续的细胞学和组织学改变,基底膜完整,可有不同程度增厚,间质无浸润。当鳞状上皮全层均被显著异型细胞累及,但尚未穿破基底膜时,称为原位鳞癌。异型增生的病变较原位癌轻,轻、中、重度异型增生大致以累及鳞状上皮厚度下1/3、中1/3和上1/3作为判断的标准,但不累及全层。

4. 鳞状细胞癌(squamous cell carcinoma,SCC)

2021版WHO分类中鳞状细胞癌分为角化型鳞状细胞癌、非角化型鳞状细胞癌及基底细胞鳞状细胞癌3个亚型。基底细胞样鳞癌也属于差分化SCC,基底细胞样成分至少>50%,才能诊断为基底细胞样鳞癌。癌细胞呈实性巢或小梁状,周边瘤细胞呈栅状,中央常见凝固性坏死,1/3病例可见菊形团,大部分病例出现玻璃样变或黏液样变的间质。癌细胞相对较小,胞质少,核圆形或短梭形,染色质深染,核仁不明显,核分裂象多。免疫表型与一般的鳞癌相同,不表达TTF1,也不表达神经内分泌标志物(CgA,Syn,CD56)。鳞状细胞癌浸润生长方式(如:单个细胞浸润、高级别肿瘤出芽、细胞核增大)可能具有预后意义,但仍需要更多循证医学证据。2021版WHO分类中另一个重要的更新为淋巴上皮癌(原名淋巴上皮瘤样癌,2015版中归入其他或未分化癌目录下),2021版中归入鳞状细胞癌,并认为>90%的亚洲病例与EBV有关,而在欧美人群内,其与EBV的相关性较低。

鳞状细胞癌通过弥漫表达鳞状细胞分化的标志物(p40、p63、CK5或CK5/6),p40抗体的特异性优于其他三种抗体。角化型鳞癌不表达TTF1,非角化型鳞癌偶尔弱表达或局灶表达TTF1。形态上,肺非角型鳞状细胞癌需要与尿路上皮癌鉴别,尿路上皮癌与肺鳞癌均表达CK7、p40、p63,但尿路上皮癌同时表达GATA3、uroplankin3和CK20;来源于头颈部、宫颈、食管、纵隔等部位的转移性鳞状细胞癌与肺原发性鳞状细胞癌的鉴别有一定困难,需结合临床及影像学检测,也可以通过比较TP53突变状态,微卫星的杂合性缺失,HPV检测及p16免疫组化检测等检测手段综合判断。肺鳞状细胞癌需要与肺原发性涎腺型肿瘤、SMARCA4 缺失的未分化肿瘤、NUT 癌及转移性尿路上皮癌、胸腺癌等肿瘤鉴别。在分子病理上，鳞状细胞癌被发现也有 *EGFR* 基因突变及 *ALK* 基因融合的可能性。

5. 大细胞癌 (large cell carcinoma、LCC)

大细胞癌为未分化非小细胞癌，诊断时形态学必须先排除鳞状细胞癌、腺癌和小细胞癌，免疫组化及黏液染色不支持鳞样及腺样分化。大细胞癌需要手术切除标本充分取材后才能诊断，非手术切除标本及细胞学标本不足以诊断大细胞癌。2021 版 WHO 分类强调免疫组化及黏液染色在大细胞癌诊断中的应用，很多符合 2015 版 WHO 诊断标准的大细胞癌被重新归为实性腺癌或非角化型鳞状细胞癌。只有在免疫组化及黏液染色阴性、结果不确定或未染色的情况下，才能诊断大细胞癌。2021 版 WHO 分类强调借助于免疫组化，包括 TTF1、NapsinA（腺癌）和 p63（4A4）、p40、CK5/6（鳞状细胞癌），尽可能区分腺癌和鳞状细胞癌。所以 2021 版 WHO 分类强调，随着免疫组化和特殊染色在诊断中的广泛应用，大细胞癌的诊断将进一步减少。

6. 腺鳞癌(adenosquamous carcinoma)

腺鳞癌由鳞癌和腺癌两种成分组成，每种成分至少占 10% 以上。小活检/细胞学诊断腺鳞癌具有局限性，不能直接诊断，应提示不同的成分。手术切除标本才能直接诊断腺鳞癌。腺鳞癌大多数为周围型，部分肿瘤可能显示中央瘢痕，大体上与其他非小细胞癌相似。分化较好的腺鳞癌在光镜下容易识别鳞癌和腺癌两种成分，鳞癌显示明确的角化或细胞间桥，腺癌显示腺泡、乳头状或微乳头状结构。但如果腺癌成分局限于实性成分，则诊断腺鳞癌往往比较困难。诊断腺癌时每个高倍视野多于 5 个黏液滴。鳞癌或腺癌成分可以是一种成分为主或两种成分相等。每种成分分化程度不是相互依赖的，并且是不同的。对于鉴别困难的病理，可以通过免疫组化染色予以区分。腺癌表达 TTF1、NaspinA 等，鳞癌表达 p63、p40 等。有时需要与高度恶性的黏液表皮样癌鉴别。

7. 肉瘤样癌(sarcomatoid carcionma)

肉瘤样癌中的多形性癌、梭形细胞癌、巨细胞癌、癌肉瘤及肺母细胞瘤在 2021 版 WHO 分类中作为独立的疾病单独列出，而肉瘤样癌只是一个总称。

（1）多形性癌(pleomorphic carcinoma)：肿瘤可以完全由恶性梭形细胞和巨细胞组成，也可以同时含有腺癌、SCC 和 LCC 等差分化的 NSCLC 成分。后一种情况，梭形细胞和巨细胞成分至少占肿瘤的 10% 以上。免疫组化显示 NSCLC 成分表达 CK 和 EMA，梭形细胞和巨细胞成分表达波形蛋白，偶尔可局灶性表达 CK、EMA 和 α - SMA。

（2）梭形细胞癌(spindle cell carcinoma)：肿瘤仅由恶性梭形细胞组成，无明确腺癌、SCC、LCC 或巨细胞癌成分。梭形细胞排列成束状和巢状，常可同时表达 CK、CEA、波形蛋白和 TTF1。肿瘤内可有散在的淋巴细胞和浆细胞浸润，当炎症细胞浸润显著时，需与炎性肌纤维母细胞瘤鉴别。

（3）巨细胞癌(giant cell carcinoma, GCC)：肿瘤完全由多形性单核和(或)多核瘤巨细胞组成，也不含有腺癌、SCC 和 LCC 成分。瘤细胞大、核单个或多个，明显畸形。瘤细胞相互松散排列，常有大量炎症细胞，尤其中性粒细胞浸润，瘤细胞胞质内常可含有炎症细胞。GCC 中巨细胞也可同时表达 CK、波形蛋白和 TTF1。

（4）癌肉瘤(carcinosarcoma)：肿瘤由 NSCLC 成分和有明确分化的真正肉瘤成分组成。NSCLC 成分中最常见的是 SCC，其次是腺癌和 LCC；肉瘤成分为恶性软骨、骨或横纹肌等。NSCLC 成分表达 CK 和 EMA，软骨肉瘤成分表达 S100 蛋白，横纹肌肉瘤成分表达结蛋白、myoD1 和 myogenin。

（5）肺母细胞瘤(pulmonary blastoma)：一种含有类似分化好的胎儿型腺癌的原始上皮成分和原始间叶成分的双相型肿瘤，可以视为一种特殊类型癌肉瘤。恶性腺体似胎儿细支气管的小管状结构，小管衬覆单层或假复层无纤毛柱状上皮,糖原染色阳性。小管周围绕以胚胎性间充质,为小卵圆形或梭形细胞,偶尔可含有骨肉瘤、软骨肉瘤或横纹肌肉瘤成分。肺母细胞瘤原始上皮成分的免疫组化染色表达上皮性标志物(CK、EMA 和 CEA),也可表达神经内分泌标志物(如 CgA)和特殊激素标志物(如降钙素、蛙皮素和胃泌素释放多肽等);原始间叶成分可表达波形蛋白和 α-SMA,此外,软骨和横纹肌成分分别表达 S100 蛋白和结蛋白。

8. 其他上皮性肿瘤

(1)肺部 NUT 癌:这是一种少见的侵袭性的低分化癌,以 NUT(睾丸核蛋白)基因重排为特征命名该肿瘤。NUT 癌又称 NUT 中线癌、伴有 t(15;19) 基因易位的癌、中线致死性癌、伴有 NUT 基因重排的儿童及青少年中线癌。早期文献报道,以儿童及青少年多见,后发现 NUT 癌并非限于儿童及青年发病。胸外 NUT 癌占 4%~18%,原病理诊断为低分化或未分化癌。NUT 癌的实际发病率并不清楚,也无种族及性别的差异。NUT 癌的病因学尚不清楚。临床上,常表现为进展期肺癌的特征,胸痛、胸腔积液、咳嗽无痰、气短及体重减轻。NUT 癌侵袭性强,发展迅速,常发生血行播散和淋巴转移,播散至骨、卵巢、肝脏及脑等器官。NUT 癌大体常表现为巨大肿块累及肺门或胸膜及胸壁,伴明显坏死。组织学上,肿瘤由成片状的小到中等的瘤细胞组成,瘤细胞形态一致。核不规则,染色质粗,小灶突然角化是 NUT 癌较特异的组织学特征。肿瘤细胞在间质中浸润生长,可以累及支气管上皮细胞,但无原位癌的证据。免疫组化显示 50% 以上肿瘤细胞表达 NUT 特异性单克隆核抗体。NUT 癌一般表达角蛋白抗体,偶尔也可不表达。大部分病例表达 p40/p63,提示该肿瘤具有鳞形分化。100%NUT 癌涉及 15q14 的 NUT(NUTM1)基因与其他基因易位,其中 70% 的病例与位于 19p13.1 的 BRD4 形成 NUT-BRD4 融合基因,6% 的病例与位于 9q34.2 的 BRD3 形成 NUT-BRD3 融合基因,24% 是与其他未知的伙伴基因融合。NUT 癌是高度侵袭性癌,中位生存期 7 个月。目前尚无有效的化疗方案,相关的靶向治疗尚在进行中。

(2)胸部 SMARCA4 缺失的未分化肿瘤:该肿瘤是 2021 版 WHO 分类中新增的一种类型,SMARCA4(BRG1)是 SWI/SNF 染色体重塑复合体的一个亚单位。该肿瘤具有高度恶性生物学行为(中位生存时间仅 4~7 个月),患者通常为年轻至中年男性吸烟者。组织学上该类肿瘤由弥漫、失黏附性、大而圆的上皮细胞组成,肿瘤细胞胞质丰富,空泡状核,核仁明显。细胞核相对一致,偶有轻-中度异型性,肿瘤中可局灶性出现横纹肌样细胞,小标本中不常见,同时较易出现核分裂象及坏死。罕见表现包括梭形、黏液变、硬化、肺泡样、透明细胞变。大部分病例中无明确上皮样分化特征(如腺体、乳头状、角化),但约 5% 的病例可出现普通的非小细胞肺癌组织学特征。免疫组化方面大部分的典型病例表现为 SMARCA4(BRG1)表达完全缺失,而约有 25% 的病理表现为 SMARCA4 弥漫性的染色减弱,而非完全缺失。SMARCA2(BRM)染色常伴随缺失,SMARCB1(INI1)染色未缺失。许多病例可伴有 CD34、SOX2、SALL4、Syn 阳性,p53 常过表达,肿瘤细胞 CK 表达局灶或弱阳性,通常不会弥漫性表达 Claudin4、p63、TTF-1、p40、WT-1。鉴别诊断方面,由于肿瘤分化较差,需要与淋巴瘤、NUT 癌、生殖细胞肿瘤、神经内分泌癌、大细胞癌、恶性黑色素瘤及恶性间叶源性肿瘤相鉴别,同时在非小细胞肺癌病例中约有 5% 的病例可出现 SMARCA4 缺失,可通过其典型的上皮样结构(如腺体形成)及免疫组化表达情况加以鉴别。另外,胸外其他脏器亦可发生 SMARCA4 缺失的肿瘤,需注意与其他部位的转移肿瘤相鉴别。

9. 涎腺型肿瘤(salivary gland type tumors)

肺的涎腺型肿瘤是一组主要起自气管和支气管壁小涎腺的肿瘤。包括黏液表皮样癌、腺样囊性癌、上皮-肌上皮癌、多形性腺瘤和恶性肌上皮瘤,2021 版 WHO 分类新增了玻璃样变的透明细胞癌。肺的涎腺型肿瘤病理形态学与头颈部涎腺相应的肿瘤相同。黏液表皮样癌可有 CRTC1-MAML2 融合基因,具有诊断价值,它更常见于低级别的黏液表皮样癌。腺样囊性癌有 MyB 基因重排,最常见 MYB-NFIB 融合基因,具有诊断价值。新增的玻璃样的变透明细胞癌是一种极为少见的涎腺型低度恶性肿瘤,起源于气管、支气管黏膜下小涎腺,临床常常引起阻塞性症状,肿瘤呈惰性生长,几乎不复发。组织学表现为黏液、玻璃样变纤维间质的背景下浸润的瘤细胞排列成条索、小梁、巢状,瘤细胞胞质常呈透明或嗜酸性。瘤细胞表达上皮标志物(AE1/AE3、EMA、CK7、p63、p40 等),一般不表达肌上皮标志物(S-100、SMA),亦不表达 TTF-1、NapsinA。分子遗传学上主要为 *EWSR1-ATF1* 融合,少数为 *EWSR1-CREM*。

10. 肺神经内分泌肿瘤(neuroendocrine tumors)

肺神经内分泌肿瘤是一个独特的肿瘤亚群,它们具有特定的组织学形态、超微结构、免疫组化和分子遗传学特征。2021 版 WHO 分类中肺神经内分泌肿瘤的病理诊断标准与 2015 版 WHO 分类无明显变化,主要分为典型类癌(typical carcinoid, TC)、非典型类癌(atypical carcinoid, AC)、小细胞肺癌(small cell lung carcinoma, SCLC)和大细胞神经内分泌癌(large cell neuroendocrine carcinoma, LCNEC)等。

(1)弥漫性特发性肺神经内分泌细胞增生(diffuse idiopathic pulmonary neuroendocrine cell hyperplasia, DIPNECH):DIPNECH 是支气管和细支气管上皮中散在的单个肺神经内分泌细胞(PNC)、小结节(神经内分泌小体)或线性排列的 PNC 弥漫性增生。PNC 又称为 Kulchitsky 细胞,具有摄入胺前体和脱羧基功能。PNC 大多以单个散在分布于支气管和细支气管黏膜上皮细胞之间或黏膜下腺上皮细胞之间,少数以线性排列或形成圆形小体。DIPNECH 好发于 40~60 岁成人,女性稍多。病变常见于气道或肺间质纤维化患者,可能是一种非特异性反应,病变也可见于有多发性微小瘤(tumorlet)或类癌患者,可能为微小瘤或类癌的早期病变。组织学上,支气管和细支气管上皮内 PNC 的数目增加,体积增大,病变大时可突入管腔内,但上皮下基底膜完整,细支气管壁可因纤维化和(或)PNC 增生而增厚。在诊断 DIPNECH 时,应排除肺的炎症或纤维性疾病引起 PNC 继发性增生。当增生的 PNC 穿破基底膜,缺乏黏膜下间质引起明显纤维化,形成 2~5 mm 的肿块时,称为微小瘤。当增生 PNC 的大小≥5 mm 时,则应诊断为类癌。

(2)类癌/神经内分泌瘤(carcinoid/neuroendocrine tumor):类癌是一种由较一致的瘤细胞以器官样、小梁状、岛屿状、栅栏状、带状、菊形团样生长方式为特征的神经内分泌肿瘤。肿瘤好发于中老年人,平均年龄 55 岁,无性别差异。约半数患者无临床症状,常在 X 线检查时偶然发现,其余患者可出现咳嗽、咯血和支气管梗阻相关症状。若肿瘤分泌异位激素如 ACTH,可出现 Cushing 综合征,但很少发生类癌综合征或 MEN1 综合征。

肺类癌可分为典型类癌(TC)和非典型类癌(AC)两类。大体上类癌可位于中央或周围,主要依据累及部位气道管壁有无软骨来区分中央型还是周围型。TC 中约 2/3 位于中央,1/3 位于周围;AC 则大多位于周围。肿瘤直径大多在 2~4 cm,切面棕黄色至暗红色,可突入支气管腔。TC 在大体上无坏死和出血,但 AC 可见局灶性坏死和出血。镜下,瘤细胞小、一致,多边形,核染色质细颗粒状,胞质中等量,嗜伊红色,核可有非典型性,但不能以此来区分 TC 或 AC。瘤细胞排列成器官样、小梁状、栅栏状、巢状或菊形团样。肿瘤的间质少,富有血管。瘤细胞可透明、嗜酸性、含黑色素,也可呈梭形,后者主要见于周围型类癌。按 WHO 分类标准区分 TC 和 AC,依据核分裂数和有无坏死。TC 核分裂数≤2/2 mm^2,无坏死,肿瘤最大直径必须>5 mm;AC 核分裂数 2~10/2 mm^2 和(或)坏死,坏死通常呈局灶性或点状。

免疫组织化学显示大多数类癌表达角蛋白 AE1/AE3 和 CAM5.2,通常不表达 CK7 和 CK20。神经内分泌标志物(CgA、Syn 和 CD56)常呈强阳性。约 1/3 病例表达 TTF1,通常在周围型类癌中。增殖活性标志物 Ki67 在 TC 和 AC 中表达互相重叠,约 80%TC 的 Ki67 指数≤2%,而约 50%AC 的 Ki67 指数>2%。类癌可发生淋巴结和远处转移。TC 和 AC 的淋巴结转移率分别为 10%~15% 和 30%~40%;远处转移最常见部位是骨,其他部位包括肝、皮肤和脑。TC 和 AC 的 5 年生存率分别是 85%~90% 和 60%~70%。2021 版 WHO 分类中增加了肺类癌的分子分型,根据基因突变、基因表达、CpG 甲基化及临床特征,将类癌分为 LC1、LC2 及 LC3 型。

（3）神经内分泌癌（neuroendocrine carcinomas，NEC）

1）小细胞肺癌（SCLC）：SCLC 是最常见的 NEC，占全身小细胞癌的 95%，肺外其他部位包括消化道（食管、胃、肠）、膀胱、前列腺和宫颈等。SCLC 好发于老年男性，平均年龄 60 岁，男女之比约为 4∶1，绝大多数患者有吸烟史。临床表现为咳嗽、呼吸困难、咯血、体重减轻和全身症状，偶可由肿瘤产生异位激素引起相应症状，如 Cushing 综合征、类癌综合征、肥大性骨关节病等。患者就诊时，大多已属晚期，临床上还常表现为播散性疾病引起的症状，影像学检查表现为肺门区不规则肿块伴纵隔淋巴结肿大。

大体上，肿瘤绝大多数位于肺门，仅 5% 位于周围。肿瘤切面灰白色至灰棕色，常显示广泛坏死和出血。镜下，瘤细胞小，一般为小淋巴细胞的 3~4 倍，核卵圆形或短梭形，染色质细颗粒状，核仁无或不明显，核互相紧贴、嵌合，胞质很少，核质比例高，瘤细胞排列成器官样、小梁状、栅状、菊形团样，核分裂数 ≥ $11/2 \ mm^2$，通常 ≥ $60/2 \ mm^2$，平均 $80/2 \ mm^2$，肿瘤内坏死常非常显著，有些 SCLC 中混有一些 NSCLC 成分，包括鳞癌、腺癌或大细胞癌，当这些 NSCLC 成分 > 10% 时，称为复合性小细胞癌（combined small cell carcinoma）。

免疫组织化学染色上，大多数 SCLC 表达 NE 标志物（CgA、Syn、CD56），但反应可以较弱，有 10%~15% 的病例不表达任何 NE 标志物，但如具有 NE 形态学特征，仍可做出 SCLC 的诊断。此外，约 90% SCLC 表达 TTF1，但不能用来区分肺还是肺外小细胞癌，许多其他部位（如胆囊、宫颈、前列腺）的小细胞癌也可表达 TTF1。支气管镜活检标本小，挤压变形，可影响诊断。肺的小细胞恶性肿瘤有时难以有肯定的病理诊断，可以是 SCLC，也可以是由小细胞组成的差分化 SCC 或腺癌、非典型类癌、转移性小细胞癌（如 Merkel 细胞癌）、原始神经外胚层瘤或恶性淋巴瘤。2021 版 WHO 分类中根据不同的基因表达及甲基化状态，小细胞肺癌分为四型：ASCL1 型、NEUROD1 型、POU2F3 型及 YAP1 型。临床前研究显示不同分子分型可采用不同的治疗方式。

2）大细胞神经内分泌癌（LCNEC）：大细胞神经内分泌癌与 SCLC 一样，好发于老年男性，85% 患者有吸烟史。与 SCLC 不同的是肿瘤大多位于周围，只有少数位于中央。大体上，肿瘤大小不一（1~10 cm），切面灰白色至灰棕色，中央有广泛坏死。镜下可见广泛凝固性坏死，坏死区之间的瘤细胞呈器官样、小梁状或带状排列。瘤细胞大，多边形，胞质较丰富，核染色质空淡，核仁明显，核质比例较低。核分裂数 ≥ $11/2 \ mm^2$［平均 $(70~75)/2 \ mm^2$］。肿瘤内无鳞癌、腺癌或小细胞癌的形态特征。要确定 LCNEC，除具备 NE 形态特征外，还必须至少表达一种 NE 标志物（CgA、Syn、CD56）或电镜证实存在神经分泌颗粒。2021 版 WHO 分类中根据基因表达不同，将大细胞神经内分泌癌（LCNEC）主要分为 SCLC-Like 型和 NSCLC-like 型。研究显示 SCLC-Like 型 LCNEC 可以从 EP 方案治疗中获益，但敏感性仍然差于经典 SCLC。总体上，LCNEC 治疗效果差，仍然期待更佳的治疗方案。

（4）肺神经内分泌肿瘤诊断注意事项：低级别的典型类癌和中等级别的非典型类癌一般分别对应胰腺神经内分泌肿瘤 1 级（NET，G1）和 2 级（NET，G2）。值得注意的是，存在灰区神经内分泌肿瘤的病例，组织学形态类似于非典型类癌，但核分裂数 > $10/2 \ mm^2$，和（或）Ki-67 指数 > 30%，且分子遗传学更接近于类癌（*MEN1* 突变），而不同于大细胞神经内分泌癌/小细胞癌（*TP53*、*RB1* 共突变）。该类灰区病例常出现在转移灶，而肺原发灶极为罕见，按目前的诊断标准应纳入大细胞神经内分泌癌的诊断，但其预后却不同于经典的大细胞神经内分泌癌。由于该类灰区病例尚待更多的研究证实，建议诊断灰区神经内分泌肿瘤时应对其组织形态学进行描述，并记录 Ki-67 指数及核分裂数。DAXX/ATRX 蛋白缺失有助于胰腺神经内分泌肿瘤的诊断，但在肺类癌的诊断中没有意义。

类癌（TC 和 AC）与低分化 NEC（SCLC 和 LCNEC）在临床、流行病学、遗传学上存在显著差异，是两组具有不同生物学特性的肿瘤,TC 和 AC 发病年龄较轻,无性别差异,通常无吸烟史,而 SCLC 和 LCNEC 则好发于老年男性,绝大多数有吸烟史;TC 和 AC 可伴有微小瘤和弥漫性特发性肺神经内分泌细胞增生 (DIPNECH),但从未见于 SCLC 和 LCNEC;与类癌相比,高级别 NEC 在免疫组织化学染色更常显示 TTF1 和 PAX5 阳性反应;分子学研究显示类癌体细胞突变率远低于高级别的 SCLC 和 LCNEC。类癌存在染色体 11q13 位点上的 *MEN1* 基因突变,但通常无 *p53* 和 *Rb* 异常。典型类癌和不典型类癌通常以手术切除为主要治疗手段,两者中典型类癌更为惰性,即使出现局部淋巴结转移,临床也会稳定多年,5 年、10 年生存率几乎达到 90%。不典型类癌早期切除临床预后良好,但如果早期播散则术后复发危险性增高。5 年、10 年生存率为 70% 和 35%。大细胞神经内分泌癌尽管与小细胞肺癌同属高级别神经内分泌癌,目前治疗仍采用早期手术切除,而对于不能切除的病例,有研究报道利用小细胞肺癌的化疗方案可使患者获益。由于病例数有限,尚无肯定的预后指标。在肺神经内分泌肿瘤中最具侵袭性的当属小细胞肺癌,通常分为局限期和广泛期,但目前也推荐使用肿瘤-淋巴结-转移(tumor-node-metastasis,TNM)分期。对于小细胞肺癌,除非外周性早期病灶可手术切除,大部分病例手术并不能延长生存,所以化疗或放化疗治疗为主要治疗手段,但远期疗效较差。SCLC 常存在 *p53* 和 *Rb* 异常,但无 *MEN1* 基因突变,提示两类肿瘤发生的通路不同;SCLC 和 LCNEC 中常同时存在鳞癌、腺癌和大细胞癌成分,这种复合性 NEC 从未见于 TC 和 AC 中,提示前者可能起自更幼稚的 NE 前体细胞或干细胞,而后者起自分化较成熟的 NE 细胞。因此,正确区分这两类 NET 在治疗和预后判断上非常重要。

二、肺癌小活检和细胞学标本病理诊断

1. 肺活检病理学检查方法概述

当胸部 CT 影像学发现肺部小病灶不能排除恶性时,首选肺活检术获得病变组织或细胞进行病理学检查明确诊断,包括经支气管镜肺活检术(TBLB)、经支气管镜针吸活检术(TBNA)、超声引导下经支气管针吸活检术(EBUS-TBNA)、经皮穿刺肺活检术;当无法通过内科活检获得足够的病变组织或细胞明确诊断时,可选用外科胸腔镜活检,在手术中通过冰冻切片检查或术后常规石蜡切片检查最终明确诊断。下面介绍一下上述几种肺活检病理学检查方法的适应证及病理诊断要点。活检标本取出后应立即放入 10% 中性甲醛内固定,按病理常规脱水、石蜡包埋;如果组织破碎或过小,可将全部组织包裹于小片擦镜纸中再进行脱水、包埋;切片时需按病理质控要求做 10 个左右连续切面。病灶的大小直接影响阳性率的高低。由于标本小或因钳夹后组织受损,有时难以确诊,此时病理诊断时宜先描述镜下所见,包括有无坏死,可疑组织的细胞形态,有无异型性,有无异常的组织结构,能否提示为恶性,然后给予客观的病理诊断。细胞学标本制片时要求涂片均匀,不宜过厚,需及时固定,染色方法常选择 HE 染色及巴氏染色。近年来液基薄层细胞学检测技术(thinprep cytological test,TCT)已广泛应用于细胞学检查,该技术通过高精度过滤膜过滤后能够将标本中的杂质分离,制成直径为 20 mm 薄层细胞于载玻片上,背景干净,染色均匀。细胞学标本足够多时,可见成团的肿瘤细胞,有时还可以见到一些组织结构特征(如乳头状、腺腔等),此时可以得到明确的阳性诊断,如果瘤细胞分化良好,细胞的异型性不如浸润性腺癌明显,有时与正常细胞不易鉴别。目前也经常采用细胞包埋技术,将细胞学标本固定后离心沉淀,取沉淀物包裹于小片擦镜纸中脱水,然后石蜡包埋。细胞包埋为进一步的免疫组化检查及分子病理检测提供了可能性。

2. 活检和细胞学诊断肺癌的注意事项

约 70% 的肺癌患者在做病理诊断时已属晚期或发生转移,只能通过小活检和细胞学标本做诊断,2021 版 WHO 分类对此作了一些规定。肺小活检标本病理诊断的首要任务是应确切地回答是癌还是其他

的病变。如果是癌,应进一步回答是小细胞癌还是非小细胞癌;如果是非小细胞癌,应具体做出腺癌还是鳞癌的诊断,以满足临床上制订治疗方案的需求。小活检肺癌的诊断类型如下:鳞状细胞癌、腺癌、NSCLC‐NOS、小细胞癌、类癌和不典型类癌、涎腺来源的肿瘤。

（1）大多数 NSCLC 单独依据形态学能做出腺癌或鳞状细胞癌的诊断,有 10%~30% 的 NSCLC 分化差,小活检和（或）细胞学标本难以进一步分型,2021 版 WHO 分类提出借助于免疫组化标志物[包括 CK7、TTF1（腺癌）和 p63、CK5/6（鳞状细胞癌）],以及组织化学染色（主要是黏蛋白染色）,尽可能将 NSCLC 区分为倾向腺癌和倾向鳞状细胞癌,以提供药物治疗的选择。单纯的 HE 光镜诊断结合免疫组化诊断可能存在一定的差异,故在诊断时必须予以标明。由于肺癌的高异质性和小活检的局限性,确切的分型诊断有时必须结合免疫组化结果。肺腺癌对多靶点抗叶酸药物培美曲赛和抗血管内皮生成药物贝伐珠单抗治疗有效,而鳞状细胞癌对培美曲赛治疗效果不如腺癌,用贝伐珠单抗治疗可引起威胁生命的大出血。

（2）对于晚期肺癌患者的小活检病理诊断,因治疗需要,应减少或不宜诊断为"非小细胞癌",需借助免疫组化染色尽可能判断出腺癌或鳞状细胞癌亚型分类,以利于治疗或靶向检测。

（3）对于形态学不提示神经内分泌分化的肿瘤,则不宜进行神经内分泌相关免疫组化标志物检测,以便节省组织用于靶向检测,适应靶向治疗需要。

（4）由于肺癌组织学具有显著异质性,小活检和细胞学标本不可能反映整个肿瘤的组织学亚型,也常难以判断是否存在浸润,对于小活检标本不要做出 AIS、MIA 的诊断,当小活检标本中仅见贴壁样生长时,应标明"不除外存在浸润成分的可能"。小活检标本也不要做出大细胞癌和肉瘤样癌类型的诊断,此时,可诊断为 NSCLC‐NOS。

（5）不存在明确的鳞癌特征,但 CK5/6、p40、p63 阳性,而 TTF‐1、Napsin A 和（或）黏液染色阴性,应诊断为 NSCLC,倾向鳞癌。

（6）不存在明确腺癌的生长方式,但 TTF‐1 和（或）黏液染色阳性而 p63 阴性时,应诊断为 NSCLC,倾向腺癌。

（7）如肿瘤细胞 TTF‐1 强阳性,无论鳞癌标志物表达程度如何,均应诊断为 NSCLC,倾向腺癌。

（8）对于大细胞癌、肉瘤样癌和形态学缺乏明确的鳞癌或腺癌特征,免疫组化又很难判定时,应诊断为 NSCLC‐NOS。

（9）由于类癌的分级诊断需要对肺原发肿瘤切除后的完整评估,若在小活检标本、转移瘤标本和切除肿瘤未提供完整肿瘤切片标本中,应使用"类癌,非特指型"的诊断术语。在小或挤压的活检标本中,Ki‐67 有助于区分类癌与高级别神经内分泌癌,而当无法区分时,可使用"神经内分泌癌,非特指型"的诊断术语,但应尽可能少使用。

（10）鳞状上皮异型增生和原位鳞癌的病理材料多数来源于支气管镜的活检,由于影响支气管镜活检的因素较多,有时病理诊断与临床实际并不相符。应注意以下问题:① HE 的染色宜是 6~8 张的连续捞片。② 当仅见上皮层组织且呈原位癌结构时,应注明不除外有浸润的可能,需结合临床诊断。③ 必要时结合病理申请单提供的支气管镜检查所见及影像学资料等。

（11）小活检和细胞学标本除用于病理诊断外,还应适当留存一些标本做基因突变、扩增和染色体易位等分子检测,能用于预测某些靶向药物治疗的疗效。2021 版 WHO 分类还推荐,如有可能,细胞学检查最好与小活检细胞学检测一起进行,以提高诊断准确性。最好常规对细胞学标本（包括胸腔积液在内）制备细胞块。

3. 细胞病理学诊断标准

不同来源的细胞学标本的细胞病理学诊断标准基本类似,现以支气管刷检标本为例,将常见肿瘤分述如下。

（1）小细胞癌的涂片中细胞数量通常较多,有多少不等的坏死,细胞为单个散在或成片排列呈条索状,细胞与细胞之间排列紧密,有时呈现镶嵌结构。小细胞癌的细胞形态常具特征性：细胞体积很小,一般略大于淋巴细胞。细胞核大小不一,核染色深,呈圆形、梭形、瓜子形或不规则形等。在处理和染色良好的细胞涂片中,核染色质呈现特征性的细颗粒状表现,一般无核仁,核质比很大,细胞质极少,形如"裸核"。细胞质嫩,易出现细胞拉丝等挤压所致的人工假象。也可出现大量的凋亡小体,偶可见核分裂。小细胞癌除了常规要和非小细胞癌鉴别外,不要忘记和淋巴细胞及少见的恶性淋巴瘤的鉴别诊断,尤其是在 EBUS‑TBNA 标本中;此外还需与增生的基底细胞鉴别。一般增生的基底细胞通常以紧密地堆在一起的集落出现,细胞小,常常一致,胞质稀少,核相对大而深染。与小细胞癌不同的是,这些细胞粘连在一起,核大小一致,核轮廓光滑,没有坏死或核型,也没有增生活跃的表现。通常细胞集落有一个直的边缘,或一些细胞表现为成熟的形态。出现基底细胞不典型增生时,会引起诊断困难。因为增生细胞变得大小不一并且有小核仁,尽管如此,这些反应性细胞一般总是呈巢状的,这点与小细胞癌不同。缺乏单个癌细胞强烈提示为良性病变。

淋巴细胞一般不形成黏附性的巢团并且容易与上皮性细胞区分开来。他们通常由成熟淋巴细胞、转化淋巴细胞共同组成,淋巴细胞小于小细胞癌的细胞,没有核固缩和坏死。淋巴瘤的细胞一般保存较好,细胞分散,无镶嵌排列。和小细胞癌相比,细胞较一致,核圆形或卵圆形,有的有凹陷和突起,染色质呈细颗粒状或空泡状。淋巴瘤的核仁则较小细胞癌的核仁醒目得多。小细胞癌的核固缩核深染程度要比淋巴瘤大得多,而且在小细胞癌中常见到的奇异形细胞、细胞大小不一等改变,一般不见于淋巴瘤。淋巴瘤的细胞单个分布,仅在肿瘤细胞丰富的样本中彼此接触,而小细胞癌的细胞则相互重叠,并具有松散的黏附性。

（2）鳞癌细胞常成片或成团出现,也可见单个散在癌细胞。细胞界限不清,细胞和细胞核的大小、形状差异较大。核质比大,核多位于中央,核染色质呈粗颗粒状,有可能深染,但固缩少见。核仁可见或明显。核的形态和大小差别很大。胞质稀少到丰富。在高分化者有过度角化。可见炎症和坏死的背景。对于分化差的鳞癌,由于没有角化和核固缩,有时很难将其与腺癌区分开,这时最好做出"非小细胞癌,非特指型"的诊断。在吸烟患者和鳞癌患者中,鳞状化生和不典型增生往往和癌很难鉴别。可通过观察细胞学形态,鳞状化生的细胞形成粘连松散的细胞巢,细胞立方形、相对少的胞质嗜酸性或嗜双色性。巢呈镶嵌状,边缘较直,提示起源于支气管黏膜。如细胞在鳞状化生的基础上有不典型增生,尤其是重度不典型增生有时与原位癌的鉴别非常困难,且存在争议。有学者认为原位癌常出现单个的、分化好的异常细胞(无论有无相似的细胞呈巢状分布),而鳞状化生伴重度不典型增生细胞往往分化不太好并且保持巢的黏附性。放疗引起的鳞状上皮的变化可表现为增大了的、巨大的细胞,核常常皱缩或呈波纹状,染色质细颗粒状伴局部空泡化,其他的改变如多核、核仁明显和细胞质的空泡化。此时如有细胞核染色过深和胞质角化则和鳞癌很难鉴别,此外化疗也会使细胞的不典型性增加。如有治疗史,则不能轻易诊断鳞癌。

（3）腺癌细胞可成团或单个出现,细胞多成乳头状,或形成由大的圆形、多角形细胞构成的巢团,成团细胞相互重叠构成立体结构;分化差的腺癌细胞单个较多,单个腺癌细胞呈圆形或卵圆形,结构较松散。细胞核膜清晰,核常偏位,核染色质细颗粒状或略粗,核仁明显,细胞质一般丰富,偏嗜碱性,胞质内呈空泡状。容易和腺癌混淆的病变有放化疗后反应、标本保存不当(空气干燥或固定假象)、反应性的支气管上皮细胞及肺泡上皮等。放疗引起的呼吸上皮的改变主要为核质比显著增大,增大的核仁,染色质增粗,出现多核、细胞核内包涵体和核内空洞。放疗史提醒要仔细寻找纤毛的痕迹。此外,化疗也会使细胞的不典型性增加。如果涂片的固定延迟,可有空气干燥现象,导致细胞和细胞核轻-中度的增大,淡染,丢失染色质核细胞的某些细微结构,纤毛丢失,但终板通常保留。干燥假象在细胞集落周边和孤立的单个细胞较为明显,但细胞核的大小和结构基本一致,核质比例正常,从而支持良性疾病的诊断。反应性的不典型增生的支气管上皮往往细胞呈紧密的黏附性团状,核较拥挤,无明显的纤毛,这时应仔细观察纤毛的存在,细胞的一致性、核染色质细腻、缺乏核分裂及无异常的核仁都提示良性病变。增生的Ⅱ型肺泡上皮细胞可单独出现在扁平片状或玫瑰状的上皮细胞团中,细胞核大,染色质细或略粗糙,有单个或多个核仁。胞质一般嗜碱性,通常较细致,有时有较大的胞质空泡。

(4)涎腺来源的肿瘤:典型的黏液表皮样癌表现为鳞状细胞和黏液分泌细胞的混合。典型的腺样囊性癌的细胞大多在三维立体的组织碎片中,伴有或不伴有封闭的腔,表现出筛状结构。腔内含非细胞物质。细胞非常小,紧密排列;胞界不清,胞质较少,核质比高,核圆形或卵圆形,单一形态,无核变形。核膜光滑,染色质细颗粒状,核仁可有或无。背景干净,可以含非细胞物质。

(5)神经内分泌肿瘤:典型类癌,细胞分散,松散粘连成簇或在合体性组织碎片中呈条索状、巢状、带状或腺泡型。细胞显著一致,小、圆形到立方形,核圆形或卵圆形,核膜光滑,核染色质颗粒状,椒盐样,核仁有或无,无核变形,胞质一般较多,透明或淡染,核分裂无。无核碎裂,无坏死。它和小细胞癌的区别在于癌细胞大,保存良好时细胞质丰富,并形成紧密连接的细胞巢。

(李　媛)

第四节 · 肺癌的分子病理诊断和临床应用

随着 NSCLC 分子生物学研究的不断深入,基于分子生物学检测的个体化治疗在晚期 NSCLC 患者的治疗上取得了显著进展。研究显示肺癌是由多种基因突变驱动的,以与肿瘤发生、发展相关的驱动性基因为靶点,研发新的药物,进行有针对性的个体化分子靶向治疗,有效地改善了患者预后。近年来,以 PD - 1/PD - L1 单抗为代表的免疫治疗在各个癌种中进行临床试验,相继取得成功并获得批准上市,如何筛选对免疫治疗有效的患者一直处于探索阶段。国内临床和病理专家一直致力于 NSCLC 分子检测的规范化,并制定了相应的专家共识或指南,对检测人群、检测标本、检测方法,以及制定、优化及遵守规范化检测流程起到了重要作用,从而确保获得准确的检测结果,使患者最大程度上获益。

一、肺癌驱动基因的类型及检测方法

在过去的十几年,NSCLC 驱动基因的研究取得了明显的进步,尤其是肺腺癌大部分的驱动基因被确定,肺鳞癌驱动基因的检出率也在逐步提高。肺癌的驱动基因包括 *EGFR*、*ALK*、*ROS1*、*KRAS*、*HER2*、*BRAF*、*MET*、*RET* 及 *NTRK* 等。到目前为止,仍有部分患者的驱动基因正在探索,这是未来肺癌转化性研究的热点。针对上述 NSCLC 中基因变异检测,常见的分子病理检测方法包括直接测序法(Sanger 法测序)、荧光原位杂交(fluorescence in situ hybridization,FISH)、逆转录聚合酶链式反应(reverse transcription-polymerase chain reaction,RT - PCR)、免疫组化(immunohistochemistry,IHC)检测、二代测序技术(next-generation sequencing,NGS)等。所有分子病理检测方法均具有优缺点,也受所检基因变异类型和数量、标本类型、标本数量和质量、实验室条件等影响(详见各基因检测相关章节),有时需要行多平台检测互补和验证。

(一) EGFR 基因

1. EGFR 基因突变检测

EGFR 是一种跨膜受体酪氨酸激酶，是 HER 家族的 4 个受体成员之一。一般认为 EGFR 酪氨酸激酶区域的激活即磷酸化对癌细胞增殖、生长的相关信号传递起着重要作用。基于这点，陆续开发出 EGFR 酪氨酸激酶抑制剂（EGFR tyrosine kinase inhibitor，EGFR‐TKI）。一代 EGFR‐TKI 能显著改善 EGFR 突变患者的疗效，随着二代/三代 EGFR‐TKI 相继面世，与一代 EGFR‐TKI 相比，具有更优秀的疗效。针对一代/二代 EGFR‐TKI 的获得性耐药进行研究，发现 20 号外显子的 T790M 突变为其主要耐药机制，三代 EGFR‐TKI 已经成了此类患者的标准治疗。而 EGFR 未突变的肺癌患者，不适宜使用靶向药物。EGFR 基因检测是 EGFR‐TKI 治疗的先决条件。

EGFR 酪氨酸激酶功能区由外显子 18~24 编码，EGFR 基因突变主要集中在 18~21 外显子，占突变类型的 90%以上，多为框内缺失突变或替代突变，突变率特别高的是外显子 19 密码子 746~750 的缺失突变（48%）和外显子 21 的密码子 858 由亮氨酸变为精氨酸（L858R）的点突变（43%），两者占全部突变的 90%以上。目前普遍认为，这两种突变可以增强细胞对 TKI 的敏感性，可作为 TKI 治疗有效预测指标。除了上述突变外，还有至少数十种少见的伴随氨基酸替换等突变类型。约 7%的突变为 L861Q、G719X 及 S768I 等较为少见的突变，一般认为对一代/二代 EGFR‐TKI 也敏感。约 3%的突变为 T790M 或 20 外显子插入突变，这类突变提示对 TKI 靶向治疗不敏感。目前认为，EGFR 基因突变不仅是作为 EGFR‐TKI 治疗的重要参考指标，而且还是判断患者预后的预测因子。EGFR 基因突变率在腺癌中较高，在腺鳞癌中也经常检出 EGFR 基因突变，但很少出现在鳞癌或大细胞癌中。

目前有很多 EGFR 基因突变检测的方法，包括 Sanger 法测序、突变扩增阻滞系统（amplification refractory mutation system，ARMS）、微滴数字 PCR（droplet digital PCR，ddPCR）、基于 ddPCR 设计的 BEAMING 法、变性高效液相色谱技术及高通量测序方法（NGS）等。这些方法由于其特异性及敏感性方面差异很大，各有优势和劣势。Sanger 测序法是直接可检测已知和未知突变的一种方法，是早期广泛应用的 EGFR 基因突变检测方法。但 Sanger 测序法检测 EGFR 基因突变的灵敏度较低，操作步骤复杂、容易产生污染，已不能完全满足临床 EGFR 基因突变检测的需求。基于 PCR 的方法，需要根据 EGFR 基因已知的突变类型设计引物探针，无法检测出所有可能的突变，但灵敏度相对较高，操作简单，无需对 PCR 产物进行操作，在很大程度上避免了扩增产物的污染，易于在临床开展，是目前 EGFR 基因突变检测最常用的检测技术之一。NGS 是一种高通量测序技术，能够同时对多基因、多位点进行测序。NGS 检测方法主要包括实验操作和生物信息学分析两部分。实验操作部分包括样本准备、文库制备、目标区域富集、测序等；生物信息学分析部分包括测序后的数据质量分析、比对、变异识别、注释和结果报告与解释等。相较于传统测序技术，NGS 可以一次性检测大量靶基因，能够分析基因变异的丰度，相对成本低。然而 NGS 操作步骤多、程序复杂，任一环节出现问题，都会影响检测结果的准确性，结果的判读依赖生物信息的准确分析，因此 NGS 检测必须经过严格的质量控制。NGS 检测 EGFR 基因突变，检测位点更加全面，可以发现罕见突变位点，为晚期 NSCLC 患者的全流程管理提供依据。

2. EGFR‐TKI 获得性耐药机制

尽管在 EGFR 突变的 NSCLC 中靶向治疗具有很好的临床获益，但第一代和第二代 EGFR‐TKI 的无进展生存期（progression-free survival，PFS）通常较短，几乎所有患者在 9~13 个月后发生获得性耐药。获得性 EGFR‐TKI 耐药机制可分为四类：靶基因突变、旁路信号通路激活、表型或组织学转化和其他未知机制。大部分 EGFR - TKI 的耐药是由 EGFR T790M 的获得性突变,约占 50%。其他机制包括 *MET* 基因扩增、*KRAS* 突变、*BRAF* 突变等。因此,对于第一、二代 EGFR - TKI 耐药患者,优先推荐进行 T790M 检测(qRT - PCR 或 NGS)。也可同时与其他耐药机制进行检测,或 T790M 检测阴性后用 NGS 进行其他耐药机制的检测。第三代 TKI 耐药患者,推荐进行 NGS 检测耐药机制。另外,组织学形态的转化(如小细胞癌、鳞癌)也是 TKI 耐药机制之一。

（1）靶基因突变

1）T790M 突变：在 EGFR - TKI 获得性耐药患者中,有 50%~60% 可检测出 T790M 点突变,T790M 是 EGFR 20 外显子激酶结构域 790 位的点突变,其中苏氨酸被甲硫氨酸取代,随后激活下游信号传导途径,增强了 ATP 与 EGFR - TKI 结合域的亲和力,最终降低了任何与 ATP 竞争性抑制剂的功效。第三代 EGFR - TKI（如奥西替尼、艾维替尼等）可应用于第一代 TKI 耐药后存在 EGFR T790M 突变的患者。其中奥西替尼通过靶向 ATP 结合位点中的半胱氨酸-797 残基,从而不可逆地结合 EGFR 激酶,一方面具有与突变第一代 TKI 相同的活性,另一方面可有效抑制携带 T790M 突变功能的肿瘤细胞增殖。

2）*MET* 扩增：在晚期非小细胞肺癌 EGFR - TKI 获得性耐药患者中,有 5%~22% 耐药性是由于编码 MET 酪氨酸激酶受体的基因扩增,MET 维持细胞中下游增殖信号、抗凋亡信号的激活,例如 *PI3K* 或 MAPK 途径,因此 *MET* 扩增导致 EGFR - TKI 获得性耐药并促进肿瘤的进展。在临床前和临床试验中,c - MET 抑制剂在 NSCLC 中显示出抗肿瘤活性。但有学者认为,考虑到 NSCLC 的分子异质性,可能只有特定亚组的 NSCLC 患者将受益于 c - MET 抑制剂,如外显子 14 突变似乎是对 MET 抑制剂敏感的最有希望的分子亚群,以及 MET 抑制剂与 EGFR - TKI 联合应用可能对 EGFR - TKI 耐药或初治患者均有治疗效果,未来的挑战在于确定最有益的分子亚群。

3）*HER2* 扩增：HER2 是一种受体酪氨酸激酶,与 *ErbB/HER* 的其他家族成员共同作用,形成异二聚体而激活下游信号通路。研究表明 HER2 过表达的细胞系中 EGFR - TKI 抗性增加,因此认为 *HER2* 扩增为 EGFR - TKI 获得性耐药的机制,且独立于 EGFR T790M 突变发生。

4）*BRAF* 突变：作为 RAS/丝裂原活化蛋白激酶信号通路的成员,BRAF 位于 KRAS 的下游,并直接使 MEK 磷酸化,从而使 ERK 磷酸化,该途径最终导致有利于细胞增殖与存活的基因转录。

（2）旁路信号通路激活

1）PI3K/AKT/mTOR 信号通路：在促进癌细胞的增殖、存活和抗药性方面起着关键作用。虽然有关 PI3K/AKT/mTOR 通路诱导 EGFR - TKI 耐药的临床资料很少见,但已有临床前研究表明 PIK3CA 或 PTEN 的改变可诱导 EGFR - TKI 耐药产生。目前 PI3K/AKT/mTOR 信号通路被认为是解决 EGFR 抑制剂抗性问题希望之所在,针对该通路有一系列抑制剂正在研发,这些抑制剂的临床前试验已经证实他们在不同肿瘤类型中的治疗潜力。

2）JAK2/STAT3 信号通路：既往研究表明,JAK2/STAT3 信号转导通路在 NSCLC 中异常激活。信号转导和转录激活因子-3（STAT3）属于转录因子的蛋白质家族,EGFR 活化后下游的关键转录因子之一,活化的 STAT3 作为转录因子调节靶基因的转录,介导瘤细胞的增殖、侵袭和血管生成。

（3）表型转化

1）小细胞癌转化：第一代或第二代 EGFR - TKI 耐药的非小细胞肺癌患者中,有 3%~14% 可观察到小细胞癌转化。从腺癌到小细胞肺癌组织型的转化可能是由于肿瘤异质性导致,因此学者们均强调二次或多次活检对 TKI 耐药机制探索及肿瘤遗传的重要性。目前已发现 TP53、RB1 和 MYC 扩增的失活与 SCLC 转化过程有关,更多的机制需要进一步的探索。

2）EMT 上皮细胞到间充质细胞转化：上皮间质转化（EMT）是一种复杂过程,通过该过程,细胞失去上皮细胞-细胞黏附并获得穿过细胞外质的能力,EMT 常与肿瘤细胞的增殖、侵袭和转移相关。越来越多证据表明,EMT 与 NSCLC 细胞与 EGFR - TKI 的耐药性增加相关。

3. *EGFR* 基因的液体活检

大部分晚期 NSCLC 患者血清中存在循环游离 DNA(cell free DNA,cfDNA),cfDNA 主要来源于凋亡或坏死的细胞,包括正常细胞和肿瘤细胞,如果来自肿瘤细胞称为循环肿瘤 DNA(ctDNA),血液游离 DNA 片段较短,在晚期癌症患者血液中浓度低。IPASS 研究通过 ARMS 方法检测外周血 ctDNA *EGFR* 基因突变状态与临床疗效的研究数据显示,血清游离 DNA 中 *EGFR* 基因突变阳性患者接受吉非替尼治疗较标准化疗患者疾病无进展生存期(PFS)显著延长。2015 年 2 月 13 日批准吉非替尼说明书进行更新,在推荐 NSCLC 患者的肿瘤组织都应进行 *EGFR* 基因突变检测的基础上,补充了如果肿瘤标本不可评估,可使用从血液(血浆)标本中获得的 ctDNA 进行评估,以尽一切可能明确最可能从吉非替尼治疗中受益的 NSCLC 患者。因此,血液(血浆)标本检测 ctDNA 评估 *EGFR* 基因突变状态是选择 EGFR - TKI 治疗的补充手段。

(二) *ALK* 基因重排

肺癌中 *ALK* 基因变异主要为 *ALK* 基因发生重排,与其他基因融合。最常见的 *ALK* 基因重排的融合变异为 2 号染色体短臂倒位[inv(2)(p21p23)],形成棘皮动物微管相关蛋白样 4(*EML4*)- *ALK* 融合基因,约占所有 NSCLC 的 5%。近年来 ALK 基因抑制剂的研发和临床应用取得了极大的突破,包括一代(如 Crizotinib)、二代(如 Alectinib、Ceritinib、Brigatinb),乃至三代 ALK 抑制剂(如 Lorlatinib),可明显提高 *ALK* 基因检测阳性晚期 NSCLC 患者的客观缓解率(objective response rate,ORR)和延长无进展生存时间(progression-free survival,PFS)。选择准确、快速、恰当的 *ALK* 基因检测方法,筛选出适用 ALK 基因抑制剂的目标人群具有重要临床意义。目前至少发现了 20 多种 *EML4* - *ALK* 融合变体亚型,其中,最常见的是 *EML4* 的变体 1(v1:外显子 13 与 *ALK* 的外显子 20 融合[E13;A20])和变体 3:(v3a/b:外显子 6a/b 与 *ALK* 的外显子 20 融合[E6a/b;A20]),这两种变体类型约占总体的 60%。所有的变体都保留了 *ALK* 的整个酪氨酸激酶结构域和 *EML4* 的 N 末端卷曲螺旋区域,这对于 *ALK* 的二聚化和组成型激活是必不可少的。除 *EML4* 这一最常见的基因融合伴侣外,多项研究发现 *TFG*、*KLC1*、*SOCS5*、*H1P1*、*TPR*、*BIRC6* 等多种少见的 *ALK* 基因融合伴侣。研究结果显示,不同的变异亚型可能与抗 ALK 治疗的 PFS 时间相关,但限于研究人群的局限性,以及不同药物的作用机制存在差异,不同研究的结果存在差异。随着越来越多的 *ALK* 基因罕见融合亚型的发现及 ALK 基因抑制剂获得性耐药机制的完善,临床对 *ALK* 基因检测的内涵提出来更多的需求。

针对 *ALK* 融合基因检测可以在多个分子水平上进行,包括 FISH 在 DNA 水平上检测 *ALK* 基因易位;RT - PCR 检测 *ALK* 融合 mRNA;IHC 检测 *ALK* 融合蛋白表达,以及 NGS 检测 DNA 水平上的易位序列或 mRNA 水平上的融合序列。目前,中国国家药品监督管理局(NMPA)批准了 4 个技术平台的 *ALK* 基因检测伴随诊断试剂,包括 ALK IHC - Ventana D5F3、FISH、RT - PCR、NGS 检测平台。研究结果显示,这 4 个技术平台检测试剂均具有较高的敏感性及特异性,但各种方法各有其优缺点。

FISH 检测目前仍是确定 *ALK* 融合基因的标准方法。美国食品药品监督管理局(Food and Drug Administration,FDA)批准的 FISH 分离探针试剂盒(Vysis ALK Break Apart FISH Probe Kit)可用于检测 *ALK* 融合基因的表达。该试剂盒设计的两种探针分别标记 *ALK* 基因第 20 号外显子断裂点的两端,300 kb 的 3′端和 442 kb 的 5′端分别标记为橘红色和绿色。在无 *ALK* 基因断裂的肿瘤细胞中,橘红色和绿色重叠为黄色或者互相黏合(两个信号之间的间隔小于两个信号的直径);而在 *ALK* 基因发生断裂重排的肿瘤细胞中,橘红色和绿色信号相互分离(间隔＞2个信号直径)。标本FISH阳性结果的判定标准为至少观察50个肿瘤细胞,如果50个肺癌细胞中至少有25个存在分离信号(＞15%)则直接判断为ALK FISH阳性;如果计数的50个细胞中分离信号细胞为5~25个(即分离率在10%~50%),则需重复计数50个肿瘤细胞,累加100个细胞中超过15个存在分离信号(≥15%)则为ALK FISH阳性标本。FISH虽然是临床试验验证的标准方法,但价格昂贵,操作规范要求较高,对操作人员所要求的技巧及经验极高,且FISH只能判断ALK基因是否断裂,而无法区分与其发生融合的基因。其次,由于EML4-ALK易位是倒置易位,有些病例分离信号距离很近,且断裂点附近本身就很不稳定,会产生染色体崩塌等现象,导致距离更近,加上立体空间位置,可能造成假阴性结果。另外,在试剂盒判读标准中,ALK单绿信号是被判为阴性的,但有研究显示,有些单绿信号的病例经其他技术平台证实是存在ALK基因融合表达,且显示出对ALK抑制剂治疗有效。对于FISH信号不典型病例,应推荐其他技术平台进行进一步检测。

由于快速、经济、操作简单,IHC检测方法在各病理实验室广泛开展。目前有4种ALK抗体克隆,包括ALK1、5A4、D5F3和1A4,由于ALK1敏感性(67%)较低,而1A4有较低的特异性(70%),均不推荐应用于临床;ALK 5A4及D5F3均具有较高的敏感性及特异性(95%~100%),但检测实践过程中ALK 5A4 IHC敏感性及特异性依据阳性强度或H评分界定值不同而不同,因此非Ventana D5F3抗体IHC检测仅用于ALK基因检测结果初筛。ALK Ventana D5F3检测方法是ALK基因检测伴随诊断试剂,目前是最快速、经济的方法,它的好处在于Ventana染色平台上经优化并有推荐的染色方案程序,操作全自动化而且简单,配合优良的试剂盒令二元结果判读更直接。然而,在临床实践中要警惕ALK Ventana IHC结果判读中存在的一些陷阱,避免假阳性或假阴性病例的出现,对于结果不能确定的病例,建议使用其他技术平台进行进一步检测。

基于RT-PCR检测ALK融合基因表达方法的敏感性和特异性均较强,但因为RT-PCR只能检测已知ALK融合基因类型,所以存在假阴性可能。同时,因涉及基于mRNA的PCR扩增,其对于检测环境和标本质量都有比较高的要求,因此应强化内部质控,避免污染。对于Ct值在规定范围附近的患者,在进行RT-PCR结果判读时需要谨慎对待。

NGS在基因检测中的地位越来越高,除了点突变,也可以检测基因易位,还有一个最大的优势是,可以和其他基因(如EGFR、KRAS、CMET等几个乃至几百个基因)一起检测。根据建库平台不同,其检测的基因分子类型不同,一般情况下,捕获平台检测DNA水平和扩增子平台检测RNA水平。对于NGS检测ALK基因易位/融合基因表达,基于捕获平台的检测受捕获探针的覆盖度、标本DNA质量,以及生信分析等关键因素影响,其检测结果的敏感性和特异性均较高(约95%),而且能检测到所有未知易位。对于在RNA水平上采用扩增子的测序方式,因其检测ALK融合基因表达,其优点和局限性与RT-PCR相似,一般只能检测已知易位的ALK融合亚型。

在进行ALK Ventana D5F3、FISH、qRT-PCR及NGS检测结果判读时,对于检测结果不能确定、信号不典型或者位于临界值的患者,应建议使用其他技术平台进行检测。优先应用IHC-Ventana D5F3进行ALK检测。当怀疑检测标本有质量问题时,优先应用FISH检测。当和其他基因(如EGFR、ROS1等)一起检测时,可以进行qRT-PCR或NGS检测。

ALK抑制剂耐药可分为原发性和继发性耐药,主要包括EML4-ALK融合亚型的影响、ALK激酶区突变、ALK基因扩增,以及基因旁路的激活、组织亚型或谱系改变等。接受克唑替尼治疗耐药的患者可检出ALK基因的继发突变,包括如L1152R、C1156Y、F1174L、L1196M、L1198P、D1203N和G1269A等,而对于第二代ALK抑制剂耐药病例,也出现部分获得性突变(G1202R、G1202Del、V1180L、S1206Y以及 E1201K)。对于抗 ALK 抑制剂耐药的患者,建议患者再取活检进行 NGS 检测,分析具体基因变异类型,包括获得性突变和融合突变类型,用以指导选择最恰当的二线治疗药物的选择。

(三) ROS1 基因

ROS1 是一种独特的受体酪氨酸激酶,与 ALK 同属胰岛素样受体酪氨酸激酶超家族成员,二者氨基酸序列上具有近 49% 的相似性,在激酶催化区的 ATP 结合位点同源性高达 77%,且在临床特征上也非常相似。ROS1 融合基因在 NSCLC 中的阳性率为 1.0%~3.4%,目前发现 ROS1 基因重排主要发生的组织类型为腺癌,在大细胞癌和鳞癌中很少见。ROS1 基因位于 6q22.1,多个伴侣基因均可与 ROS1 发生重排从而激活基因。迄今为止,已有 27 种伴侣基因被确定,其中 22 个基因位于 6 号染色体外,包括 CD74 - ROS1、EZR - ROS1、SLC34A2 - ROS1 等。其中,最常见的融合基因亚型是 CD74 - ROS1,约占 30%,其次是 EZR - ROS1。而在 NSCLC 中最常见的两种融合基因亚型是 CD74 - ROS1 和 SLC34A2 - ROS1,两者均是跨膜蛋白。随着检测技术的不断发展与突破,可能其他未知的 ROS1 融合基因亚型将被发现。

与 ALK 融合基因检测类似,目前针对 ROS1 融合基因的常用方法有 FISH、RT - PCR、IHC 和 NGS 方法。各种方法各有其优缺点。FISH 方法为 NCCN 指南推荐的检测 ROS1 融合基因的检测方法,但价格昂贵,操作规范要求较高。FISH 进行 ROS1 融合基因检测的技术原理与检测 ALK 融合基因是类似的,均采用分离探针试剂设计。ROS1 分离探针包括两部分,一部分识别分离点 5′端(端粒)附近点基因序列,另一部分识别融合分离点 3′端(着丝粒)附近点基因序列。目前,在欧盟获得 CE 认证的 FISH 试剂盒包括 Cytocell FISH 试剂盒和 ZytoVision/Zytomed 试剂盒。然而我国还没有一款 FISH 试剂盒获得批准。ROS1 FISH 的判读标准与 ALK FISH 的判读标准类似但稍有不同,其中红、绿信号标记的 3′和 5′端正好相反,即 3′端探针通常被标记成绿色,5′端探针标记为橘红色或红色。另外,橘色或红色信号与绿色信号之间点物理距离大于这对信号中点最大信号直径,可判读为 ROS1 分离信号形态。因为 ROS1 酪氨酸激酶结构域由基因 3′端部分编码,故分离信号形态和含有单一的 3′信号形态的细胞都可归为重排阳性细胞,而含有单一 5′信号状态的细胞不应被判读为重排阳性细胞。RT - PCR 对标本质量要求较高,需专用的试剂盒进行检测,目前 NMPA 已经批准多个 ROS1 阳性 NSCLC 的 Real - time RT - PCR 诊断试剂盒,包括厦门艾德生物医药科技股份有限公司的人类 ROS1 基因融合检测试剂盒(荧光 PCR 法)和武汉友芝友医疗科技股份有限公司的人类 ROS1 基因融合检测试剂盒(荧光 PCR 法)。Real time RT - PCR 技术快速灵敏,但需要高质量的 RNA 且只能对已知的融合基因类型进行检测。ROS1 免疫组化检测起步较晚,抗体的敏感性和特异性与 ALK 检测抗体 D5F3 相比还存在一定的差距。目前可以用于 ROS1 融合基因筛选的抗体主要为 D4D6,检测 ROS1 融合蛋白的敏感性和特异性分别达到了 100% 和 85%~100%,IHC 检测的强阳性与 RT - PCR/FISH 检测阳性之间存在高度的一致性,但中度阳性及弱阳性与 FISH/RT - PCR 检测阳性之间一致性较差。当和其他基因(如 EGFR、ALK 等)一起检测时,可以进行 qRT - PCR 或 NGS(NGS)检测。

(四) MET 基因

人类 C - MET 基因位于第 7 号染色体 7q31 区,其编码的 C - MET 受体是肝细胞生长因子(HGF)的特异性受体,属酪氨酸激酶型受体,在肝、肾和肺等几种上皮来源的肿瘤中均有表达。在生理条件下,MET 酪氨酸激酶受体及其配体 HGF 显著影响并控制组织内环境稳定。MET 信号异常激活的主要方式包括 MET 基因突变、MET 扩增和 MET 蛋白过表达等。在 NSCLC 中,MET 激活途径多样,包括基因突变、扩增、重排和蛋白过表达。并通过多种机制影响肺癌细胞的生存、生长和侵袭。大量研究显示,MET

既可以作为 NSCLC 的原发驱动基因,也可作为继发耐药的旁路基因或旁路分子。目前在 NSCLC 的临床实践中,主要关注 *MET* 第 14 号外显子跳跃突变和 *MET* 扩增的检测。国内亦有 MET 抑制剂赛沃替尼(Savolitinib)获批用于治疗 *MET* 第 14 号外显子跳跃突变的 NSCLC 患者。*MET* 扩增包括原发扩增和继发扩增,其中继发扩增较多见于驱动基因阳性患者经 TKI 治疗进展后,是 EGFR-TKI 治疗耐药的重要机制之一,MET 抑制剂赛沃替尼、替泊替尼(Tepotinib)联合 EGFR 抑制剂等已有 I/II 期研究数据发表,对耐药患者的后续临床治疗有一定的指导意义。

MET 第 14 号外显子跳跃突变是指 *MET* 基因 DNA 水平第 14 外显子剪接区域的点突变或缺失导致 *MET* 第 14 外显子 mRNA 水平出现部分或完全跳跃缺失(*MET* exon 14 - skipped)。*MET* exon 14 编码的近膜结构域是 *MET* 的关键负性调控区,包含一个半胱天冬酶裂解序列(ESVD1002)和一个 E3 泛素连接酶 c-CBL 酪氨酸结合位点(Y1003),参与 MET 蛋白的泛素化和降解。近膜结构域的缺失可使 MET 蛋白泛素化障碍,MET 降解率减低,从而增加 MET 的稳定性并引起下游信号的持续激活。导致 *MET* 第 14 外显子在转录水平跳跃缺失的主要原因是 *MET* 第 14 外显子剪接区域的点突变或缺失突变,还有极少数是 Y1003 点突变。*MET* 第 14 外显子跳跃缺失突变主要发生于肺非鳞癌中,在肺腺癌中的发生率为 3%~4%,在晚期肺非鳞癌及高侵袭性肺癌亚型(如肉瘤样癌)中发生率高。*MET* 第 14 号外显子跳跃突变的检测,包括 NGS 或 qRT-PCR 直接检测缺失 *MET* 第 14 号外显子的 mRNA,或 NGS 在 DNA 水平上检测可能导致 *MET* 第 14 号外显子剪切的基因变异。基于 RNA 的检测在临床实践中应注重 mRNA 质量,在检测前应做好质控,如发现 mRNA 已经降解,建议重新取材检测。*MET* 基因探针覆盖范围不够可能导致基于 DNA 的 NGS 发生漏检,建议 NGS 检测应尽量涵盖第 14 号外显子外的(如第 13 或 14 号内含子上)可能发生剪切变异的区域。在临床实践中,*MET* 基因第 14 号外显子跳跃突变的检测,可与其他驱动基因变异同时检测,或对其他驱动基因变异阴性的患者进行单独检测。应根据可及的检测平台、标本质量及标本类型,合理选择不同的检测方法。可参考其他融合基因检测策略。当组织标本不可及时,血浆标本也可以考虑用于 *MET* 第 14 号外显子跳跃突变的检测,作为补充。

MET 基因拷贝数增加有多倍体和扩增两种方式,多倍体即染色体重复,肿瘤细胞中出现多条 7 号染色体。荧光原位杂交检测(FISH)是检测 *MET* 扩增的标准方法。目前临床研究中不同的 FISH 判读标准[Cappuzzo 标准和 UCCC(University of Colorado Cancer Center)标准]均有使用,在临床实践中建议尽可能采用能够区分出定点扩增和多倍体的 UCCC 标准。相较于 FISH,NGS 可用于 *MET* 扩增检测,但与 FISH 检测的对应性比较复杂,并可能遗漏 *MET* 多体,但是 NGS 可同时检测 *MET* 突变和融合等其他变异,且能实现多基因共检,在临床实践中应用更广。*MET* 扩增的检测尤其在 EGFR-TKI 耐药人群中,如有充足的肿瘤组织标本,可以考虑优先选择 NGS。对于检测结果不能确定、有扩增信号但不典型或者位于临界值的患者,应建议使用 FISH 进行复测。对于特殊患者人群,如 EGFR-TKI 耐药后 T790M 及其他耐药机制阴性人群,或者组织标本肿瘤细胞含量较低时,考虑到 NGS 检测拷贝数变异可能存在的漏检风险,*MET* 扩增 NGS 报告阴性时,仍可考虑 FISH 复测。以组织为参照,血浆检测 *MET* 扩增现有数据表明其灵敏度低,在报告中应予以必要的说明,血浆检测仅供临床参考,检测阴性不能排除 *MET* 扩增。

(五) *KRAS* 基因突变

RAS 基因家族由 *HRAS*、*KRAS* 和 *NRAS* 组成。这 3 种均有 4 个编码的外显子和一个 5′末端的不表达的外显子,能编码出极其相似的蛋白,p21 蛋白和 G 蛋白相似,在细胞增殖分化信号从激活的跨膜受体传递到下游蛋白起重要作用。正常情况下,p21 蛋白结合 GTP 后活化,传导生长刺激信号进入细胞核内,GAP(GTP 酶激活蛋白)能促使 GTP 水解,从而下调 *RAS* 信号通路。在肺腺癌中,*RAS* 活化点突变可导

致 GAP 活性抑制,使 p21 蛋白处于持续活化状态,产生持续的生长刺激信号。在 NSCLC 中,90% 的 *RAS* 基因突变是 *KRAS* 突变, *KRAS* 突变是非小细胞肺癌的一个重要的驱动基因。*RAS* 基因被激活最常见的方式就是点突变,多发生在 N 端 12、13 和 61 密码子,其中又以 12、13 密码子突变最常见,两种密码子主要发生 G－T 颠换(嘧啶替换嘌呤)。外界因素(如化学致癌因子)对于 *KRAS* 的突变起着诱导作用,尤其是吸烟, *KRAS* 的密码子 12 发生 G－T 颠换可能是烟草致癌化学物质的特异性位点,而且这个位点的突变可发生在腺癌发生和形成的早期 AAH,且是不可逆的。KRAS 信号通路是 EGFR 和其他信号转导的下游通路,突变后的 *KRAS* 基因可获得调节细胞生长和分化的能力。这些突变抑制了 *KRAS* 的 GTP 酶活性,导致 KRAS 信号处于持续激活状态,进而引起细胞恶性转化。由于 *KRAS* 基因是 EGFR 信号转导通路的下游调节因子,两者在同一个肿瘤组织中互相排斥,意味着 *KRAS* 和 *EGFR* 基因在肺癌的进展中可能起着同样重要的作用。在西方人群中 *KRAS* 突变发生率达到 20%~30%,亚洲人群中 *KRAS* 基因突变率为 8%~10%,突变位点位于外显子 2 和 3,易发生在吸烟的肺腺癌患者,并且易伴发其他基因变异,如 *LKB1*、*p53*、*CDKN2A/B* 等, *KRAS* 突变与患者预后差、耐药等相关。肺癌中的 *KRAS* 基因突变一直没有靶向药可用,化疗效果也较差。多年来,一致研发针对 *KRAS* 基因突变的靶向药物。2021 年 5 月 28 日,FDA 批准了针对 *KRAS* 基因 G12C 位点突变的首款靶向药物 Lumakras(Sotorasib),代号为 AMG510。

(六) *BRAF* 基因

BRAF 基因作为 RAF－MEK－ERK 信号转导通路中的重要成员,在肿瘤增殖、分化和凋亡等方面发挥重要作用。肿瘤的发生与介导细胞增殖、分化及凋亡的一些关键基因的突变有密切关系,BRAF 信号转导通路的激活与许多肿瘤的发生有关。*BRAF* 基因突变可通过两种途径致病,一是因遗传而导致先天性缺陷的途径,二是后天获得致癌基因而导致肿瘤的途径,其中 *BRAF* 基因 V600E 突变最常见。*BRAF* 基因突变在 NSCLC 中的突变率为 1%~2%,其中大部分是腺癌;与黑色素瘤中 *BRAF* 突变 80% 以上为 V600E 突变不同,NSCLC 中 *BRAF* 突变半数为非 V600E 突变。*BRAF* 基因 V600E 突变的 NSCLC 可以使用 BRAF 抑制剂与 MEK 抑制剂(达拉非尼+曲美替尼)联合靶向治疗作为一线治疗。

(七) *RET* 基因

RET 基因重排是在肺腺癌中比较少见的一个驱动基因突变。2012 年 Ju 等在 1 例 33 岁非吸烟男性肺腺癌患者的肝脏转移灶中,第一次发现了 *KIF5B－RET* 融合变异基因,随后有报道相继报道了 *RET* 融合基因的病例,除了 *KIF5B*,目前报道的变异亚型还包括 *CCDC6* 及 *NCOA4* 基因。NSCLC 中 *RET* 融合基因变异频率为 1%~4%,最常见的 *RET* 基因融合伴侣为 *KIF5B*(70%~90%)和 *CCDC6*(10%~25%)。研究显示, *RET* 阳性患者临床特征趋向于:肿瘤恶性程度更高、年轻、非吸烟、有固定的亚型、肿块更小,并与 *EGFR*、*KRAS*、*EML4－ALK* 互斥。FDA 已批准塞尔帕替尼(Selpercatinib)和普拉替尼(Pralsetinib)用于伴有 *RET* 易位的肿瘤,国内亦有普拉替尼获批上市。

(八) *HER2* 突变

HER2 是酪氨酸激酶受体 ERBB 家族成员之一,*HER2* 通过活化 PI3K－AKT、MEK－ERK 等信号通路,促进肿瘤细胞增殖。*HER2* 变异包括过表达、扩增和点突变。*HER2* 基因突变或扩增是 NSCLC 的驱动基因之一,其中最常见的基因变异为 *HER2* 外显子 20 插入性突变,在 NSCLC 的突变率为 2%~4%。而 *HER2* 扩增是 NSCLC 患者 EGFR－TKI 耐药机制之一。马来酸吡咯替尼在 *HER2* 突变的晚期非小细胞肺腺癌中的研究显示出有效性。

二、肺癌免疫治疗相关生物标志物的检测

1. PD－L1 免疫组化检测

肿瘤细胞可通过高表达 PD－L1,与 T 细胞表面 PD－1 结合抑制 T 细胞引发的免疫效应,从而实现免疫逃逸,免疫检查点抑制剂免疫治疗的原理正是通过阻断 PD－1/PD－L1 通路进而激活机体抗肿瘤免疫反应。CheckMate、KEYNOTE 及 OAK 系列研究表明 PD－1/PD－L1 免疫抑制剂能显著延长晚期 NSCLC 的无进展生存期(PFS)及总生存期(OS),同时 PD－L1 表达与 PD－1/PD－L1 免疫抑制剂治疗效果显著相关。基于上述研究结果,FDA 已批准帕博利珠单抗(Pembrolizumab)、纳武利尤单抗(Nivolumab)及阿替利珠单抗(Atezolizumab)用于 NSCLC 治疗,同时批准 5 种商业化 PD－L1 检测试剂盒作为 PD－1(PD－L1)单抗药物的"伴随诊断"或"补充诊断"用于 PD－L1 临床检测。

通过免疫组化(IHC)检测 PD－L1 的表达水平是目前判断 NSCLC 患者是否适合使用免疫检查点抑制剂治疗及能否从这种治疗中得到更多获益的主要评估手段。因在检测过程中存在多个亟待解决的问题,PD－L1 检测仍然面临诸多挑战,例如不同单抗和 IHC 染色平台的使用、PD－L1 染色阳性截断值的设定、待评估的细胞类型(肿瘤细胞或免疫细胞)、肿瘤的异质性和组织样本采集的时间等,这些因素均会对结果造成影响。

迄今已有 5 种 PD－1/PD－L1 抗体免疫药物上市,其中纳武利尤单抗、帕博利珠单抗和阿替利珠单抗已被 FDA 批准用于 NSCLC 患者的治疗。上述 3 种 PD－1/PD－L1 抗体均可用于晚期 NSCLC 患者的二线治疗,同时帕博利珠单抗也可用于 PD－L1 表达水平≥50%且 *EGFR* 基因突变阴性和 *ALK* 基因重排阴性 NSCLC 患者的一线治疗。另外,纳武利尤单抗是首个获中国国家药品监督管理局批准治疗 NSCLC 患者的 PD－1/PD－L1 抗体,可用于 *EGFR* 基因突变阴性和 *ALK* 基因重排阴性、既往接受过含铂方案化疗后疾病进展或不可耐受的局部晚期或转移性 NSCLC 成人患者。

由于 PD－1/PD－L1 抑制剂的作用机制是通过激发患者自身的免疫系统来实现抗肿瘤作用,因此疗效因人而异。目前,FDA 将用于免疫治疗有效性判断的诊断方法分为"伴随诊断"和"补充诊断"两种。伴随诊断对于接受相应药物治疗是必须进行的检测,能够为治疗用品的安全性和有效性提供必要信息。伴随诊断的优点在于可基于预先设定的截断值将患者严格分为两部分,即生物标志物阳性和阴性患者,生物标志物阳性患者才能用药,以保证患者在安全用药的基础上获得最大的临床获益机会。

补充诊断对于接受相应药物治疗不是必需的检测,但可以提供治疗相关的信息。作为一种有助于治疗产品使用的利益-风险决策检测,补充诊断可根据检测结果筛选对治疗药物可能有积极反应的患者,但在检测结果为阴性的情况下使用药物也能获益。与伴随诊断不同,在是否使用相关药物治疗的决策上,补充诊断并非必须。

FDA 批准的帕博利珠单抗伴随诊断免疫组化试剂为 PD－L1 IHC 22C3 pharmDx,应用小鼠单抗 22C3 和 EnVision FLEX 可视系统,在 Autostainer Link 48 染色平台上检测非小细胞肺癌石蜡切片中 PD－L1 的表达状况,从而指导临床用药。PD－L1 蛋白应用 TPS(Tumor Proportion Score)来定义,即呈现部分或完整细胞膜染色的可视肿瘤细胞的百分比。如果 TPS≥50%,即为 PD－L1 高表达,也就意味着适合单独用药。FDA 批准的阿替利珠单抗伴随诊断免疫组化检测试剂为 VENTANA PD－L1(SP142)Assay,应用兔单抗 SP142 和 OptiView DAB IHC 检测试剂盒,在 VENTANA BenchMark ULTRA 染色平台对非小细胞肺癌的石蜡切片进行 PD－L1 表达的分析。除了继续沿用针对 IC 表达进行评判之外,也加入了对于 TC 的评判,是唯一对肿瘤细胞和浸润的淋巴细胞均加以考虑的检测试剂,PD－L1 表达状况定义

为 PD－L1 任何强度表达的浸润免疫细胞(IC)所占据的肿瘤细胞面积的百分比,肿瘤细胞上的 PD－L1 表达不参与评分。评估基于 PD－L1 任何强度表达的肿瘤浸润性免疫细胞占肿瘤面积的比率(%IC)或 PD－L1 任何强度表达在肿瘤细胞中的比率(%TC)。VENTANA PD－L1(SP142)检测测定的 NSCLC 组织中≥50% TC 或≥10% IC 有 PD－L1 表达可能与阿替利珠单抗提高总生存率相关。不难看出,目前针对 PD－L1 的检测状况是"一种药物一种检测"的模式,包括不同的诊断标准,已严重地影响到伴随诊断在病理日常诊断工作中的应用。FDA 在陆续批准上述伴随诊断试剂的同时,也意识到了这种问题的存在,所以由 FDA 牵头,四家 PD－1/PD－L1 抑制剂研发企业(AstraZeneca、BMS、Roche、Merck)、二家诊断试剂公司(Dako/Agilent、Ventana/Roche)和二家学术机构(IASLC: the International Association for the Study of Lung Cancer 及 AACR: American Association for Cancer Research)参与,进行了名为蓝印倡议(Blueprint Initiative)的研究,通过对 4 种方法(包括目前尚未被批准的 SP263 兔单抗)进行对比,找到其可能的一致性,用于指导临床合理使用 PD－1/PD－L1 抑制剂。在 4 种检测方法中,28－8、22C3 和 SP263 在肿瘤染色方面一致性较好,唯有 SP142 是个例外;在 4 种方法中,免疫细胞上 PD－L1 的表达较之肿瘤细胞上的表达差异性更大,有 36.9% 的病例表现出不一致的结果。免疫组化仍为检测 PD－L1 蛋白表达的金标准,但检测方法与判读标准仍不规范化,因此建立一套标准化的检测方法及判读流程对于未来研究的重要性及可比性至关重要(表 3－3)。

表 3－3 PD－L1 检测试剂、检测平台及判读标准

PD－L1 抗体克隆号	22C3	28－8	SP142	SP263	73－10
抗体寄种	鼠	兔	兔	兔	兔
PD－L1 结合表位	胞外	胞外	胞内	胞内	胞内
诊断平台	Dako Link 48 Autostainer	Dako Link 48 Autostainer	Ventana BenchMark ULTRA	Ventana BenchMark ULTRA	Dako Link 48 Autostainer
评价细胞类型	TC	TC	TC、IC	TC	TC
评分方法	任何染色强度膜着色肿瘤细胞染色的百分比	任何染色强度膜着色肿瘤细胞染色的百分比	TC:任何染色强度膜着色/浆颗粒着色肿瘤细胞染色的百分比 IC:肿瘤区域中的染色阳性免疫细胞所占面积的百分比	任何染色强度膜/浆着色肿瘤细胞染色的百分比	任何染色强度膜着色肿瘤细胞染色的百分比;膜着色
阳性 cut－off 值	TC≥1%	TC≥1%	TC≥50%或 IC≥10%	TC≥25%	TC≥1%
临床研究中的阈值	1%、50%	1%、5%、10%	TC: 1%、5%、50% IC: 1%、5%、10%	25%	1%
药物	Pembrolizumab	Nivolumab	Atezolizumab	Durvalumab	Avelumab
FDA 获批情况	伴随诊断	补充诊断	补充诊断	补充诊断	诊断试验

注:TC:肿瘤细胞;IC:免疫细胞。

由于肿瘤具有异质性,因此 PD－L1 表达在瘤内及瘤间存在一定的异质性,尽管多项有关活检标本与手术后切除标本异质性研究结果不一,但有研究表明增加取样点数可以保证组织微阵列与组织全切片 PD－L1 表达一致性>90%,因此我们建议在保证活检标本量及质量的情况下,可用活检标本进行 PD－L1 检测。目前仅组织学样本被批准用于 PD－L1 检测,细胞学标本尚未经过验证,需做好充分的方法验证及质

量控制。在仅细胞学标本可获得的情况下,可尝试进行 PD－L1 检测,但由于固定液为 95% 乙醇,免疫组化方案应作出适当调整,同时对 SP142 抗体克隆染色切片进行免疫细胞判读时需谨慎,必要时予以适当说明。

随着人们对不同免疫检查点药物反应性不同背后所隐藏的生物学意义的更加深入的了解,更新的检测方法和使用复杂的生物标志物来捕捉肿瘤微环境的变化,以及这些变化与药物的相关性;探索新的标志物与治疗的相关性,包括突变负荷、新抗原、基因图谱、PD－L1 基因组扩增、CTC 中 PD－L1 的表达、细胞游离的 DNA、感染性肿瘤、复合免疫分析、肿瘤内异质性、基线血清细胞因子、LDH、基因表达特性等,都会变得更加有意义。实施有针对性的靶向治疗,提高治疗效果。

2. 肿瘤突变负荷(TMB)

多个临床研究数据发现,TMB 高的患者有更多的临床获益,TMB 与免疫治疗的疗效之间存在较好的相关性,提示 TMB 可能是一个免疫治疗的预测性标志物。但是 TMB 作为免疫治疗预测性的生物标志物仍然存在一些问题亟待解决。首先,TMB 检测方法一致性差,作为金标准的全外显子组测序(WES)需要消耗较多的样本,对于临床样本进行全外显子检测有一定困难,而采用基因 panel 的方法检测并预估 TMB,由于各大公司的基因 panel 不一样,存在 panel 间预测值差异较大。由于 WES 与基因 panel 检测的 cut－off 值计算方式不一样,而各个癌种由于发病机制不同,cut－off 值的选取也有可能存在差异。目前还没有通用标准值和检测流程,但在部分临床研究和实践中已经在使用的生物标志物,涉及 NGS panel 设计及算法,以及肿瘤人群数据的划分,相对复杂,国际上也暂无指南共识,仅有个别检测方法获批,因此还需要更多的临床试验及真实数据的验证。其次,真正决定免疫治疗反应的是肿瘤细胞含有新抗原的数量(TNB)及其通过 MHC Ⅰ类分子呈递后与 T 细胞表面 TCR 结合的反应全过程,因此单方面检测 TMB 也并不一定能完全反映抗肿瘤免疫原性。

3. 肺癌免疫治疗其他生物标志物

研究显示"Teff"基因标签(PD－L1、CXCL9 和 IFN－γ 三个基因的 mRNA 表达水平)与免疫联合疗效的相关性,提示"Teff"基因标签可能成为免疫治疗预测性的生物标志物,但需要更多的临床验证。另外,很多回顾性的小样本研究显示,特定基因的异常改变与 NSCLC 患者免疫治疗的疗效相关。比如,EGFR/ALK 基因突变的患者对于免疫治疗获益不佳;KRAS 与 STK11 共突变患者也是免疫治疗预后不良的预测因子;POLE 突变等因导致新抗原增加,从而可能增加 PD－1/PD－L1 抑制剂的敏感性。其他包括 DDR 通路相关的基因异常改变都可能与免疫治疗疗效相关,但是目前都是小样本的回顾性研究,需要更多前瞻性的验证才能指导临床实践。最近宿主因素(如肠道微生物等)也被用来提示免疫治疗的获益情况。上述这些免疫治疗疗效相关的预测因子都有助于我们更精准地筛选出最终可以真正获益于免疫治疗的患者,相信对于免疫检查点抑制剂疗效的预测,未来会有更多临床试验的探索。

三、非小细胞肺癌基因检测适用人群

(1)所有经病理学诊断为肺浸润性腺癌(包括含腺癌成分)患者均需进行靶分子基因检测。在我国,目前已上市的靶向药物明确需要伴随诊断的基因包括 EGFR、ALK、ROS1、MET、BRAF、RET 等。上述基因异常主要在腺癌中常见。对于晚期 NSCLC 患者,靶分子基因检测能够有效筛选出靶向药物获益人群。对于术后肺腺癌患者,一方面,EGFR 基因突变阳性患者可从酪氨酸激酶抑制剂(TKI)辅助治疗中获益;另一方面,术后患者存在复发风险,分子分型可直接指导复发后肿瘤治疗方案的选择。

(2)经活检组织病理学证实为非腺癌的晚期 NSCLC 患者推荐进行靶分子基因检测。除肺腺癌外,靶分子基因变异在其他 NSCLC 患者(如肺腺鳞癌、非特指 NSCLC、大细胞肺癌及肺肉瘤样癌等)中真实存在,且可在接受靶向药物治疗中获益。因活检标本组织小,组织中肿瘤细胞含量相对少,因此,合理化及最大化使用该活检组织获得明确病理组织类型诊断及完成靶分子基因检测尤为重要,应依据患者病情、活检组织标本情况及临床诊治需求来选择最佳的分子病理检测方法。

(3)所有 *EGFR*、*ALK* 基因变异阴性的晚期 NSCLC 患者,如拟进行抗 PD1/PD-L1 药物免疫治疗,均需进行 PD-L1 表达检测。在 NSCLC 中,肿瘤细胞 PD-L1 蛋白表达水平与抗 PD1/PD-L1 药物免疫治疗疗效存在正相关。临床治疗因免疫治疗药物不同而对 PD-L1 检测的需求不同,部分药物为伴随诊断,部分为补充诊断;同时,不同的免疫药物对应不同的 PD-L1 克隆及检测体系。判读标准也因药物、临床应用场景不同而不同。

(4)对拟实施抗 PD1-PD-L1 免疫治疗的 NSCLC 患者,可选择进行 TMB 检测。部分临床研究表明,肿瘤组织或血液中 TMB 水平与免疫治疗疗效存在相关性。尽管未达成广泛共识,在临床实践中,肿瘤科医师在实施免疫治疗前,TMB 水平是重要参考指标。

四、常见送检标本类型

(1)肿瘤组织石蜡标本:检测标本优先使用肿瘤组织石蜡标本,主要包括手术、纤维支气管镜下活检、CT 引导下肺穿刺、胸腔镜、淋巴结穿刺活检等方法获取的标本。检测前需对肿瘤细胞比例进行评估,满足检测要求后方可进行检测。对于手术标本,优先选取肿瘤细胞比例较高的标本进行基因检测。若肿瘤细胞比例较低,可通过富集,以保证检测结果的准确可靠。

(2)细胞学标本:包括胸腔积液、经皮穿刺肺活检、超声内镜引导细针穿刺抽吸活检(EUS-FNA)、痰、肺泡灌洗液等,需制作成石蜡包埋标本,进行肿瘤细胞比例评估,满足检测要求后可进行检测。

(3)液体活检标本:对于少数不能获得组织或细胞学标本的晚期肺癌患者,可进行液体活检。晚期 NSCLC 患者的血液中存在循环游离肿瘤 DNA(ctDNA),其血浆中 ctDNA 有更高的检出率。可用含有游离 DNA 保护剂及防细胞裂解保护剂的专用常温采血管或用常规 EDTA 抗凝管(严禁使用肝素抗凝管)采集全血并进一步分离血浆。对于部分晚期发生脑膜转移的 NSCLC 患者,脑脊液对颅内肿瘤的 ctDNA 具有富集作用,可通过腰椎穿刺获取脑脊液进行相关基因检测。与肿瘤组织相比,血液和脑脊液中的 ctDNA 含量很低,其基因检测具有较高的特异度,但灵敏度较差。

五、基因检测注意事项

1. 关于检测标本的要求

目前临床送检的各类肺癌标本主要是手术切除肿瘤标本,其他标本包括支气管镜活检标本、肺穿刺标本、支气管镜刷检细胞学标本及胸腔积液的细胞学标本等。对于检测的样本中所需肿瘤细胞的量,目前尚有争议,但无论采用哪种标本类型,一般认为样本均应保证包含至少 200~400 个肿瘤细胞,尽量剔除非肿瘤组织和细胞,应用灵敏度高的方法时可酌情降低。根据我们的经验,应用 ARMS 法样本中肿瘤细胞含量最少可达 50~80 个细胞。对于石蜡包埋的组织,一般需切 5~10 μm 的切片 10 张以满足对肿瘤细胞数量的要求,切片时要有措施,避免不同病例组织间的交叉污染。所有标本的质量控制应由有经验的病理科医师负责。目前推荐应用 4% 中性缓冲的甲醛进行活检组织标本和手术切除标本的固定,避免使用 Bouin 液等含重金属离子的固定液。活检组织标本一般固定 6~12 h,手术切除标本需固定 6~48 h。提取是 DNA 扩增成败最关键的步骤,建议采用商业化石蜡包埋组织 DNA 提取试剂盒,提取质量比数量更为重要。

2. 基因检测质量的控制

随着国内越来越多的医院病理科或病理检测中心开展肺癌多种靶向基因检测,由于肺癌多种靶向基因检测对患者临床治疗有重要指导意义,如何保证检测的质量及准确性已日显重要,要保证基因检测质量,首先是在硬件和软件两个方面都有所保证,硬件建设要求开展检测工作的单位必须是二级及以上医院,具备独立的实验室,要建有符合国家临床检验中心标准的具有 4 个工作分区(试剂准备区、标本制备区、扩增区及产物分析区)的 PCR 实验室,并通过国家或地方临床检验中心审核合格,实验室要求有窗户和独立的通风系统及空调系统,检测操作人员应经具有培训资质机构培训并取得临床基因扩增检验上岗证书,出具诊断报告的实验室在检测之前必须有病理科医师做出诊断评估报告,以保证检测所需肿瘤细胞的数量及质量;实验室仪器必须三证(生产许可证、医疗器械注册证或国食药准字号、经营许可证)齐全;使用试剂需经过国家食品药品监督管理局批准。软件建设主要包括分析前、分析中及分析后的质量管理措施。

在临床操作中,行之有效的质量控制系统对于病理诊断与评估的可信度来说至关重要。检测实验室应在临床应用前建立及优化基因检测规范化流程,并进行性能验证[阴阳性符合率、最低检测限(如适用)等]。质量控制主要包括室内质控与室间质控。室内质控除了常规性的设立阳性及阴性对照,还包括不同检测方法比对、不同检测人员比对、新试剂性能验证及定期抽检等,以及定期进行人员培训及数据总结分析。室内质控的主要目的就是确保实验步骤的准确性和控制实验室每次检测结果的可靠性、有效性。检测实验室应定期参加基因检测室间质评活动,每年至少两次。室间质控可以通过参加国内权威机构举办的室间质评活动来完成,也可通过与其他实验室(如已获资格认可的实验室、使用相同检测方法的实验室或使用配套系统的实验室)比对的方式确定检验结果的可靠性。

(李 媛)

第五节·肺癌的筛查

肺癌筛查是在一个人出现任何症状之前寻找癌症。这有助于在早期发现肺癌。如果早期发现异常组织或癌症,可能更容易治疗。因为到症状出现时,癌症可能已经开始蔓延了。科学家们正试图更好地了解肺癌和肺癌的易感人群,同时研究周围可能会引起肺癌的事件或因素。综合这些信息可以帮助医师决定哪些人群应该接受肺癌筛查,应该何时进行肺癌筛查,以及应该多久进行一次肺癌筛查。当医师或卫生工作人员建议您进行肺癌筛查时,并不一定说明您患有肺癌。筛查通常在没有临床症状的人群中开展。如果筛查结果异常,您可能需要进行更多检查以确定您是否真正患有肺癌。

一、肺癌筛查方法

目前广泛用于临床和研究的肺癌筛查方法主要有以下 3 种。

(1)痰细胞学检查:是一种在显微镜下观察痰液样本(从肺部咳出的黏液)中是否存在癌细胞的方法。

(2)胸部 X 线片:胸部内脏器官和骨骼的 X 线片,是通过高能的 X 射线穿透身体到达胶片,以形成身体内部区域图像的方法。

（3）低剂量螺旋 CT 扫描（low-dose computed tomography，LDCT）：是使用低剂量 X 射线产生一系列非常详细的身体内部区域图像的方法。原理是使 X 射线机器以螺旋路径扫描身体，通过计算机计算生成身体内部区域图像。

研究发现，胸部 X 线检查和（或）痰细胞学检查不会降低死于肺癌的风险，低剂量螺旋 CT 扫描筛查优于胸部 X 线检查，并且证实可降低重度吸烟者死于肺癌的风险。研究学者们始终在研究肺癌筛查方法，以期找出一种危害最小、获益最大的筛查方法。肺癌筛查方法的研究目的也在证实是否早期检测（在癌症引起症状之前发现癌症）有助于一个人延长生命或减少一个人死于肺癌的风险。因为对于大部分癌症，如果在早期发现并进行治疗，则恢复的机会更好。

二、肺癌筛查存在的风险

必须让接受肺癌筛查的参与者了解到，筛查不能检测所有肺癌，诸如 LDCT 等检测肺癌并不能确保避免肺癌引起的死亡。肺癌筛查的风险包括以下几种。

（1）如果患者在进行肺癌筛查时，肿瘤已经扩散到身体的其他部位，那么筛查可能无法改善患者的健康状况或帮助患者延长寿命。

（2）肺癌筛查可能会出现假阴性和假阳性的结果。即真正的肺癌患者筛查结果为阴性和真正的正常人肺癌筛查结果为阳性。获得假阴性结果的患者（显示确实没有癌症的人），即使在筛查时有症状也可能延迟诊治的时间。而假阳性结果（显示确实存在癌症时）可能引起筛查者的焦虑，并且通常会建议进行更多的检查（例如组织活检），也由此带来了新的风险。尤其对于因重度吸烟或长期吸烟而导致医疗问题的患者，筛查所带来的危害可能更常见。

（3）胸部 X 线片和 LDCT 扫描使筛查的患者暴露于辐射之下。

（4）筛查可能导致过度诊断和过度治疗。当筛查的结果引导医师诊断和治疗可能从未引起症状或危及生命的疾病时，称为过度诊断、过度治疗。目前没有充分的证据说明癌症的治疗是否会比不治疗延长更多的生存时间，但不可否认治疗癌症可能会产生严重的副作用。

（5）在极少数情况下，肺癌筛查会引起严重危害，包括住院期间的死亡。

所以，每一位计划接受肺癌筛查的参与者，都应该和主诊医师一起讨论、决策，重要的是要了解这项筛查的风险及是否已经证明该筛查可以降低癌症的死亡风险。

三、肺癌筛查——来自国际的经验

1. 早期肺癌行动计划

1992 年，早期肺癌行动计划（early lung cancer action program，ELCAP）诞生于纽约。它被设计用于确定两种肺癌的早期诊断方法（胸部 X 线检查和低剂量螺旋 CT 扫描）之间诊断早期疾病比例的差异，衡量标准即是通过筛查明确的 I 期肺癌的诊断比例的差异。这种筛查方案建议根据先前的 CT 扫描结果来个性化制订随后一轮的筛查计划。该方案至关重要，因为它体现了筛查是临床诊断过程的概念，而不仅仅是一个独立的测试。康奈尔大学医学中心的 ELCAP 研究人员邀请纽约大学医学中心的研究人员参与该项研究。他们共同筛选了 1 000 名高风险、无症状的参与者，发现超过 80% 的肺癌诊断属于临床 I 期。从那时起，ELCAP 不断增加筛查人群，并扩展至全球范围，与许多国家和国际机构签署协议并汇集全球的数据。至 2006 年，国际早期肺癌行动计划（international-early lung cancer action program，I－ELCAP）证明：① 筛查时发现诊断的肺癌通常较小,包括小细胞癌;② 筛查发现的肺癌患者治愈率估计:经过长期随访 31 456 名无症状参与者,其中 484 人在 CT 筛查中诊断出肺癌,其中 414 人(86%)是临床 I 期肺癌患者,484 例 CT 筛查诊断患者的总体治愈率约为 80%(95% CI:74%~85%)。

2. 美国国家肺癌筛查计划

美国国家肺癌筛查计划(national lung screening trial, NLST)是美国国立癌症研究院(National Cancer Institute, NCI)的一项长达 10 年的肺癌筛查临床试验,该试验耗资 25 亿美元,始于 2002 年,在 2002—2004 年间,由全美 33 个研究点共招募 53 000 名年龄在 55~74 岁的吸烟者参加,他们被随机分配到 LDCT 组和 X 线胸片组,筛查一年一次,共 3 次,随后再追踪观察 5 年。它由美国国立癌症研究院赞助,由美国放射学成像网络和肺部筛查研究小组进行。该试验的主要目的是比较低剂量螺旋 CT 扫描和标准胸部 X 射线检查作为肺癌筛查方法的效果。

美国国家肺癌筛查计划中肺癌筛查人群的纳入标准如下。

(1)年龄:55~74 岁,没有肺癌的临床表现。

(2)吸烟史:吸烟者或既往吸烟者,吸烟量 ≥30 包/年(吸烟者应该积极建议其进入戒烟计划;既往吸烟者,戒烟时间少于 15 年的人群)。

美国国家肺癌筛查计划中肺癌筛查人群的排除标准:具有限制生活能力的基础疾病,胸部或背部有金属植入物或装置;平时必须家庭氧疗的人群。

研究结果显示,接受低剂量螺旋 CT 扫描的参与者死于肺癌的风险比接受标准胸部 X 线检查的参与者低 15%~20%。这相当于 CT 组中每 1 000 人筛查的死亡人数与胸部 X 线检查组相比,在大约 7 年的观察期内死亡人数减少约 3 人(分别为每 1 000 人中死亡 17.6 人和每 1 000 人中死亡 20.7 人)。在三轮筛查检查中,24.2% 的低剂量螺旋 CT 筛查为阳性,6.9% 的胸部 X 线检查为阳性。在试验的两个部分中,大多数阳性筛选导致了额外的检查。与胸部 X 线检查相比,低剂量螺旋 CT 在最早阶段更多地检测到肺腺癌和肺鳞状细胞癌。通过低剂量螺旋 CT 或胸部 X 线检查在早期阶段很少检测到进展迅速的小细胞肺癌。对高危人群包括吸烟者或既往吸烟者进行螺旋 CT 筛查可使肺癌死亡率降低约 20%。

3. 荷兰-比利时肺癌筛查研究(NELSON 研究)

荷兰-比利时肺癌筛查研究[The Dutch – Belgian lung-cancer screening trial,荷兰语 Nederlands – Leuvens Longkanker Screenings Onderzoek(NELSON)]旨在研究高风险受试者中通过低剂量多排螺旋 CT 筛查肺癌与没有筛查的对照组相比是否会使肺癌 10 年死亡率下降至少 25%。NELSON 研究是一项基于人群的对照试验,自 2003 年 NELSON 研究开始以来,该试验招募了 15 792 名参与者,他们以 1∶1 的比例随机分配到研究组或对照组。研究组参与者在随机分配后的当年、1 年后、3 年后和 5.5 年后进行 CT 筛查。对照组参与者不接受 CT 筛查。所有参与者信息由荷兰、比利时癌症登记处记录统计,随访至少覆盖 93.7% 的登记参与者,除非已去世,否则随访时间至少为 10 年。该研究的初步结果显示 CT 筛查符合率为 86%,共进行了包括 29 736 次 CT 扫描。每一轮的 CT 筛查,检出率为 0.8%~1.1%,并且 69% 筛查发现的肺癌 TNM 分期在 I A 期至 I B 期之间。在第四轮随访前共检测到 261 例肺癌。在一部分分析患者中,手术治疗率在研究组中显著高于对照组(67.7% vs. 24.5%,P<0.001)。

四、肺癌筛查——来自我们的经验

1. 复旦大学附属肿瘤医院基于社区的肺癌筛查计划

复旦大学附属肿瘤医院于 2013 年 8 月至 2014 年 8 月,基于上海市闵行区的吴泾、古美、江川、浦江、莘庄、颛桥和马桥等社区,开展自然居住人群中患肺癌高危人群的初筛研究,以前期建立的肺癌高危人群数据库为基础,通过整合医疗机构、疾病控制机构及社区卫生服务中心医疗卫生资源,开展肺癌高危人群低剂量螺旋 CT 肺癌筛查,探索形成防治一体化的社区肺癌综合防治工作模式。筛查人群:① 年龄范围 50~80 岁,无临床症状;② 吸烟史:≥400 支/年,其中包括曾经吸烟,但戒烟时间不到 5 年者;③ 近 5 年无癌症病史;④ 能够承受可能的肺部手术;⑤ 无严重的影响生命的疾病。本次筛查采用多中心合作模式,应用低剂量螺旋 CT 技术,结合计算机辅助检测系统(computeraided detection,CAD),对高危人群进行早期肺癌筛查,建立上海市早期肺癌患者数据库(图 3 - 8、图 3 - 9)。

在 2013 年 8 月至 2014 年 8 月完成的首轮筛查总人数为 11 332 人(其中男性 7 144 人,女性 4 188 人),平均年龄(63.46±6.79)岁。首轮筛查检出肺部结节共计 195 例,253 枚结节。首轮筛查明确病理诊

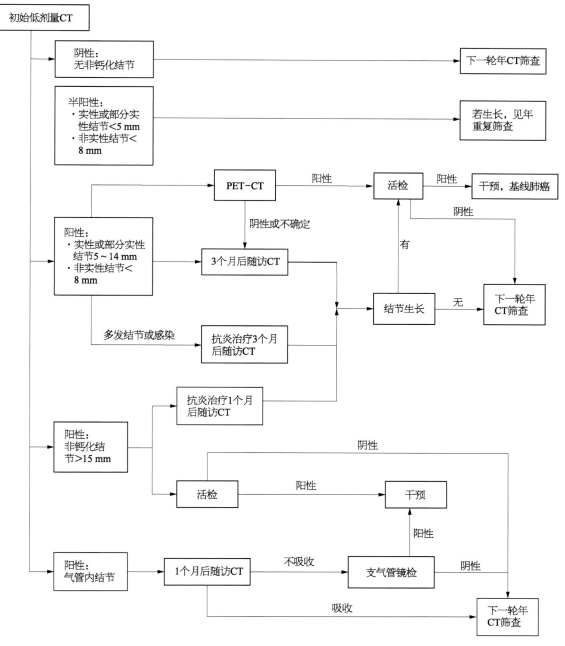

图 3 - 8 肺癌基线筛查计划

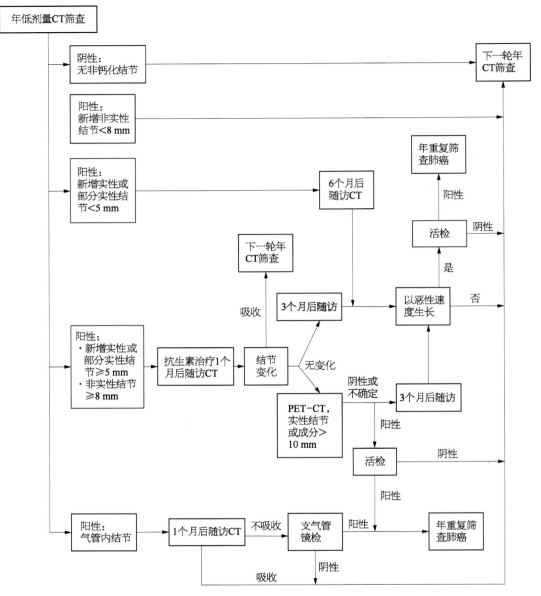

图 3-9　肺癌每年复查计划

断恶性肿瘤 29 例,包括原发性肺癌 27 例、转移性肺癌 1 例和乳腺癌 1 例。首轮筛查后经手术病理明确诊断良性病变 14 例。首轮筛查原发性肺癌发病率为 $238.26×10^{-5}$;0～Ⅰ期肺癌共 22 例,在原发性肺癌中占 81.48%。更进一步筛查发现,高危人群中不吸烟的原发性肺癌的发病率为 336.97 例/(10 万人·年),而吸烟的原发性肺癌发病率为 159.06 例/(10 万人·年)。

　　通过肺癌筛查早期发现、早期干预以改善肺癌患者生存预期已成为共识。需要更多的临床数据及社区经验来指导 LDCT 在中国肺癌高危人群中的筛查实践。基于上海社区的早期肺癌 LDCT 筛查路径模式提高了肺癌早期诊断率,具有可行性和有效性,可在有条件的社区及医疗卫生机构推广。以往经验提示,肺癌高危人群多以老年、男性、吸烟人群为主。项目组研究却发现:女性、不吸烟人群是中国肺癌新的高危人群。这一社区肺癌筛查结果,为后续早期非小细胞肺癌大规模筛查方案的制订奠定了坚实的基础。通过改变筛查方式,利用低剂量螺旋 CT 筛查,及早发现了早期肺癌患者,提高长期生存预期,为全国范围内的肺癌筛查提供了宝贵的实践经验。

2. 全国医院职工肺癌筛查计划

2012 年至 2018 年间,由复旦大学附属肿瘤医院牵头筛查了来自中国不同地区的六家医院的员工(包括退休人员):上海的复旦大学附属肿瘤医院、上海交通大学医学院附属新华医院、复旦大学附属华东医院,山东的聊城市第二人民医院,江苏的扬州市江都人民医院及广东的揭阳市人民医院。在筛查的六家医院共 15 670 名医务人员中,179 名医院员工病理证实为肺癌。其中,147 名为女性,32 名为男性。总体而言,患有肺癌的医院员工比例在女性中为 1.3%,在男性中为 0.7%。在这些肺癌患者中,167 名(93.3%)为非吸烟者。肺腺癌 177 例(98.9%),肺鳞癌 1 例(0.6%),类癌 1 例(0.6%)。0~ⅠA 期肺癌患者占 95.0%。只有一名患者筛查时已是Ⅳ期肺癌。

五、肺癌筛查发现的可切除肺癌

2008 年 4 月至 2017 年 12 月,在复旦大学附属肿瘤医院接受手术切除的 8 355 名原发性肺癌患者中,女性比例从 2008 年的 32.8% 上升至 2017 年的 55.7%,非吸烟者比例从 2008 年的 43.9% 上升至 2017 年的 68.5%,40 岁以下患者比例从 2008 年的 2.2% 上升至 2017 年的 8.6%,0~ⅠA 期患者比例从 2008 年的 32.2% 上升至 2017 年的 73.0%。

2003 年至 2017 年,在首尔国立大学盆唐医院(SNUBH)接受手术的 3 536 名原发性肺癌患者中,女性比例从 2003 年的 14.3% 上升至 2017 年的 42.8%,非吸烟者比例从 2003 年的 28.6% 上升至 2017 年的 43.0%,0~ⅠA 期患者比例从 2003 年的 17.9% 上升至 2017 年的 45.1%。

来自上海疾控中心的癌症数据显示,从 2005 年至 2014 年,男性肺癌发病率几乎没有显著变化($APC = 0.76\%$,$95\% \ CI$:$-0.27\% \sim 1.80\%$,$P = 0.125\ 5$);而女性肺癌发病率显著增加(APC:5.50%,$95\% \ CI$:$2.94\% \sim 8.13\%$,$P = 0.000\ 8$)。在女性中,30~64 岁的所有年龄组的肺癌发病率均显著增加。尤其在 30~34 岁,35~39 岁,40~44 岁和 45~49 岁的年龄组中,女性发病率增加更明显。而在 2005 年至 2014 年间肺癌的死亡率呈显著下降趋势。

1999 年至 2012 年,在韩国进行的一项全国性肺癌流行病学研究中也报道,韩国女性肺癌发病率每年增加 1.7%,而男性每年下降 0.9%。

上述研究表明,随着肺癌筛查的普及,女性、非吸烟、年轻肺癌患者出现了显著增加,且大多数都属早期肺癌。

(罗晓阳)

参 考 文 献

[1] Agrawal A, Rangarajan V. PET/CT in lung cancer[M]. [S.l.]:Springer, 2018.

[2] Ambrosini V, Nicolini S, Caroli P. PET CT imaging in different types of lung cancer:an overview[J]. European Journal of Radiology, 2012, 81:988 - 1001.

[3] Anzidei M, Anile M. Diagnostic imaging for thoracic surgery:a manual for surgeons and radiologists[M]. [S.l.]:Springer International Publishing AG, 2018.

[4] Baldacci S, Kherrouche Z, Cockenpot V, et al. MET amplification increases the metastatic spread of EGFR-mutated NSCLC[J]. Lung Cancer, 2018, 125:57 - 67.

[5] Bankier A A, MacMahon H, Goo J M, et al. Recommendations for measuring pulmonary nodules at CT:a statement from the Fleischner Society [J]. Radiology, 2017,285(2):584 - 600.

[6] Borghaei H, Paz-Ares L, Horn L, et al. Nivolumab versus docetaxel in advanced nonsquamous non-small-cell lung cancer[J]. N Engl J Med, 2015, 373(17):1627 - 1639.

［7］ Bubendorf L，Buttner R，Al-Dayel F，et al. Testing for ROS1 in non-small cell lung cancer：a review with recommendations［J］. Virchows Arch，2016，469(5)：489－503.

［8］ Cho H H，Lee G，Lee H Y，et al. Marginal radiomics features as imaging biomarkers for pathological invasion in lung adenocarcinoma［J］. Eur Radiol，2020，30(5)：2984－2994.

［9］ Fan L，Fang M，Li Z，et al. Radiomics signature：a biomarker for the preoperative discrimination of lung invasive adenocarcinoma manifesting as a ground-glass nodule［J］. Eur Radiol，2019，29(2)：889－897.

［10］ Fu F，Zhang Y，Wang S，et al. Computed tomography density is not associated with pathological tumor invasion for pure ground-glass nodules［J］. J Thorac Cardiovasc Surg，2020.

［11］ Gniadek T J，Li Q K，Tully E，et al. Heterogeneous expression of PD－L1 in pulmonary squamous cell carcinoma and adenocarcinoma：implications for assessment by small biopsy［J］. Modern Pathology，2017，30(4)：530－538.

［12］ Gong J，Liu J，Hao W，et al. A deep residual learning network for predicting lung adenocarcinoma manifesting as ground-glass nodule on CT images［J］. European Radiology，2020，30(4)：1847－1855.

［13］ Gong J，Liu J，Hao W，et al. Computer-aided diagnosis of ground-glass opacity pulmonary nodules using radiomic features analysis［J］. Physics in Medicine & Biology，2019，64(13)：135015.

［14］ Harders S W，Balyasnikowa S，Fischer B M. Functional imaging in lung cancer［J］. Clin Physiol Funct Imaging，2014，34(5)：340－355.

［15］ Herbst R S，Baas P，Kim D W，et al. Pembrolizumab versus docetaxel for previously treated，PD－L1－positive，advanced non-small-cell lung cancer (KEYNOTE－010)：a randomised controlled trial［J］. Lancet，2016，387(10027)：1540－1550.

［16］ Hollings N，Shaw P. Diagnostic imaging of lung cancer［J］. European Respiratory Journal，2002，19(4)：722－742.

［17］ Ilie M I，Bence C，Hofman V，et al. Discrepancies between FISH and immunohistochemistry for assessment of the ALK status are associated with ALK 'borderline'-positive rearrangements or a high copy number：a potential major issue for anti-ALK therapeutic strategies［J］. Annals of Oncology，2015，26(1)：238－244.

［18］ International Early Lung Cancer Action Program I，Henschke C I，Yankelevitz D F，et al. Survival of patients with stage Ⅰ lung cancer detected on CT screening［J］. N Engl J Med，2006，355：1763－1771.

［19］ Kadota K，Nitadori J I，Sima C S，et al. Tumor spread through air spaces is an important pattern of invasion and impacts the frequency and location of recurrences after limited resection for small stage Ⅰ lung adenocarcinomas［J］. Journal of Thoracic Oncology，2015，10(5)：806－814.

［20］ Kameda K，Eguchi T，Lu S，et al. Implications of the eighth edition of the TNM proposal：invasive versus total tumor size for the T descriptor in pathologic Stage Ⅰ-ⅡA lung adenocarcinoma［J］. J Thorac Oncol，2018，13(12)：1919－1929.

［21］ Kauczor H，Wielpütz M O. MRI of the Lung［M］.［S.l.］：Springer，2018.

［22］ Koning H D，Aalst C V D，Jong P D，et al. Reduced lung-cancer mortality with volume CT screening in a randomized trial［J］. The New England journal of medicine，2020，382(6)：503－513.

［23］ Lee J K，Shin J Y，Kim S，et al. Primary resistance to epidermal growth factor receptor (EGFR) tyrosine kinase inhibitors (TKIs) in patients with non-small-cell lung cancer harboring TKI-sensitive EGFR mutations：an exploratory study［J］. Ann Oncol，2013，24(8)：2080－2087.

［24］ Lee S M，Park C M，Goo J M，et al. Invasive pulmonary adenocarcinomas versus preinvasive lesions appearing as ground-glass nodules：differentiation by using CT features［J］. Radiology，2013，268(1)：265－273.

［25］ Letovanec I，Finn S，Zygoura P，et al. Evaluation of NGS and RT－PCR methods for ALK rearrangement in European NSCLC patients：results from the European Thoracic Oncology Platform Lungscape Project［J］. Journal of Thoracic Oncology，2018，13(3)：413－425.

［26］ Li Y，Zhang T，Zhang J，et al. Response to crizotinib in advanced ALK-rearranged non-small cell lung cancers with different ALK-fusion variants［J］. Lung Cancer，2018，118：128－133.

［27］ Lin J J，Zhu V W，Yoda S，et al. Impact of EML4－ALK variant on resistance mechanisms and clinical outcomes in ALK-positive lung cancer［J］. J Clin Oncol，2018，36(12)：1199－1206.

［28］ Liu S，Wang R，Zhang Y，et al. Precise diagnosis of intraoperative frozen section is an effective method to guide resection strategy for peripheral small-sized lung adenocarcinoma［J］. Journal of Clinical Oncology，2016，34(4)：307.

［29］ Luo X，Zheng S，Liu Q，et al. Should nonsmokers be excluded from early lung cancer screening with low-dose spiral computed tomography？community-based practice in Shanghai［J］. Transl Oncol，2017，10：485－490.

［30］ Marinis F，Wu Y L，de Castro G Jr，et al. ASTRIS：a global real-world study of osimertinib in ＞3 000 patients with EGFR T790M positive non-small-cell lung cancer［J］. Future Oncol，2019，15(26)：3003－3014.

［31］ Martínez-Jiménez S，Rosado-de-Christenson M L，Carter B W. Specialty imaging：HRCT of the lung［M］. 2nd ed.［S.l.］：Elsevier Health Sciences，2017.

［32］ Munari E，Zamboni G，Lunardi G，et al. PD－L1 expression heterogeneity in non-small cell lung cancer：defining criteria for harmonization between biopsy specimens and whole sections［J］. J Thorac Oncol，2018，13：1113－1120.

［33］ Naidich D P，Bankier A A，MacMahon H，et al. Recommendations for the management of subsolid pulmonary nodules detected at CT：a statement from the Fleischner Society［J］. Radiology，2013，266(1)：304－317.

［34］ National Lung Screening Trial Research T，Aberle D R，Adams A M，et al. Reduced lung-cancer mortality with low-dose computed tomographic screening［J］. N Engl J Med，2011，365：395－409.

［35］ Nitadori J，Bograd A J，Kadota K，et al. Impact of micropapillary histologic subtype in selecting limited resection vs. lobectomy for lung adenocarcinoma of 2 cm or smaller［J］. J Natl Cancer Inst，2013，105(16)：1212－1220.

［36］ Ohno Y，Aoyagi K，Yaguchi A，et al. Differentiation of benign from malignant pulmonary nodules by using a convolutional neural network to determine volume change at chest CT［J］. Radiology，2020，296(2)：432－443.

［37］ Ravenel J G. Lung cancer imaging［M］.［S.l.］：Springer，2013.

［38］ Regier M，Kandel S，Kaul M G，et al. Detection of small pulmonary nodules in high-field MR at 3 T：evaluation of different pulse sequences using porcine lung explants［J］. European Radiology，2007，17(5)：1341－1351.

［39］ Ren S，Hirsch F R，Varella-Garcia M，et al. Atypical negative ALK break-apart FISH harboring a crizotinib-responsive ALK rearrangement in non-small-cell lung cancer［J］. Journal of Thoracic Oncology，2014，9(3)：e21－e23.

［40］ Rittmeyer A, Barlesi F, Waterkamp D, et al. Atezolizumab versus docetaxel in patients with previously treated non-small-cell lung cancer（OAK）: a phase 3, open-label, multicentre randomised controlled trial［J］. Lancet, 2017, 389（10066）: 255－265.

［41］ Shaw A T, Ou S H, Bang Y J, et al. Crizotinib in ROS1-rearranged non-small-cell lung cancer［J］. N Engl J Med, 2014, 371（21）: 1963－1971.

［42］ Shim S S, Lee K S, Kim B T, et al. Non-small cell lung cancer: prospective comparison of integrated FDG PET/CT and CT alone for preoperative staging［J］. Radiology, 2005, 236（3）: 1011－1019.

［43］ Travis W D, Brambilla E, Burke, A P, et al. WHO classification of tumours, volume 7 WHO classification of tumours of the lung, pleura, thymus and heart［M］. 4th Revised ed. Lyon, France: International Agency for Research on Cancer, 2015.

［44］ Ujiie H, Kadota K, Chaft J E, et al. Solid predominant histologic subtype in resected stage Ⅰ lung adenocarcinoma is an independent predictor of early, extrathoracic, multisite recurrence and of poor postrecurrence survival［J］. J Clin Oncol, 2015, 33（26）: 2877－2884.

［45］ Uruga H, Mino-Kenudson M2. ALK（D5F3）CDx: an immunohistochemistry assay to identify ALK-positive NSCLC patients［J］. Pharmgenomics Pers Med, 2018, 11: 147－155.

［46］ Wang S, Wang R, Zhang S, et al. 3D convolutional neural network for differentiating pre-invasive lesions from invasive adenocarcinomas appearing as ground-glass nodules with diameters ≤3 cm using HRCT［J］. Quantitative Imaging in Medicine and Surgery, 2018, 8（5）: 491－499.

［47］ Warth A, Muley T, Kossakowski C, et al. Prognostic impact and clinicopathological correlations of the cribriform pattern in pulmonary adenocarcinoma［J］. J Thorac Oncol, 2015, 10（4）: 638－644.

［48］ WHO Classification of Tumours Editorial Board. WHO classification of tumours: thoracic tumours［M］. 5th ed. Lyon: IARC, 2021.

［49］ Wu G, Woodruff H C, Sanduleanu S, et al. Preoperative CT-based radiomics combined with intraoperative frozen section is predictive of invasive adenocarcinoma in pulmonary nodules: a multicenter study［J］. Eur Radiol, 2020, 30（5）: 2680－2691.

［50］ Xia X, Gong J, Hao W, et al. Comparison and fusion of deep learning and radiomics features of ground-glass nodules to predict the invasiveness risk of stage-I lung adenocarcinomas in CT scan［J］. Frontiers in Oncology, 2020, 10: 418.

［51］ Ye T, Deng L, Wang S, et al. Lung adenocarcinomas manifesting as radiological part-solid nodules define a special clinical subtype［J］. Journal of Thoracic Oncology, 2019, 14（4）: 617－627.

［52］ Ye T, Deng L, Xiang J, et al. Predictors of pathologic tumor invasion and prognosis for ground glass opacity featured lung adenocarcinoma［J］. Ann Thorac Surg, 2018, 106（6）: 1682－1690.

［53］ Yoshida A, Kohno T, Tsuta K, et al. ROS1-rearranged lung cancer: a clinicopathologic and molecular study of 15 surgical cases［J］. Am J Surg Pathol, 2013, 37（4）: 554－562.

［54］ Zaharchuk G. Next generation research applications for hybrid PET/MR and PET/CT imaging using deep learning［J］. Eur J Nucl Med Mol Imaging, 2019, 46（13）: 2700－2707.

［55］ Zhong J, Li L, Wang Z, et al. Potential resistance mechanisms revealed by targeted sequencing from lung adenocarcinoma patients with primary resistance to epidermal growth factor receptor（EGFR）tyrosine kinase inhibitors（TKIs）［J］. J Thorac Oncol, 2017, 12（12）: 1766－1778.

［56］ Zhu W, Xie L, Han J, et al. The application of deep learning in cancer prognosis prediction［J］. Cancers（Basel）, 2020, 12（3）: 603.

第四章
肺癌的分期和治疗原则

第一节 · 肺癌的分期

TNM 分期系统是目前国际上主流的实体恶性肿瘤分期方法,在 20 世纪 50 年代被提出,在 70 年代被国际抗癌联盟(Union Internationale Contre le Cancer, UICC)和美国抗癌联合会(American Joint Committee on Cancer, AJCC)推荐作为非小细胞肺癌分期标准。自此,经过数十年的发展和几十万肺癌患者临床数据的验证,TNM 分期系统的准确性和可靠性均得到了充分的论证。

非小细胞肺癌的分期,到目前为止已经经历了 8 个版本的改进。2009 年,由国际抗癌联盟颁布的第 7 版肺癌 TNM 分期一直沿用至 2017 年。在第 7 版分期应用的 8 年间,随着肺癌的诊断和治疗水平不断提高,旧的分期标准暴露出一些问题,已经不能满足临床和科研的需求。在这样的背景之下,国际抗癌联盟采纳了 16 个国家的 35 个数据库包括了 7 万余例肺癌患者对第 7 版肺癌 TNM 分期进行重新修订,结果于 2016 年发布,并于 2017 年开始在全球实施新的肺癌 TNM 分期标准(表 4 - 1、表 4 - 2)。

表 4 - 1 IASLC 肺癌 TNM 分期(第 8 版)

T 分期

T_x:未发现原发肿瘤,或者通过痰细胞学或支气管灌洗发现癌细胞,但影像学及支气管镜无法发现

T0:无原发肿瘤的证据

Tis:原位癌

T1:肿瘤最大径≤3 cm,周围包绕肺组织及脏层胸膜,支气管镜见肿瘤侵及叶支气管,未侵及主支气管

    T1a:肿瘤最大径≤1 cm

    T1b:肿瘤最大径>1 cm,≤2 cm

    T1c:肿瘤最大径>2 cm,≤3 cm

T2:肿瘤最大径>3 cm,≤5 cm;侵犯主支气管,但未侵及隆突;侵及脏层胸膜;有阻塞性肺炎或者部分或全肺肺不张。符合以上任何一个条件即归为 T2

    T2a:肿瘤最大径>3 cm,≤4 cm

    T2b:肿瘤最大径>4 cm,≤5 cm

T3:肿瘤最大径>5 cm,≤7 cm;同一肺叶出现孤立性癌结节;直接侵犯以下任何一个器官:胸壁(包括壁层胸膜和肺上沟瘤)、膈神经、心包。符合以上任何一个条件即归为 T3

T4:肿瘤最大径>7 cm;与原发肿瘤同侧不同肺叶出现癌结节;无论大小,侵及以下任何一个器官,包括:膈肌、纵隔、心脏、大血管、气管、喉返神经、食管、椎体、隆突。符合以上任何一个条件即归为 T4。

续　表

N 分期

N$_X$：区域淋巴结无法评估

N0：无区域淋巴结转移

N1：同侧支气管周围和（或）同侧肺门淋巴结及肺内淋巴结有转移,包括直接侵犯而累及的

N2：同侧纵隔内和（或）隆突下淋巴结转移

N3：对侧纵隔、对侧肺门、同侧或对侧前斜角肌及锁骨上淋巴结转移

M 分期

M0：没有远处转移

M1：有远处转移

　　M1a：对侧肺内出现孤立的癌结节;胸膜和心包播散结节;恶性胸腔积液或心包积液(许多肺癌患者的胸腔积液是由肿瘤引起的。少数患者胸腔积液经过多次细胞学检查为阴性,既不是血性也不是渗出液,如果各种因素和临床判断认为胸腔积液和肿瘤无关,则不应将胸腔积液纳入分期因素)

　　M1b：远处器官单发转移灶为 M1b(包括非区域性单发转移淋巴结)

　　M1c：多个或单个器官多处转移为 M1c

表 4-2　肺癌 TNM 分期(第 8 版)

M0	N0	N1	N2	N3
T1a	Ⅰ A1	Ⅱ B	Ⅲ A	Ⅲ B
T1b	Ⅰ A2	Ⅱ B	Ⅲ A	Ⅲ B
T1c	Ⅰ A3	Ⅱ B	Ⅲ A	Ⅲ B
T2a	Ⅰ B	Ⅱ B	Ⅲ A	Ⅲ B
T2b	Ⅱ A	Ⅱ B	Ⅲ A	Ⅲ B
T3	Ⅱ B	Ⅲ A	Ⅲ B	Ⅲ C
T4	Ⅲ A	Ⅲ A	Ⅲ B	Ⅲ C
M1a	Ⅳ A	Ⅳ A	Ⅳ A	Ⅳ A
M1b	Ⅳ A	Ⅳ A	Ⅳ A	Ⅳ A
M1c	Ⅳ B	Ⅳ B	Ⅳ B	Ⅳ B

(李　航)

第二节 · **肺癌的治疗原则**

　　肿瘤治疗目标是：在保障远期生存的基础上,尽可能提高肿瘤控制率和改善患者生活质量。针对此目标,我们主张肺癌的治疗原则是基于多学科团队共同分析讨论病情,有计划地合理应用现有治疗手段的综合治疗模式。

　　肺癌组织学可分为非小细胞肺癌(non-small-cell lung cancer, NSCLC)和小细胞肺癌(small-cell lung cancer，SCLC），在治疗方法方面也可分为局部治疗和系统治疗。局部治疗包括：外科手术治疗、放射治疗和介入治疗等。系统治疗又称为全身治疗或内科治疗，包括：化疗、靶向治疗、免疫治疗等。谈到肺癌的治疗原则时，也要牢记癌症治疗的大原则，即早诊早治，尽量在癌症的早期阶段使用局部治疗的方法予以根除，这是让患者获益的最好方式。

总体来说，非小细胞肺癌多采取以手术等局部治疗为主的综合治疗；而对于小细胞肺癌，由于目前尚缺乏早期发现的方法，则常采取以化疗等系统治疗为主的综合治疗。具体来说，为一个肺癌患者制订治疗方案时，则要根据疾病分期和全身情况，经过多学科诊治团队讨论后做个体化处理。

一、非小细胞肺癌的治疗

1. 外科治疗

外科手术为可切除的 NSCLC 患者提供了长期生存和治愈的最佳机会。对于已经病理确诊或影像学疑似的 NSCLC 患者，须根据术前分期和肺功能等全身情况进行评估，明确手术适应证和禁忌证，以及确定手术方式。

（1）手术适应证：临床Ⅰ、Ⅱ期和部分ⅢA 期（T3N1M0）的非小细胞肺癌；ⅢA 期肺癌经新辅助治疗后能手术切除者。

（2）手术禁忌证：严重心、肺、肝、肾功能损害无法承受手术者；有远处转移未经系统治疗控制者。

（3）手术术式：以肺叶切除加肺门纵隔淋巴结清扫为标准术式，近年来的最新研究也发现，对于极早期肺癌（原位癌或微浸润癌）和预后较好的肺癌亚型（如贴壁型肺腺癌），亚肺叶切除术合并选择性淋巴结活检术或可成为首选。其他术式包括全肺切除术、肺局部切除术、扩大性肺切除术、气管支气管和（或）血管成形肺切除术。各类术式的选择必须按照最大限度切除肿瘤、最大限度保留肺组织的原则，根据具体情况具体决定。

（4）NSCLC 伴随寡转移的外科治疗：20 世纪 90 年代中期，Hellman 与 Weichselbaum 共同提出了"寡转移"的概念。寡转移状态是一段肿瘤生物侵袭性较温和的时期，存在于局限性原发灶与广泛性转移之间的过渡阶段，转移瘤数目有限并且转移器官具有特异性。对于 NSCLC 来说，如果癌症已扩散到大脑或肾上腺等其他器官，并且只有一个肿瘤，如果肺部肿瘤能完整切除或得到稳定控制后，手术切除寡转移的病灶可能会让患者受益。

2. 放射治疗

虽然外科手术是早期 NSCLC 的首选治疗手段，然而对那些因心肺功能差、合并其他内科疾病或患者高龄体弱不能耐受手术；或患者拒绝手术的情况，放射治疗是一种有效的治疗手段。根治性放射治疗可使部分病例获得与手术相当的长期生存结果。NSCLC 放射治疗包括如下情况。

（1）早期（Ⅰ/Ⅱ期）NSCLC 的根治性放射治疗：适应证包括早期（Ⅰ、Ⅱ期）及部分ⅢA 期的 NSCLC。

（2）术前放疗与术后放疗：前瞻性随机分组的研究认为术前新辅助放射治疗并无优势，但可能在 T3~4N0~1M0 的患者中有一定获益，目前也是研究的热点之一。术后辅助放疗目前认为适用于术后有肿瘤残存的病例或者术后病理证实有多站纵隔淋巴结转移的病例。

（3）局部晚期 NSCLC 的放射治疗：放射治疗与药物（包括化疗、靶向治疗和免疫治疗）的综合治疗是目前局部晚期 NSCLC 的治疗策略。目前认为能够提高生存率并对大部分病例起到姑息治疗效果，姑息性放疗的指证包括病变局限于一侧肺，有同侧肺门及（或）同侧和对侧纵隔淋巴结转移，及（或）同侧锁骨上淋巴结转移者。

（4）晚期 NSCLC 姑息性放射治疗：包括骨转移、脑转移等，主要目的为减轻症状，改善患者生活质量。

3. 内科治疗

内科治疗又称系统治疗或全身药物治疗，包括化疗、靶向治疗和免疫治疗。根据 NSCLC 的分型和分期，内科治疗可以应用在以下情况：① 手术前用药试图缩小肿瘤，或者消灭潜在的微转移灶，这被称为新辅助疗法。② 手术后用药试图杀死任何可能遗留下来的癌细胞，这被称为辅助治疗。③ 与放疗联合，作为辅助手段，治疗一些因为累及重要脏器而无法通过手术完整切除的肿瘤。④ 与放疗联合，作为主要手段，治疗局部晚期肿瘤或者因为一般情况较差、不能耐受手术的患者。

（1）化疗：NSCLC 最常用的化疗处方是包含铂类的两药联合使用方案。研究表明，添加第三种化学药物并没有增加太多益处，并且可能引起更多副作用。单药化疗有时用于常规疗程结束后的维持治疗（例如，培美曲塞治疗晚期肺腺癌），或者用于可能不耐受联合化疗的一般情况欠佳的患者。

（2）靶向治疗：当我们搞清楚了癌症是由于特定的驱动基因发生突变（driver mutation）从而产生的，我们就可以开发针对这些驱动基因的药物来治疗癌症，这称为靶向治疗。靶向药物与传统的化疗药物的作用机制是不同的，所以可以单独应用或与化疗联合应用，通过优势互补让治疗效果最大化。目前已经在临床应用的 NSCLC 靶向药物有以下几类：① 生长因子受体抑制剂（EGFR inhibitors）；② 肿瘤血管抑制剂（VEGF inhibitors）；③ 融合基因抑制剂；④ *BRAF* 基因抑制剂。更多针对其他靶点的药物正在研发或临床试验进行中。

（3）免疫治疗：免疫疗法是利用药物刺激人体自身免疫系统，使这些免疫细胞更有效地识别和破坏癌细胞。目前已经在临床应用的是免疫检查点药物（immune checkpoint inhibitors）。免疫系统的一个重要部分是它能够保持自身的正常细胞免受免疫细胞的攻击。为此，它使用"检查点"（一种免疫细胞膜表面的"开关"），通过它来启动（或关闭）免疫反应。癌细胞有时会使用这些检查点来避免被免疫系统攻击，所以人们开发出这种针对这些检查点的新药物作为癌症治疗的新的有效方法。

二、小细胞肺癌的治疗

SCLC 通常分为局限期或广泛期。在实际诊疗情况下，大多数 SCLC 患者在发现时已经扩散（广泛期），而且 SCLC 对化疗药物非常敏感，所以化疗通常在治疗初始阶段就开始使用。另一方面，SCLC 多见于吸烟者，研究表明诊断为肺癌后戒烟的患者往往比不戒烟的患者有更好的预后，故在治疗开始前告诫患者戒烟也是治疗的一部分。

1. 局限期 SCLC 的治疗

目前，局限期 SCLC 的标准治疗方案是化疗加局部放疗的综合治疗，化疗和放射治疗联合应用有 3 种方式：序贯治疗、交替治疗和同期放化疗。目前多数研究认为放射治疗开始的时间越早越好，尽管同期放化疗副作用最大，在患者全身情况可以耐受的情况下，目前认为应首选同期放化疗，以利于癌症治愈机会最大化。另一方面，最近的研究显示，对于一部分基本情况较好的临床 I 期 SCLC 患者，手术+术后辅助化疗也可达到不错的肿瘤控制率和远期生存目标。

文献报道，SCLC 患者大约有一半左右最终会出现脑转移，对于治疗后生存 2~5 年的病例，中枢神经系统复发率高达 80%。荟萃分析结果显示，SCLC 化疗后完全缓解的患者脑预防照射能够提高生存率及无病生存率。故 SCLC 患者经过放化疗，局部疾病得到有效控制后，在全身情况许可的情况下，还推荐全脑预防性放射治疗（prophylactic cranial irradiation，PCI）。

2. 广泛期 SCLC 的治疗

广泛期 SCLC 已经扩散至原发肿瘤以外的器官，手术或放射治疗不再作为初始治疗。对于广泛期 SCLC，如果健康状况良好，一线治疗方案一般选择单独化疗，或者化疗联合免疫治疗。这通常可以暂时控制癌症进展，减轻症状，并延长寿命。最常见的化学药物组合是依托泊苷加顺铂或卡铂，免疫治疗药物阿特珠单抗（Atezolizumab）可与依托泊苷和卡铂一起使用。大多数患者的肿瘤会随着治疗而显著缩小，有些患者还有可能达到影像学完全缓解。但在几乎所有广泛期 SCLC 的患者中，癌症仍将在某些时候复发。

如果广泛期 SCLC 对初始治疗反应良好，则可给予胸部放射治疗，这可以帮助具有广泛期 SCLC 的患者延长总生存时间，PCI 也被认为有助于预防大脑中的癌症进展。

总体而言，广泛期 SCLC 治疗效果较差。目前，许多临床试验正在积极开展，探索新的化疗药物和免疫药物的组合及其他新的治疗方法，对于尝试以上治疗方案仍旧病情反复的 SCLC 患者，推荐加入相匹配的临床试验。

三、姑息治疗

无论是 NSCLC 还是 SCLC，即使在穷尽以上所有治疗方案后，一部分患者最终可能还是会出现癌症无法控制的情况，或者因为患者本身一般健康状态太差，无法耐受以上任何治疗手段。这时，我们应该给予患者姑息治疗，又称为支持治疗，旨在缓解症状和最大程度改善患者的生活质量，包括以下治疗原则。

（1）尽可能保障肺部气道通畅：如果肿瘤在肺部气道中生长，它会阻塞气道并导致肺炎或呼吸急促等问题，治疗通常可以缓解气道阻塞。具体方法如支气管镜下激光或光动力治疗，放置气管或支气管支架以避免气道堵塞。

（2）缓解呼吸和循环压力：晚期肺癌往往有胸膜或心包转移，从而产生恶性胸腔积液或心包积液，这样会压迫肺脏或心脏，导致呼吸循环系统障碍。合理和适当地应用胸腔穿刺术或心包开窗术能减少积液从而减轻压迫。

（3）控制疼痛：放射治疗对骨转移引起的疼痛有一定效果，合理应用双膦酸盐类药物和各类止痛药物。

（4）心理疏导：有力的家庭支持和心理治疗专家的早期介入对晚期肺癌患者的生活质量有很大帮助。

（张裔良）

参 考 文 献

[1]   Chansky K, Detterbeck F C, Nicholson A G, et al. The IASLC lung cancer staging project: external validation of the revision of the TNM stage groupings in the eighth edition of the TNM classification of lung cancer.[J]. Journal of Thoracic Oncology, 2017: 1109 – 1121.

[2]   Goldstraw P, Chansky K, Crowley J, et al. The IASLC lung cancer staging project: proposals for revision of the TNM stage groupings in the forthcoming (eighth) edition of the TNM classification for lung cancer[J]. Journal of Thoracic Oncology, 2016, 11(1): 39 – 51.

第五章
肺癌的外科治疗

第一节 · 肺癌外科治疗基础

一、发展简史

肺癌的外科治疗始于 19 世纪末期，至今已有 100 多年的历史。1895 年 Macewen 采用热凝固法分期完成世界上首例全肺切除术。他的方法是：先把肿瘤外置，再把壁层胸膜和脏层胸膜缝合在一起，然后把肿瘤烧灼切除。这开启了外科方法治疗肺癌的历史。1933 年美国医生 Evarts A. Graham 为他罹患肺癌的朋友 James Gilmore 行左全肺切除，完成了世界上第一例真正意义上的左全肺切除术。术后患者存活 30 年，这被誉为胸外科发展史上的里程碑；1935 年，Nenhof Overholt 完成了世界上第一例右全肺切除术。当然，在早期，由于人们的认知有限，药物治疗的缺乏，认为只要最大限度地切除肿瘤，就可取得满意的治疗效果，所以当时肺癌的外科治疗以全肺切除为主。随着时间的推移，手术患者的数量广泛增多，大量的临床数据有比较的意义，1948 年 Nenhof Overholt 在比较了全肺切除和肺叶切除的治疗效果后，认为对于病变局限于肺叶内的肺癌，肺叶切除的效果优于全肺切除。同时美国肺癌研究协作组通过多年的回顾性研究，认为肺叶切除是最佳的肺癌外科治疗术式。另外，随着外科治疗的进展，医生们逐渐认识到淋巴结在肿瘤的转移中起着重要的作用，因此开始留意淋巴结的切除，1951 年 Cahan 在国际上首次介绍了肺癌外科治疗时纵隔淋巴结清扫术的概念。20 世纪 60 年代末，日本的成毛韶夫及其他欧美学者总结了肺癌淋巴引流的规律，让肺叶切除（包括联合肺叶切除）加纵隔淋巴结清扫术成为目前为止肺癌外科治疗的标准手术方式。

二、原则和指征

肺癌的治疗应当坚持多学科综合治疗和个体化治疗的原则，根据患者的身体状况、肿瘤的病理类型、TNM 分期和分子分型等因素制订治疗方案，合理运用手术、放疗、化疗、靶向治疗、免疫治疗等手段，以最大限度地延长患者寿命，提高生活质量。手术治疗是肺癌的主要治疗手段，也是目前临床治愈早期肺癌的重要方式。手术治疗可以切除肿瘤，并且可以明确病理类型、TNM 分期和分子分型，指导术后综合治疗。

肺癌的手术治疗应坚持如下原则：① 完全性切除原则：完全性切除手术（R0 手术）除完整切除原发病灶，且保证支气管、动静脉等所有切缘阴性外，还应该进行系统性肺门和纵隔各组淋巴结（N1 和 N2 淋巴结）切除。最少需要对 3 组肺内和 3 组纵隔淋巴结（N2）进行清扫或采样，并尽量保证淋巴结整块切除。建议右胸淋巴结清除范围为：2R、3a、3p、4R、7~9 组淋巴结和周围软组织，建议左胸淋巴结清除范围为：4L、5~9 组淋巴结和周围软组织。② 无瘤切除原则：肿瘤外科手术应尽可能避免引起肿瘤局部播散或远处转移的操作。③ "两个最大"原则：即最大限度切除肿瘤，同时最大限度保留有功能的正常肺组织。

肺癌的手术适应证包括：① Ⅰ、Ⅱ期和部分ⅢA 期（T1~2N2M0、T3N1~2M0、T4N0~1M0 可完全性切除者）的非小细胞肺癌（non-small cell lung cancer，NSCLC）；② 有单发对侧肺转移、单发脑或肾上腺转移的部分Ⅳ期非小细胞肺癌；③ Ⅰ期的小细胞肺癌（small cell lung cancer，SCLC）；④ 临床高度怀疑肺癌的肺内结节，经各种检查无法确定，可手术探查。肺癌的手术禁忌证包括：① 全身状况不佳，不能耐受手术，心、肺、肝、肾等重要脏器功能不全；② 绝大部分诊断明确的Ⅳ期、ⅢB 期和部分ⅢA 期非小细胞肺癌和Ⅱ期及以上的小细胞肺癌。

手术治疗一直被认为是治疗Ⅰ~Ⅱ期非小细胞肺癌的首选方法。大量研究和基于数据库的统计分析表明，手术治疗的效果优于不治疗或其他治疗方式。ⅢA 期 NSCLC 是异质性很大的一组疾病，其治疗目前尚无统一的标准模式，根据其原发肿瘤的侵犯和淋巴结转移情况不同，需采取不同的治疗策略，手术治疗在其中的地位也存在争议。但目前的各项临床研究均未能证明在ⅢA 期 NSCLC 的治疗中，任何一种局部治疗方式较其他方式具有明显优势，因此其治疗方式在不同国家和医院可能有所区别，手术治疗仍是ⅢA 期患者治疗的重要组成部分。对于存在脑、骨或肾上腺寡转移的晚期 NSCLC 患者，目前尚缺乏前瞻性大样本随机对照临床研究，多项回顾性研究显示，对于体力状况良好且肺部病变为 N0~1 的可完全切除患者，寡转移灶如可通过手术或放疗控制，则对肺部原发灶手术治疗较非手术治疗效果好。部分研究显示 T1 患者手术的疗效优于 T2、T3，N0 患者手术疗效优于 N1、N2，对于 N2 患者，鉴于疗效差，不主张手术治疗，可考虑 SBRT 或放化疗。早期小细胞肺癌也可接受手术治疗。手术获益的大部分数据来自回顾性研究，缺少大样本前瞻性临床试验。几项基于数据库的回顾性研究结果显示，术后淋巴结没有转移的 N0 患者，相对于没有接受手术治疗的 N0 患者，5 年中位生存时间从 15 个月提高到 40 个月。因此，T1~2N0 期小细胞肺癌患者可以从手术治疗中获益。

第二节 · **肺癌手术技术**

肺癌手术的类型多种多样，和肿瘤生长的部位、大小、病理类型、局部侵犯等诸多因素有关。目前常规开展的肺癌手术，根据手术入路，可以分为开放性手术、电视胸腔镜外科手术（video-assisted thoracic surgery，VATS）和机器人辅助胸外科手术（robotic-assisted thoracic surgery，RATS）；根据手术的范围，可以分为肺楔形切除术、肺段切除术、联合肺段切除术、肺亚段切除术、联合肺亚段切除术、肺叶切除术、联合肺叶切除术、支气管（血管）袖式切除术和全肺切除术，根据淋巴结切除的范围可以分为淋巴结清扫术和淋巴结活检术。在上一节中已经介绍，目前肺叶切除术加纵隔淋巴结清扫术是公认的肺癌根治手术的标准术式，其他手术的适应证是胸外科领域中仍有争议的问题，将在下一节中进行讨论，本节以肺叶切除术和纵隔淋巴结清扫术为例，介绍肺癌手术的操作技术要点。

一、手术切口

1. 开放手术的 muscle-sparing 切口

虽然目前电视胸腔镜外科手术越来越占据重要地位,但是开放肺叶切除术仍然是每一个胸外科医师必须熟练掌握的技术。目前在笔者单位(复旦大学附属肿瘤医院),开放肺叶切除术最常用的手术切口是保留肌肉的 muscle-sparing 切口(图 5-1)。与传统的后外侧切口相比,muscle-sparing 切口可以保留背阔肌,具有创伤小、疼痛较轻、功能影响小、开关胸时间短等优势,且不需要特殊开胸器械,能够满足绝大多数情况下肺叶切除术的暴露需求。而后外侧切口主要适用于支气管重建、中央型肺癌切除等复杂的手术。需要说明的是,手术的体位、切口和方法并没有一定之规,每个熟练的胸外科医师都有自己熟悉的操作方法,这里所介绍的是笔者所采用的方法,供读者参考。

患者取侧卧位,稍向后倾斜,以便主刀获得最佳的手术视野。患者胸廓下方垫枕,以保护臂丛,并使术侧肋间扩张。主刀站立于患者背侧,助手站立于腹侧。常规沿第 4 肋间,以背阔肌前缘为中心,在腋前线与腋后线之间沿肋骨方向做一个长为 10~15 cm 的切口,逐层切开皮肤和皮下组织,游离皮瓣,沿背阔肌前缘筋膜纵行切开,游离背阔肌,将背阔肌向后方牵开,钝性分离前锯肌,沿下肋上缘切开肋间肌进胸(图 5-1)。打开壁层胸膜前,应告知麻醉医师,确保已经进行单肺通气,避免因肺膨胀影响操作。用小撑开器柔和地撑开肋骨,再在胸廓内沿肋骨分别向前后扩大切开肋间肌,以增加肋骨的活动度。再柔和地将小撑开器撑大至 10 cm 左右,并在垂直于肋骨方向放置另一个小撑开器,撑开矩形切口。

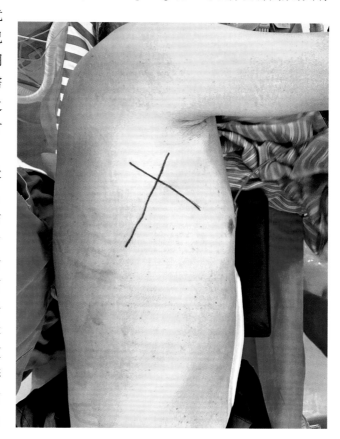

图 5-1　muscle-sparing 切口示意

平行于肋弓方向的线标志的是第 4 肋间切口的位置,垂直于肋弓方向的线标志的是背阔肌前缘的位置。

关闭切口时,用 PDS Ⅱ缝线跨过上下肋骨,在肋间隙连续缝合切口并拉拢打结,然后按解剖层次逐层缝合前锯肌、皮下组织和皮肤。如各层结构对合良好,切口内可不必放置引流。

2. VATS 切口

目前,VATS 肺叶切除术已经成为周围型肺癌的常规术式。根据 CALGB 研究,VATS 肺叶切除术的核心理念包括:使用非牵开肋骨切口;主切口不超过 8 cm;严格使用电视胸腔镜引导,避免直视胸腔;单独解剖和结扎肺门血管和支气管。

VATS 肺叶切除术的体位摆放和开放手术基本相同。VATS 肺叶切除术常规采用三孔操作,目前有些医院采用单操作孔(即两孔)或单孔操作,也取得了较好的效果。采用经典的三孔操作时,主刀站立于患者腹侧,两名助手在患者背侧,监视器位于患者头侧。通常先在腋后线第 8~9 肋间做一个直径 1.5 cm 左右的观察孔,置入 12 mm 穿刺套管针,然后置入胸腔镜探查,确认后续切口的位置。然后,在腋前线第 4 肋

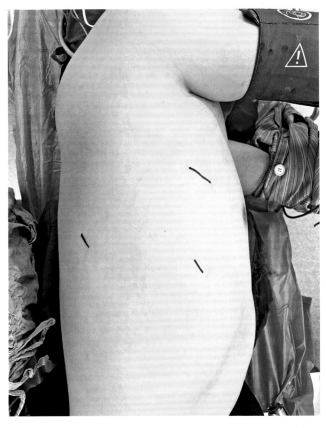

图 5-2 三孔胸腔镜切口示意

间做一个长约 3 cm 的主操作孔,在腋前线第 6~7 肋间做一个长约 1.5 cm 的副操作孔(图 5-2)。推荐使用合适大小的切口保护套保护切口。

关闭切口时,应逐层缝合肌肉和皮下组织。因切口较小,肌肉往往会收缩至皮下不易找到,所以应仔细识别肌肉层次,重建正常结构,避免出现切口积液、皮下气肿甚至切口疝。

二、肺叶切除术

1. 左上肺叶切除术

向后方牵拉肺,在肺门处自上而下可见肺动脉、上肺静脉和下肺静脉。打开上肺静脉上的胸膜,仔细游离上肺静脉后用直线切割缝合器白钉离断(图 5-3)。离断上肺静脉前应探查下肺静脉,因为在极少见的情况下,可能有上下肺静脉共干的情况。在肺门处进一步分离纵隔胸膜,切除静脉和动脉间的肺门淋巴结。仔细游离肺动脉第一支分支,用直线切割缝合器白钉离断。将肺向腹侧牵拉,从后方打开肺门处胸膜。再将上肺向

腹侧牵拉,下肺向背侧牵拉,显露斜裂。于中部打开胸膜,显露肺动脉分支。在背段动脉上方向后打隧道,用直线切割缝合器绿钉或蓝钉打开叶间裂。如叶间裂发育充分,也可用电凝切开。在基底段动脉下方向下打隧道,用直线切割缝合器绿钉或蓝钉打开叶间裂。此时可见上叶的若干支动脉,其分支存在较多变异,包括尖后段、前段和舌段动脉,用直线切割缝合器白钉离断(图 5-4~图 5-6)。最后,游离上叶支气管,用直线切割缝合器绿钉夹闭,请麻醉医师左肺通气,确认上叶萎陷,下叶复张良好,再行离断(图 5-7)。

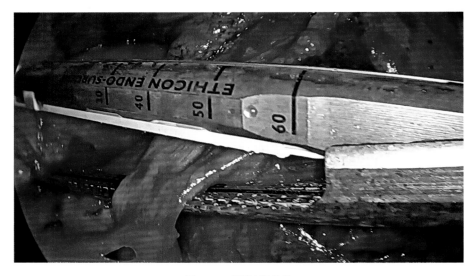

图 5-3 离断上肺静脉

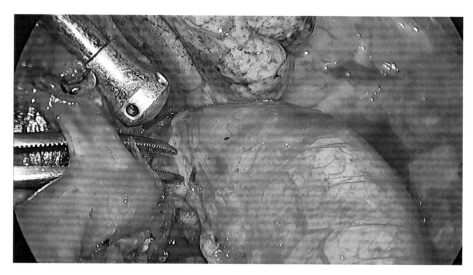

图 5 - 4 离断前段动脉

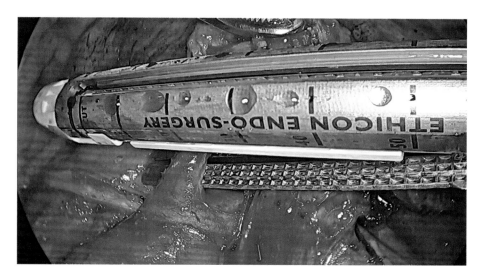

图 5 - 5 离断尖后段动脉

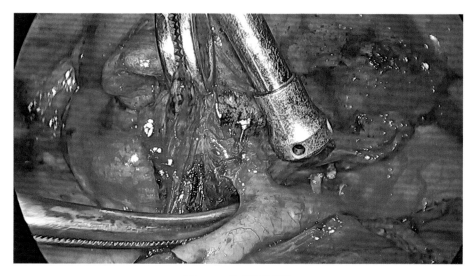

图 5 - 6 游离舌段动脉

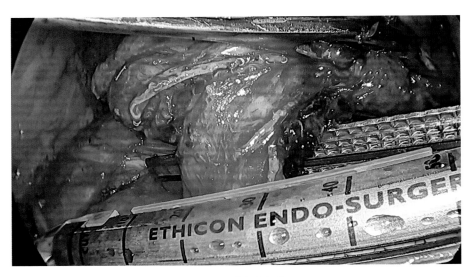

图 5-7　离断支气管

2. 左下肺叶切除术

与右下肺叶切除相似。向上牵拉下叶底部,自下向上分离下肺韧带,直至下肺静脉处。将肺向腹侧牵拉,自下向上打开纵隔胸膜,至肺动脉主干水平。向背侧牵拉肺,自下向上打开纵隔胸膜,至下肺静脉水平。游离下肺静脉,用直线切割缝合器白钉离断。将下叶向背侧牵拉,上叶向腹侧牵拉,显露斜裂。打开中间部位的胸膜,可见背段动脉和基底段动脉自肺动脉主干发出。如果叶间裂发育良好,可以用电凝打开叶间裂,如果发育不良,可以向上下方打通隧道后用直线切割缝合器绿钉或蓝钉打开叶间裂。游离背段和基底段动脉,用直线切割缝合器白钉离断。最后,游离下叶支气管,用直线切割缝合器绿钉夹闭,请麻醉医师左肺通气,确认下叶萎陷,上叶复张良好,再行离断(图 5-8 ~ 图 5-15)。

3. 右上肺叶切除术

向背侧牵拉肺,显露肺门。分离上肺静脉表面的纵隔胸膜,显露上肺静脉。上肺静脉由上叶静脉和中叶静脉汇合而成,其上方是肺动脉干。通常上肺静脉的最下一支属支是中叶静脉,需仔细保护。仔细游离上肺静脉,可用粗丝线套线牵引。用直线切割缝合器白钉离断上肺静脉。接下来,切除静脉后方动脉之间的肺门淋巴结。仔细游离肺动脉上干,应尽量游离较远的长度,将上干充分松解,因为一旦此处肺

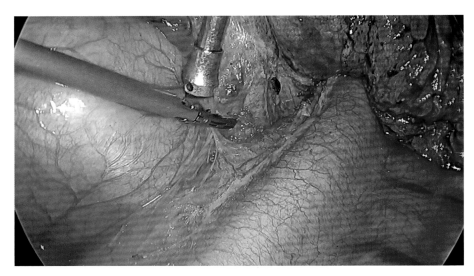

图 5-8　切开下肺韧带

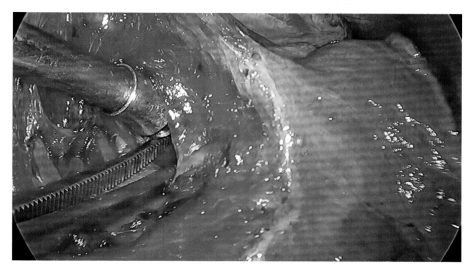

图 5-9　打通斜裂上段隧道

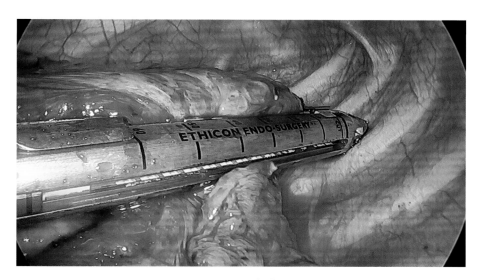

图 5-10　打开斜裂上段

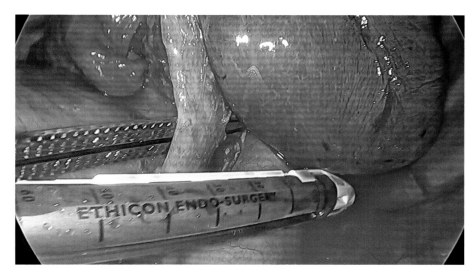

图 5-11　离断下肺静脉

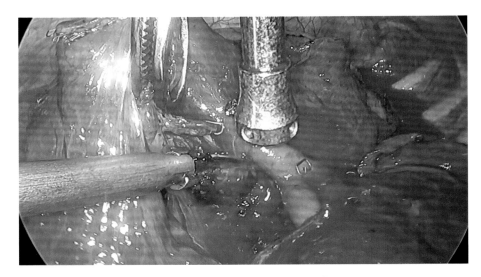

图 5 - 12　切除肺门淋巴结,暴露动脉

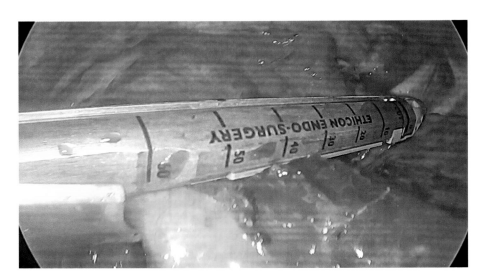

图 5 - 13　打开斜裂下段

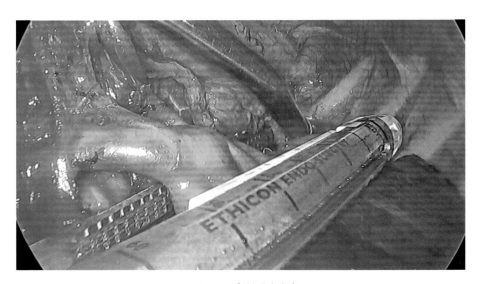

图 5 - 14　离断下叶动脉

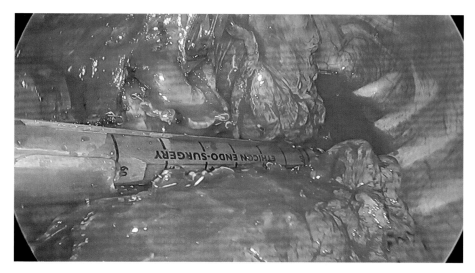

图 5 - 15 离断支气管

动脉撕裂,将导致大出血,止血非常困难。充分游离后,用直线切割缝合器白钉离断肺动脉上干。然后,将肺向腹侧牵拉,打开上叶支气管上下方的胸膜。再将上叶向腹侧牵拉,下叶向背侧牵拉,显露斜裂。在斜裂和水平裂相交处,打开胸膜,可见后升支动脉和背段动脉。在动脉上方向背侧打隧道,用直线切割缝合器切开斜裂上半部。如叶间裂发育充分,也可以直接电凝切开。游离后升支动脉,用直线切割缝合器白钉离断。游离上叶支气管,用直线切割缝合器绿钉夹闭,请麻醉医师右肺通气,确认上叶萎陷,中下叶复张良好,再行离断。最后,用直线切割缝合器绿钉或蓝钉切断水平裂(图 5 - 16~图 5 - 22)。

4. 右中肺叶切除术

向腹侧牵拉中叶,向背侧牵拉下叶,探查斜裂。打开斜裂中下部的纵隔胸膜,可见基底动脉和中间支气管的起始部。切除肺门淋巴结,游离中叶动脉,用直线切割缝合器白钉离断。向下探查,可见中叶静脉汇入上肺静脉。游离中叶静脉,用直线切割缝合器白钉离断。打开中叶和下叶之间的斜裂,如果发育完整,可以用电刀分离,如果发育不完整,可以用直线切割缝合器绿钉或蓝钉打开。游离中叶支气管,用直线切割缝合器绿钉夹闭,请麻醉医师右肺通气,确认中叶萎陷,上下叶复张良好,再行离断。最后,用直线切割缝合器绿钉或蓝钉切断水平裂(图 5 - 23~图 5 - 27)。

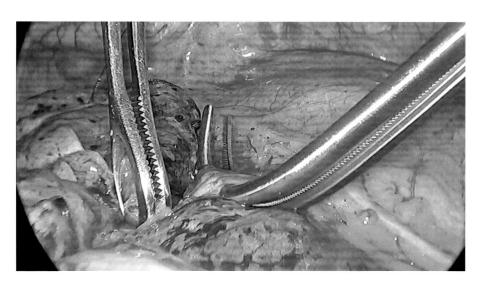

图 5 - 16 游离上叶静脉

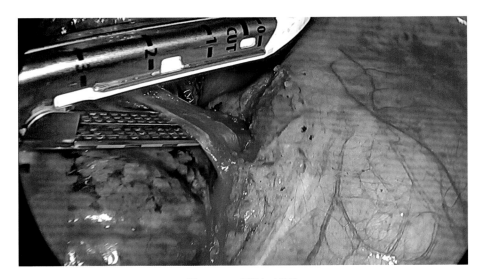

图 5-17　离断上叶静脉

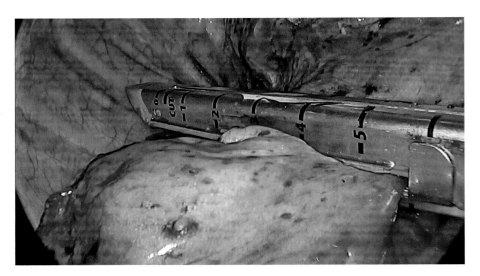

图 5-18　打开斜裂

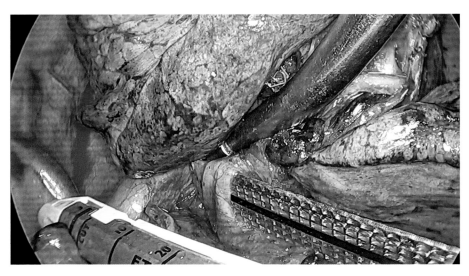

图 5-19　离断肺动脉上干

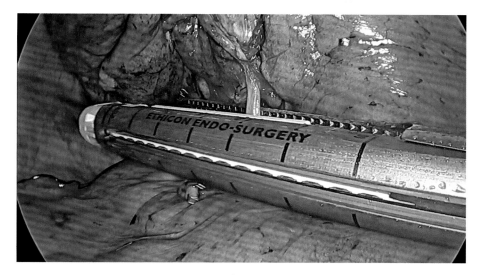

图 5 - 20　离断后升支动脉

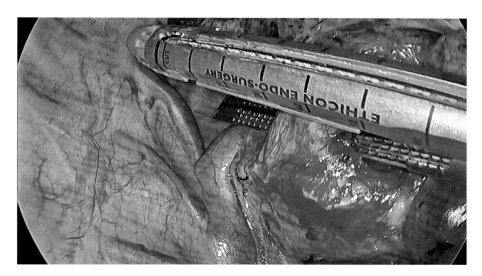

图 5 - 21　离断上叶支气管

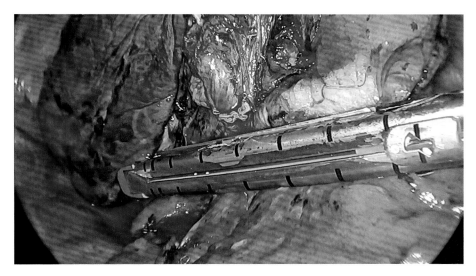

图 5 - 22　打开水平裂

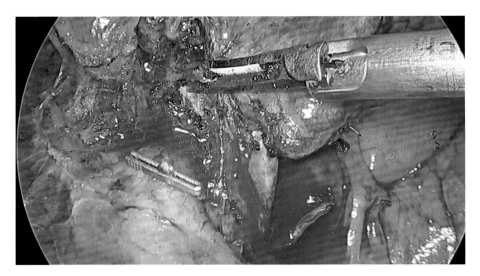

图 5 - 23　切除肺门淋巴结

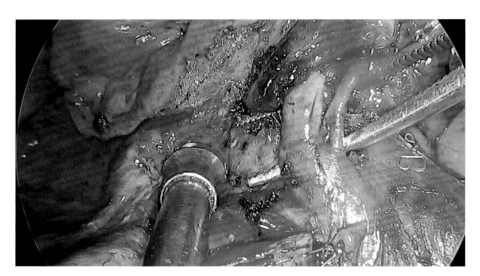

图 5 - 24　游离动脉

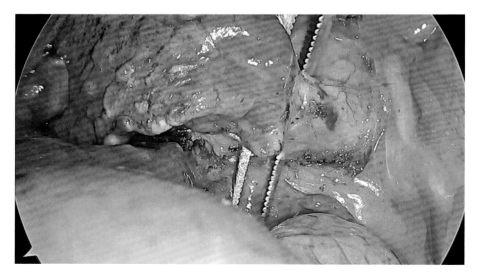

图 5 - 25　游离静脉

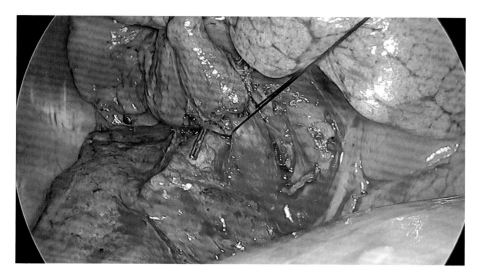

图 5 - 26 支气管套线牵引

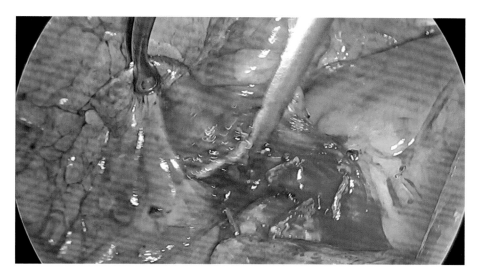

图 5 - 27 切割水平裂

可见动脉、静脉和支气管残端。

5. 右下肺叶切除术

右下肺叶切除可以看作是左下肺叶切除的镜像操作。向上牵拉下叶底部，自下向上分离下肺韧带，直至下肺静脉处。将肺向腹侧牵拉，自下向上打开纵隔胸膜，至上叶支气管起始段，切除上叶支气管和中间支气管间的淋巴结。向背侧牵拉肺，自下向上打开纵隔胸膜，至中叶静脉水平。游离下肺静脉，用直线切割缝合器白钉离断。将下叶向背侧牵拉，中上叶向腹侧牵拉，显露斜裂。打开中间部位的胸膜，可见背段动脉和基底段动脉自肺动脉主干发出。如果叶间裂发育良好，可以用电凝打开叶间裂，如果发育不良，可以向上下方打通隧道后用直线切割缝合器绿钉或蓝钉打开叶间裂。游离背段和基底段动脉，用直线切割缝合器白钉离断。最后，游离下叶支气管，用直线切割缝合器绿钉夹闭，请麻醉医师右肺通气，确认下叶萎陷，中上叶复张良好，再行离断。因中下叶支气管开口距离近，如果夹闭支气管过于靠近中间支气管，可能会造成中叶支气管狭窄，中叶不张，因此在离断下叶支气管前务必确认中叶支气管通畅。

三、纵隔淋巴结清扫术

系统性纵隔淋巴结清扫术指系统化地切除规定的解剖标志内的全部纵隔淋巴结。规范地进行系统性纵隔淋巴结清扫对于肺癌的病理分期非常重要。

1. 上纵隔淋巴结的清扫(右侧)

将上肺向下牵拉,在奇静脉上方、上腔静脉后方做一个 L 形切口,打开纵隔胸膜。清扫下方的第 2R、4R 组淋巴结,其范围前界为上腔静脉,后界为气管,上界为头臂动脉,下界为肺动脉干,内界为主动脉。第 2R 和 4R 组淋巴结的分界在无名静脉和气管相交的水平。用电刀一边仔细地钝性分离,以便切除区域内的淋巴结和脂肪结缔组织。此区域内通常有一两支小静脉回流至上腔静脉。上腔静脉表面有平行走行的膈神经,气管食管沟有平行走行的迷走神经,操作中应注意保护。清扫完成后应仔细观察是否有乳糜。上腔静脉前有 3a 组淋巴结,气管食管间有 3p 组淋巴结,可同时清扫(图 5 - 28)。

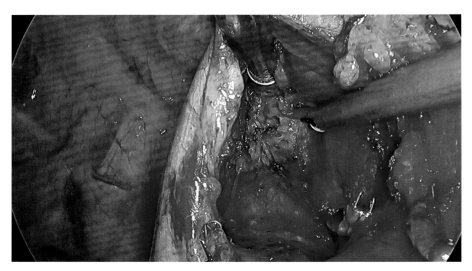

图 5 - 28　完成右侧上纵隔第 2R、4R 组淋巴结清扫

2. 下纵隔淋巴结的清扫(双侧)

将肺向腹侧牵拉并上提,在奇静脉(左侧是主动脉弓)至下肺静脉间,做平行于食管的切口,纵向切开纵隔胸膜。注意保护与食管平行的迷走神经。轻柔地打开食管和支气管、心包之间的间隙,可见位于其中的第 7 组淋巴结。先处理第 7 组淋巴结的后界,将食管(左侧时还有主动脉)向背侧推,用电刀将淋巴结从食管表面游离。再由浅入深将淋巴结从心包表面、支气管和隆突下方游离,直至对侧支气管。在游离过程中,会见到至少一支来源于主动脉的支气管动脉进入淋巴结中,必须牢固结扎或确切烙断(图 5 - 29)。再在下肺静脉后方食管表面解剖第 8 组淋巴结。在游离下肺韧带的同时,切除第 9 组淋巴结。

3. 主动脉旁淋巴结的清扫(左侧)

在主动脉上方、迷走神经和膈神经之间做纵向切口,切开纵隔胸膜,探查第 5、6 组淋巴结(图 5 - 30)。第 5 组淋巴结位于主动脉下方主肺动脉窗,第 6 组淋巴结位于主动脉旁。然后向深部清扫第 4L 组淋巴结。将主动脉和肺动脉分别向两侧推开,在第 5 组淋巴结深部、气管外侧可见第 4L 组淋巴结。清扫中要注意保护左侧喉返神经,还要妥善处理气管旁从主动脉上方发出的支气管动脉。

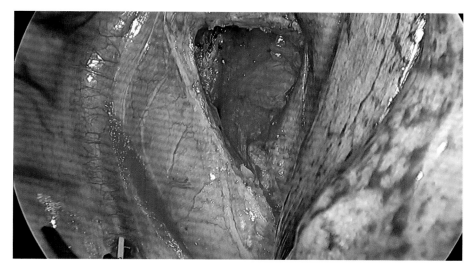

图 5-29 完成右侧下纵隔第 7 组淋巴结清扫

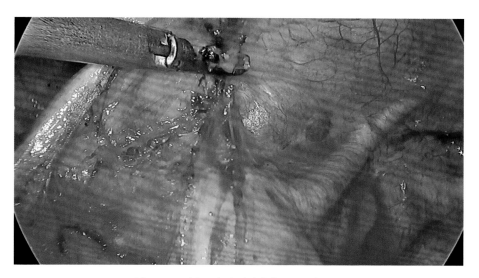

图 5-30 清扫左侧主动脉旁第 5、6 组淋巴结

可见迷走神经走行于主动脉弓上方,在其下方会发出迷走神经。

第三节 · 肺癌微创外科治疗

一、肺癌微创手术进展

随着科学技术的发展,肺癌的外科手术取得了跨时代的进步,微创化已经成为外科手术的发展方向。目前,肺癌微创手术主要包括微创开胸手术、电视胸腔镜外科手术(video-assisted thoracic surgery, VATS)和(达芬奇)机器人辅助胸外科手术(robotic assisted thoracic surgery, RATS)。

1. 微创开胸手术

虽然近年来 VATS 发展迅猛,但传统的开胸手术并未完全退出外科的舞台。因为在一些特殊情况下,开胸手术仍然具有相当的优势。开胸手术主要适用于部分局部肿瘤较大的晚期肺癌患者、胸膜腔广泛粘连、肺门多发钙化淋巴结或术中突发大出血等情况。开胸术的经典手术入路是后外侧切口,但因手术时需切断背阔肌、前锯肌,并切断肋骨等,手术创伤大,患者术后恢复较慢。现在很多医院采用了改良的微创开胸术(muscle-sparing 小切口开胸术),这种切口既能提供充分的手术视野和空间,完成各种常规的胸部手术,也能明显减轻患者术后疼痛,改善术后功能,缩短手术时间。

2. 电视胸腔镜外科手术(VATS)

20 世纪 80 年代,腔镜手术技术在普外科手术中取得成功后,很快就被胸外科医师所借鉴。1992 年,Lewis 首先报道了应用 VATS 进行肺叶切除术来治疗肺癌。1994 年,McKenna 报道,在电视胸腔镜下不但能完成常规的肺叶和全肺切除术,而且还能完成规范的纵隔淋巴结清扫术。从首次面世至今,经过 20 多年的发展,微创胸腔镜手术目前已成为早期肺癌外科手术的首选方式。大量研究表明,与传统开胸手术相比,VATS 显著减少了对胸壁结构的损伤,减轻了术后疼痛,利于患者术后恢复。胸腔镜不仅可以放大手术操作区,清晰地显示气管、血管、神经、淋巴结等细微的解剖结构,还能给术者提供更加广阔的手术视野,更容易显露有些常规切口难以暴露的部位,从而使手术更加精细、安全。VATS 手术在清扫淋巴结效果上不亚于开胸手术,甚至可能优于开胸手术。大量研究比较了通过 VATS 或开胸手术行肺癌根治手术(肺叶切除术+纵隔淋巴结清扫术)的术后并发症、患者生活质量和预后等指标。此类研究既有回顾性的非随机化研究,也有前瞻性队列研究。复旦大学附属肿瘤医院回顾性分析了 2009—2014 年间接受 VATS 或 muscle-sparing 小切口肺叶切除术+系统性淋巴结清扫术的 1 083 例 cT1N0M0 期 NSCLC 病例,并进行了倾向性匹配分析。结果发现,VATS 手术组患者术后拔除胸管时间更早,胸管引流量更少,住院时间更短,术后并发症的发生率也更低,长期随访发现,两组在无进展生存期和总生存期上均无显著差异。CALGB 39802 研究是一项评估 VATS 肺叶切除术的可行性和安全性前瞻性多中心临床试验,共入组 127 例患者,其中有 96 例成功施行了 VATS 肺叶切除术,结果表明该手术方式是安全可行的。最早的一项前瞻性对照研究是 1995 年由美国克利夫兰诊所和匹兹堡大学开展的,共入组了 61 例 I 期 NSCLC 患者,旨在比较 VATS 与开胸手术相比的短期优势。结果表明,两者在手术时间、出血量、清扫淋巴结数目、拔管时间、住院时间及术后疼痛等方面均无显著差异,VATS 组术后并发症率显著低于开放手术。近期,丹麦的一项前瞻性随机对照研究比较了 VATS 和开胸手术对患者术后疼痛、生活质量及近期效果的差异。共入组 206 例患者,最终 102 人接受 VATS 手术,99 人接受开胸手术,结果表明,VATS 组的术后疼痛显著减轻,生活质量显著提高,术后并发症与开胸组相比无明显差异。综合上述研究,目前认为,VATS 手术在术后疼痛、生活质量等方面优于开胸手术,在术后并发症和远期生存方面不劣于开放手术,甚至可能具有一定优势。基于大量研究的结果,目前 NCCN/ESMO/ACCP/CSCO 等肺癌指南均推荐解剖性肺叶切除术是肺癌的标准术式,微创技术下的 VATS 解剖性肺叶切除术作为肺癌治疗的首选术式。随着技术的进步,VATS 手术已演变出多种不同的手术方式。切口的数量从经典的三孔法,逐渐过渡到单操作孔(两孔)法,目前已发展到单孔法。Gonzalez - Rivas 等于 2011 年首次报道了单孔 VATS 左肺下叶切除术+系统淋巴结清扫术。2013 年 Gonzalez - Rivas 等进一步报道了 102 例单孔手术患者的实践经验,详细阐述了单孔 VATS(single-portal VATS, SPVATS)不同肺叶切除的过程,认为 SPVATS 也可完成肿瘤侵及胸壁、肺脏严重粘连、袖式肺叶切除、肺血管重建、巨大肿瘤等复杂情况的手术。目前 SPVATS 已经被广泛接受,特别是在上叶等具有相对优势部位得到了广泛的应用。SPVATS 可以看作是目前腔镜设备平台下,胸外科微创手术技术挖掘的极限。目前,治疗性肺癌微创手术的适应证尚未达成明确的共识,通常除了肿瘤侵犯脊柱椎体、肋骨、心脏、大血管、食管全层、喉返神经、膈神经或 > 3 cm 的气管和肺上沟瘤等情况外,绝大多数肺癌手术都可以采用微创手术完成。随着手术经验的积累和技术的进步,以往认为难以通过胸腔镜完成的手术也逐渐转变为手术适应证,包括:① 直径超过 5 cm 的肿瘤;② 肿瘤侵犯叶支气管,需行袖式支气管成形术;③ 新辅助化疗后的病例;④ 肿瘤侵犯至心包,但尚未侵犯心脏,可在胸腔镜下切除受侵犯的心包;⑤ 单发或单站 N2 阳性淋巴结,无淋巴结融合,评估可切除者。需要强调的是,微创手术的开展必须要在肿瘤外科无瘤原则的前提下进行,术前必须对患者的情况充分评估,结合手术医师及医院的经验进行,不论采取怎样的手术方式,都要以肿瘤的完整切除和患者的预后改善作为选择的"金标准"。

3. 机器人辅助胸外科手术(RATS)

机器人辅助外科手术系统最初是美国为了解决远洋或太空空间站的远程急诊手术会诊而研发的,然而随着其技术的日益成熟,克服了传统腔镜手术的诸多缺点,逐渐被美国和全世界很多医疗机构广泛用于日常的手术中。RATS 肺癌根治术的主要优点是手术操作较胸腔镜设备更加灵活,完成缝合等复杂操作更容易,淋巴结清扫更彻底。相反,它的缺点包括操作时间长和需要特殊设备,因而手术费用更为高昂,医师的训练费用也较高。传统 VATS 因仪器的技术缺陷导致了许多妥协。胸腔镜有两个重要局限性,其一是视频监视器上的手术图像是二维的,没有空间感;其二是必须使用非人体工程学的长而直的腔镜手术器械,手术操作灵活性较差。(达芬奇)机器人外科手术系统解决了这两个问题。与传统 VATS 相比,除了同样可以做到微创外,(达芬奇)机器人外科手术系统还具有独特的优点。外科医师的操作更加直观,高质量的三维图像提供了更好的视野,使用精密仪器可进行复杂的手术。与 VATS 使用的长直腔镜器械相比,(达芬奇)机器人外科手术系统为外科医师提供了更大的器械可操作性和更大的运动范围,手术机械臂拥有特殊设计的腕关节,末端关节具有 7 个自由度及转腕功能,可以如同人手一样做出屈伸和旋转动作,旋转范围可达 540°,是人手的 3 倍,甚至比人手更加灵活,利于在狭小空间的操作。同时机械臂可以完全过滤人手的抖动、震颤,分离气管、血管等精细操作更加便利。RATS 的成像系统也可谓精细微创外科的极致,其双目成像系统可以给术者提供一个高清裸眼三维图像,图像放大倍数可达 10~15 倍。而传统的 VATS 提供的是监视器上的二维图像,需要依靠胸外科医师根据经验获得三维结构,虽然现在也有三维胸腔镜设备,但并未广泛普及。在(达芬奇)机器人外科手术系统中,机械臂固定镜头后,由术者操作镜头移动、变焦,成像稳定性强,三维高清摄像机可以获得清晰的三维图像信息。2011 年,《柳叶刀》杂志发表了一篇题为《从二维到三维:手术的未来?》的论文,认为在未来的外科手术中,三维图像对真实的三维空间起着巨大的作用。在三维视野下,手术操作变得更加清晰和容易,手术学习曲线更短,简单的手术可以相对迅速地进行。对于有从开胸手术向胸腔镜手术过渡经验的外科医师来说,只要他们参与并有足够数量的患者,像包括机器人外科手术系统在内的新技术的发展就不会存在技术问题。据报道,RATS 的学习曲线比 VATS 短:一些研究认为,外科医师只需要进行 18~22 次机器人手术就能获得足够的技能。为了从 VATS 安全过渡到 RATS,Wei 等强调团队培训、熟悉仪器、故障排除和准备工作至关重要。Cerfolio 等指出观察经验是重要的第一步。经验不足的团队应该观察经验丰富的团队在一些机器人操作中的表现,而经验不足的团队可以理解为什么团队合作在机器人操作中很重要。另一些人报道说,RATS 和 VATS 最重要的区别之一是前者需要一套新的手册和良好的眼手协调能力。根据 Park 等的报道,医务人员,包括手术室的护士和技术人员、麻醉师和手术人员的努力对于缩短手术时间是必不可少的。然而,RATS 也并非完美。一个重要的缺点是其机械手操作缺少开放手术和 VATS 手术中手术器械带来的直观的触觉反馈。虽然三维成像系统和高清监视器可以弥补部分缺点,但仍有可能造成操作失误或设备损坏。几项对比研究表明,RATS 手术时间较长,住院总费用也较高,因而加重了医疗卫生财政负担。Veronesi 指出,除手术时间较长外,所需的专用器械对 RATS 不利。传统的(达芬奇)外科手术机器人 S 系统和 Si 系统需要一个床边的外科医师来缝合肺门结构并分离肺。在切割血管和支气管结构的过程中,机械吻合器的引入和激发通常由床边的外科医师进行,导致较长的操作时间。现在,(达芬奇)外科手术机器人 Xi 系统采用血管机器人切割缝合器,可方便地对肺血管进行切割缝合。血管机器人切割缝合器将减少手术时间。但不少研究也表明,RATS 在手术出血量、操作时间方面均可与 VATS 手术类似,部分甚至优于 VATS 手术,同时淋巴结清扫范围也可以达到开放手术的效果,并发症的发生率和住院时间均低于开胸手术和 VATS 手术,且安全可靠。Louie 等和 Veronesi 等都证明了 RATS 肺叶切除术有助于肺门和纵隔淋巴结的解剖和准确切除。Veronesi 等认为,RATS 肺叶切除术是可行的,安全的,并且在肿瘤方面是有效的。他们回顾性分析了 223 例接受 RATS 肺叶切除术的患者。术前诊断 N2 期 NSCLC 72 例(32%),术中诊断 151 例(68%)。223 例患者中,140 例(63%)接受术后辅助治疗,49 例(22%)仅接受手术治疗。局部复发 19 例(8.5%)。他们的结论是,RATS 肺叶切除术对 III 期非小细胞肺癌(NSCLC)或类癌患者是安全有效的,RATS 治疗 NSCLC 患者的存活率与开放手术患者相似。由于目前的报道以回顾性研究为主,因此有必要进行长期的和前瞻性的研究来评估 RATS 治疗晚期肺癌的疗效。展望未来,新一代(达芬奇)外科手术机器人支持单孔技术、FireFly 荧光显影,并将超声、CT 等影像信息融合于手术操作中;未来 RATS 将进一步融合全息投影、语音声控、人工智能和物联网等最新科技成果,在肺癌的外科治疗方面将更加便捷和微创化。

二、"微创治疗 3.0"理论

外科手术带来的创伤不仅包括手术切口的皮肤和肌肉损伤,还包括器官切除造成的相应功能损害,以及围手术期,特别是麻醉过程中呼吸、循环、血液、神经系统及肝脏、肾脏等重要器官的系统性创伤和心理精神的应激状态。因此,不能简单地把微创外科理解为"VATS"或某一项特定的外科技术,而应该理解为一种外科治疗的理念与原则。"微创外科 3.0"理论从三个层面对微创外科的理念进行了全面的概括:微创外科 1.0,即通过保留胸肌的小切口手术、VATS 或 RATS 等技术缩小手术切口,减轻手术对皮肤肌肉等造成的创伤;微创外科 2.0,即在影像、病理、放疗和化疗等多学科组成的综合治疗团队的支持下,既缩小手术切除范围,尽可能保留更多的正常组织,又不影响手术的治疗效果和患者的生存时间,例如在非浸润性肺腺癌患者中采用亚肺叶切除取代肺叶切除,中央型肺癌采用袖式切除取代全肺切除,在部分患者中采用选择性淋巴结清扫取代系统性淋巴结清扫等;微创外科 3.0,即改善围手术期特别是麻醉过程的管理,通过减轻呼吸、循环、血液、神经等系统及肝脏、肾脏等器官的创伤和心理的应激来减轻系统性创伤,这也是未来微创外科的发展中需要考虑和解决的问题。"微创外科 3.0"理论由表及里、从局部到整体地阐述了微创外科三位一体的深刻内涵,准确把握了微创外科的发展趋势,对于理解微创外科的理念具有重要的意义。

三、亚肺叶切除手术

亚肺叶切除术包括(亚)肺段切除术和肺楔形切除术。长期以来,肺叶切除术是早期肺癌外科治疗的标准术式,对于肺功能差,无法耐受肺叶切除术者,可以考虑采用亚肺叶切除术。1973 年,Jensik 等首次建议肺段切除术可以取代肺叶切除术,作为 I 期肺癌的手术方式。此后陆续有学者报道了类似的研究。与肺叶切除术相比,亚肺叶切除术具有肺功能损失小、围术期并发症和死亡率低等优势,且保留了术后发生第二原发肿瘤时的手术机会。另一方面,亚肺叶切除术因切除范围有限,有增加局部复发风险甚至影响总体生存的可能。围绕早期肺癌的肺叶切除术和亚肺叶切除术的争论一直未能达成共识,合理把握亚肺叶切除术的适应证是其关键。

亚肺叶切除术里程碑式的研究是由北美肺癌研究组（North American Lung Cancer Study Group, LCSG）开展的 LCSG 821 研究。该研究是一项多中心前瞻性临床试验,旨在比较肺叶切除术和亚肺叶切除术（包括肺段切除术和楔形切除术）治疗 T1N0 期 NSCLC 的效果。在美国和加拿大共 43 个研究中心参与,自 1982 年启动,至 1988 年完成入组,经过至少 4.5 年的随访,研究结果于 1995 年在 Ann Thorac Surg 发表。患者的入组标准为:临床分期为 T1N0 的周围型肺癌,在后前位和侧位胸片上肿瘤最大径 ≤ 3 cm,且支气管镜检查未见肿瘤。术者在术中需再次确认肿瘤大小符合 T1,术中冰冻病理检查确定引流区肺内、肺门及纵隔淋巴结符合 N0,每个区域至少需采样 1 枚淋巴结。术者在术中需评估局限性切除是否可行。术中经上述评估符合入组条件者,再当场电话联系研究中心进行分组并完成手术。行肺段切除术者,可切除最多两个相邻肺段。行楔形切除术者,要求切缘距离肿瘤至少 2 cm。最终,276 例患者进行了随机化分组,247 例患者最终纳入数据分析,且两组患者各项基线状况均衡。研究结果显示,与肺叶切除组相比,亚肺叶切除组的复发率增加了 75%,局部复发率增加 3 倍,总死亡率增加 30%,肿瘤相关死亡率增加 50%,且远期肺功能也没有明显优势。因此,该研究认为,亚肺叶切除术未能改善早期肺癌围术期并发症的发生率和死亡率,也未能改善远期肺功能,肺叶切除术仍然是早期肺癌的标准术式。

LCSG 821 研究设计严谨,结果明确,对早期肺癌的外科治疗产生了深远的影响,目前各项指南仍然把肺叶切除术作为早期肺癌的标准术式。然而,二十余年来,早期肺癌的治疗出现了很多新变化。首先,NLST 研究证明低剂量螺旋 CT 筛查可以降低肺癌的死亡率,低剂量 CT 肺癌筛查的普及率逐渐提高,肺部小结节的检出率明显增高。2013 年起,由复旦大学附属肿瘤医院牵头,联合上海市多个社区卫生服务中心开展了基于社区的低剂量 CT 肺癌筛查研究,共入组 11 332 人,诊断出原发性肺癌 27 例,肺癌检出率为 238/10 万,其中 0～Ⅰ期病例的比例高达 81.48%。这一结果表明,肺癌 CT 筛查的普及带来了肺癌疾病谱的变化,与 30 年前 LCSG 821 研究开展的时代相比,现在肺部小结节的检出明显增加,特别是以磨玻璃样结节为表现的这一类肺癌明显增加,是以往未曾遇到的情况。其次,2021 版肺肿瘤病理分类提出了浸润前病变和微浸润性腺癌的病理类型,第 8 版肺癌 TNM 分期进一步提出了 Tis 原位癌和 T1a（mi）微浸润性腺癌的分期,此类肿瘤的恶性行为及预后与其他病理类型的进展期肺癌存在较大差异。为了评估术中快速冰冻病理报告的准确性并指导手术,复旦大学附属肿瘤医院开展了相关研究。研究分析了 803 例周围型临床Ⅰ期肺腺癌病例,发现术中快速冰冻病理检查能够精确区分肺腺癌亚型,包括浸润性腺癌、不典型腺瘤样增生、原位腺癌和微浸润性腺癌,与术后常规石蜡病理的诊断符合率高达 95.9%。据此选择手术切除的方式,即对浸润性腺癌采用肺叶切除,而对不典型腺瘤样增生、原位腺癌和微浸润性腺癌采用亚肺叶切除,结果表明接受亚肺叶切除的不典型腺瘤样增生、原位腺癌和微浸润腺癌患者 5 年无复发生存率达到 100%。因此,根据术中冰冻病理结果可以指导肺癌手术方式的选择,该研究成果得到国内外同行的高度认可。再次,肺癌 CT 筛查发现了很多肺部多发结节病例,对这些患者往往无法对每个肺结节都施行肺叶切除术,只能选择亚肺叶切除术。最后,微创手术技术,特别是 VATS 亚肺叶切除术经过近 30 年的发展,技术日臻成熟,可以达到损伤小、并发症少、疼痛轻、恢复快的效果。因此,当今的时代要求胸外科医师重新审视 LCSG 821 研究的结论。

为了进一步明确亚肺叶切除在早期肺癌治疗中的效果,目前开展了多项多中心、前瞻性临床研究。2007 年,美国外科学会肿瘤学组（ACOSOG）和西南肿瘤协会（SWOG）联合组织的多中心前瞻性随机对照临床试验 CALGB 140503 启动,旨在比较直径不大于 2 cm 的Ⅰ期周围型 NSCLC 接受肺叶切除术或亚肺叶切除术的效果。研究拟入组 1 258 例患者,随机分组至肺叶或亚肺叶切除组,且尽可能采用 VATS 手术。主要研究终点为无进展生存期,次要研究终点包括总生存期、局部和全身复发率、肺功能及围术期并发症等。随后,日本也开展了两项类似的研究。JCOG 0804/WJOG 4507 L 研究于 2008 年启动,入组标准是直径≤2 cm、影像学上诊断为非浸润性、实性成分直径/总直径<0.25 的周围型肺腺癌,旨在评估楔形切除术的治疗效果。该研究在 2011 年已经完成总计 333 例患者的入组。该研究的首要终点是无复发生存期,研究结果仍未公布。同年启动的还有另一项研究 JCOG 0802/WJOG 4607 L,拟入组直径≤2 cm,但实性成分直径/总直径>0.25 的周围型肺腺癌,比较肺叶切除术与肺段切除术的效果有无差异。2013 年,研究的入组标准修改为实性成分直径/总直径>0.5。该研究已在 2014 年完成 1 106 名患者的入组,结果正在进一步随访中。除此之外,另一项非随机的前瞻性研究 JCOG 1211 也已经开展,拟评估肺段切除在直径 2~3 cm、实性成分直径/总直径<0.5 的肿瘤中的效果。该研究的首要研究终点为 5 年无复发生存率,已在 2015 年完成了 390 名患者的入组。相信随着上述研究结果的公布,亚肺叶切除术的适应证将逐渐清晰。

目前,各权威指南普遍推荐早期肺癌可选择亚肺叶切除术,但具体指征有所不同。NCCN 指南认为,肺段切除术(首选)或者楔形切除术可适用于下述患者:可保留肺组织很少或者因其他重要合并症而不能接受肺叶切除术;周围型结节≤2 cm,并至少符合以下标准中的一项:① 组织学类型为原位腺癌;② CT 检查显示肺结节中磨玻璃样成分≥50%;③ 影像学监测证实肿瘤倍增时间较长(≥400 天)。同时强调,亚肺叶切除术(肺段切除和楔形切除)应当达到肺实质切缘≥2 cm 或不小于结节的大小,且在不显著增加手术风险的情况下,还应对 N1 和 N2 淋巴结进行取样活检,除非在技术上没有可行性。ESMO 指南推荐肺段切除术,认为解剖性肺切除优于楔形切除,一般认为,纯 GGO 病变、原位腺癌或微浸润腺癌可行解剖性肺段切除,而 CT 上有实性成分的直径≥2 cm 的肿瘤仍然推荐行肺叶切除。ACCP 指南则认为,对于以 GGO 为主的≤2 cm 临床 I 期 NSCLC,亚肺叶切除优于肺叶切除,其他情况下,对于 I~II 期 NSCLC,肺叶切除优于亚肺叶切除。除非对于一般情况较差的患者,如因肺功能差或合并症等原因,围术期死亡风险高的患者,可考虑亚肺叶切除,但应注意保留充分的切缘。如果肿瘤直径<2 cm,应保证切缘大于肿瘤直径,如果肿瘤直径>2 cm,切缘应≥2 cm。

四、选择性淋巴结清扫手术

自 20 世纪 60 年代以来,肺门和纵隔淋巴结清扫即成为肺癌根治术中不可缺少的环节。根据肺癌淋巴结清扫方式与范围的不同,可将肺癌淋巴结清扫分为以下几种类型:系统性淋巴结清扫(systematic node dissection)、系统性淋巴结采样(systematic node sampling)、肺叶特异性系统性淋巴结清扫(lobe-specific systematic node dissection)、选择性淋巴结活检(selected lymph node biopsy)、扩大性淋巴结清扫(extended lymph node dissection)等。根据各指南推荐,肺癌根治术应进行系统性肺门和纵隔各组淋巴结(N1 和 N2 淋巴结)切除。最少需对 3 组肺内和 3 组纵隔淋巴结(N2)进行清扫或采样,并尽量保证淋巴结整块切除。

淋巴结清扫的主要意义在于准确的淋巴结病理分期可以为评估预后和指导术后治疗提供非常重要的参考信息。国际肺癌研究协会(IASLC)及第 8 版 TNM 分期的数据显示,病理 N0(无淋巴结转移)、N1(肺门及肺内淋巴结转移)、N2(纵隔淋巴结转移)和 N3(对侧淋巴结转移)期 NSCLC 患者的 5 年生存率分别为 75%、49%、36% 和 20%。此外,淋巴结转移情况是决定患者术后是否行辅助治疗的重要依据。LACE 荟萃分析总结了 5 项迄今为止质量最高的随机对照研究(IALT, ANITA, JBR10, BLT, ALPI)结果后发现,对 I 期肺癌术后含铂辅助化疗并不能改善预后,甚至有增加患者死亡风险的趋势(I A 期 $HR=1.40$; 95% CI: 0.95~2.06; I B 期 $HR=0.93$; 95% CI: 0.78~1.10),但对 II~III A 期患者辅助化疗可显著降低术后死亡风险(II 期 $HR=0.83$; 95% CI: 0.73~0.95; III 期 $HR=0.83$; 95% CI: 0.72~0.94)。对临床 I 期患者,有 20%~38% 的患者在系统性淋巴结清扫后升期,纵隔淋巴结的转移率为 12%~14%,而术前

CT 判断纵隔淋巴结转移的敏感度和特异度仅为 80% 和 60% 左右。Gajra 等报道,在临床 I 期患者中,术中切除淋巴结数与患者预后有显著相关性,其中切除 0~3 个、4~6 个、7~9 个和超过 9 个淋巴结,患者的 5 年生存率分别为 47%、73%、76% 和 79%（$P < 0.001$），这主要是由于在淋巴结切除较少的患者中,相当一部分患者的分期被低估了。对这部分患者,淋巴结清扫除了准确分期外,还可能让其从术后辅助化疗中得到生存获益。因此,系统淋巴结清扫在肺癌治疗中有重要价值。

近年来,随着 CT 筛查的普及,早期肺癌的发现率和预后较过去有了明显的提高。美国国家肺癌筛查研究（NLST）结果显示,CT 筛查发现的肺部结节绝大多数（95.8%）≤3 cm,在确诊为肺癌的病灶中,≤3 cm 的肺癌占 83.3%。虽然系统性淋巴结清扫目前是肺癌根治术的标准步骤,但在无淋巴结转移的早期患者中其必要性仍有争议。Izbicki 等在一项对比系统性淋巴结清扫与淋巴结采样的随机对照临床研究（$n = 169$）中发现,淋巴结清扫仅延长有淋巴结转移（pN1 和 pN2）患者的无复发生存（$P = 0.037$），但并不能降低无淋巴结转移（pN0）患者的局部复发率,且对生存也无显著影响。因此对 pN0 的患者行预防性淋巴结清扫并不能改善预后。此外,动物试验发现,淋巴结清扫可能抑制肿瘤免疫应答并加速肿瘤生长,反而对患者预后带来潜在威胁。另一方面,淋巴结清扫在增加手术难度和延长手术时间的同时也会造成手术创伤,可能增加出血、肺泡漏气、神经损伤及乳糜胸等并发症的发生率。在高龄患者中,淋巴结清扫可能增加术后心血管并发症的风险。因此,如何在保证肿瘤学预后的前提下,避免对 pN0 的早期肺癌患者进行纵隔淋巴结清扫以降低手术创伤,减少术后并发症的发生率是肺癌外科面临的挑战。

有学者研究了用系统性淋巴结采样代替淋巴结清扫。ACOSOG-Z0030 是迄今为止最大规模对比系统性淋巴结清扫和采样的前瞻性、多中心随机对照临床研究,在该研究中清扫组（$n = 525$）和采样组（$n = 498$）的肿瘤学预后无明显区别（5 年 DFS：68% vs. 69%，$P = 0.92$），局部（$P = 0.52$）、区域（$P = 0.10$）及远处复发（$P = 0.76$）也没有显著区别。但是,系统性采样并不能减少围术期并发症的发生率,采样组和清扫组的围术期死亡率无显著差异（2.0% vs. 0.76%，$P = 0.157$），术后主要并发症及住院时间也无显著差异。Huang 等在一项对比系统性清扫及采样的荟萃分析中回顾了 6 项随机对照研究发现,系统性淋巴结采样并不能降低术后并发症的发生率（$RR = 1.1$，95% CI：0.67~1.79，$P = 0.72$）。因此,淋巴结采样目前还无法成为早期肺癌的标准治疗。

有学者认为,选择性淋巴结清扫,即对部分淋巴结转移概率较小的患者不进行淋巴结清扫,可能成为解决这一问题的方法。该技术的关键在于发现 pN0 的准确预测指标。术中探查淋巴结的敏感性和特异性低,目前已基本被放弃。有学者报道,使用淋巴结示踪技术来确定可能发生肿瘤转移的淋巴结,可以优化清扫范围,实现清扫的精准化。目前常用的方法主要包括术前 ^{99m}Tc 标记硫胶体、锡胶体淋巴结闪烁判定法,以及术中使用生物活性染料,如吲哚菁绿、放射性核素法和近红外线法等。但上述方法准确性尚低,而且程序复杂、费用高昂,目前尚未大规模应用。通过增强 CT 或 PET-CT 对淋巴结分期的准确性也不甚理想。其中,CT 的阳性预测值为 0.16~0.88,阴性预测值为 0.54~0.83,约 38% 通过 CT 分期为 I 期的患者术后会升期。PET-CT 的阳性预测值为 0.4~1.0,阴性预测值为 0.71~1.0,但是敏感度仅为 50%~70%,且花费较高,尚难普及。因此,通过影像或核医学等各种技术直接评估淋巴结是否转移尚不成熟。

除淋巴结评估外,对原发肿瘤的评估（包括大小、影像学表现、肿瘤位置等）也能在一定程度上预测纵隔淋巴结转移的情况,可能成为评估淋巴结转移的可行指标。根据 2011 年 IASLC/ATS/ERS 及 2015 年 WHO 肺癌的分期分类标准,CT 筛查发现的纯磨玻璃结节以浸润前病变为主,包括不典型增生（AAH）、原位癌（AIS）、微浸润腺癌（MIA）,部分混合性磨玻璃结节可表现为贴壁亚型为主的浸润性腺癌（LPA）。有报道显示,原位癌、微浸润腺癌及贴壁亚型腺癌手术切除后 5 年生存率可接近 100%,显著优于其他亚型的浸润性腺癌（包括腺泡样、乳头状、微乳头状、实性亚型及黏液腺癌）。此外,纵隔淋巴结转移率在 AIS、

MIA 和 LPA 中极低,而在某些腺癌亚型(如微乳头状和实性亚型)中则显著增高。说明这部分在 CT 上以磨玻璃成分为主要表现而在病理上表现为贴壁亚型的肺癌可能是具有独特生物学特性的惰性肿瘤。对于这部分患者,传统的肺叶切除联合系统性淋巴结清扫是否仍有必要是目前争议的焦点。复旦大学附属肿瘤医院的研究发现,对于 AIS 和 MIA 等浸润前病变进行亚肺叶切除是安全可行的,5 年生存率可达 100%,同时,在区分 AAH/AIS/MIA 和浸润性腺癌上,术中冰冻病理的准确性高达 96.1%,因而可以用来指导手术方式的选择。进一步分析 1 074 例进行系统性淋巴结清扫的临床 I A 期 NSCLC 病例,其中纵隔淋巴结转移率为 12.6%(136/1 074),209 例 AIS/MIA/LPA 中无淋巴结转移,而其他亚型腺癌中,纵隔淋巴结转移率为 15.3%(106/695)。其中 147 例腺癌的术中冰冻病理结果发现,术中冰冻在区分 AIS/MIA/LPA 上的敏感性为 88.7%,特异性为 89.4%,总体准确性达 89.1%,在 64 例冰冻病理诊断为 AIS/MIA/LPA 的腺癌中,无一例发生纵隔淋巴结转移。因此,术中冰冻病理为 AIS/MIA/LPA 的临床 I a 期腺癌可免于清扫纵隔淋巴结。

对于病理类型是 AIS/MIA/LPA 的临床 I a 期腺癌以外的其他 NSCLC 而言,目前尚没有确切的证据支持如何进行选择性纵隔淋巴结清扫。Veronesi 等回顾了 193 例临床 I 期 NSCLC 患者发现,≤1 cm 的肺癌中无纵隔淋巴结转移。但根据复旦大学附属肿瘤医院的回顾性分析发现,即便<1 cm 的肺癌中,也有约 3% 的淋巴结转移率,而在 1~2 cm 的 NSCLC 中,纵隔淋巴结的转移率则升高至 8.5%~12%。因此,肿瘤大小不能作为预测 pN0 的理想指标。Flores 等报道了 607 例经 CT 筛查发现并行手术切除的临床 I a 期 NSCLC 病例,其中 CT 表现为亚实性结节(包括纯磨玻璃表现结节及含有部分实性成分的混合性磨玻璃结节)的纵隔淋巴结转移率<1%(1/151)。复旦大学附属肿瘤医院的研究发现实性成分比例(CTR)≤50% 的磨玻璃病变没有纵隔淋巴结转移。此外,Asamura 等发现在上叶肿瘤主要转移到上纵隔淋巴结,而跳跃转移到下纵隔的概率仅为 1.9%,据此,他们提出根据肿瘤位置及术中哨站淋巴结冰冻病理结果进行选择性纵隔淋巴结清扫的策略。但是肺叶特异性的选择性淋巴结清扫术后 pN2 的比例较系统性淋巴结清扫低(9.0% *vs.* 13.1%,*P*=0.01),说明该方案仍有一定缺陷。Riquet 等更是指出纵隔淋巴结转移不能认为是肺叶特异性,应当开展系统性纵隔淋巴结清扫。目前,关于选择性淋巴结清扫的临床研究正在进行中,其结果可能会对未来的淋巴结清扫方式提供指导。

五、肺结节术前定位技术

随着 CT 影像技术的进步及肺癌筛查的开展,肺部小结节的检出率不断增高。很多小结节需要在胸腔镜下进行亚肺叶切除手术治疗。此类肺结节体积较小,部分表现为磨玻璃样结节,缺乏实性成分。因此,胸腔镜手术中常常出现肺结节辨认困难,无法定位靶灶,给手术带来了困难和挑战。为了解决手术中肺小结节辨认困难的问题,目前出现了多种肺结节定位方法,本文将对各种方法做简短介绍。

(1)解剖标志物定位:是指利用肺结节与胸壁解剖结构相对固定的位置关系和肺膨胀萎陷的规律,手术医师在术中进行结节定位的方法。比较有代表性的是王群等提出利用人体解剖标志线+肺自然萎陷后自动呈现的线,进行定位的方法。肺萎陷后以水平距离变化为主,病灶和解剖标志间垂直距离变化细微。术前行胸部薄层 CT 辨别结节所在肺段,测量病灶与相应解剖标志线的距离。手术过程中利用膨肺技术,结合标志线,待肺膨胀后用电刀烧灼作为标记,进一步确定肺组织切除范围。该方法具有操作简单、经济、不需要特殊设备等优点,但是,由于肺组织与胸壁结构并非绝对固定,受个体差异、呼吸及体位影响,肺结节定位并不准确,定位失败风险较高。因此,手术医师应具有丰富的读片和手术经验。对于特定解剖位置的浅表肺结节,例如肺尖部、背段尖部、舌段等,可考虑采用本方法。

（2）CT引导下经皮穿刺定位：常用的技术有带钩金属丝（hook-wire）穿刺定位、弹簧圈定位和注射液体材料（包括亚甲蓝、含碘对比剂、医用胶、硫酸钡和放射性核素等）定位等方法。

1）带钩金属丝（hook-wire）穿刺定位：带钩金属丝穿刺定位是目前最常用的肺部小结节术前定位技术。带钩金属丝定位针由一根穿刺针和针管内的一根半刚性单钩线组成。带钩金属丝穿刺定位最早被应用于乳腺肿块的术前定位，后被应用于胸腔镜下肺结节的定位。操作方法为：定位前通过胸部CT扫描明确结节位置，固定穿刺体位，确定进针点、进针方向和进针深度，消毒、铺巾后于进针点行局部麻醉，使用hook-wire套针穿刺，穿刺结束后再行CT扫描，见套针位于结节中或其周围1 cm以内，即可拔出针套，释放倒钩，最后以敷贴于穿刺点固定导丝，定位结束。定位结束后患者应卧床，避免穿刺部位上肢大范围活动，尽快转运至手术室进行手术。需要注意的是，在穿刺进针时，穿刺的方向与壁层胸膜的角度尽可能接近90°，使定位针与胸壁的摩擦力最小，减少定位针在术前脱落移位的可能。将定位针固定于病变周围1 cm以内而不穿过病变，可避免病变通过针道种植转移至胸膜并且可保证病变完整性。手术医师在术中可以根据带钩钢丝的导引作用很快辨别病灶的具体位置和深度，进行病灶的切除。病理科医师也可根据带钩钢丝的导引而快速找到病灶行冰冻病理检查。因此，该方法具有缩短手术时间、减小手术创伤、操作简单快捷等优势。据报道其定位成功率可达97%以上，技术成熟可靠。定位失败的主要原因为肺组织与乳腺结构不同，质地疏松，且在呼吸过程中会周期性移动，导致定位后容易发生移位、脱落，手术切除后无法找到结节。常见并发症主要有气胸、穿刺点疼痛、肺实质血肿、肋间动脉出血等，但多数症状较轻，不需特殊处理，并且可在手术中进行探查。最严重的并发症是空气栓塞，但发生率极低。该方法的主要缺点是定位针倒钩难以拔出，如果穿刺过深，甚至在定位邻近叶间裂的结节时穿刺到邻近肺叶，可能导致切割缝合器直接切断钢丝并残留于肺实质中，或是为避免钢丝残留而切除过多正常肺组织。另外，定位针接触电外科设备时易融化断开，因此手术操作务必小心避免误伤。

2）微弹簧圈定位：微弹簧圈是一种血管外科行介入手术时应用于血管栓塞的材料，通常为铂金属丝，可长时间留置体内，安全性高，其有一定硬度，且可在X线透视下显像。1994年Asamura首次报道应用微弹簧圈进行肺结节的定位。该方法定位的操作与带钩金属丝（hook-wire）穿刺定位基本相同。目前肺结节微弹簧圈定位主要有两种技术。一种是将微弹簧圈完全置入肺内，对于结节较深、触诊不明显的情况，需要在术中用C臂机经X线透视后方可确保完整切除病灶及弹簧圈；另一种是把微弹簧圈的一端置于肺内，另一端留置于脏层胸膜外，可在术中直接观察到定位位置，无需术中X线再次定位，操作更为方便。且微弹簧圈堵塞针道可以有效降低气胸和出血的发生。与hook-wire相比，微弹簧圈定位的主要优势在于所用弹簧圈外连许多人造纤维毛，置入肺内后即形成卷曲状且有摩擦力，很难出现移位或脱落，可长时间留置于肺内。因此，通常于术前1天进行定位，定位后患者可以自由活动，不适感轻微。微弹簧圈定位的常见并发症与hook-wire定位基本一致。其主要不足之一是若病灶靠近叶间裂或位置较浅，在肺内不能盘曲成形将致脱落移位的风险增加；另一个不足是深部的微弹簧圈在术中触摸感觉有一定困难，通过C臂定位增加了手术辐射量及难度。

3）注射液体材料定位：即在CT引导下在肺结节处注射特定液体材料来定位，主要包括亚甲蓝、含碘对比剂、医用胶、硫酸钡和放射性核素等。此类方法操作较为方便，但不同材料各有优缺点。注射亚甲蓝的主要不足是染料可能在肺内或胸膜下扩散，容易造成定位不准，如定位时间和手术时间间隔较久，可能导致染料吸收而定位失败。注射碘油或含碘对比剂操作简单，但有引发肺动脉栓塞及大气道阻塞的风险，且要求手术医师暴露于X线下操作，也制约了碘剂在临床实践中的推广应用。医用胶是以α-氰基丙烯酸正辛酯为主体，添加聚甲基丙烯酸甲酯而成的一类生物制剂。具有遇水或组织液后数秒内固化且无毒的特性，在注射至结节附近后快速固化，稳定附着于肺组织中，无毒副作用，安全性高，不会随着时间推移扩散或者移位。但其如进入血管内会导致血栓形成甚至出现严重并发症,目前应用不广泛。硫酸钡定位是以其悬液在肺组织内形成圆形或椭圆形钡球,利用其密度大的特点定位,但其可能引起较严重的急性炎性反应甚至肺水肿,远期可能形成肉芽肿性炎和肺纤维化,应谨慎应用。放射性核素因具有放射性,对患者及手术人员可能造成辐射,且价格较高,设备复杂,使用较少。

(3)电磁导航支气管镜引导定位:电磁导航支气管镜技术出现于 2000 年,是将磁导航技术和支气管镜检查术及 CT 三维重建技术相整合开发的新技术。电磁导航支气管镜系统先通过 CT 进行患者支气管三维重建,根据 CT 三维重建图像模拟出虚拟导航的最佳路径,将患者置于电磁场中,经磁导航引导支气管镜准确到达常规纤维支气管镜无法到达的部位,并实时动态调整,最终引导导管到达目标区域,进行活检或将染料标记于相应脏层胸膜进行病灶定位。该方法的优点是并发症少、风险小,且定位精确、操作历时短、无辐射伤害,缺点是需要特殊的设备,费用较高,目前应用尚不广泛。

(4)其他肺结节定位方法包括:超声支气管镜引导定位、近红外荧光成像定位、计算机辅助导航系统定位等,但多数需要特殊设备,操作复杂,价格高昂,相比其他技术应用较少,在此不做更多介绍。

回顾这一百余年的发展历史,肺癌外科治疗技术日渐成熟,手术切除率逐渐提高,手术安全性逐渐改善,术后并发症逐渐降低,并且朝着微创化、个体化、多学科综合治疗的方向发展。目前肺癌手术的死亡率已降至 2% 以下,术后 5 年生存率可达 40%~60%,早期肺癌可以通过手术治愈。

(叶 挺)

参 考 文 献

[1] Aberle D R, Adams A M, Berg C D, et al. Reduced lung-cancer mortality with low-dose computed tomographic screening[J]. N Engl J Med, 2011, 365(5): 395-409.

[2] Albain K S, Swann R S, Rusch V W, et al. Radiotherapy plus chemotherapy with or without surgical resection for stage Ⅲ non-small-cell lung cancer: a phase Ⅲ randomised controlled trial[J]. Lancet, 2009, 374(9687): 379-386.

[3] Bendixen M, Jorgensen O D, Kronborg C, et al. Postoperative pain and quality of life after lobectomy via video-assisted thoracoscopic surgery or anterolateral thoracotomy for early stage lung cancer: a randomised controlled trial[J]. Lancet Oncol, 2016, 17(6): 836-844.

[4] Blasberg J D, Pass H I, Donington J S. Sublobar resection: a movement from the Lung Cancer Study Group[J]. J Thorac Oncol, 2010, 5(10): 1583-1593.

[5] Chang J Y, Senan S, Paul M A, et al. Stereotactic ablative radiotherapy versus lobectomy for operable stage Ⅰ non-small-cell lung cancer: a pooled analysis of two randomized trials[J]. Lancet Oncol, 2015, 16(6): 630-637.

[6] Cheng X, Onaitis M W, D'amico T A, et al. Minimally invasive thoracic surgery 3.0: lessons learned from the history of lung cancer surgery[J]. Ann Surg, 2018, 267(1): 37-38.

[7] Ciriaco P, Negri G, Puglisi A, et al. Video-assisted thoracoscopic surgery for pulmonary nodules: rationale for preoperative computed tomography-guided hookwire localization[J]. Eur J Cardiothorac Surg, 2004, 25(3): 429-433.

[8] Eberhardt W E, Pottgen C, Gauler T C, et al. Phase Ⅲ study of surgery versus definitive concurrent chemoradiotherapy boost in patients with resectable stage ⅢA(N2) and selected ⅢB non-small-cell lung cancer after induction chemotherapy and concurrent chemoradiotherapy (ESPATUE)[J]. J Clin Oncol, 2015, 33(35): 4194-4201.

[9] Ettinger D S, Wood D E, Aisner D L, et al. Non-small cell lung cancer, Version 3.2022, NCCN clinical practice guidelines in oncology[J]. J Natl Compr Canc Netw, 2022, 20(5): 497-530.

[10] Finley R J, Mayo J R, Grant K, et al. Preoperative computed tomography-guided microcoil localization of small peripheral pulmonary nodules: a prospective randomized controlled trial[J]. J Thorac Cardiovasc Surg, 2015, 149(1): 26-31.

[11] Ginsberg R J, Rubinstein L V. Randomized trial of lobectomy versus limited resection for T1 N0 non-small cell lung cancer[J]. Ann Thorac Surg, 1995, 60(3): 615-622, 622-623.

[12] Graham E A, Singer J J. Successful removal of an entire lung for carcinoma of the bronchus[J]. CA Cancer J Clin, 1974, 24(4): 238-242.

[13] Grills I S, Mangona V S, Welsh R, et al. Outcomes after stereotactic lung radiotherapy or wedge resection for stage Ⅰ non-small-cell lung cancer[J]. J Clin Oncol, 2010, 28(6): 928-935.

[14] Group M. Preoperative chemotherapy for non-small-cell lung cancer: a systematic review and meta-analysis of individual participant data[J]. Lancet, 2014, 383(9928): 1561-1571.

[15] Kohman L J, Gu L, Altorki N, et al. Biopsy first: lessons learned from cancer and leukemia group B (CALGB) 140503[J]. J Thorac Cardiovasc Surg, 2017, 153(6): 1592-1597.

［16］ Koike T, Kitahara A, Sato S, et al. Lobectomy versus segmentectomy in radiologically pure solid small-sized non-small cell lung cancer［J］. Ann Thorac Surg, 2016, 101(4): 1354 - 1360.

［17］ Liu S, Wang R, Zhang Y, et al. Precise diagnosis of intraoperative frozen section is an effective method to guide resection strategy for peripheral small-sized lung adenocarcinoma［J］. J Clin Oncol, 2016, 34(4): 307 - 313.

［18］ Nagata Y, Hiraoka M, Shibata T, et al. Prospective trial of stereotactic body radiation therapy for both operable and inoperable T1N0M0 non-small cell lung cancer: Japan Clinical Oncology Group study JCOG0403［J］. Int J Radiat Oncol Biol Phys, 2015, 93(5): 989 - 996.

［19］ Nakamura K, Saji H, Nakajima R, et al. A phase Ⅲ randomized trial of lobectomy versus limited resection for small-sized peripheral non-small cell lung cancer (JCOG0802/WJOG4607L)［J］. Jpn J Clin Oncol, 2010, 40(3): 271 - 274.

［20］ Pless M, Stupp R, Ris H B, et al. Induction chemoradiation in stage ⅢA/N2 non-small-cell lung cancer: a phase 3 randomized trial［J］. Lancet, 2015, 386(9998): 1049 - 1056.

［21］ Postmus P E, Kerr K M, Oudkerk M, et al. Early and locally advanced non-small-cell lung cancer (NSCLC): ESMO clinical practice guidelines for diagnosis, treatment and follow-up［J］. Ann Oncol, 2017, 28(suppl_4): v1 - v21.

［22］ Ramnath N, Dilling T J, Harris L J, et al. Treatment of stage Ⅲ non-small cell lung cancer: diagnosis and management of lung cancer, 3rd ed: American College of Chest Physicians evidence-based clinical practice guidelines［J］. Chest, 2013, 143(5 Suppl): e314S - e340S.

［23］ Remon J, Soria J C, Peters S. Early and locally advanced non-small-cell lung cancer: an update of the ESMO clinical practice guidelines focusing on diagnosis, staging, systemic and local therapy［J］. Ann Oncol, 2021, 32(12): 1637 - 1642.

［24］ Rosen J E, Keshava H B, Yao X, et al. The natural history of operable non-small cell lung cancer in the National Cancer Database［J］. Ann Thorac Surg, 2016, 101(5): 1850 - 1855.

［25］ Suzuki K, Nagai K, Yoshida J, et al. Video-assisted thoracoscopic surgery for small indeterminate pulmonary nodules: indications for preoperative marking［J］. Chest, 1999, 115(2): 563 - 568.

［26］ Timmerman R, Paulus R, Galvin J, et al. Stereotactic body radiation therapy for inoperable early stage lung cancer［J］. JAMA, 2010, 303(11): 1070 - 1076.

［27］ van Meerbeeck J P, Kramer G W, Van Schil P E, et al. Randomized controlled trial of resection versus radiotherapy after induction chemotherapy in stage ⅢA - N2 non-small-cell lung cancer［J］. J Natl Cancer Inst, 2007, 99(6): 442 - 450.

［28］ Veluswamy R R, Ezer N, Mhango G, et al. Limited resection versus lobectomy for older patients with early-stage lung cancer: impact of histology［J］. J Clin Oncol, 2015, 33(30): 3447 - 3453.

［29］ Yang C J, Kumar A, Klapper J A, et al. A national analysis of long-term survival following thoracoscopic versus open lobectomy for stage Ⅰ non-small-cell lung cancer［J］. Ann Surg, 2019, 269(1): 163 - 171.

［30］ Zhao Y, Li G, Zhang Y, et al. Comparison of outcomes between muscle-sparing thoracotomy and video-assisted thoracic surgery in patients with cT1 N0 M0 lung cancer［J］. J Thorac Cardiovasc Surg, 2017, 154(4): 1420 - 1429.

第六章
肺癌的放射治疗

作为传统的恶性肿瘤三大治疗手段之一,放射治疗(放疗)在肺癌的治疗中发挥着重要的作用。随着系统性治疗药物不断更新,外科手术技术的不断进步,以及放疗本身的设备与技术水平不断发展,放疗在肺癌治疗中的地位和实际应用策略也在不断发生着变化,但目前放疗仍然在各期肺癌治疗中扮演着重要的角色。

第一节 · 肺癌放射治疗基础

放射治疗是采用电离射线对恶性肿瘤进行杀伤的治疗手段。放疗至今已有超过一个世纪的历史,1896 年,也就是在伦琴发现 X 射线的第二年,就有人尝试采用 X 射线进行恶性肿瘤的治疗。伴随着物理技术、影像学技术及计算机技术的不断发展,放射治疗的技术也有了长足的进步。事实上,这些技术进步实现了放疗过程中靶区确定及照射剂量设计的个体化,由此带来了肿瘤放疗疗效的提高。

近半个世纪放疗技术最重大的发展就是由传统的二维放疗走向三维放疗。二维放疗中靶区的确定和计划设计基于常规透视功能的模拟定位机或单层 CT 图像,肿瘤与其周围正常组织器官是以二维的形式显示的。在这种情况下,需要照射肿瘤的立体形态、受照射体积及其与周围正常组织的三维关系均无法明确;放疗剂量的计算和表述也是二维平面方式,其对于受照射靶区和正常组织体积内的剂量立体分布也无法确切。因此二维的放疗技术条件下很难对患者进行个体化靶区的精确定位和照射剂量的精确实现。三维的放疗是基于 CT 图像进行的。利用 CT,肿瘤本身及其周围的正常组织器官可以被精确勾画,并重建出三维立体图像,在此基础上利用三维的放疗计划设计计算机系统(treatment planning system, TPS)。按照每个患者的情况个体化设计照射野的方向及每个射野的形状,从而可以更大程度保证靶区的照射剂量并保护周围正常组织。另外三维 TPS 还能够提供精确的组织剂量分布直方图(dose volume histogram,DVH)。DVH 对正常组织的受照射剂量提供了一个量化的剂量-体积直方图(图 6 - 1)。根据 DVH 能够精确判断某一治疗计划使正常组织产生并发症的可能性(normal tissue complication probability, NTCP)。在三维的放疗技术中最先出现的是三维适形放疗(3-dimensional conformal radiation therapy, 3D - CRT),继之又发展到更为高级的束流调强放疗(intensity modulated radiation therapy, IMRT)(图 6 - 2)。3D - CRT 能够保证每个照射方向的射野形状与需要照射的肿瘤靶区一致,但其每个射野每次照射均需要覆盖整个靶区,因而在相对比较复杂的情况下该方法则难以应付,如:需要照射的肿瘤周围有许多关键的正常组织脏器,或肿瘤与正常组织相关交错在一起而使得靶区的立体形状变得非常不规则等。IMRT 技术在能够满足 3D‑CRT 所有条件的基础上,还可以在每个照射方向把射野分成多个子射野进行照射,使得每个放射野内各部位的射线强度不同,从而相比于 3D‑CRT 有更大的自由度来调整剂量分布以满足肿瘤和正常组织的剂量学要求。David J. Sher 等基于美国国立癌症数据库(National Cancer Data Base,NCDB)分析了 2003—2005 年间的Ⅲ期非小细胞肺癌(NSCLC)同步放化疗中二维和三维放疗技术对于疗效的影响,结果显示三维放疗明显改善了患者 3 年和 5 年生存率。而在三维技术中,不同的研究显示 IMRT 相比于 3D‑CRT 可明显降低放疗毒副作用,并可能改善肿瘤的局部控制甚至患者生存率。目前,IMRT 有多种实现方式在临床上得以运用,如螺旋断层放疗技术(tomotherapy)、容积弧形调强技术(volumetric modulated arc therapy,VMAT)等,这些使我们面对不同患者的肿瘤形态特征时,能有更多个体化放疗技术的选择。

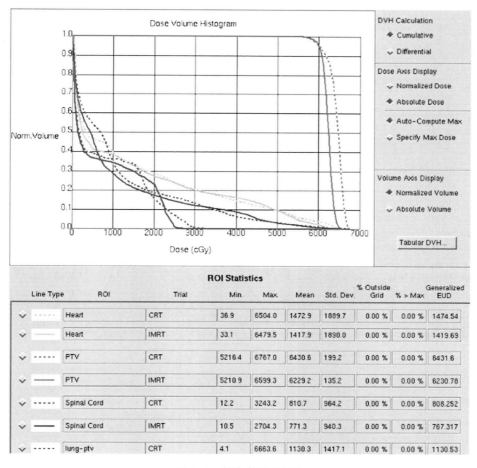

图 6‑1　剂量‑体积直方图

剂量‑体积直方图显示肿瘤、正常组织受照射的体积和剂量,临床上对肿瘤和不同的正常组织有各自的剂量要求,只有满足剂量要求的计划才能进行临床实施。虚线和实线分别代表 3D‑CRT 和 IMRT 计划。

立体定向放射治疗(stereotactic radiotherapy,SRT)是放射肿瘤学在技术上的一次革命性进步。其采用立体定向技术进行病变定位,采用外照射技术进行 1 至数次照射,以将放射治疗的高剂量精确投照到肿瘤病灶上,从而使肿瘤受到高剂量照射,而肿瘤周围正常组织受到低剂量照射。若采用单次照射,有人又将其称为立体定向放射外科(stereotactic radiosurgery,SRS)。SRT 最早应用在颅内病变上,后来逐步发展到颅外,并将其称为体部立体定向放射治疗(stereotactic body radiation therapy,SBRT)。SRT 是以三维为基础的一种放疗方式,事实上包括 3D‑CRT 和各种 IMRT 技术都可以实现这种照射。但对于 SRT 而言,由于照射次数少,而总的生物等效剂量又很高,因此单次的照射剂量相比于常规放疗要高得多。因

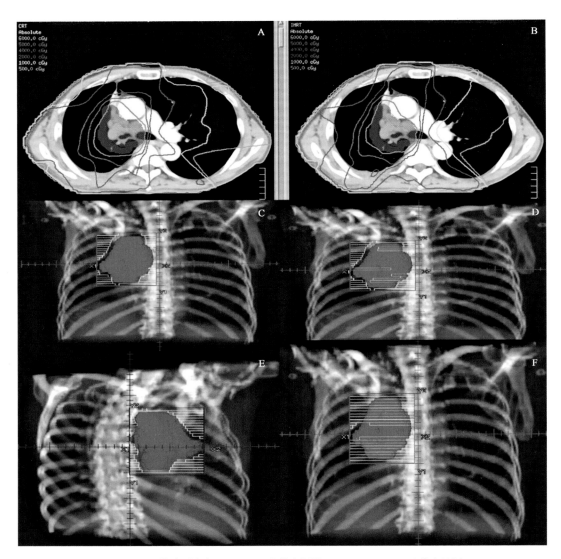

图 6-2　三维适形放疗(3D-CRT)和静态调强(step-and shot IMRT)放疗计划

A、B：靶区和等剂量线，A 是 3D-CRT 计划，B 是 IMRT 计划。C、E：3D-CRT 计划肿瘤在不同照射方向上投影的形状，由多叶准直器(multi-leaf collimator，MLC)产生，要求照射野的形状与肿瘤投影的形状一致。D、F：静态 MLC 技术(step-and shot SMLC) IMRT 计划在同一个射野方向上的子射野，由 MLC 产生。

此对于病变大小的要求，以及影像技术、器官运动和体位误差的控制技术等要求就更高。

　　在放疗技术的进步中，除了放疗的实施本身从二维走向三维外，各种辅助技术也在不断发展。对于肺癌放疗而言，不得不提的就是呼吸运动的控制技术。由于肺部肿瘤的位置甚至形状会随着呼吸运动而不断的运动变化，因此在放疗中对于这种运动的把控就非常重要。最初对于呼吸运动的处理方式是在肿瘤周围外放一定的运动安全边界，并对于这边界给予足够剂量的照射。由于每个患者肿瘤的呼吸运动幅度不同，每个肿瘤在各个方向上的运动幅度也不一致，因此上述方法实则是个非常粗糙的方式。虽然有不少尝试，如采用腹部加压技术、主动呼吸控制(active breath control，ABC)技术、呼吸门控(breath holding)技术等方法减小呼吸运动，但多数时候由于原发性肺癌患者相对年龄较大、呼吸功能较差等原因而不能广泛开展。四维 CT(4-dimensional CT，4D-CRT)能够将时间信息与实时位置管理系统获取的患者同步呼吸信号整合到 CT 图像中，实现动态体积重建和不同呼吸时相的划分。简言之，基于 4D-CRT 我们可以获取不同呼吸时相的 CT 图像，在这些不同时相的 CT 图像上，分别进行靶区勾画并融合叠加，即可产生包含有呼吸运动信息的靶区范围，这就真正做到了个体化的呼吸运动管理。

第二节 · 非小细胞肺癌的放射治疗

放疗可应用于非小细胞肺癌(NSCLC)的各个分期,其治疗目的也包括了根治性与姑息性两个方面。

一、早期 NSCLC 的放射治疗

1. 早期 NSCLC 的放疗方式

解剖性肺叶切除加系统性淋巴结清扫一直以来被认为是早期 NSCLC 的标准治疗,但有不少肺癌患者常合并有心肺功能不全、中枢和外周血管疾病及其他全身系统疾病等不能耐受手术治疗,还有部分患者不愿意接受手术治疗。对于不能或不愿接受手术治疗的早期 NSCLC 患者,过去主要采用常规分割放疗的方法,5 年生存率仅 10%~30%,远低于手术的疗效,且局部复发是其主要的失败表型,这也就提示放疗的剂量强度需要增加。采用 SBRT 技术后早期 NSCLC 的放疗生物等效剂量可以得到明显提高,从而放疗疗效也获得较大改善。CHISEL 研究是一项随机对照Ⅲ期临床研究,旨在比较Ⅰ期 NSCLC 患者接受 SBRT 治疗(54 Gy/3 次或 48 Gy/4 次)和常规放疗(66 Gy/33 次或 50 Gy/20 次)的疗效,共有 101 例患者入组,结果显示无论在肿瘤的局部控制率还是总生存率上 SBRT 均占明显优势。

SBRT 引入早期 NSCLC 的治疗后,欧美国家又进行了一系列的前瞻性临床研究,所选择的患者多为因医学原因不能接受手术及少部分不愿意手术者,结果均显示 SBRT 对于早期 NSCLC 具有良好的安全性和肿瘤局部控制率。总体而言,目前 SBRT 治疗早期 NSCLC 的 3 年局部控制率为 92%~97%,区域淋巴结复发率为 3%~10%,远处转移是主要的失败模式,发生率为 10%~25%,这样的近期疗效是与手术相当的。2017 年初,来自美国 MD Anderson 肿瘤中心的 Sun B 等报道的一项采用 SBRT 治疗早期不能手术的 NSCLC Ⅱ期临床研究,其长期随访结果显示 5 年生存率可达 55.7%,也与手术相当,这也告诉我们,SBRT 对于早期 NSCLC 是一个根治性的治疗手段。目前 SBRT 已成为因医学原因不能耐受手术和不愿接受手术的早期 NSCLC 的标准治疗方法。

2. 特殊情况早期 NSCLC 的 SBRT 治疗

前面已提到,早期 NSCLC 的 SBRT 治疗主要在因医学原因不能耐受手术的患者中进行,而从技术因素本身考虑 SBRT 更适于病灶离重要组织结构较远的、大小相对较小的肿瘤。事实上,继往研究认为 SBRT 获得成功应用的绝大多数为周围型且病灶直径在 4~5 cm 以下的患者,但也有部分研究对 SBRT 在特殊情况早期 NSCLC 中的治疗价值进行了探索。

对于部分因肺功能不全的原因临界可手术的早期 NSCLC 患者行亚肺叶切除是外科医师的一个选择,与此同时,也有不少研究探索了 SBRT 在这部分患者中的治疗疗效。Inga S. Grills 等回顾性分析了美国 William Beaumont 医院 124 例行肺楔形切除(69 例)和 SBRT 治疗(55 例)的 T1~2N0M0 的 NSCLC 患者。结果发现,中位随访 30 个月时两组患者的区域复发率和远处转移率均无差别,局部复发率 SBRT 组 (4%)低于楔形切除组(20%)(P=0.07),而肿瘤特异性生存率两组相当。事实上,SBRT 亦已成为因肺功能不全而临界可手术的早期 NSCLC 患者亚肺叶切除手术外的另一选择。

来自美国印第安纳大学的一项单臂前瞻性Ⅱ期临床研究旨在探索采用剂量为(20~22 Gy)×3 次的 SBRT 治疗早期 NSCLC 的疗效,入组了包括周围型和中央型病灶的患者。结果发现虽然患者总体的 2 年局部控制率达 95%,但中央型肺癌 SBRT 治疗后 3~5 级的不良反应较周围型肺癌明显增高,并有 4 例患者因治疗而死亡。基于此,病灶位于支气管树 2 cm 以内的中央型区域也一度成了 SBRT 治疗的"禁飞区"。随着放射治疗技术的进步,更先进的调强放疗技术的应用可以使高剂量放疗更好地避开重要组织,此外也有不少学者通过改变剂量分割方式的方法对"禁飞区"进行了不断的挑战,结果提示良好的可行性。RTOG 0813 研究是对中央型 NSCLC 进行 SBRT 治疗的剂量递增试验,在照射次数均为 5 次的情况下,单次放疗剂量从 10 Gy 开始,按照每次提高 0.5 Gy 逐步递增至 12 Gy,并对靶区附近的重要器官进行了严格的剂量控制。近期结果显示,在入组的 120 例患者中,有 5 例出现剂量限制性毒性,最大耐受剂量为 12 Gy/次;单次照射剂量为 11.5 Gy 和 12 Gy 的 71 例患者 2 年局部控制率接近 90%,与周围型肺癌相当。RTOG 0813 初步研究结果提示,在合适的技术及合理的剂量分割模式下,SBRT 治疗中央型 NSCLC 是安全有效的,值得进一步探索。

美国印第安纳大学 McGarry 等研究发现,当 GTV 超过 10 cm³ 时,将明显增加 3~5 级放疗的不良反应发生率。事实上,出于毒性反应的考虑,在 SBRT 治疗早期 NSCLC 的前瞻性研究中,入组的多数是病灶不超过 4~5 cm 的患者,因此对于病灶超过 5 cm 的患者并不具有太多的经验,但也有学者做过尝试。Vivek Verma 等回顾性分析了 2004—2016 年美国 12 家医院共 92 例淋巴结阴性、直径超过 5 cm 的 NSCLC 患者经 SBRT 治疗的疗效,结果显示仅 1 例患者出现了 3 级以上的放射相关毒性反应;2 年的局部控制率为 73.2%;治疗失败的原因主要为远处转移,占所有复发患者的 1/3。这项研究与其他类似研究的结果相似,均提示采用合适的 SBRT 方法对于较大病灶的 NSCLC 治疗患者是可以耐受的,由于较大病灶本身远处转移的发生率就相对较高,因此,在这样的患者中如何联合全身治疗的手段值得进一步研究。

3. 可手术患者的 SBRT 治疗

由于在 SBRT 治疗早期 NSCLC 的研究中有部分能够手术但拒绝手术的患者纳入,且对于此类患者的分析结果提示疗效不亚于手术疗效,因此有学者就尝试进行了在可手术的患者中进行 SBRT 治疗的前瞻性临床研究。由日本肿瘤学会发起的 JCOG 0403 研究就是针对可手术早期患者的前瞻性 Ⅱ 期临床研究,入组的 65 例可手术的早期 NSCLC 患者经过 12 Gy×4 次的 SBRT 治疗后,3 年的局部控制率和总生存率分别为 86% 和 76%,不亚于手术疗效,且无一例患者发生 4 级以上的放疗相关不良反应。在美国开展的 STARS 研究和在欧洲开展的 ROSEL 研究均为比较可手术早期 NSCLC 患者手术与 SBRT 治疗疗效的前瞻性随机对照临床研究,但最终都因为入组速度太慢而提前终止。2015 年美国 MD Anderson 肿瘤中心 Chang JY 等对这两项研究进行了荟萃分析,共有 58 例患者入组,结果显示 3 年肿瘤无复发生存率两组相当,SBRT 组和手术组分别为 86% 和 80%($P = 0.54$);3 年总生存率 SBRT 组为 95%,明显优于手术组的 79%($P = 0.037$)。虽然这项研究显示出 SBRT 的近期疗效优于手术治疗,但并不能以此做出在早期 NSCLC 中 SBRT 可以取代传统的手术治疗的结论,因为其有本身的局限性,包括:样本量太小,随访时间太短,以及被分析的两项研究方案中入组和随访标准并不统一等原因。但这项研究有它重要的价值,体现在以下两方面:① 它提高了各机构,包括临床研究结构、伦理审批机构、研究资助单位等对于可手术的早期 NSCLC 进行 SBRT 对比手术研究的关注度;② 为后续开展类似研究时医务人员的认可度、患者及患者家属参与的愿意程度和依从性的提高奠定了基础。这一点很重要,因为患者及其家属甚至医生对于 SBRT 治疗的不认可会导致临床研究的难以进行,如在美国的 START 研究中有不少筛查到可以进行随机的患者选择了手术治疗。目前全球有多项针对可手术早期 NSCLC 比较 SBRT 与手术疗效的研究正在开展,我们期待这些研究的结果能给予更多的回答。

4. 早期 NSCLC 目前 SBRT 治疗的现状小结

目前 SBRT 已成为因医学原因不能手术或拒绝手术的早期 NSCLC 患者的标准治疗;SBRT 可作为临界可手术患者亚肺叶切除外的另一选择;随着放射治疗技术的进步及合理的剂量分割模式的选择,SBRT

也可用于过去较少涉及的中央型病灶和较大病灶的治疗,但总体疗效还需要大样本前瞻性研究的证实;对于可手术的早期 NSCLC 患者进行手术还是 SBRT 治疗,目前存在着较大争议,需要进一步研究来确定如何选择合适的人群进行合理的治疗。

5. 从可手术早期 NSCLC 手术与 SBRT 治疗的争议引发的对此类患者个体化治疗的思考

2015 年 Chang JY 等关于早期 NSCLC 手术对比 SBRT 的荟萃分析的发表可谓一石激起千层浪,引发了全球外科学界和放疗界激烈的争论。也正因为这项研究前述的局限性及其提出的非结论性的结果,外科和放疗科学者只能根据理论的分析来捍卫各自的治疗领域。事实上,手术和 SBRT 技术都分别有它们的优势和劣势。手术相比于 SBRT 的主要优势在于其可以进行系统的淋巴结清扫和获取更准确的病理信息。在目前的术前检查技术条件下,有近 10% 的临床 Ⅰ 期 NSCLC 患者存在隐匿性的肺门纵隔淋巴结转移,手术治疗通过系统的肺门纵隔淋巴结清扫,既能起到对于肺门纵隔淋巴结的治疗作用,又能获得更准确的术后病理分期指导术后辅助治疗。此外,手术切除所取得的组织标本相比于活检取得的标本可获得更加全面的病理学信息,如腺癌的病理亚型,可为后续治疗提供更多帮助。然而上述手术的优势也存在着一定问题。Raja M. Flores 等分析了全球肺癌 CT 筛查计划 Ⅰ-ELCAP 中接受手术治疗的 Ⅰ A 期 NSCLC 患者是否行纵隔淋巴结清扫对预后的影响,结果发现纵隔淋巴结清扫并没有延长患者的总体生存,甚至未行纵隔淋巴结清扫的患者的长期生存还要优于清扫者,虽然差别没有达到统计学意义。这样的结果是可以解释的:正常淋巴结是人体的天然免疫屏障,对于肿瘤细胞的转移扩散起到一定的阻滞作用,因此对于那些淋巴结实际没有转移或转移风险低的患者,清扫掉正常淋巴结可能无益甚或有害。不可否认,更全面的病理学信息对正确指导患者治疗有很重要的作用,对此手术切除标本要优于活检组织标本,但在普遍存在的肿瘤异质性前对于手术标本的常规切片处理也显得远远不够。SBRT 治疗的优点主要在于它的创伤较小。目前越来越多学者认识到在肿瘤治疗中对患者机体免疫功能的保护非常重要,手术本身所致的创伤及对患者进行的麻醉均可对患者带来免疫功能的损伤,从而影响患者的预后,这是 SBRT 所能避免的。此外,目前已发现肿瘤放射治疗后肿瘤细胞衰变死亡过程中可能会产生所谓的肿瘤原位疫苗,从而增强机体对肿瘤的免疫反应,这也是 SBRT 治疗早期 NSCLC 潜在的优势之一。笔者认为,早期 NSCLC 患者中肯定有部分患者适合手术治疗,也肯定有部分适合 SBRT 治疗,关键就在于如何选择合适的患者进行合理的治疗,即达到个体化治疗。如对于那些纵隔淋巴结转移风险较高的患者,事实上其可能已经存在着纵隔淋巴结的微小转移,选择 SBRT 治疗就不合理,因为 SBRT 无法对纵隔淋巴结区域进行预防性照射。虽然目前已有不少研究探索了通过患者的临床病理学信息、影像学资料等来预测纵隔淋巴结的亚临床转移,并显示出淋巴结亚临床转移状态可通过如肿瘤大小、部位、PET SUV 值大小、CEA 指标等进行预测,但总体上还没有在临床上得到广泛应用,不过这也提示了对于早期 NSCLC 的治疗正在向个体化方向迈进。期待在现代医学逐渐进入大数据时代和分子生物学信息指导下的精准治疗时代的背景下,将来对早期 NSCLC 手术或 SBRT 治疗的选择会有明确的指征。

二、局部晚期 NSCLC 的放射治疗

局部晚期 NSCLC 患者是个异质性非常大的群体,其总体上包括手术可以参与和手术不能参与两种人群。对于手术可以参与的患者,与手术相联合的放疗可以用于术前的新辅助治疗,也可以用于手术后的辅助治疗,而对于非手术参与的患者,根治性放疗是主要的治疗手段。

1. 新辅助放疗

新辅助放疗的研究主要针对临床 N2 的患者开展。SWOG 8805 研究是旨在探索采用同步化放疗后

进行手术治疗的可行性的Ⅱ期临床试验。共有126例Ⅲ期的患者进入本研究,化疗采用2个疗程的依托泊苷(VP16)加顺铂,放疗剂量为45 Gy。结果显示ⅢA期患者诱导治疗后的可切除率达85%,3年生存率为27%,毒副作用可以接受。基于此,该研究团队又开展了INT 0139/RTOG 9309的Ⅲ期临床研究。在此项研究中,手术可切除的ⅢA期(N2)NSCLC患者被随机分为两组,一组为同步化放疗组(194例),一组为手术组(202例)。两组开始均接受放疗(45 Gy)及同步的顺铂加VP16方案的化疗,同步化放疗组的患者在以上治疗结束前1周左右进行评价,未进展的患者继续接受放疗至总剂量61 Gy;手术组的患者在以上治疗结束后3~4周评价,未进展的患者接受根治性手术。结果显示,相对于同步化放疗组,化放疗后手术提高了这部分患者的5年无进展生存率(分别为22%和11%,$P=0.017$),但未提高5年生存率(分别为27%和20%,$P=0.10$)。进一步分析发现,生存受益人群包括淋巴结分期下调和接受肺叶切除术者。手术组有46%的患者在化放疗后降期为N0,其5年生存率达40%,显著高于未降期患者的24%($P=0.000\ 1$)。化放疗后行肺叶切除手术者和继续放疗者的中位生存期分别为34个月和22个月,5年生存率分别为36%和18%,差异有统计学意义($P=0.002$)。该治疗模式不适于全肺切除者,其中位生存期仅为19个月,5年生存率为22%。事实上,INT 0139与另外两项随机对照临床研究均未证实在Ⅲ期(N2)患者中手术参与的价值。但值得一提的是INT 0139的研究结果提示在同步化放疗后需要做全肺切除的患者不适合手术,这也为个体化选择患者提供了部分参考。由瑞士临床肿瘤研究组进行的SAKK16/00研究是比较术前单纯新辅助化疗与新辅助化疗联合放疗治疗ⅢA期(N2)患者的随机对照Ⅲ期临床研究。共入组232例患者,其中117例接受了新辅助化疗联合放疗(3周期多西他赛+顺铂化疗,之后胸部放疗44 Gy/22次),115例只接受了新辅助化疗。结果显示,化放疗组和单化疗组中位无事件生存时间(事件包括:肿瘤进展、第二肿瘤、死亡)分别为12.8个月和11.6个月($P=0.67$)。虽然从数值上看化放疗组(37.1个月)中位生存时间要高于单化疗组(26.2个月),但风险比(HR)为1.0,无统计学差异,提示对于ⅢA期(N2)患者,在术前新辅助化疗基础上增加放疗相比于单纯新辅助化疗并不能提高患者疗效。基于以上研究,新辅助放疗在局部晚期NSCLC治疗中的地位目前尚未能确立。

2. 辅助放疗

术后放疗在手术不完全切除或者有病灶残留的NSCLC患者中应用是普遍认可的,然而在完全手术切除的患者中意见不统一。目前不主张在完全切除术后的Ⅰ、Ⅱ期NSCLC患者中常规采用术后辅助放疗,但是对于完全切除术后的ⅢA期患者,是否使用术后辅助放疗存在着争议。

术后放疗(postoperative radiotherapy, PORT)meta分析试验小组进行了NSCLC术后辅助放疗的meta分析,2009年最新的更新报道共纳入了10项随机对照临床试验,2 232例患者,中位随访时间达到4.25年。结果显示术后放疗增加了18%的死亡风险,2年生存率因使用放疗降低了6%(52% *vs.* 58%)。也正是基于这项在1998年就第一次发表的meta分析结果,大多数学者对于NSCLC完全切除术后的辅助化疗持否定态度。但是我们应该看到的是,把PORT研究的结果直接照搬到目前的临床实践中有其自身缺陷。第一,纳入的临床研究每组样本量偏小,时间跨度大(40余年),这造成了患者的入选标准(病期和病理类型)、手术采用的方法及规范程度、随访状况和局部控制定义等存在很大差异性。第二,多数研究中术后放疗所使用放疗设备和技术落后:以往所用放疗设备多为60Co放射治疗机,放疗剂量也无客观剂量分布曲线等,这些将造成放疗相关性损伤增加。Dautzenberg等报道的术后放疗副作用显示,728例Ⅰ~Ⅲ期NSCLC患者手术完全切除术后随机分入接受放疗组和观察组。两组患者局部控制率、远处转移率和生存率均无差异,但接受术后放疗组死于治疗相关的疾病显著增加。PORT的报道也显示,在术后放疗的患者中,死亡原因有81%为肺癌本身,19%为治疗相关或其他疾病导致,而未行术后放疗的患者的相应比例为89%和11%。第三,术后放疗的技术参数参差不齐,这包括术后放疗范围、放疗的时间、剂量分割等。即使在现代医学发达的日本,2007 年其所报道的一组术后放疗技术参数中可见不同医院差异甚大,表现在所采用模拟定位技术方式、所给布野方式、照射范围和术后放疗剂量等方面,特别是术后放疗所需要照射范围,不同医院和医生之间存在显著差异性。即便有以上的原因,PORT 研究的亚组分析也显示出在Ⅲ期(N2)的患者术后放疗并没有增加死亡风险。

近年来有一些临床资料支持手术完全切除后Ⅲ期(N2)NSCLC 需要进行术后放疗。Lally 等根据美国 SEER(Surveillance Epidemiology, and End Results Database, SEER)数据库所提供的信息进行了 NSCLC 术后放疗价值的分析。1988 年后年龄大于 21 岁,术后病理确诊Ⅱ或Ⅲ期的 NSCLC 患者,行肺叶或全肺切除,术后有完整的淋巴结转移状况记录材料,生存期大于 4 个月者,未接受放疗或仅行术后放疗的 7 545 例患者进入本研究。结果显示,对于术后病理为 N0~1 者,与以往分析一样,术后放疗反而降低了患者生存率,但对于术后病理为Ⅲ期(N2)者,术后放疗能使患者总生存率由 20% 提高到 27%,提高程度具有显著统计学意义。尽管该研究为回顾性分析,但大样本资料提示的术后放疗有提高 N2 患者的生存疗效,这一信息还是值得临床医师重视的。ANITA 研究的分析也提示了对于手术完全切除后术后病理为Ⅲ期(N2)者术后放疗的重要性。由于对于Ⅲ期(N2)患者术后放疗价值存在争议,ANITA 研究对于术后放疗何时及何种患者需要应用均未做强行规定。因此,在该研究中无论术后观察组还是术后化疗组均有部分患者接受了术后辅助放疗。在对 ANITA 临床资料的分析中发现,按照术后淋巴结转移状态进行分层,术后病理为 N2 者,无论在观察组还是试验组,术后放疗均提高了总生存率。术后观察组,术后放疗使患者 5 年生存率由 16.6% 提高到 21.3%;术后化疗组由 34% 提高到 47.4%。多因素分析同样显示,术后放疗在术后病理为Ⅲ期(N2)患者中,无论无瘤生存率还是总生存率均显示出具有提高患者疗效的作用。

目前,在完全手术切除术后的Ⅲ期 NSCLC 中使用术后辅助放疗有新的契机。第一,根据ⅢA 期患者手术完全切除后治疗失败的表型看,局部和区域性复发率为 23%~33%,远处转移率高达 50% 以上。随着全身治疗有效率的不断提高,对于远处转移的控制能力将不断增强。目前已经有充分的证据显示ⅢA 期患者经过术后辅助化疗后生存时间得以延长。在此种情况下,局部控制失败造成对患者生存影响的权重将增加。基于术后放疗可以消灭亚临床病灶,减少局部复发的优势,理论上推测通过术后放疗有望在提高局部和区域肿瘤控制下,进一步提高患者的生存率。第二,放疗技术的不断更新使得正常组织在放疗中能得到更好的保护,这将会明显减少放疗的毒副作用。如 Billiet C 等所做的一项 meta 分析显示了在新的放疗技术条件下的术后辅助放疗对于Ⅲ期 NSCLC 患者能明显带来生存获益。这些均为患者局部控制率的提高转化为生存获益提供可能。因此,对于以往放疗技术条件下所提供的术后放疗价值的临床信息不能照搬到今天,在新的放疗技术条件平台下开展对手术完全切除后的Ⅲ期(N2)患者进行术后放疗临床价值的Ⅲ期研究颇有意义。目前,中国医学科学院肿瘤医院王绿化教授团队所进行的Ⅲ期临床研究已完成入组,法国的 Lung ART 研究正在进行中,相关研究结果令人期待。但值得一提的是,术后放疗肯定不适于所有Ⅲ期(N2)的患者,即只是部分人群能从术后放疗中获益。一些研究回顾性地探索了术后放疗的获益人群,如 Wei S 等基于 SEER 数据库的研究发现,术后辅助放疗的获益人群主要是年龄在 60 岁以下行肺叶切除手术的患者。Urban D 等发现对于术后 N2 的患者,淋巴结转移率(lymph node ratio)是预测术后辅助放疗获益的重要指标,其越高则获益的可能性就越大。理论上,术后放疗作为局部巩固的治疗手段,其应该适合于那些局部区域性复发风险高,远处转移风险低,而同时肿瘤又具有很好的放疗敏感性的患者。上海交通大学附属上海市胸科医院傅小龙教授团队利用复旦大学附属肿瘤医院与上海市胸科医院的患者数据库,分析建立了基于患者临床病理信息的术后复发失败表型的风险预测模型,目前正根据此模型开展前瞻性随机对照Ⅲ期临床研究(NCT 02974426),以期在局部区域性复发风险低的人群中探索术后辅助放疗的必要性及在局部区域性复发风险高的人群中探索术后辅助放疗使用的时间点。

综上所述,NSCLC 的术后辅助放疗也正在逐步走向个体化时代。

3. 根治性放疗

过去,NSCLC 一旦经临床诊断纵隔有淋巴结转移则被认为是不可手术的。随着化疗药物的更新及手术和放疗技术的发展,部分患者能从手术治疗中获益,但目前大多数患者还是需要接受非手术治疗。

在很长一段时间里,胸部放疗是手术不能切除的 Ⅲ 期 NSCLC 的标准治疗方法,但治疗的 5 年生存率仅 5% 左右。直到 20 世纪 80 年代,全身化疗的加入使得疗效有所改观。癌症与白血病研究组 B(cancer and acute leukemia group B,CALGB)所进行的 8433 临床试验第一次证明了化放疗联合应用相比于单纯放疗疗效提高,中位生存时间由单纯放疗的 9.6 个月提高到 13.7 个月。经过长达 7 年的随访后,化放疗联合组的 5 年生存率达 17%,而单独放疗组仅为 6%。随后,一系列大型的临床试验报道了化放疗联合与单独放疗相比较的结果。1995 年所进行的一项收录有 52 个随机对照临床试验的 meta 分析显示,对于局部晚期 NSCLC 含铂方案的化疗与放疗联合应用相比于单独放疗生存率提高,因而化放疗联合应用也成了这部分患者的治疗选择。化放疗联合应用有两种方式,一种是序贯化放疗,另一种是同步化放疗。20 世纪 90 年代,日本西部肺癌研究组所进行的一项 Ⅲ 期临床试验比较了放化疗同期和序贯使用的情况,结果同期化放疗组的生存情况明显优于序贯使用组,两组的中位生存期分别为 16.5 个月和 13.3 个月,5 年生存率分别为 16% 和 9%,同期组的毒性反应明显增加。随后 RTOG 9410 临床研究也得出类似的结果。Aupérin A 等对于局部晚期 NSCLC 同步化放疗相比于序贯化放疗疗效的前瞻性临床研究进行了基于个体数据的 meta 分析,共有 6 个随机对照临床研究纳入,结果显示同步化放疗有明显的生存获益,3 年生存率延长 5.7%,5 年生存率延长 4.5%。目前对于不可手术局部晚期 NSCLC 能够耐受化放疗的患者,同步化放疗为标准的治疗模式。

在使用同期化放疗时,由于放疗疗程时间的限制,在放疗期间通常只能使用 2 个疗程最多 3 个疗程的化疗,这比晚期 NSCLC 中推荐的疗程要短。因此,就有人探索在同期化放疗前后进行诱导或者巩固化疗的方法,以期提高全身化疗的强度。CALGB 9431 研究是一项随机对照的 Ⅱ 期临床试验,共设有 3 个随机对照组,均采用了两程诱导化疗后进行同期化放疗的治疗方法。3 组的放疗方式相同(66 Gy/33 次),不同的是 3 组分别采用了顺铂+吉西他滨(健择)、顺铂+紫杉醇(泰素)、顺铂+长春瑞滨(诺维苯)进行诱导后同期化疗。结果显示 3 组的有效率相似,3 组总的中位生存期为 17 个月,并不优于单独应用同期化放疗的临床报道。随后 CALGB 又进行了 39801 Ⅲ 期临床试验,比较同期化放疗和在相同的同期化放疗方案前进行诱导化疗的两组患者的疗效。同期化放疗在放疗(66 Gy/33 Gy)同时采用每周使用紫杉醇(泰素)(50 mg/m^2)和卡铂(AUC=2)的化疗,而诱导化疗组在此之前应用紫杉醇(泰素)(200 mg/m^2)和卡铂(AUC=6)进行诱导化疗 2 个疗程。共 366 例患者入组,结果诱导组和同期组的中位生存期分别为 14 个月和 12 个月,差别无统计学意义,但诱导化疗组治疗的毒性明显增加。诱导化疗所引起的毒性反应加大及诱导化疗后肿瘤细胞的加速再增殖可能是疗效未能提高的原因。此外,有两项前瞻性随机对照 Ⅲ 期临床研究探索了同步化放疗后使用巩固化疗的疗效。Hoosier 肿瘤协作组(HOG)进行了名为 LUN 01 - 24 的 Ⅲ 期临床试验,旨在比较 SWOG 0023 中所用的同期化放疗加巩固化疗的方案与不用巩固化疗之间的疗效。本研究因为试验组的疗效欠佳而提前终止,共有 203 例患者入组,结果显示,巩固化疗并没有提高疗效:试验组和对照组的中位总生存期分别为 21.2 个月和 23.2 个月(P=0.883)。由韩国学者所发起的另一项探索巩固化疗疗效的研究 KCSG - LU 05 - 04 也以失败而告终。由此可见,对于局部晚期 NSCLC 通过提高化疗药物的用药强度来提高疗效总体而言并不是个好的策略,毕竟化疗药物对于 NSCLC 的有效率有限,且其毒性反应也不可避免。当然,这里也存在着患者个体化选择的问题,王绿化教授团队回顾性分析了他们研究中心 203 例患者,结果提示术后辅助化疗更能使符合年龄较轻、KPS 较好、男性、非鳞癌等条件的患者获益。

2017 年对于不可手术的局部晚期 NSCLC 的治疗策略的更新是非常重要的一年,那是因为在这一年欧洲肿瘤内科学会年会(European society for medical oncology,ESMO)上首次报道了 PACIFIC 研究的结果。PACIFIC 研究是一项随机对照Ⅲ期临床试验,旨在比较不可手术局部晚期 NSCLC 同步化放疗后采用或不采用免疫巩固治疗的疗效,此研究所采用的免疫治疗药物是 PD-L1(programmed cell death-ligand 1)抗体 Durvalumab,主要研究终点包括肿瘤无进展生存时间(progression free survival,PFS)和总生存时间(overall survival,OS)。2017 年 ESMO 上报道的其第一个主要研究终点的结果显示,免疫治疗的加入明显改善了患者的 PFS(16.8 个月 *vs.* 5.6 个月,$P<0.001$),疾病进展风险下降了 48%,这个报道被同步发表在《新英格兰医学杂志》。在 2018 年的世界肺癌大会(WCLC)上,PACIFIC 研究的第二个主要研究终点 OS 的数据结果显示,免疫治疗可明显延长患者的 OS,中位生存时间对照组为 28.7 个月,而研究组还未达到,死亡风险下降 32%($P=0.0025$),这个结果使得 PACIFIC 研究在时隔 1 年后再次在大会报道,并且同步在《新英格兰医学杂志》上发表。PACIFIC 研究首次把重要的免疫治疗药物 PD-1/PD-L1 抗体引入局部晚期 NSCLC 的治疗,其治疗模式极大地改善了这类患者的治疗疗效,因而也改变了各个治疗指南的推荐。事实上,免疫治疗与放疗有多重机制会使得疗效协同,但这种联合也不能使得所有患者获益。在 PACIFIC 研究的亚组分析中,如果把患者按照肿瘤 PD-L1 的表达水平为 1% 进行分层,结果可见:在 PD-L1 表达≥1% 的人群免疫治疗可以明显改善患者的 PFS 和 OS;但 PD-L1 表达<1% 的患者,免疫治疗能够改善 PFS,但 OS 时间免疫治疗组患者却劣于对照组,当然这可能是由于在研究的事后分析中存在着两组患者基线不均衡的选择性偏倚所致。值得一提的是,这也提醒我们个体化治疗患者的必要性。对于局部晚期 NSCLC,同步化放疗本身就是根治性的治疗手段,其能够使得部分患者治愈,因此对于这部分患者免疫治疗的加入是过度治疗;对于同步化放疗不能治愈的患者,当然是免疫治疗有效者才能从中获益,而从晚期 NSCLC 免疫治疗的疗效看仅有少部分患者有效,因此选出哪些可能有效者是对于这个人群个体化治疗的重要方面。目前,在包括 NSCLC 在内的很多晚期恶性肿瘤中,采用生物标志物来预测和选择免疫治疗合适人群的研究正如火如荼地进行着,其可能为局部晚期 NSCLC 合理应用免疫治疗及选择合适人群提供参考。

三、晚期 NSCLC 的放射治疗

一般认为,恶性肿瘤一旦发生远处转移即为晚期,这时全身治疗是其主要的治疗手段。局部治疗(如放疗)往往作为姑息性治疗的手段应用。然而,寡转移概念的提出使得局部治疗在部分晚期患者中使用的目的和地位发生了改变。

1. 寡转移患者的放疗

1995 年 Hellman 等提出所谓肿瘤寡转移(oligometastases)的概念。他们认为,肿瘤的转移能力和特性会随着肿瘤的生长而不断发展,在肿瘤局限于原发病灶和发生广泛的远处转移两种状态中间存在所谓的寡转移状态,这时若对所有病灶进行积极的局部治疗可能阻止其进一步进展,从而取得更好的疗效甚至有潜在治愈可能。Ashworth AB 等对全球 20 家医院经过根治性局部治疗的 757 例寡转移患者进行了基于个体数据的 meta 分析,其对于寡转移的定义为转移病灶的数目在 5 个以下,而局部治疗可以是手术或者放疗,但是无论采用哪种技术的放疗都要求放疗的生物等效剂量达到根治性要求。结果发现,总体人群的 5 年 OS 达到 29.4%,8 年 OS 达 23.4%,这个结果远远要优于常规晚期 NSCLC 人群的生存数据,尤其在进行危险因素分级后的优势预后组中 5 年和 8 年的 OS 均达到 50% 左右,这提示在晚期 NSCLC 中的确存在寡转移这样的状态。需要注意的是,对寡转移的患者若想获得潜在治愈的可能,就必须对所有病灶进行根治性的治疗。Gomez DR 等针对 NSCLC 寡转移患者进行了一项随机对照 Ⅱ 期临床研究探索局部治疗早期参与的价值,研究要求转移病灶的数目 ≤3 个。患者经一线全身药物治疗开始后 3 个月无进展者被随机分为两组,一组针对每个临床可见病灶加用根治性局部治疗,另一组继续按照传统晚期 NSCLC 的治疗手段进行。在这项研究中,根治性局部治疗可以选择手术或者放疗,但同样要求放疗必须达到根治剂量。这项研究设计时预计入组 92 例患者,结果在入组 49 例(25 例进入局部治疗组)后因提前达到预设终点而出于伦理考虑提前终止了研究。最终结果显示,在局部治疗组中多数采用了放疗,尤其是 SBRT 治疗,其 PFS 时间(中位 14.2 个月 vs. 4.4 个月,$P=0.022$)和 OS 时间(中位 41.2 个月 vs. 17 个月,$P=0.017$)均明显延长。尤其值得一提的是,局部治疗组新出现转移病灶的发生率也明显减低,经推测这可能有以下 2 个原因:① 临床可见病灶的更好控制减少了它们脱落入血液循环而产生转移的能力;② 局部治疗,尤其是放疗的参与可能会产生对于亚临床病灶杀伤的远隔效应。在 NSCLC 寡转移患者局部放疗的价值同样在另一项随机对照 Ⅱ 期研究中得到证实。

在寡转移患者中如何更好地进行个体化诊疗是目前存在的困境。有资料提示,对于存在有纵隔淋巴结转移的患者,寡转移局部诊疗的参与也难以改善预后,因此如何选择合适的人群实施局部诊疗就是首先需要探索的。目前国际上对于实体肿瘤寡转移的定义还存在着分歧,主要是依据临床转移病灶的数目来认定,有的学者认为 3 个转移灶以下,而有的学者认为 5 个转移灶以下。事实上临床上出现寡转移这样的表象到底能否代表患者处于寡转移状态很难判定,毕竟作为晚期患者,临床上诊断为寡转移的这部分人群可能有不少存在其他潜在的亚临床病灶,对于这部分患者局部根治性治疗的价值就值得商榷。因此,通过临床病理学和分子生物学的指标来合理判断寡转移状态是值得研究的方向,也是对于这部分患者进行个体化选择局部放疗的前提。

2. 广泛转移患者的放射治疗

对于出现广泛转移的晚期患者,放疗的目标自然不可能是治愈,而是以缓解症状、改善患者生活质量和适当延长患者生存时间为目的的姑息性治疗。放疗作为非常有效的局部治疗手段对于转移病灶的处理可以很好缓解局部症状,如骨转移导致的疼痛,脑转移导致的神经系统症状、纵隔淋巴结肿大所导致的上腔静脉压迫综合征等。由于晚期 NSCLC 的原发病灶和区域转移淋巴结均在胸部,这些病灶本身会引起咳嗽、气急、咯血、胸痛等症状,因此对于胸部病灶的姑息性处理在肺癌中显得尤为重要,对于这些症状,多数研究支持胸部放疗可以明显起到缓解作用。Fairchild A 等所做的系统研究发现,晚期肺癌胸部姑息性放疗剂量的高低可以影响患者的生存时间:放疗剂量相对较高的患者生存延长,这也从另一个侧面提示了合适的胸部放疗对于即使已处在晚期的肺癌患者也具有重要意义。

目前,系统性药物治疗疗效在不断提高,但肿瘤的异质性、肿瘤本身及其在治疗压力下的进化而导致的耐药无法避免,因此临床上常会见到晚期患者经系统治疗有效后有相对比较少的病灶残留或进展的情况,被分别称之为寡残留和寡进展。寡残留或寡进展代表着这些病灶对于正在实施的全身治疗手段不敏感或已产生耐药;但是除这些以外的多数病灶仍然处在有效状态,因而改变全身药物治疗显得不够合理;同时由于寡病灶个数少,范围小,因此在全身治疗不变的情况下加用局部治疗更为合适。目前已有不少研究结果支持对于寡进展的病灶加用局部放疗的做法;也有研究显示了针对寡残留病灶加用局部治疗的可行性。需要指出的是,对于晚期患者的治疗不是以根治性为目的,需要最大程度地限制治疗毒性,因此放疗的参与更加需要个体化,以免放疗导致的损伤加重患者的症状负荷从而降低生活质量。

前面已提到,放疗与免疫治疗有多重机制会使得疗效协同,因此其还能介导免疫反应产生对放射野外未放疗肿瘤病灶退缩的远隔效应。因此,在晚期 NSCLC 中有不少尝试使用放疗作为免疫效应增敏手段来提高免疫治疗疗效的研究。PEMBRO - RT 是一项小样本的随机对照 Ⅱ 期临床研究,经治失败的 76 例晚期 NSCLC 被随机分为两组,一组单独采用 PD - 1 抗体 Pembrolizumab 治疗,另一组先选择 1 个病灶进行 8 Gy×3 次的 SBRT 治疗后再同样进行 Pembrolizumab 治疗,结果无论肿瘤 PD - L1 的表达状态如何,采用 SBRT 组患者的客观有效率都有提高;进行 SBRT 治疗组无论 PFS 还是 OS 都有获益的趋势。目前,有多项放疗联合免疫治疗的前瞻性临床研究正在晚期 NSCLC 中进行,探索个体化选择合适人群的转化性研究也在同步进行着。

第三节 · 小细胞肺癌的放射治疗

虽然 TNM 分期是实体恶性肿瘤的标准分期方法,但在小细胞肺癌(SCLC)中却同时存在着另一种亦被广泛认可的分期系统。美国退伍军人医院在 1973 年提出了这个分期系统,把 SCLC 分为局限期和广泛期。局限期是指肿瘤局限于一侧胸腔内及其区域淋巴结,包括双侧肺门淋巴结、双侧纵隔淋巴结、双侧锁骨上淋巴结。左侧喉返神经受累,上腔静脉压迫综合征也列入局限期。局限期也可以简单理解为肿瘤局限于一个可接受的放射野所能包括的范围;广泛期是指肿瘤超出上述范围,不能被一个放射野所包括。心包、双侧肺间质受累属广泛期。从以上分期中把"病灶能否被一个放射野所包括"作为一个重要的参数,可见放疗在 SCLC 治疗中的地位由来已久。到目前,放疗仍然是 SCLC 的重要治疗手段。

一、局限期 SCLC 的放疗

1. 胸部放疗在局限期 SCLC 中的价值

由于 SCLC 恶性程度高,容易出现远处转移,而全身化疗的近期疗效又非常好,因此一些学者对放疗在局限期 SCLC 治疗中的价值提出疑问。从 20 世纪 70 年代后期开始,对放疗在局限期 SCLC 治疗中的价值有不少临床研究报道,总体显示胸部放射治疗能提高局部控制率和生存率。1992 年 Pignon 等进行了一项 meta 分析,旨在探索局限期 SCLC 全身化疗的基础上增加胸部放疗的价值,共纳入了 13 个随机对照研究,共 2 140 例患者,结果显示,化疗合并放疗与单纯化疗的 3 年生存率分别为 15% 和 9%;5 年生存率分别为 11% 和 7%($P=0.001$);2 年局部复发率分别为 23% 和 48%($P=0.000\ 1$),放疗的加入明显带来局部控制和生存的获益。直至今日,对于局限期 SCLC,化放疗联合治疗仍然是标准手段。

2. 化放疗联合治疗的时序

跟局晚晚期 NSCLC 一样,在局限期 SCLC 中同样进行了序贯或同步化放疗的时序探索。日本 JCOG 9104 研究比较了局限期 SCLC 同步相比序贯化放疗的疗效,患者随机分为两组,一组在第 1 个疗程化疗的第 2 天开始胸部放疗,另一组在第 4 个疗程化疗结束后再开始胸部放疗。结果显示,同步组的 2、3 和 5 年生存率分别为 54.4%、29.8% 和 23.7%,均明显高于序贯组(35.1%、20.2% 和 18.3%),同步组的血液学毒性和放射性食管炎高于序贯组,但食管炎总体上在两组的发生率均不高,这项研究也确立了同步化放疗在局限期 SCLC 中的地位。

在局限期 SCLC 化放疗联合治疗时序问题中的另一方面的探索在于同步化放疗中放疗参与时机的早晚。加拿大国立癌症研究所进行了一项随机对照 Ⅲ 期临床研究,旨在比较局限期 SCLC 同步化放疗时放疗在第 2 个或者第 6 个疗程化疗开始参与的疗效,结果显示无论在肿瘤的局部控制、远处转移的发生,还是总生存率,第 2 个疗程参与组明显优于第 6 个疗程参与组,提示放疗早期参与更佳。而后,数项 meta 分析也证实了在局限期 SCLC 进行同步化放疗时放疗应早期参与的观念,然而这些研究对于放疗早期参与的定义并不一致,但主要是两种:一种是定义为化疗开始后 30 天内开始放疗;另一种是化疗开始后 9 周内开始放疗。来自韩国的一项随机对照Ⅲ期研究比较了在第 1 个疗程化疗与第 3 个疗程化疗开始行同步放疗的疗效,结果显示两组无论 PFS 还是 OS 均无明显差异,而早放疗组患者的血液学毒性更大。需要注意的是,从这项韩国研究并不能简单认为放疗无需早期参与,因为在其晚参与组患者也是第 3 个疗程化疗即开始,一般不会超过 9 周时间。基于以上资料,笔者认为,在同步放化疗的模式中多数证据支持放疗应尽早参与,要早到何时参与,需要根据具体肿瘤体积的大小等进行个体化确定:若肿瘤体积相对较小,可考虑在化疗开始后 30 天内进行放疗,甚至可以开始就行同步化放疗;若肿瘤体积较大,可考虑先行 2 个疗程化疗后再进行化放疗同步治疗,这样可以因化疗所致的肿瘤缩小更容易完成放疗计划,并减少血液学毒性和其他放射损伤;一般不建议放疗在化疗开始 9 周后再进行;对另一些特殊的临床情况,如合并肺功能损害、阻塞性肺不张等,2 个疗程化疗后进行放疗是合理的。这样易于明确病变范围,缩小放射体积,使患者能够耐受和完成放疗。

3. 放疗剂量

SCLC 细胞生长速度快,倍增时间短,所以在放疗后出现后程加速再增殖的能力也较强。对于这种类型的肿瘤通过改变剂量分割,缩短治疗时间,是放射治疗学专家惯用的手段,加速超分割放疗就是其常用的方式。Turrisi AT 等在前期Ⅱ期临床研究的基础上开展的 Intergroup 0096 研究是一项多中心随机对照的Ⅲ期临床研究。417 例局限期 SCLC 被随机分配到加速超分割治疗组和常规分割治疗组。加速超分割治疗组,每天 2 次照射,1.5 Gy/次,总量 45 Gy;常规分割治疗组,每天照射 1 次,1.8 Gy/次,总量 45 Gy。两组均在治疗的第 1 天同时应用 EP 方案化疗,共 4 个周期。在中位随访时间长达接近 8 年时的分析发现,加速超分割组中位生存时间及 5 年生存率均明显优于常规治疗组,中位生存时间分别为 23 个月和 19 个月,5 年生存率分别为 26% 和 16%,均达到统计学明显差异。虽然 3 级的放射性食管炎加速超分割组明显高于常规分割组,分别为 27% 和 11%,但是临床上都是可控的。基于这项研究,其加速超分割的治疗模式便成为指南推荐的局限期 SCLC 同步化放疗的标准模式之一。之所以称其为"之一",是因为这项研究的对照组常规分割组放射生物等效剂量太低而受到了一些学者的质疑。因此就有采用每天 1 次的常规分割,但放疗总剂量提高到 60 Gy 及以上的模式与加速超分割模式比较的随机对照临床研究进行。来自法国的Ⅲ期临床研究 CONVERT 比较了 Intergroup 0096 中的每天 2 次照射的剂量分割方式与常规分割(每天照射 1 次,2 Gy/次,总量 66 Gy)的疗效,共有 547 例患者入组,结果显示,加速超分割组和常规分割组的中位生存时间分别为 30 个月和 25 个月,两组并没有明显差别($P = 0.14$);而且两组的毒性反应没有太大的差别,尤其是 3~4 级放射性食管炎也没有看到在加速超分割组中有所增加,这应该得益于放疗治疗技术的进步带来的对于正常组织的更好保护。到目前为止,每天 2 次照射的 Intergroup 0096 超分割治疗方式仍然是标准。

二、广泛期 SCLC 的放疗

对于广泛期 SCLC,放疗的传统观念主要是针对导致局部症状的原发或转移病灶进行,主要目的是为缓解症状、改善患者生活质量和适当延长患者生存时间。而 2015 年一项来自欧洲的Ⅲ期随机对照临床研究显示,广泛期 SCLC 患者在经过 4~6 个疗程化疗有效后进行胸部病灶(包括原发灶和转移的区域淋巴结)的姑息性巩固放疗可明显延长患者的总生存率：2 年生存率放疗组和未放疗组分别为 13% 和 3%（$P=0.004$），其研究结果显示，即使在广泛期 SCLC 中，合适的局部治疗早期参与也可给患者带来生存获益。这项研究最初设计的基础是因为这组研究人员前期发现在广泛期 SCLC 全身化疗有效后出现失败的主要表型为胸部病灶的未能有效控制与进展。事实上对于任何局部治疗参与的综合治疗方式中，肿瘤经全身治疗后的失败和复发表型分析都是走向个体化治疗的通路。

三、SCLC 脑预防性照射(prophylactic brain irradiation，PCI)

脑是小细胞肺癌常见的转移部位，发生率高达 50%。多药联合化疗和放射治疗的应用，提高了长期生存率，而脑转移的发生也随之增加。有文献报道，治疗后生存 6 年以上的病例中枢神经系统复发率可高达 80%。血脑屏障的存在使得全身化疗药物对于脑部病灶的控制较差，因此很早就有探索 PCI 在 SCLC 中应用的研究，这些研究涉及局限期及广泛期 SCLC。

PCI 综合分析协作组(The Prophylactic Cranial Irradiation Overview Collaborative Group)对 SCLC 完全缓解病例进行 PCI 的随机对照研究资料进行了 meta 分析，结果显示，SCLC 经过全身化疗±胸部放疗获得完全缓解的患者 PCI 能够减少脑部转移率，提高无病生存率和总生存率。PCI 组累计脑转移的风险降低了 54%；无病生存率提高了 25%；3 年生存率提高了 5.4%（20.7% *vs.* 15.3%，$P=0.01$）。这项荟萃分析中两组均纳入了超过 80% 的局限期 SCLC 患者，因而奠定了局限期 SCLC 进行化放疗后能达到完全缓解的患者中进行 PCI 的标准治疗地位。需要提示的是，在上述这项 meta 分析中，对于胸部病灶完全缓解的判断多是基于较早的放射诊断手段，包括胸部 X 线片，因此在目前临床实际操作中，对于那些经 CT 判断取得部分缓解(partial respond，PR)的患者也推荐进行 PCI。对于广泛期 SCLC，2007 年 Ben Slotman 等报道了一项 EORTC 随机对照Ⅲ期临床研究，结果显示，PCI 可以减少广泛期 SCLC 患者有症状脑转移的发生率，并提高总生存率，从而一度确立了 PCI 在 ED - SCLC 经全身化疗有效的患者中的地位。但这项研究也由于其在研究设计上所存在的一些问题而受到争议。时隔 10 年，来自日本的另一项随机对照Ⅲ期研究发表，再次证实了 PCI 可降低脑转移的发生率，但并不能提高患者的总生存率。在 EORTC 的研究中，入组患者并没有被要求在基线检查或定期随访中常规进行脑部影像学检查，因此可能会使得部分无症状脑转移患者入组及不能在随访中更准确评估脑转移的发生，从而使得两项研究的结果不一致。目前对于广泛期 SCLC 患者是否需要 PCI 存在争议，学者们建议患者可行 PCI 或者进行脑部影像学常规随访。

PCI 采用的是全脑放疗的方式，可能对于患者的神经认知功能产生不利的影响，因此其个体化给予非常重要。笔者认为，既然是预防性照射，首先需要探索脑转移发生的高风险人群，目前已有相关研究正在进行相应探索。

第四节 · **对个体化放疗的思考**

放疗作为一种非侵入性的局部治疗手段，由于其不能像外科手术一样直接触及肿瘤本身，因此治疗部位和范围的准确性就格外重要，这自然就涉及靶区范围的个体化。靶区范围的个体化也是放疗相比于其他传统的肿瘤治疗手段所特有的。在本文的第一章已谈到随着物理技术、影像学技术，以及计算机技术的发展,在此基础上靶区范围的个体化的实现比较令人满意。

肿瘤生物学,尤其是分子生物学技术的迅速发展,以及药物研发水平的不断提高,使得基于生物标志引导下的肿瘤药物治疗快速进展,如针对某些驱动基因突变的 NSCLC 进行相应靶向药物治疗可取得非常显著的近期疗效。然而目前分子生物学的进步还没有为肿瘤放疗实际临床应用中的个体化带来实质性突破,部分原因在于影响放疗敏感性的分子生物学机制相对复杂,往往不是单个或几个因素能够确定所致。分子生物学技术在生物学研究各个领域的广泛应用,自然也波及放射生物学,到目前分子生物学在放射肿瘤学领域的研究主要还是在传统放射生物学研究成果基础上的进一步深入,比如研究与肿瘤放射生物学效应相关的基因改变,如 DNA 损伤修复相关的基因,细胞周期及周期关卡相关的基因,等等。笔者认为,分子生物学对于放射生物学发展的影响进而对于临床实际诊疗的影响主要在于以下 3 个方面,目前已有部分探索性的工作开展。

(1)发现与放疗抵抗相关的生物靶点,探索采用相应的生物靶向药物与放疗联合以提高放疗疗效。比如:表皮生长因子受体(epithelial growth factor receptor,EGFR)高表达是导致某些肿瘤放疗不敏感的因素,通过采用 EGFR 的拮抗剂与放疗联合可能会提高放疗疗效,这已在头颈部肿瘤中得以实施,在 NSCLC 中相关研究也正在进行。

(2)发现与放疗敏感或抵抗相关的生物信息,探索在此基础上设计个体化的放疗剂量。由于在影响肿瘤放射敏感性的分子生物学机制中往往不是单一因素的,因此在这方面的主要进展是基于多因素甚至是组学分析的结果。一组来自 Moffitt Cancer Center 的科学家做了比较系统的探索工作,他们首先在体外对 10 个特殊基因(AR,$c-Jun$,$STAT1$,$PKC-beta$,$RelA$,$cABL$,$SUMO1$,$PAK2$,$HDAC1$,和 $IRF1$)的表达水平进行了检测,然后通过数学公式得到一个代表肿瘤对放疗的敏感度的值,称为放疗敏感度指数(radiosensitivity index,RSI)。研究人员对 RSI 在直肠癌、食管癌、乳腺癌、头颈癌、胶质母细胞瘤、胰腺癌和转移性结直肠癌患者体内进行了验证,发现果然 RSI 高的患者放疗效果明显较好。此后研究人员利用 RSI、线性二次数学模型及从 TCC 样本库(Total Cancer Care protocol)中调用了来自 20 个肿瘤位点的 8 271 个临床样本,并利用样本中每个患者接受放疗的时间剂量和临床治疗的各种数据推导出了以基因组为基础的放疗剂量调整模型(genome-based model for adjusting radiotherapy dose,GARD),并验证其是否能指导个体化放射剂量设计。通过利用 5 个来自不同机构的临床肿瘤队列的数据对 GARD 模型进行的验证,研究组确定 GARD 与临床结果是独立相关的,从而认为 GARD 模型可以用来作为对放疗效果的预测,基于 GARD 的临床模型有助于通过肿瘤的放射敏感性确定放疗剂量的个体化治疗,也可以为设计基因组学引导的放疗临床试验提供基本框架。

(3)发现与正常组织放射损伤相关的生物信息,探索通过生物物理的方式予以预防,以减少放射性损伤。正常组织的放射敏感性与肿瘤组织不一样,它应该来自其本身的遗传易感性,也即胚系的改变。美国 MD Anderson 肿瘤中心 Liao ZX 等检测了 164 例行同步化放疗的 NSCLC 患者 TGFβ1 的三个单核苷酸多态性(SNP)位点,结果发现 TGFβ1 rs1982073:T869C 的 CT/CC 基因型与放射性肺炎放射风险呈明显负相关。

肿瘤个体化治疗的另一重要方面在于选择合适的患者进行合适的治疗。肺癌是一种容易出现远处转移的恶性肿瘤,而放疗作为一种局部治疗手段,其应用的成功与否与远处转移的风险密切相关。因此,在个体化治疗中不光要考虑肿瘤本身的放射敏感性,还要注重远处转移风险的预测,这也是未来研究的方向。

(朱正飞)

参 考 文 献

［1］ 朱正飞,郑明英.预防性脑放疗不能延长广泛期小细胞肺癌患者的总生存期［J］.循证医学,2017,17(4)：218－221.

［2］ Ahn J S, Ahn Y C, Kim J H, et al. Multinational randomized phase Ⅲ trial with or without consolidation chemotherapy using docetaxel and cisplatin after concurrent chemoradiation in inoperable stage Ⅲ non-small-cell lung cancer：KCSG-LU05－04［J］. Journal of Clinical Oncology, 2015, 33(24)：2660－2666.

［3］ Albain K S, Rusch V W, Crowley J J, et al. Concurrent cisplatin/etoposide plus chest radiotherapy followed by surgery for stages ⅢA (N2) and ⅢB non-small-cell lung cancer：mature results of Southwest Oncology Group phase Ⅱ study 8805［J］. Journal of clinical oncology, 1995, 13(8)：1880－1892.

［4］ Albain K S, Swann R S, Rusch V W, et al. Radiotherapy plus chemotherapy with or without surgical resection for stage Ⅲ non-small-cell lung cancer：a phase Ⅲ randomised controlled trial［J］. Lancet, 2009, 374(9687)：379－386.

［5］ Al-Halabi H, Sayegh K, Digamurthy S R, et al. Pattern of failure analysis in metastatic EGFR－mutant lung cancer treated with tyrosine kinase inhibitors to identify candidates for consolidation stereotactic body radiation therapy［J］. J Thorac Oncol, 2015, 10(11)：1601－1607.

［6］ Andratschke N, Zimmermann F, Boehm E, et al. Stereotactic radiotherapy of histologically proven inoperable stage Ⅰ non-small cell lung cancer：patterns of failure［J］. Radiotherapy and oncology, 2011, 101(2)：245－249.

［7］ Antonia S J, Villegas A, Daniel D, et al. Durvalumab after chemoradiotherapy in stage Ⅲ non-small-cell lung cancer［J］. The New England journal of medicine, 2017, 377(20)：1919－1929.

［8］ Antonia S J, Villegas A, Daniel D, et al. Overall survival with durvalumab after chemoradiotherapy in stage Ⅲ NSCLC［J］. The New England Journal of Medicine, 2018, 379(24)：2342－2350.

［9］ Ashworth A B, Senan S, Palma D A, et al. An individual patient data metaanalysis of outcomes and prognostic factors after treatment of oligometastatic non-small-cell lung cancer［J］. Clin Lung Cancer, 2014, 15(5)：346－355.

［10］ Auperin A, Arriagada R, Pignon J P, et al. Prophylactic cranial irradiation for patients with small-cell lung cancer in complete remission［J］. The New England Journal of Medicine, 1999, 341(7)：476－484.

［11］ Auperin A, Le Pechoux C, Rolland E, et al. Meta-analysis of concomitant versus sequential radiochemotherapy in locally advanced non-small-cell lung cancer［J］. Journal of Clinical Oncology, 2010, 28(13)：2181－2190.

［12］ Ball D, Mai G T, Vinod S, et al. Stereotactic ablative radiotherapy versus standard radiotherapy in stage 1 non-small-cell lung cancer (TROG 09.02 CHISEL)：a phase 3, open-label, randomised controlled trial［J］. The Lancet Oncology, 2019, 20(4)：494－503.

［13］ Bernstein M B, Krishnan S, Hodge J W, et al. Immunotherapy and stereotactic ablative radiotherapy (ISABR)：a curative approach［J］. Nat Rev Clin Oncol, 2016, 13(8)：516－524.

［14］ Bezjak A, Paulus R, Gaspar L E, et al. Safety and efficacy of a five-fraction stereotactic body radiotherapy schedule for centrally located non-small-cell lung cancer：NRG Oncology/RTOG 0813 Trial［J］. Journal of Clinical Oncology, 2019, 37(15)：1316－1325.

［15］ Billiet C, Decaluwe H, Peeters S, et al. Modern post-operative radiotherapy for stage Ⅲ non-small cell lung cancer may improve local control and survival：a meta-analysis［J］. Radiotherapy and Oncology, 2014, 110(1)：3－8.

［16］ Bonner J A, Harari P M, Giralt J, et al. Radiotherapy plus cetuximab for squamous-cell carcinoma of the head and neck［J］. The New England Journal of Medicine, 2006, 354(6)：567－578.

［17］ Chan O S H, Lam K C, Li J, et al. OA07.02 ATOM：a phase Ⅱ study to assess efficacy of preemptive local ablative therapy to residual oligometastases after EGFR TKI［J］. Journal of Thoracic Oncology, 2018, 13(10)：S336.

［18］ Chang J Y, Li Q Q, Xu Q Y, et al. Stereotactic ablative radiation therapy for centrally located early stage or isolated parenchymal recurrences of non-small cell lung cancer：how to fly in a "no fly zone"［J］. Int J Radiat Oncol Biol Phys, 2014, 88(5)：1120－1128.

［19］ Chang J Y, Senan S, Paul M A, et al. Stereotactic ablative radiotherapy versus lobectomy for operable stage Ⅰ non-small-cell lung cancer：a pooled analysis of two randomised trials［J］. The Lancet Oncology, 2015, 16(6)：630－637.

［20］ Choi N C, Grillo H C, Gardiello M, et al. Basis for new strategies in postoperative radiotherapy of bronchogenic carcinoma［J］. Int J Radiat Oncol Biol Phys, 1980, 6(1)：31－35.

［21］ Curran W J, Paulus R, Langer C J, et al. Sequential vs. concurrent chemoradiation for stage Ⅲ non-small cell lung cancer：randomized phase Ⅲ trial RTOG 9410［J］. Journal of the National Cancer Institute, 2011, 103(19)：1452－1460.

［22］ Dautzenberg B, Arriagada R, Chammard A B, et al. A controlled study of postoperative radiotherapy for patients with completely resected nonsmall cell lung carcinoma［J］. Cancer, 1999, 86(2)：265－273.

［23］ De Ruysscher D, Lueza B, Le Pechoux C, et al. Impact of thoracic radiotherapy timing in limited-stage small-cell lung cancer：usefulness of the individual patient data meta-analysis［J］. Annals of Oncology, 2016, 27(10)：1818－1828.

［24］ De Ruysscher D, Pijls-Johannesma M, Vansteenkiste J, et al. Systematic review and meta-analysis of randomised, controlled trials of the timing of chest radiotherapy in patients with limited-stage, small-cell lung cancer［J］. Annals of Oncology, 2006, 17(4)：543－452.

［25］ Dillman R O, Herndon J, Seagren S L, et al. Improved survival in stage Ⅲ non-small-cell lung cancer：seven-year follow-up of cancer and leukemia group B (CALGB) 8433 trial［J］. Journal of the National Cancer Institute, 1996, 88(17)：1210－1215.

［26］ Dillman R O, Seagren S L, Propert K J, et al. A randomized trial of induction chemotherapy plus high-dose radiation versus radiation alone in stage Ⅲ non-small-cell lung cancer［J］. The New England Journal of Medicine, 1990, 323(14)：940－945.

［27］ Douillard J Y, Rosell R, De Lena M, et al. Impact of postoperative radiation therapy on survival in patients with complete resection and stage Ⅰ, Ⅱ, or ⅢA non-small-cell lung cancer treated with adjuvant chemotherapy：the adjuvant Navelbine International Trialist Association (ANITA) Randomized Trial［J］. Int J Radiat Oncol Biol Phys, 2008, 72(3)：695－701.

［28］ Eberhardt W E, Pottgen C, Gauler T C, et al. Phase Ⅲ study of surgery versus definitive concurrent chemoradiotherapy boost in patients with resectable stage ⅢA(N2) and selected ⅢB non-small-cell lung cancer after induction chemotherapy and concurrent chemoradiotherapy (ESPATUE)［J］. Journal of Clinical Oncology, 2015, 33(35)：4194－4201.

［29］ Fairchild A, Harris K, Barnes E, et al. Palliative thoracic radiotherapy for lung cancer：a systematic review［J］. Journal of Clinical Oncology, 2008, 26(24)：4001－4011.

［30］ Faivre-Finn C, Snee M, Ashcroft L, et al. Concurrent once-daily versus twice-daily chemoradiotherapy in patients with limited-stage small-cell lung cancer (CONVERT): an open-label, phase 3, randomised, superiority trial[J]. The Lancet Oncology, 2017, 18(8): 1116 - 1125.

［31］ Feng W, Fu X L, Cai X W, et al. The differential impact of postoperative radiation therapy for completely resected stage ⅢA (N2) non-small cell lung cancer: based on the risk prediction model for locoregional recurrence[J]. International Journal of Radiation Oncology Biology Physics, 2016, 96(2): S69 - S69.

［32］ Flores R M, Nicastri D, Bauer T, et al. Computed tomography screening for lung cancer: mediastinal lymph node resection in stage ⅠA nonsmall cell lung cancer manifesting as subsolid and solid nodules[J]. Ann Surg, 2017, 265(5): 1025 - 1033.

［33］ Fried D B, Morris D E, Poole C, et al. Systematic review evaluating the timing of thoracic radiation therapy in combined modality therapy for limited-stage small-cell lung cancer[J]. Journal of Clinical Oncology, 2004, 22(23): 4837 - 4845.

［34］ Furuse K, Fukuoka M, Kawahara M, et al. Phase Ⅲ study of concurrent versus sequential thoracic radiotherapy in combination with mitomycin, vindesine, and cisplatin in unresectable stage Ⅲ non-small-cell lung cancer[J]. Journal of Clinical Oncology, 1999, 17(9): 2692 - 2699.

［35］ Gomez D R, Blumenschein G R, Lee J J, et al. Local consolidative therapy versus maintenance therapy or observation for patients with oligometastatic non-small-cell lung cancer without progression after first-line systemic therapy: a multicentre, randomised, controlled, phase 2 study [J]. The Lancet Oncology, 2016, 17(12): 1672 - 1682.

［36］ Gomez D R, Tang C, Zhang J, et al. Local consolidative therapy vs. maintenance therapy or observation for patients with oligometastatic non-small-cell lung cancer: long-term results of a multi-institutional, phase Ⅱ, randomized Study[J]. Journal of Clinical Oncology, 2019, 37(18): 1558 - 1565.

［37］ Green N, Kurohara S S, George F W, et al. Postresection irradiation for primary lung cancer[J]. Radiology, 1975, 116(02): 405 - 407.

［38］ Grills I S, Mangona V S, Welsh R, et al. Outcomes after stereotactic lung radiotherapy or wedge resection for stage Ⅰ non-small-cell lung cancer [J]. Journal of Clinical Oncology, 2010, 28(6): 928 - 935.

［39］ Group M. Postoperative radiotherapy for non-small cell lung cancer[J]. Cochrane Database of Systematic Reviews, 2005, 63(2): CD002142.

［40］ Group N. Chemotherapy in non-small cell lung cancer: a meta-analysis using updated data on individual patients from 52 randomised clinical trials [J]. BMJ (Clinical research ed), 1995, 311(7010): 899 - 909.

［41］ Hanna N, Neubauer M, Yiannoutsos C, et al. Phase Ⅲ study of cisplatin, etoposide, and concurrent chest radiation with or without consolidation docetaxel in patients with inoperable stage Ⅲ non-small-cell lung cancer: the Hoosier Oncology Group and U.S. Oncology[J]. Journal of Clinical Oncology, 2008, 26(35): 5755 - 5760.

［42］ Harris J P, Murphy J D, Hanlon A L, et al. A population-based comparative effectiveness study of radiation therapy techniques in stage Ⅲ non-small cell lung cancer[J]. Int J Radiat Oncol Biol Phys, 2014, 88(4): 872 - 884.

［43］ Hellman S, Weichselbaum R R. Oligometastases[J]. Journal of Clinical Oncology, 1995, 13(1): 8 - 10.

［44］ Huncharek M, McGarry R. A meta-analysis of the timing of chest irradiation in the combined modality treatment of limited-stage small cell lung cancer[J]. The oncologist, 2004, 9(6): 665 - 672.

［45］ Iyengar P, Wardak Z, Gerber D E, et al. Consolidative radiotherapy for limited metastatic non-small-cell lung cancer: a phase 2 randomized clinical trial[J]. JAMA Oncology, 2018, 4(1): e173501.

［46］ Jamal-Hanjani M, Wilson G A, McGranahan N, et al. Tracking the evolution of non-small-cell lung cancer[J]. The New England Journal of Medicine, 2017, 376(22): 2109 - 2121.

［47］ Kaskowitz L, Graham M V, Emami B, et al. Radiation therapy alone for stage Ⅰ non-small cell lung cancer[J]. Int J Radiat Oncol Biol Phys, 1993, 27(3): 517 - 523.

［48］ Kepka L, Olszyna-Serementa M. Palliative thoracic radiotherapy for lung cancer[J]. Expert Review of Anticancer Therapy, 2010, 10(4): 559 - 569.

［49］ Lally B E, Zelterman D, Colasanto J M, et al. Postoperative radiotherapy for stage Ⅱ or Ⅲ non-small-cell lung cancer using the surveillance, epidemiology, and end results database[J]. Journal of Clinical Oncology, 2006, 24(19): 2998 - 3006.

［50］ Le Q T, Petrik D W. Nonsurgical therapy for stages Ⅰ and Ⅱ non-small cell lung cancer[J]. Hematology Oncology Clinics of North America, 2005, 19(2): 237 - 261, v - vi.

［51］ Li L, Ren S, Zhang Y, et al. Risk factors for predicting the occult nodal metastasis in T1 - 2N0M0 NSCLC patients staged by PET/CT: potential value in the clinic[J]. Lung Cancer, 2013, 81(2): 213 - 217.

［52］ Liao Z X, Komaki R R, Thames H D, et al. Influence of technologic advances on outcomes in patients with unresectable, locally advanced non-small-cell lung cancer receiving concomitant chemoradiotherapy[J]. Int J Radiat Oncol Biol Phys, 2010, 76(3): 775 - 781.

［53］ Liu L, Bi N, Ji Z, et al. Consolidation chemotherapy may improve survival for patients with locally advanced non-small-cell lung cancer receiving concurrent chemoradiotherapy — retrospective analysis of 203 cases[J]. BMC Cancer, 2015, 15: 715.

［54］ McGarry R C, Papiez L, Williams M, et al. Stereotactic body radiation therapy of early-stage non-small-cell lung carcinoma: phase Ⅰ study[J]. Int J Radiat Oncol Biol Phys, 2005, 63(4): 1010 - 1015.

［55］ Meerbeeck J P, Kramer G W, Schil P E, et al. Randomized controlled trial of resection versus radiotherapy after induction chemotherapy in stage Ⅲ A-N2 non-small-cell lung cancer[J]. Journal of the National Cancer Institute, 2007, 99(6): 442 - 450.

［56］ Murray N, Coy P, Pater J L, et al. Importance of timing for thoracic irradiation in the combined modality treatment of limited-stage small-cell lung cancer[J]. Journal of Clinical Oncology, 1993, 11(2): 336 - 344.

［57］ Nagata Y, Hiraoka M, Shibata T, et al. Prospective trial of stereotactic body radiation therapy for both operable and inoperable T1N0M0 non-small cell lung cancer: Japan Clinical Oncology Group study JCOG0403[J]. Int J Radiat Oncol Biol Phys, 2015, 93(5): 989 - 996.

［58］ Pignon J P, Arriagada R, Ihde D C, et al. A meta-analysis of thoracic radiotherapy for small-cell lung cancer[J]. The New England Journal of Medicine, 1992, 327(23): 1618 - 1624.

［59］ Pijls-Johannesma M C, De Ruysscher D, Lambin P, et al. Early versus late chest radiotherapy for limited stage small cell lung cancer[J]. The Cochrane Database of Systematic Reviews, 2005, 25(1): Cd004700.

［60］ Pijls-Johannesma M C, De Ruysscher D, Vansteenkiste J, et al. Timing of chest radiotherapy in patients with limited stage small cell lung cancer: a systematic review and meta-analysis of randomised controlled trials[J]. Cancer Treat Rev, 2007, 33(5): 461 - 473.

［61］ Pless M, Stupp R, Ris H B, et al. Induction chemoradiation in stage ⅢA/N2 non-small-cell lung cancer: a phase 3 randomised trial［J］. Lancet, 2015, 386(9998): 1049－1056.

［62］ Roelandts M, Moretti L, Houtte P V. Postoperative radiotherapy in nonsmall-cell lung cancer: systematic review and meta-analysis of individual patient data from nine randomised controlled trials［J］. Lancet, 1998, 352(6－7): 1384; author reply 1385.

［63］ Rusthoven K E, Hammerman S F, Kavanagh B D, et al. Is there a role for consolidative stereotactic body radiation therapy following first-line systemic therapy for metastatic lung cancer? a patterns-of-failure analysis［J］. Acta oncologica, 2009, 48(4): 578－583.

［64］ Scott J G, Berglund A, Schell M J, et al. A genome-based model for adjusting radiotherapy dose (GARD): a retrospective, cohort-based study［J］. The Lancet Oncology, 2017, 18(2): 202－211.

［65］ Sher D J, Koshy M, Liptay M J, et al. Influence of conformal radiotherapy technique on survival after chemoradiotherapy for patients with stage Ⅲ non-small cell lung cancer in the National Cancer Data Base［J］. Cancer, 2014, 120(13): 2060－2068.

［66］ Shirvani S M, Jiang J, Gomez D R, et al. Intensity modulated radiotherapy for stage Ⅲ non-small cell lung cancer in the United States: predictors of use and association with toxicities［J］. Lung Cancer, 2013, 82(2): 252－259.

［67］ Slotman B J, Van Tinteren H, Praag J O, et al. Use of thoracic radiotherapy for extensive stage small-cell lung cancer: a phase 3 randomised controlled trial［J］. Lancet, 2015, 385(9962): 36－42.

［68］ Spira A, Ettinger D S. Multidisciplinary management of lung cancer［J］. The New England Journal of Medicine, 2004, 350(4): 379－392.

［69］ Spiro S G, James L E, Rudd R M, et al. Early compared with late radiotherapy in combined modality treatment for limited disease small-cell lung cancer: a London Lung Cancer Group multicenter randomized clinical trial and meta-analysis［J］. Journal of Clinical Oncology, 2006, 24(24): 3823－4830.

［70］ Sun B, Brooks E D, Komaki R U, et al. 7－year follow-up after stereotactic ablative radiotherapy for patients with stage Ⅰ non-small cell lung cancer: results of a phase 2 clinical trial［J］. Cancer, 2017, 123(16): 3031－3039.

［71］ Sun J M, Ahn Y C, Choi E K, et al. Phase Ⅲ trial of concurrent thoracic radiotherapy with either first- or third-cycle chemotherapy for limited-disease small-cell lung cancer［J］. Annals of Oncology, 2013, 24(8): 2088－2092.

［72］ Takada M, Fukuoka M, Kawahara M, et al. Phase Ⅲ study of concurrent versus sequential thoracic radiotherapy in combination with cisplatin and etoposide for limited-stage small-cell lung cancer: results of the Japan Clinical Oncology Group study 9104［J］. Journal of Clinical Oncology, 2002, 20(14): 3054－3060.

［73］ Takahashi T, Yamanaka T, Seto T, et al. Prophylactic cranial irradiation versus observation in patients with extensive-disease small-cell lung cancer: a multicentre, randomised, open-label, phase 3 trial［J］. The Lancet Oncology, 2017, 18(5): 663－671.

［74］ Theelen W, Peulen H M U, Lalezari F, et al. Effect of pembrolizumab after stereotactic body radiotherapy vs. pembrolizumab alone on tumor response in patients with advanced non-small cell lung cancer: results of the PEMBRO-RT phase 2 randomized clinical trial［J］. JAMA Oncology, 2019, 11.

［75］ Timmerman R, McGarry R, Yiannoutsos C, et al. Excessive toxicity when treating central tumors in a phase Ⅱ study of stereotactic body radiation therapy for medically inoperable early-stage lung cancer［J］. Journal of Clinical Oncology, 2006, 24(30): 4833－4839.

［76］ Torres-Roca J F. A molecular assay of tumor radiosensitivity: a roadmap towards biology-based personalized radiation therapy［J］. Personalized Medicine, 2012, 9(5): 547－557.

［77］ Turrisi A T, Kim K, Blum R, et al. Twice-daily compared with once-daily thoracic radiotherapy in limited small-cell lung cancer treated concurrently with cisplatin and etoposide［J］. The New England Journal of Medicine, 1999, 340(4): 265－271.

［78］ Uno T, Sumi M, Kihara A, et al. Postoperative radiotherapy for non-small-cell lung cancer: results of the 1999－2001 patterns of care study nationwide process survey in Japan［J］. Lung Cancer, 2007, 56(3): 357－362.

［79］ Urban D, Bar J, Solomon B, et al. Lymph node ratio may predict the benefit of postoperative radiotherapy in non-small-cell lung cancer［J］. J Thorac Oncol, 2013, 8(7): 940－946.

［80］ Verma V, Shostrom V K, Kumar S S, et al. Multi-institutional experience of stereotactic body radiotherapy for large (>/=5 centimeters) non-small cell lung tumors［J］. Cancer, 2017, 123(4): 688－696.

［81］ Vokes E E, Herndon J E, Crawford J, et al. Randomized phase Ⅱ study of cisplatin with gemcitabine or paclitaxel or vinorelbine as induction chemotherapy followed by concomitant chemoradiotherapy for stage ⅢB non-small-cell lung cancer: cancer and leukemia group B study 9431［J］. Journal of Clinical Oncology, 2002, 20(20): 4191－4198.

［82］ Vokes E E, Herndon J E, Kelley M J, et al. Induction chemotherapy followed by chemoradiotherapy compared with chemoradiotherapy alone for regionally advanced unresectable stage Ⅲ Non-small-cell lung cancer: cancer and leukemia group B［J］. Journal of Clinical Oncology, 2007, 25(13): 1698－1704.

［83］ Wang J, Zhou Z, Liang J, et al. Intensity-modulated radiation therapy may improve local-regional tumor control for locally advanced non-small cell lung cancer compared with three-dimensional conformal radiation therapy［J］. The Oncologist, 2016, 21(12): 1530－1537.

［84］ Wei S, Xie M, Tian J, et al. Propensity score-matching analysis of postoperative radiotherapy for stage ⅢA－N2 non-small cell lung cancer using the surveillance, epidemiology, and end results database［J］. Radiation Oncology, 2017, 12(1): 96.

［85］ Weickhardt A J, Scheier B, Burke J M, et al. Local ablative therapy of oligoprogressive disease prolongs disease control by tyrosine kinase inhibitors in oncogene-addicted non-small-cell lung cancer［J］. J Thorac Oncol, 2012, 7(12): 1807－1814.

［86］ Xianglin Y, Zhongxing L, Zhensheng L, et al. Single nucleotide polymorphism at rs1982073: T869C of the TGFbeta 1 gene is associated with the risk of radiation pneumonitis in patients with non-small-cell lung cancer treated with definitive radiotherapy［J］. Journal of Clinical Oncology, 2015, 27(20): 3370－3378.

［87］ Yu H A, Sima C S, Huang J, et al. Local therapy with continued EGFR tyrosine kinase inhibitor therapy as a treatment strategy in EGFR－mutant advanced lung cancers that have developed acquired resistance to EGFR tyrosine kinase inhibitors［J］. J Thorac Oncol, 2013, 8(3): 346－351.

第七章
肺癌的内科治疗

肺癌的内科治疗包括化疗、分子靶向治疗、免疫治疗等。目前,化疗在肺癌的内科治疗中依然发挥着重要作用。随着生物科技的进步,肺癌的内科治疗进展突飞猛进。对于表皮生长因子受体(epidermal growth factor receptor, EGFR)突变、间变性淋巴瘤激酶(anaplastic lymphoma kinase, ALK)重排和 *c-ros* 癌基因 1(c-ros oncogene 1, ROS1)融合的晚期肺癌患者,分子靶向治疗已取代传统化疗成为一线治疗的首选方案。与此同时,免疫治疗在临床实践中也展现出良好的治疗前景。

第一节 · 肺癌的化疗

化疗作为一种全身性的治疗手段,对原发灶、转移灶和亚临床转移灶均有治疗作用,其依据治疗性质、疾病分期等因素的不同,可分为新辅助治疗、辅助化疗、姑息化疗和维持化疗等,在肺癌患者病程的各个阶段发挥作用。

化疗作为一种成熟的治疗方法,疗效稳定,不良反应可耐受,有着广泛的适用人群。无论患者的病理类型是小细胞肺癌(small cell lung cancer, SCLC)还是非小细胞肺癌(non-small cell lung cancer, NSCLC),驱动基因阳性还是阴性,一线、二线还是多后线治疗,且不论性别、疾病危险因素等不同情况,患者均能从化疗中获益。

此外,在目前多学科疑难病例讨论的临床应用大背景下,化疗可以与放疗、手术、靶向治疗、免疫治疗等联合,在各种疾病类型、各个疾病分期下都有良好的疗效。

一、肺癌化疗药物

(一) 非小细胞肺癌的化疗药物

1. 紫杉醇

紫杉醇(Paclitaxel)作为一种新型抗微管药物,能导致微管聚集成团块和束状,抑制微管蛋白解聚,保持微管蛋白稳定,抑制微管网正常重组,从而抑制细胞有丝分裂。体外实验结果显示紫杉醇具有显著的放射增敏作用,可能使细胞终止于对放疗敏感的 G2 和 M 期。此外,紫杉醇还可以诱导肿瘤坏死因子 α

基因的表达。

紫杉醇在肺癌中的适应证为：非小细胞肺癌患者的一线治疗。

紫杉醇常见的不良反应有：① 过敏反应，发生率为 39%，其中严重过敏反应发生率为 2%。多数为 I 型变态反应，表现为支气管痉挛性呼吸困难、荨麻疹和低血压，几乎所有的反应发生在用药后最初的 10 min。② 骨髓抑制：为主要剂量限制性毒性，主要表现为中性粒细胞减少，血小板降低相对少见。严重中性粒细胞减少发生率为 55%~74%，一般在用药后 8~10 日发生，15~21 日恢复。严重的血小板降低发生率为 6%~16%。贫血较为常见，发生率为 94%~96%。③ 神经毒性：周围神经病变发生率为 52%，最常见表现为轻度麻木和感觉异常，严重的神经毒性发生率为 4%。④ 心血管毒性：可有低血压和无症状的短时间心动过缓，心电图异常见于 30% 的病例。⑤ 关节及肌肉疼痛：发生率为 55%，发生于四肢关节，发生率和严重程度呈剂量依赖性，常出现于用药后 2~3 日内，数日内恢复。⑥ 胃肠道反应：恶心和呕吐、腹泻、黏膜炎发生率分别为 59%、43% 和 39%，一般为轻至中度。⑦ 局部反应：输注药物的静脉和药物外渗引起的局部炎症。⑧ 其他：肝脏毒性主要为谷丙转氨酶（alanine aminotransferase，ALT）、谷草转氨酶（aspartate aminotransferase，AST）和碱性磷酸酶（alkaline phosphatase，AKP）升高；脱发发生率为 80%。

使用紫杉醇时需注意：① 预防过敏反应的预处理是治疗前的重要措施，地塞米松 20 mg，分别在给药前 12 h 和 6 h 口服；苯海拉明 50 mg，治疗前 30 min 肌内注射；西咪替丁 300 mg，治疗前 30 min 时静脉注射。② 未稀释的浓缩药液不要接触聚氯乙烯塑料器械或设备，且不能进行静脉滴注，稀释的药液应储藏在瓶内或塑料袋内，采用聚氯乙烯给药设备滴注。③ 聚氧乙基代蓖麻油过敏者禁用。④ 给药期间应注意有无过敏反应及生命体征的变化。⑤ 药代动力学资料证明，顺铂后给予本品，清除率大约降低 20%，且骨髓毒性较为严重，因此应该先用紫杉醇再用顺铂。

2. 紫杉醇脂质体

紫杉醇脂质体主要成分是紫杉醇，以卵磷脂、胆固醇、苏氨酸、葡萄糖等作为辅料。

紫杉醇脂质体在肺癌中的适应证为：与顺铂联合用于不能手术或放疗的非小细胞肺癌患者的一线化疗。

紫杉醇脂质体常见的不良反应有：① 过敏反应，表现为潮红、皮疹、呼吸困难、低血压及心动过速，如发生严重过敏反应，应停药并进行治疗，曾发生过敏的患者不宜再次使用本品。② 骨髓抑制：为主要剂量限制性毒性，表现为中性粒细胞减少，一般发生在用药后 8~10 日，严重中性粒细胞减少发生率为 47%，血小板降低少见，严重的血小板降低发生率为 5%；贫血较常见。③ 神经毒性：周围神经病变发生率为 62%，最常见的表现为轻度麻木和感觉异常，严重的神经毒性发生率为 6%。④ 心血管毒性：可有低血压和无症状的短时间心动过缓。⑤ 肌肉关节疼痛，发生率为 55%，发生于四肢关节，发生率和严重程度呈剂量依赖性。⑥ 胃肠道反应：恶心呕吐、腹泻和黏膜炎发生率分别为 59%、43% 和 39%，一般为轻到中度。⑦ 局部反应：输注药物的静脉和药物外渗引起的局部炎症。⑧ 其他：肝脏毒性多为 ALT、AST 和 AKP 升高；脱发发生率为 80%。

使用紫杉醇脂质体时需注意：① 用药期间应定期检查外周血象和肝功能。② 本品只能用 5% 葡萄糖注射液溶解和稀释，不可用生理盐水或其他溶液，以免发生脂质体聚集。本品溶于 5% 葡萄糖注射液后，在室温（25℃）和室内灯光下 24 h 内稳定。③ 肝功能不全者慎用。④ 药代动力学资料证明，顺铂后给予本品，清除率大约降低 30%，且骨髓毒性较为严重，因此应该先用紫杉醇脂质体再用顺铂。同时应用酮康唑会影响本品的代谢。⑤ 药物过量时无相应解毒药，用药过量最主要的、可预测的并发症包括骨髓抑制、外周神经毒性及黏膜炎。

3. 白蛋白紫杉醇

白蛋白紫杉醇(Abranxane)成分为每瓶含紫杉醇100 mg及人血白蛋白900 mg,紫杉醇是本品活性成分,人血白蛋白起分散、稳定和运载主药作用。

白蛋白紫杉醇在肺癌中的适应证为:与顺铂联合用于不能手术或放疗的非小细胞肺癌患者的一线化疗。

白蛋白紫杉醇常见的不良反应有:① 最常见的不良反应(≥20%)为脱发、中性粒细胞减少、感觉神经毒性、心电图异常、疲劳/乏力、肌肉痛/关节痛、AST水平升高、AKP水平升高、贫血、恶心、感染和腹泻。② 血液学毒性:骨髓抑制(主要是中性粒细胞减少)是剂量依赖性和剂量限制性毒性。③ 神经毒性:可出现周围神经毒性,一般为1级或2级周围神经毒性,不需调整剂量,出现3级周围神经毒性需要停止治疗,直到恢复2级或小于2级,并在后续治疗中降低用药剂量。④ 重度超敏反应:罕见,包括非常罕见的致死性过敏反应。

使用白蛋白紫杉醇时需注意:① 治疗前如患者外周血中性粒细胞数低于$1.5 \times 10^9/L$(1 500/mm^3),不应给予本品治疗。② 由于紫杉醇的暴露量和毒性可因肝功能异常而增加,对肝功能异常的患者进行本品治疗时应谨慎。

4. 多西他赛(多西紫杉醇)

多西他赛(Docetaxel)由紫杉针叶中提取,后经半合成获得,属于紫杉类化合物抗肿瘤药物,其作用机制与紫杉醇相同,可加强促进微管双聚体装配成微管,并通过干扰去多聚化过程而抑制微管解聚,导致稳定的非功能性微管束形成,从而抑制微管网正常动力学重组,破坏肿瘤细胞的有丝分裂。多西他赛是细胞周期特异性药物,可将细胞阻断于M期,对增殖细胞作用大于非增殖细胞,一般不抑制脱氧核糖核酸(deoxyribonucleic acid,DNA)、核糖核酸(ribonucleic acid,RNA)和蛋白质的合成。研究证实多西他赛与紫杉醇之间具有不完全交叉耐药,与顺铂、依托泊苷、氟尿嘧啶之间无交叉耐药。多西他赛与环磷酰胺、依托泊苷或氟尿嘧啶联合应用有协同作用。与紫杉醇相似,多西他赛也有放射增敏作用。

多西他赛在肺癌中的适应证为:局部晚期或转移性非小细胞肺癌的治疗,包括在以顺铂为主的化疗失败后。

多西他赛常见的不良反应有:① 血液学毒性,剂量限制性毒性为白细胞和中性粒细胞减少,但与紫杉醇不同的是,多西他赛引起的白细胞减少呈剂量依赖性而非时间依赖性。② 过敏反应:轻度过敏反应表现为瘙痒、潮红、红斑、药物热、寒战等,严重过敏反应表现为低血压、支气管痉挛、荨麻疹和血管神经性水肿,发生率约为4%。③ 体液潴留:一般发生于累积量400 mg/m^{2}后,主要表现为下肢水肿、体重增加,少数患者可出现鞘膜腔积液。④ 皮肤反应:主要见于手足,也可发生于手臂、面部及胸部,表现为红斑、皮疹,有时伴瘙痒,发生率约为36%。⑤ 其他:可见乏力、脱发、恶心、呕吐、腹泻、腹膜炎、肌肉关节痛、注射部位反应、神经毒性、肝酶升高、指甲改变等,心脏节律异常发生率较低。

使用多西他赛时需注意:① 本品用药前需要预处理。推荐在使用前1日开始口服地塞米松8 mg,每12 h 1次,连用3日。本品应以所提供的溶媒溶解,然后稀释至终浓度为0.3~0.9 mg/mL。② 对本品过敏者禁用。③ 有心脏传导障碍、低血压、周围神经系统障碍者应慎用。④ 用药期间需要每周检查血象和心电图。⑤ 与其他药物联合可以提高疗效,与长春瑞滨(诺维本)、依托泊苷、环磷酰胺、氟尿嘧啶、甲氨蝶呤有协同作用。⑥ 与顺铂联合时,宜先用多西他赛后用顺铂,以免降低多西他赛的消除率;而与蒽环类药物联合使用时,宜先蒽环类药物后多西他赛。

5. 培美曲塞

培美曲塞(Pemetrexed)是一种结构上含有核心为吡咯嘧啶基团的多靶点抗叶酸代谢的抗肿瘤药物,

它通过干扰细胞 DNA 复制过程中叶酸依赖性代谢过程而发挥抗肿瘤作用。体外试验显示,本品可以抑制胸苷酸合成酶、二氢叶酸还原酶、甘氨酰胺核苷酸甲酰转移酶等叶酸依赖酶,这些酶参与胸腺嘧啶核苷和嘌呤核苷的生物合成。培美曲塞通过运载叶酸的载体和细胞膜上的叶酸结合蛋白运输系统进入细胞内,一旦培美曲塞进入细胞内,则在叶酸多谷氨酸合成酶的作用下转化为多谷氨酸。多谷氨酸存留于细胞内,成为胸苷酸合成酶和甘氨酰胺核苷酸甲酰转移酶的抑制剂,多谷氨酸化在肿瘤细胞内呈现时间-浓度依赖性过程,而在正常组织内浓度很低。多谷氨酸化代谢物在肿瘤细胞内的半衰期延长,从而延长了药物在肿瘤细胞内的作用时间。

培美曲塞在肺癌中的适应证为:① 与顺铂联合,适用于局部晚期或者转移性非鳞状细胞型非小细胞肺癌患者的一线化疗。② 单药适用于经 4 个周期以铂类为基础的一线化疗后未出现进展的局部晚期或转移性的非鳞状细胞型非小细胞肺癌患者的维持治疗。③ 单药适用于既往接受一线化疗后出现进展的局部晚期或转移性非鳞状细胞型非小细胞肺癌患者的治疗。

培美曲塞常见的不良反应有:① 血液学毒性,主要为骨髓抑制,表现为中性粒细胞和血小板减少症、贫血,中性粒细胞减少发生率为 6%～29%,其中 3～4 级发生率为 3%～15%。② 胃肠道反应:恶心、呕吐发生率为 16%～56%,还有口腔炎、厌食、腹泻、便秘。③ 神经系统异常:神经系统感觉异常发生率为 10.1%,味觉障碍发生率为 7.7%。④ 其他:疲劳、脱水、肌酐清除率降低、肾脏及泌尿系统障碍、皮肤及皮下组织异常、皮疹、脱发;对怀孕妇女可影响胎儿。

使用培美曲塞时需注意:① 培美曲塞主要经尿排出,应用本品前必须检查肾功能。肌酐清除率＞45 mL/min 的患者不需要调整剂量,肌酐清除率＜45 mL/min 的患者不建议使用本品。② 配好的本品溶液可置于冰箱冷藏(2～8℃)或室温保存(15～30℃),无需避光,其物理、化学特性在 24 h 内保持稳定。③ 本品使用前预防性服用地塞米松或相似药物可以降低皮肤反应的发生率及其严重程度,给药方式为地塞米松 4 mg 口服,每日 2 次,本品给药前 1 日、给药当日和给药后 1 日连服 3 日。④ 为了减少毒性反应,必须进行预处理,同时服用低剂量叶酸或其他含有叶酸的复合维生素制剂,需要在第一次给予培美曲塞治疗开始前 7 日至少服用 5 次日剂量的叶酸,一直服用整个治疗周期,在最后 1 次培美曲塞给药后 21 日可停服;患者还需在第一次本品给药前 7 日内肌内注射维生素 B_{12} 一次,以后每 3 个周期肌内注射一次,以后的维生素 B_{12} 给药可与本品用药在同一天进行;叶酸给药剂量为 400～1 000 μg,维生素 B_{12} 剂量 1 000 μg。

6. 吉西他滨

吉西他滨(Gemcitabine)是一种新型胞嘧啶核苷衍生物,是周期特异性抗肿瘤药物,主要作用于 G1/S 期。吉西他滨进入体内后,由脱氧胞嘧啶激酶活化,由胞嘧啶核苷脱氨酶代谢。代谢产物吉西他滨二磷酸盐和吉西他滨三磷酸盐为活性物质,通过在细胞内掺入 DNA 而抑制其合成。除了掺入 DNA 以外,吉西他滨还对核苷酸还原酶具有抑制作用,可导致细胞内脱氧核苷三磷酸酯减少。此外,吉西他滨还能抑制脱氧胞嘧啶脱氨酶、减少细胞内代谢物的降解,产生自我增效的作用。

吉西他滨在肺癌中的适应证为:局部晚期或转移性非小细胞肺癌的治疗。

吉西他滨常见的不良反应有:① 骨髓抑制,为主要剂量限制性毒性,中性粒细胞和血小板下降均常见。② 皮肤反应:少数患者出现过敏反应,表现为皮疹、皮肤瘙痒,偶尔伴有脱皮、水疱和溃疡。③ 肝脏毒性:约半数以上患者可以引起轻度氨基转移酶升高,继续给药不会加重。④ 消化系统不良反应:多为轻到中度,如便秘、腹泻、口腔炎等。⑤ 其他:可见发热、皮疹和流感样症状;少数患者可有蛋白尿、血尿、肝肾功能异常和呼吸困难。

使用吉西他滨时需注意:① 骨髓功能受损的患者用药应谨慎。与其他的抗肿瘤药物配伍进行联合或序贯化疗时,应考虑对骨髓抑制作用的蓄积。② 肝功能不全者慎用。③ 放疗的同时给予吉西他滨,可能引起辐射增敏化,发生严重的肺及食管纤维样变性的危险。

7. 长春瑞滨

长春瑞滨(Vinorelbine)由法国学者 Potiere 在 1974 年半合成,为长春碱半合成衍生物,属于细胞周期特异性药物,主要通过抑制微管蛋白的聚合和诱导微管的解聚,使细胞分裂停止于有丝分裂中期,是抗有丝分裂的细胞周期特异性药物。

长春瑞滨在肺癌中的适应证为:非小细胞肺癌的治疗。

长春瑞滨常见的不良反应有:① 血液学毒性,为主要剂量限制性毒性,主要表现为白细胞及中性粒细胞减少。② 神经毒性:主要表现为深腱反射减弱或消失,感觉异常少见。可见腹胀、便秘,麻痹性肠梗阻罕见。长期用药可出现下肢无力。③ 局部刺激及静脉炎:药物外渗到周围组织可引起灼痛、局部组织坏死、溃疡、蜂窝织炎,静脉炎发生率相对较高。④ 其他:可见肝功能损害、脱发、下颌痛,偶见呼吸困难和支气管痉挛,多于注射药物后数分钟或数小时内发生。

使用长春瑞滨时需注意:① 本品须在严密的血液学检测下使用,联合用药时尤其要注意药物剂量的选择。② 肝功能不全时应减少用药剂量;肝功能不全时若同时合用其他由胆道排泄的抗癌药时应注意减量;在进行包括肝脏的放疗时,禁用本品。③ 静脉注射药物外渗可引起局部刺激、灼痛,甚至可能出现坏死性改变。一旦药液外渗,应立即停止注射药物,局部冷敷并注射透明质酸酶。最好采用深静脉插管给药。④ 避免意外的眼球污染,遇到此种情况,应立即进行冲洗。⑤ 有痛风病史、胆道阻塞、感染、白细胞减少、尿酸盐性肾结石病史者慎用。

8. 顺铂

顺铂(Cisplatin)为细胞周期非特异性抗肿瘤药,具有抗瘤谱广、对乏氧细胞有效的特点,本品在细胞低氯环境中迅速解离,以水合阳离子的形式与细胞内生物大分子结合(主要靶点为 DNA)形成链间、链内交联或蛋白质 DNA 交联,从而破坏 DNA 的结构和功能。毒理研究具有生殖毒性,表现为致畸性、胚胎毒性和染色体畸变。

顺铂在肺癌中的适应证为:小细胞和非小细胞肺癌的治疗。

顺铂常见的不良反应有:① 肾脏毒性,单次中、大剂量用药后,偶会出现轻微、可逆的肾功能障碍,可出现微量血尿;多次高剂量和短期内重复给药,会出现不可逆的肾功能障碍,严重时肾小管坏死导致无尿和尿毒症。② 胃肠道反应:呕吐,顺铂是高致吐性细胞毒药物,可导致急性和迟发性呕吐。③ 耳毒性:可出现耳鸣和高频听力减低,多为可逆性,不需特殊处理。④ 神经毒性:多见于总量超过 300 mg/m^2 的患者,周围神经损伤多见,表现为运动失调、肌痛、上下肢感觉异常等,少数患者可能出现大脑功能障碍,亦可出现癫痫、球后视神经炎等。

使用顺铂时需注意:① 既往有肾病史、造血系统功能不全、听神经功能障碍、用药前曾接受其他化疗或放疗及非顺铂引起的外周神经炎等病史者慎用。② 治疗前后、治疗期间和每一疗程之前,应注意监测肝、肾功能、血钙及听神经功能、神经系统功能等。③ 本品可能影响注意力集中、驾驶和机械操作能力。④ 本品应避免接触铝金属(如铝金属注射针器等)。⑤ 在化疗期间与化疗后,患者必须摄入足够的水分。⑥ 顺铂化疗期间,需避免其他具有肾毒性或耳毒性药物(如氨基糖苷类抗生素),以免增加顺铂的毒性。

9. 卡铂

卡铂(Carboplatin)是一种细胞周期非特异性抗癌药,直接作用于 DNA,与细胞 DNA 的链间及链内交联,破坏 DNA 从而抑制肿瘤的生长。

卡铂在肺癌中的适应证为:小细胞和非小细胞肺癌的治疗。

卡铂常见的不良反应有:① 骨髓抑制,为主要剂量限制毒性,白细胞与血小板减少与剂量相关,并具有蓄积作用。② 过敏反应：较少见，如皮疹或瘙痒，偶见咳喘，可发生于用药后几分钟之内。③ 胃肠道反应：恶心、呕吐、口腔炎、黏膜炎、食欲减退、便秘、腹泻、肝功能异常等。④ 神经毒性：周围神经毒性发生率为 4%，多数病例限于感觉异常和深腱反射减低，这些副作用在 65 岁以上患者和以前曾用过顺铂及长期接受本品治疗的患者，发生率和严重程度都有增加。⑤ 肾脏毒性：主要为尿素氮或肌酐浓度升高。⑥ 耳毒性：高频率的听觉丧失首先发生，耳鸣偶见。

使用卡铂时需注意：① 应用本品前应检查血象及肝肾功能，治疗期间至少每周检查 1 次白细胞与血小板。② 带状疱疹、感染、肾功能减退者慎用。

（二）小细胞肺癌的化疗药物

1. 依托泊苷

依托泊苷（Etoposide）是一种细胞周期特异性抗肿瘤药物，作用于 DNA 拓扑异构酶Ⅱ，形成药物-酶-DNA 稳定的可逆性复合物，阻碍 DNA 修复。依托泊苷有静脉给药和口服两种制剂。

依托泊苷在肺癌中的适应证为：与其他批准的化疗药物联合使用，作为小细胞肺癌的一线治疗。

依托泊苷常见的不良反应主要为血液学和消化道毒性。若静脉滴注过快（<30 min），可有低血压、喉痉挛等过敏反应。

使用依托泊苷时需注意：口服时宜饭前服用，部分患者可能发生过敏反应。本品有骨髓抑制作用，用药期间应定期检查患者的血象。肝功能障碍者慎用。

2. 伊立替康

伊立替康（Irinotecan）为半合成水溶性喜树碱类衍生物。伊立替康在大多数组织中被羧酸酯酶代谢为 SN‑38，而 SN‑38 作用于提纯的拓扑异构酶Ⅰ的活性比伊立替康更强，且对几种鼠和人肿瘤细胞系的细胞毒性也强于伊立替康。SN‑38 或伊立替康可以诱导单链 DNA 损伤，从而阻断 DNA 复制叉，由此产生细胞毒性，这种细胞毒性是时间依赖性的，并特异性作用于 S 期。伊立替康除具有抗肿瘤活性外，还可以抑制乙酰胆碱酯酶，近年来临床报道伊立替康对氟尿嘧啶耐药的晚期大肠癌、肺癌（主要是小细胞肺癌）、妇科肿瘤包括卵巢癌和宫颈癌等瘤种都有较好的疗效。

伊立替康在肺癌中的适应证为：广泛期小细胞肺癌的治疗。

伊立替康常见的不良反应：本品的主要剂量限制性毒性为延迟性腹泻和中性粒细胞减少。① 延迟性腹泻：用药后 24 h 后出现的腹泻，多发生在用药后 5 日，平均持续 4 日，严重者可致死。② 骨髓抑制：中性粒细胞减少、血小板下降及贫血常见，联合用药时更为明显。③ 乙酰胆碱综合征：用药后 24 h 内出现，表现为急性腹泻、痉挛性腹痛、流泪、唾液分泌增多、瞳孔缩小、低血压、多汗等症状，多为轻度，可自行缓解。④ 胃肠道反应：恶心、呕吐常见。⑤ 其他：脱发、口腔炎、皮肤毒性等，肝肾功能损伤少见。

使用伊立替康时需注意：① 延迟性腹泻，24 h 后出现的腹泻均应视为延迟性腹泻，一旦出现第 1 次水样便或腹部异常肠蠕动，应立即开始口服洛哌丁胺（易蒙停），首剂 4 mg，以后 2 mg，每 2 h 1 次，至少 12 h，直到本次水样便停止后继续用药 12 h，最长用药时间不超过 72 h。若 48 h 后仍有腹泻，应开始预防性口服广谱抗生素（喹诺酮类）7 天，并换用其他止泻药治疗。② 出现 4 级腹泻：腹泻同时伴 3 级或 4 级中性粒细胞减少或伴发热、腹泻伴发热等情况之一者，应口服喹诺酮类抗生素；洛哌丁胺不能预防腹泻的发生，故不能作为预防用药。③ 中性粒细胞减少：不推荐预防性应用 G‑CSF 或 GM‑CSF；若第 1 周期出现严重延迟性中性粒细胞减少，可考虑应用。④ 出现乙酰胆碱综合征，包括"早期"腹泻（24 h 内出现）时：可给予阿托品 0.25~0.5 mg 皮下注射。⑤ 出现下列情况之一，下一周期剂量应减量：4 级中性粒细胞减少，3 级中性粒细胞减少伴发热，体温超过 38.5℃或感染，4 级腹泻或 3 级腹泻需补液者。若减量后仍出现上述毒性之一者,下一周期应进一步减量。若第 2 次减量后仍出现上述毒性之一者,应终止治疗。⑥ 有下列表现的患者禁用本品:慢性肠炎和(或)肠梗阻,胆红素超过正常值上限的 3 倍,对本品或赋形剂有严重过敏者,严重骨髓功能不全,孕期或哺乳期。

3. 拓扑替康

拓扑替康(Topotecan)是喜树碱的人工半合成衍生物,为拓扑异构酶 I 抑制剂,进入体内后与拓扑异构酶 I 形成复合物导致 DNA 不能正常复制,引起 DNA 双链损伤。由于哺乳类动物细胞不能有效地修复这种双 DNA 损伤,因此可以抑制细胞增殖。

拓扑替康在肺癌中的适应证为:对化疗敏感、一线化疗失败的小细胞肺癌的治疗。对化疗敏感的定义为:一线化疗有效,而且疾病复发至少在化疗结束 60 日后(Ⅲ期临床试验)或至少 90 日后(Ⅱ期临床试验)。

拓扑替康常见的不良反应有:① 骨髓抑制,为主要剂量限制性毒性,主要表现为白细胞、血小板和血红蛋白降低。② 胃肠道反应:如食欲缺乏、恶心呕吐、厌食、口腔炎、腹泻、腹痛、便秘等。③ 其他:可见乏力、脱发、头痛、发热等;另有呼吸困难、过敏反应、血尿、一过性氨基转移酶升高和心电图异常等罕见不良反应。

使用拓扑替康时需注意:① 本品可以导致严重骨髓抑制,用药期间应当注意观察血象变化。② 中度肾功能不全(肌酐清除率 $20 \sim 39 \text{ mL/min}$)剂量调整为 0.6 mg/m^2。③ 老年人用药除非有骨髓抑制,一般不需要调整剂量,但应当注意观察。

二、根据临床特征的个体化化疗

(一) 老年患者

目前国际上对老年人的年龄划分尚无统一标准,流行病学研究常将 65 岁作为老年人的界定标准,而临床试验通常将老年患者年龄限定为 70 岁或 65 岁以上,多数学者认为 70 岁是机体衰老的年龄界限。2010 年,欧洲癌症研究和治疗组织(European Organization for Research on Treatment of Cancer,EORTC)与国际老年肿瘤学会(International Society of Geriatric Oncology,SIOG)专家共识将 NSCLC 老年患者的年龄标准定为 70 岁。在临床实践中,对"老年人"没有严格的年龄划分,身体机能比年龄数字更重要。

老年人有其独特的生理特点:① 内脏血流量减少,黏膜表面具有吸收功能的细胞数下降,影响口服药物的吸收。② 肝组织缩小,局部血流量减少,药物的代谢下降。③ 正常人肾小球滤过率随年龄增加而逐渐降低,药物的排泄减少。此外,年龄的增长带来器官功能的下降,其中肾功能和心功能下降是铂类化疗及其水化面临的最大问题。

因此,老年肿瘤患者治疗药物需要满足药物副作用少、药物相互作用不突出、心血管及肾毒性低等要求,以实现对老年患者高效、低毒的用药管理。

ELVIS 是第一项针对老年患者的Ⅲ期随机对照研究(≥70 岁的 NSCLC 患者,$n = 161$),研究结果显示,与最佳支持治疗相比,长春瑞滨单药治疗显著延长老年患者总生存期(overall survival,OS)。后续多项研究证明双药化疗治疗晚期 NSCLC 老年患者疗效好,毒性可以耐受。意大利多中心老年肺癌研究,比较了长春瑞滨联合吉西他滨对比这两种单药在老年进展期 NSCLC 患者中的疗效和安全性。结果显示,联合组中位生存期为 30 周,长春瑞滨组为 36 周,吉西他滨组为 28 周,与单药组相比,联合用药组没有显著改善 OS,无进展生存期(progression-free survival,PFS)在三组之间无显著性差异。IFCT-0501 结果显示,对于 70~89 岁、功能状态(performance status,PS)评分 0~2 的Ⅲ~Ⅳ期 NSCLC 患者,含铂双药对比单药,中位 OS 为 10.3 个月 *vs.* 6.2 个月,$P<0.0001$;中位 PFS 为 6.0 个月 *vs.* 2.8 个月,$P<0.0001$;双药方案毒性虽有增加,但可以耐受。一项针对晚期 NSCLC 患者接受培美曲塞联合卡铂对比培美曲塞单药治疗的临床研究中,老年亚组结果显示,中位 OS 为 9.9 个月 *vs.* 5.3 个月,$P=0.006$。

EGFR 突变型晚期 NSCLC 老年患者适用于接受表皮生长因子受体酪氨酸激酶抑制剂(epidermal growth factor receptor-tyrosine kinase inhibitor, EGFR – TKI)治疗。*EGFR* 突变未知或野生型晚期 NSCLC 老年患者的一线标准方案是化疗,对于功能状态(PS)评分在 0~1 分、各器官功能良好、没有特别风险的患者,可考虑和年轻患者一样的方案;对于 PS 评分 2 分、有可治疗的合并症患者,考虑使用三代化疗药单药化疗,如培美曲塞、吉西他滨、紫杉醇、长春瑞滨等;对于存在多种难治合并症的患者,考虑最佳支持治疗。

(二) 生物标志物指导辅助化疗的探索

以生物标志物指导辅助化疗是实现个体化化疗的一个美丽憧憬,包括预测疗效和预后。一系列生物标志物包括 ERCC1、Tumor lymphocyte infiltration、Muclin、B-tubulin、P27、FASL、FAS/FASL、BAX、Cyclin E/P16、P53 mutation、KRAS mutation 等进行了前瞻性或回顾性的探索。

LACE – Bio 研究评价了多个生物标志物对于含铂辅助化疗疗效的预测作用,包括 TP53、PD – L1、Tumor lymphocyte infiltration、Predominant histologic subtype、B-tubulin 等,遗憾的是,上述生物标志物无一有预测作用。

此外,随机对照临床研究前瞻性地评估了 BRCA1、ERCC1、TS,RRM1 等生物标志物对辅助化疗的疗效预测作用。令人失望的是,仍然没有发现一个有预测作用的标志物。

在肺腺癌亚型与辅助治疗的相关性研究中,LACE – Bio 的 post hoc 分析,包括 IALT、JBR10、ANITA 和 CALGB 研究,只有实性/微乳头亚型能从辅助化疗中有无病生存(disease-free survival, DFS)获益,但无 OS 获益。

(三) 分期

辅助化疗的获益因分期而异。基于 ANITA、IALT、CALGB 9633 和 JBR – 10 临床研究和 LACE 荟萃分析结果,已达成的共识是有区域淋巴结[N1 和(或)N2]转移和(或)原发肿瘤直径≥4 cm 的患者需要辅助化疗。辅助化疗通常给予 4 个疗程,往往在术后 4~6 周开始。辅助化疗必须使用标准方案,并且足量、足疗程。新辅助化疗同样能够获益。

三、化疗敏感性人群的筛选

目前只有一部分 NSCLC 患者受益于现有的化疗药物,对于预测能否从化疗药物中受益的标志物曾经是探索的一个方向,包括 ERCC1、RRM1、BRCA1 和胸苷酸合成酶(TS)等,都已进行过单因素和(或)多因素评估。但目前,除了组织学能预测化疗疗效之外,尚没有任何因素能预测 NSCLC 在特定化疗中的获益,治疗决策不应该基于这些标志物的结果。

四、新型偶联化疗药物

抗体偶联药物(antibody-drug conjugate, ADC)是将单克隆抗体药物的高特异性和小分子细胞毒药物的高活性相结合,用以提高肿瘤药物的靶向性、减少毒副作用。和传统的完全或部分人源化抗体或抗体片段相比,ADC 因为能在肿瘤组织内释放高活性的细胞毒药物,理论上疗效将更好;和融合蛋白相比,它具有更高的耐受性或较低的毒副作用。ADC 对靶点的准确识别性及正常细胞不受影响性,极大地提高了药效并减少了毒副作用。在理想状态下,该药物前体在系统给药时不具有毒性,而当 ADC 中的抗体与表达肿瘤抗原的靶细胞结合、整个 ADC 被肿瘤细胞内吞(endocytosis)后,小分子细胞毒药物组分将以高效活性形式被足量释放,从而完成对肿瘤细胞的杀伤。

ADC 通常由一个完全人源化的单克隆抗体(monoclonal antibody,mAb)、一个细胞毒药物、一个合适的连接体和肿瘤细胞上特异性表达的抗原组成。ADC 的靶向性来自其中抗体部分(antibody),毒性大部分来自小分子细胞毒药物(payload),抗体部分也可以自带毒性(ADCC 与 CDC)。抗体部分与细胞毒部分通过连接物(linker)互相连接。抗体部分与肿瘤细胞表面的靶向抗原结合后,肿瘤细胞会将 ADC 内吞,之后 ADC 会在溶酶体中分解(lysosomal degradation),释放出活性的细胞毒药物,破坏 DNA 或阻止肿瘤细胞分裂,起到杀死肿瘤细胞的作用。理想化的连接物应保持稳定,无靶外毒性(off-target toxicity),并且在细胞内高效释放细胞毒药物。

目前肺癌领域尚无美国食品药品监督管理局(food and drug administration,FDA)批准的抗体偶联药物。

五、肺癌的常用化疗方案(参考 2020 年 CSCO 指南)

(一) 非小细胞肺癌

1. ⅡA、ⅡB 期原发性非小细胞肺癌(Ⅰ级推荐)
适宜手术的 Ⅱ 期患者可选择含铂双药方案辅助化疗。

2. 可手术ⅢA 或ⅢB(T3N2M0)期原发性非小细胞肺癌(Ⅰ级推荐)
T(3~4)N1、或 T4N0 非肺上沟瘤(侵犯胸壁、主支气管或纵隔):手术+辅助化疗;根治性放化疗。

T(3~4)N1 肺上沟瘤:新辅助放化疗+手术+辅助化疗。

同一肺叶内 T3 或同侧肺不同肺叶内 T4:手术+辅助化疗。

临床 N2 单站纵隔淋巴结非巨块型转移(淋巴结短径＜2 cm)、预期可完全切除:手术切除+辅助化疗±术后放疗;根治性同步放化疗。

临床 N2 多站纵隔淋巴结转移、预期可能完全切除:根治性同步放化疗。

临床 N2 预期无法行根治性切除:根治性同步放化疗,度伐利尤单抗作为同步放化疗后的巩固治疗。

3. 不可手术ⅢA、ⅢB、ⅢC 期原发性非小细胞肺癌(Ⅰ级推荐)
(1) PS=0~1:有以下 2 种方案。

1)序贯化疗+放疗

· 化疗方案:① 顺铂+紫杉醇;② 顺铂±长春瑞滨;③ 顺铂或卡铂+培美曲塞(非鳞癌)。

· 放疗:三维适形放疗。

2)MDT 讨论评价诱导治疗后降期手术的可行性,如能做到完全性切除,则诱导治疗后手术治疗。

(2) PS=2:单纯化疗。

· 化疗方案:参考Ⅳ期无驱动基因突变 NSCLC 方案。

· 靶向治疗:参考Ⅳ期驱动基因阳性 NSCLC 方案(限驱动基因阳性患者)。

4. Ⅳ期驱动基因阳性非小细胞肺癌(Ⅰ级推荐)

(1) Ⅳ期 *EGFR* 突变 NSCLC 一线治疗:吉非替尼、厄洛替尼、埃克替尼、阿法替尼、达可替尼、奥希替尼。

(2) Ⅳ期 *EGFR* 突变 NSCLC 耐药后治疗

• 寡进展或 CNS 进展:继续原 EGFR-TKI 治疗+局部治疗。

• 广泛进展:① 一/二代 TKI 治疗失败、再次活检 T790M 阳性者,奥希替尼;② T790M 阴性者或三代 TKI 治疗失败,含铂双药化疗+贝伐珠单抗(非鳞癌)。

(3) Ⅳ期 *EGFR* 突变 NSCLC 靶向及含铂双药失败后治疗:PS=0~2,单药化疗。

(4) Ⅳ期 ALK 融合 NSCLC 一线治疗:阿来替尼(优先推荐)、塞瑞替尼、克唑替尼。

(5) Ⅳ期 ALK 融合 NSCLC 靶向后线治疗

• 寡进展:原 TKI 治疗+局部治疗;阿来替尼/塞瑞替尼。

• 广泛进展:① 一代 TKI 治疗失败,阿来替尼/塞瑞替尼;② 二代 TKI 一线治疗或一代/二代 TKI 治疗均失败,含铂双药化疗或含铂双药化疗+贝伐珠单抗(非鳞癌)。

(6) Ⅳ期 ALK 融合 NSCLC 靶向及含铂双药失败后治疗:PS=0~2,单药化疗。

(7) Ⅳ期 ROS1 融合 NSCLC 一线治疗:克唑替尼。

(8) Ⅳ期 ROS1 融合 NSCLC 二线治疗

• 寡进展或 CNS 进展:克唑替尼或克唑替尼+局部治疗。

• 广泛进展:含铂双药化疗或含铂双药化疗+贝伐珠单抗。

(9) Ⅳ期 ROS1 融合 NSCLC 三线治疗:PS=0~2,单药化疗。

(10) Ⅳ期 BRAF V600E 突变 NSCLC 的一线治疗:参考Ⅳ期无驱动基因非小细胞肺癌的一线治疗。

(11) Ⅳ期 NTRK 融合 NSCLC 的一线治疗:参考Ⅳ期无驱动基因非小细胞肺癌的一线治疗。

(12) Ⅳ期 BRAF V600E 突变/NTRK 融合 NSCLC 的后线治疗:① 参考Ⅳ期驱动基因非小细胞肺癌的后线治疗(一线使用靶向药物);② 参考Ⅳ期无驱动基因非小细胞肺癌的后线治疗或靶向治疗(一线未使用靶向药物)。

5. Ⅳ期无驱动基因、非鳞癌非小细胞肺癌(Ⅰ级推荐)

(1) 一线治疗

1) PS=0~1,化疗方案:① 培美曲塞联合铂类+培美曲塞单药维持治疗;② 贝伐珠单抗联合含铂双药化疗+贝伐珠单抗维持治疗;③ 含顺铂或卡铂双药方案;④ 不适合铂类的选择非铂双药方案:吉西他滨+多西他赛,吉西他滨+长春瑞滨;⑤ 帕博利珠单抗单药(限 PD-L1 TPS≥50% ⅠA 类证据;PD-L1 TPS 1%~49% ⅡA 类证据);⑥ 帕博利珠单抗联合培美曲塞和铂类(ⅠA 类证据)。

2) PS=2,化疗方案(单药化疗):吉西他滨,紫杉醇,长春瑞滨,多西他赛,培美曲塞。

(2) 二线治疗

1) PS=0~2:纳武利尤单抗或多西他赛或培美曲塞(如一线未接受同一药物)。

2) PS=3~4:最佳支持治疗。

(3) 三线治疗:PS=0~2,纳武利尤单抗或多西他赛或培美曲塞(如既往未接受同一药物);安罗替尼(限 2 个化疗方案失败后)。

6. 无驱动基因、Ⅳ期鳞癌(Ⅰ级推荐)

(1) 一线治疗

1) PS=0~1,化疗方案:① 含顺铂或卡铂双药;② 含奈达铂双药:奈达铂+多西他赛;③ 不适合铂类的选择非铂双药方案:吉西他滨+多西他赛,吉西他滨+长春瑞滨;④ 帕博利珠单抗单药(限 PD - L1 TPS≥50% Ⅰ A 类证据;PD - L1 TPS 1%~49% Ⅱ A 类证据);⑤ 帕博利珠单抗联合紫杉醇/白蛋白紫杉醇和铂类(Ⅰ A 类证据)。

2)PS = 2,化疗方案(单药化疗):吉西他滨或紫杉醇或长春瑞滨或多西他赛。

(2) 二线治疗

1)PS = 0~2:纳武利尤单抗或多西他赛(如一线未接受同一药物)。

2)PS = 3~4:最佳支持治疗。

(3) 三线治疗:PS = 0~2,纳武利尤单抗或多西他赛(如既往未接受同一药物)。

7. Ⅳ期孤立性转移非小细胞肺癌(Ⅰ级推荐)

(1) 孤立脑或肾上腺转移非小细胞肺癌

1)PS = 0~1、肺部病变为非 N2 且可完全性切除:脑或肾上腺转移灶切除+肺原发病变完全性手术切除+系统性全身化疗,脑 SRS/SRT+肺原发病变完全性手术切除+系统性全身化疗。

2)PS = 0~1、肺部病变为 T4 或 N2:脑或肾上腺转移灶 SRS/SRT/SBRT+肺部病变同步或序贯放化疗+系统性全身化疗。

3)PS≥2:按Ⅳ期处理。

(2) 孤立性骨转移

1)PS = 0~1、肺部病变为非 N2 且可完全性切除:肺原发病变完全性手术切除+骨转移病变放射治疗+系统性全身化疗+双磷酸盐治疗。

2)PS = 0~1、肺部病变为 T4 或 N2:肺部病变序贯或同步化疗+骨转移病变放射治疗+双磷酸盐治疗+系统性全身化疗。

(二) 小细胞肺癌(Ⅰ级推荐)

1. 局限期

(1) T1~2,N0

• 辅助化疗:依托泊苷+顺铂/卡铂。

(2) 超过 T1~2,N0

• PS = 0~2:化疗+放疗;PS = 3~4(由 SCLC 所致):化疗±放疗。

• 化疗方案:依托泊苷+顺铂/卡铂。

2. 广泛期

(1) 无局部症状且无脑转移

• PS = 0~2,PS = 3~4(由 SCLC 所致):化疗+支持治疗。

• 化疗+免疫方案:阿替利珠单抗/德瓦鲁单抗+依托泊苷+卡铂 4~6 周期后阿替利珠单抗/德瓦鲁单抗维持治疗。

• 化疗方案:① 依托泊苷+顺铂/卡铂;② 伊立替康+顺铂/卡铂。

(2) 有局部症状

1)上腔静脉综合征:临床症状严重者选择放疗+化疗,临床症状较轻者选择化疗+放疗。

2)脊髓压迫症:局部放疗控制压迫症状+EP/EC/IP/IC 方案化疗。

3)骨转移:EP/EC/IP/IC 方案化疗+局部姑息外照射放疗;有骨折高危患者可采取骨科固定。

4)阻塞性肺不张:EP/EC/IP/IC 方案化疗+胸部放疗。

（3）伴脑转移

1）无症状：先阿替利珠单抗/德瓦鲁单抗+EC 方案,后全脑放疗;或先 EP/EC/IP/IC 方案化疗+全脑放疗。

2）有症状：先全脑放疗,症状稳定后阿替利珠单抗/德瓦鲁单抗+EC 方案;或先全脑放疗,症状稳定后 EP/EC/IP/IC 方案化疗。

3. SCLC 二线治疗

（1）≤6 个月复发：拓扑替康或参加临床试验。

（2）>6 个月以上复发：选用原方案。

第二节 · 非小细胞肺癌的靶向治疗

从 21 世纪初开始,非小细胞肺癌(NSCLC)的分型定义从组织学演变为分子分型,而基于分子标记的靶向治疗的应用为肺癌的诊疗领域带来了巨大的变革。目前,美国国立综合癌症网络(National Comprehensive Cancer Network, NCCN)指南基于 *EGFR* 基因突变、*ALK* 基因重排、*ROS1* 基因重排、*BRAF* V600E 基因突变、*NTRK* 基因融合、*RET* 基因重排、*ERBB2*(*HER2*)基因突变、*MET* 基因高拷贝数扩增或 14 号外显子跳突阳性已有靶向治疗推荐。

一、*EGFR* 突变靶向治疗进展

(一) *EGFR* 突变及其靶向药物在非小细胞肺癌中的运用

1. *EGFR* 基因的功能：过表达与活化突变

表皮生长因子受体(epidermal growth factor receptor, EGFR)基因是非小细胞肺癌中最常见的驱动基因之一,在 40%~80% 的非小细胞肺癌病灶中存在 EGFR 的过表达。EGFR 属于跨膜受体酪氨酸激酶家族。该家族的成员分别为 HER1(ErbB1, EGFR)、HER2(ErbB2)、HER3(ErbB3)及 HER4(ErbB4)。上述成员均由 3 个结构区构成,即胞外配体结合区、跨膜区和胞内酪氨酸激酶区。EGFR 与特异性的配体,如表皮生长因子(epidermal growth factor, EGF)、转化生长因子、双向调节蛋白等结合形成同源二聚体,导致蛋白质构象发生改变。由此,胞内的酪氨酸激酶(tyrosine kinase, TK)被激活,受体可发生自动磷酸化,从而下游的信号转导通路被激活。而这些信号通路在细胞的生长、增殖、分化等生理过程中具有至关重要的作用。如果肿瘤中的 EGFR 存在过表达,则将增加细胞的恶性转化、侵袭及远处转移能力。在非小细胞肺癌中,*EGFR* 基因最常见的改变还是 *EGFR* 基因活化突变,主要发生在胞内酪氨酸激酶编码区,即 18、19、20、21 外显子。其中,19 外显子缺失和 21 外显子点突变(L858R)是 *EGFR* 常见突变,约占所有突变中的 90%。这些突变多存在于 ATP 结合裂隙附近,可以使得 EGFR 酶促反应比在 *EGFR* 野生型状态下更为活跃。因此,*EGFR* 活化突变阳性的非小细胞肺癌中,该基因的功能在即便 EGFR 与特异性配体的二聚化作用较弱的水平下也能够被激活,从而发生下游信号通路的激活及增加肿瘤细胞的增殖、分化,甚至恶性侵袭能力。晚期或转移性 NSCLC 患者中,集中于激酶结构域 18~21 号外显子的突变主要占高加索人群的 10%~15%,占亚洲人群的 50%,与东亚、女性、无吸烟史的肺腺癌患者强烈相关。

2. EGFR 酪氨酸激酶抑制剂的作用机制

EGFR 酪氨酸激酶抑制剂,能够靶向结合胞内酪氨酸激酶的 ATP 结合裂隙,抑制下游通路的激活,从而抑制肿瘤细胞的过度增殖和转移。但是,早期的临床试验发现,吉非替尼仅对 10%~19% 的化疗难治性非小细胞肺癌患者有效。那么,是什么因素决定了吉非替尼的有效性呢? Thomas J. Lynch 等人的研究纳入了对吉非替尼或者有效或者无效的非小细胞肺癌患者,并针对其肿瘤进行测序。研究发现,对 EGFR－TKI 应答的肿瘤,多存在 *EGFR* 活化突变,且突变主要发生在胞内酪氨酸激酶编码区,即 18~21 外显子。发生率最高的是 19 外显子第 747~753 位密码子的缺失突变,其次是 21 外显子 L858R 的点突变;另有发生率较低的 G719S 点突变等。前者可导致 EGFR 蛋白中的氨基酸序列丢失、受体和 ATP 结合角度改变;后者的突变位点毗邻酪氨酸激酶活化过程中高度保守的结构。二者均可显著增加肿瘤细胞对 EGFR－TKI 的敏感性。

3. 一、二、三代 EGFR 酪氨酸激酶抑制剂(TKI)在晚期非小细胞肺癌患者中的应用

(1) 第一代 TKI

1) 吉非替尼(Gefitinib):2009 年,Tony Mok 教授牵头的一项随机、对照、开放、平行、多中心、Ⅲ期临床试验 IPASS 研究,对比了吉非替尼与卡铂联合紫杉醇在 1 217 例非小细胞肺癌患者中一线治疗的疗效。在未经选择的总体人群中,吉非替尼组和卡铂/紫杉醇组的中位无进展生存期(progression-free survival,PFS)分别为 5.8 个月和 5.7 个月,其差异虽然有统计学意义($P < 0.001$),但实际上仅有 0.1 个月的改善。但当研究者根据肿瘤 *EGFR* 活化突变状态进行亚组分析时,*EGFR* 突变阳性的患者中,吉非替尼组与单纯化疗组的 1 年无进展生存率分别为 24.9% 和 6.7%,中位 PFS 分别为 9.5 个月和 6.3 个月。研究发现,*EGFR* 突变阳性非小细胞肺癌多集中于亚裔、女性、非吸烟的腺癌患者。吉非替尼能够显著降低 *EGFR* 突变阳性患者 52% 的疾病进展风险,但在 *EGFR* 突变阴性,或者 *EGFR* 突变情况未知的非小细胞肺癌患者中未能观察到生存获益。随后发布的多项随机、开放的Ⅲ期临床试验均选择性纳入 *EGFR* 活化突变的非小细胞肺癌患者。WJTOG 3405 研究结果显示吉非替尼组和单纯化疗组的中位 PFS 分别为 9.2 个月和 6.3 个月($P < 0.000 1$),总体有效率分别为 73.7% 和 30.7%($P < 0.001$)。

2) 厄洛替尼(Erlotinib):OPTIMAL(CTONG－0802)研究是一项随机对照的Ⅲ期临床试验,首次比较了厄洛替尼和标准化疗(卡铂联合吉西他滨)作为一线方案,治疗亚裔 *EGFR* 突变型晚期非小细胞肺癌患者的疗效和耐受性。厄洛替尼组和标准化疗组的中位 PFS 分别为 13.1 个月和 4.6 个月($P < 0.000 1$);同时厄洛替尼组的 3/4 级严重不良反应的发生率也低于化疗组(40% *vs.* 42%)。两组的中位总生存期(overall survival,OS)却仍无统计学差异(厄洛替尼组 22.8 个月 *vs.* 化疗组 27.2 个月,$P = 0.266 3$)。另外两项对比厄洛替尼和卡铂联合吉西他滨疗效的Ⅲ期临床试验也相继发表研究结果。EURTAC 研究中,中位 PFS 分别为 9.7 个月和 5.2 个月($P < 0.000 1$),与 ENSURE 研究的结果相似(中位 PFS:11.0 个月 *vs.* 5.5 个月,$P < 0.000 1$)。ENSURE 研究中的 OS 也无显著差异(中位 OS:厄洛替尼组 26.3 个月 *vs.* 化疗组 25.5 个月,$P < 0.000 1$)。一代 TKI 均未能有效改善 *EGFR* 突变型非小细胞肺癌的总生存获益,或许与研究后治疗方案的不同有关。OPTIMAL 研究中,接受厄洛替尼和化疗的序贯联合治疗的患者,其 OS 获得显著改善(29.7 个月),单纯接受厄洛替尼或者化疗的患者 OS 仅为 20.7 个月($P < 0.000 1$)。由此可见,*EGFR* 突变型非小细胞肺癌患者的全程管理,是提高生存获益的关键所在。

3) 埃克替尼(Icotinib):是我国第一个拥有自主知识产权的 EGFR－TKI,并于 2011 年开始应用于 NSCLC 患者。2013 年发表了一项Ⅲ期临床研究 ICOGEN 的结果,发现埃克替尼与吉非替尼疗效相近,两组的中位 PFS 分别为 4.6 个月和 3.4 个月($P = 0.13$),中位 OS 为 13.3 个月和 13.9 个月($P = 0.57$);但埃克替尼相关的 3/4 级不良反应发生率低于吉非替尼(7% *vs.* 10%)。

（2）第二代 TKI

1）阿法替尼（Afatinib）：是一种针对 ErbB 家族的不可逆性阻滞剂，能够阻滞 EGFR（ErbB1）、HER2（ErbB4）、HER4（ErbB4）的信号传导和 ErbB3 的磷酸转移。与第一代 TKI 的可逆性抑制酪氨酸激酶的作用不同，阿法替尼是与 ErbB 家族泛受体的共价结合，导致不可逆且完全性地中断信号传导，从而持续性抑制细胞的有丝分裂活性。

LUX Lung 3（全球研究）和 LUX Lung 6（亚洲研究）深入对比了阿法替尼与标准化疗的疗效和安全性。LUX Lung 3 研究对比阿法替尼和培美曲塞/顺铂，两组的中位 PFS 分别为 13.6 个月和 6.9 个月（$P = 0.001$）；LUX－Lung 6 研究对照阿法替尼、吉西他滨/顺铂，其中位 PFS 分别为 11.0 个月和 5.6 个月（$P < 0.0001$）。两项研究也证实，阿法替尼组的安全性也高于标准化疗组。LUX Lung 3 和 6 汇总分析显示 EGFR 19 外显子缺失突变的患者中，与接受标准化疗方案相比，阿法替尼作为一线治疗能够显著提高生存获益，降低死亡风险，但在 EGFR 21 外显子 L858R 突变的患者中，阿法替尼并未能提高总生存。阿法替尼是目前唯一与标准化疗相比，能够改善 EGFR 19 外显子缺失突变型非小细胞肺癌患者总体生存的酪氨酸激酶抑制剂。

与第一代 TKI 吉非替尼相比，阿法替尼也体现了疗效优势。LUX Lung 7 纳入了ⅢB、Ⅳ期 EGFR 常见突变型非小细胞肺癌患者（19 外显子缺失或者 21 外显子 L858R 突变），阿法替尼的中位 PFS 优于吉非替尼，两组分别为 11.0 个月和 10.9 个月（$HR = 0.73$, $95\% CI$：$0.57 \sim 0.95$, $P = 0.017$），中位 OS 分别为 27.9 个月和 24.5 个月（$HR = 0.86$, $95\% CI$：$0.66 \sim 1.12$, $P = 0.258$）。但是，阿法替尼导致的严重不良反应发生率高于吉非替尼（11% vs. 4%）。

LUX Lung 系列也着重分析了阿法替尼在非经典 EGFR 突变（比如 Gly719X、Leu861Gln、Ser768Ile 突变）非小细胞肺癌患者中的疗效。75（12%）例 EGFR 罕见突变患者中，18~21 外显子点突变的患者有 38 例，原发型 T790M 突变型有 14 例，另有 23 例为 EGFR 20 外显子插入突变。上述三组出现客观缓解的患者分别为 27 例（71.1%，$95\% CI$：$54.1\% \sim 84.6\%$）、2 例（14.3%，$95\% CI$：$1.8\% \sim 42.8\%$）和 2 例（8.7%，$95\% CI$：$1.1\% \sim 28.0\%$）。三组的中位 PFS 分别为 10.7 个月（$95\% CI$：$5.6 \sim 14.7$）、2.9 个月（$95\% CI$：$1.2 \sim 8.3$）和 2.7 个月（$95\% CI$：$1.8 \sim 4.2$）。三组的中位 OS 分别为 19.4 个月（$95\% CI$：$16.4 \sim 26.9$）、14.9 个月（$95\% CI$：$8.1 \sim 24.9$）和 9.2 个月（$95\% CI$：$4.1 \sim 14.2$）。由此可见，阿法替尼能够有效延长 EGFR 罕见突变（比如 Gly719X、Leu861Gln、Ser768Ile）型肺癌的客观缓解率和生存获益，但未能改善 T790M 突变和 20 外显子插入突变阳性非小细胞肺癌患者的疗效。2018 年，阿法替尼被批准用于非经典 EGFR 突变阳性的非小细胞肺癌的一线治疗。国产药物迈华替尼对携带上述罕见突变的局部晚期及晚期非鳞非小细胞肺癌患者的Ⅱ期临床研究亦在招募中（CTR20181012）。

另外，LUX Lung 8 研究了ⅢB、Ⅳ期肺鳞癌患者在一线含铂双药化疗失败后，阿法替尼对比厄洛替尼的疗效差异。与厄洛替尼相比，阿法替尼作为二线治疗将 OS 延长了 1 个月（7.9 个月 vs. 6.8 个月；$HR = 0.81$, $95\% CI$：$0.69 \sim 0.95$, $P = 0.0077$），且有提高 PFS 的趋势（2.4 个月 vs. 1.9 个月；$HR = 0.82$, $95\% CI$：$0.68 \sim 1.00$, $P = 0.0427$）。基于 LUX Lung 8 研究结果，FDA 于 2016 年 4 月扩展了阿法替尼的适应证范围，批准其用于含铂化疗失败后进展的晚期肺鳞癌患者的二线治疗。

2）达可替尼（Dacomitinib）：ARCHER 1050 研究对比了达可替尼和第一代 TKI 吉非替尼一线治疗 EGFR 常见突变型（19 外显子缺失突变，21 外显子 L858R 突变）晚期非小细胞肺癌患者的疗效和安全性。达可替尼组中位 PFS 为 14.7 个月，比吉非替尼（9.2 个月）延长了 5.5 个月（$P < 0.0001$）；达可替尼在 OS 获益方面也有改善（34.1 个月 vs. 26.8 个月，$P = 0.0438$）。由于 ARCHER 1050 研究未纳入脑转移患者，所以尚不清楚达可替尼对于中枢神经系统转移患者的疗效。目前未见达可替尼耐药的数据，对于二代药

物特别是达可替尼的耐药机制需要深入研究。

第二代 EGFR - TKI 也再次验证了其对比标准化疗的优势。在改善患者生存获益方面,第二代 TKI 与第一代 TKI 相比相当或更优,但第二代 TKI 更加细化了 EGFR 不同类型突变的适应证和疗效差异。然而,第二代 TKI 的药物相关不良反应发生率高于第一代 TKI,是不可忽略的弊端。

3) 其他:除特殊亚型 A763_Y764insFQEA 外,绝大多数 EGFR 20 外显子插入突变(EGFR 20ins)对已获批的 TKI 均耐药,临床前数据提示 EGFR/HER2 抑制剂 TAK - 788、波奇替尼(Poziotinib)可能对 EGFR 20ins 敏感,相关临床研究正在进行中(NCT02716116、NCT03066206、NCT03313930)且取得初步疗效数据,波奇替尼治疗 EGFR 20ins 晚期非小细胞肺癌的 Ⅱ 期临床研究数据显示,在可评估的 44 位患者中,客观缓解率(objective response rate, ORR)达 55%,中位 PFS 为 5.5 个月;TAK - 788 在 Ⅰ / Ⅱ 期临床数据显示,160 mg QD 对 EGFR 20ins 患者具有抗肿瘤活性,经确认的 ORR 为 43%(12/28),疾病控制率(disease control rate, DCR)为 86%(24/28),所有患者(含脑转移)的 PFS 为 7.3 个月。CHRYSALIS 研究显示,Amivantamab 治疗经含铂化疗后 EGFR 20ins NSCLC 显示出初步疗效。BIRC 评估的 ORR 为 40%(95% CI:29~51),中位 PFS 8.3 个月(95% CI:6.5~10.9),3 级及以上的 AE 为 35%。

(3) 第三代 TKI

1) 奥希替尼(Osimertinib):是第三代、不可逆的口服 EGFR - TKI,可选择性地抑制 EGFR 敏感突变和 EGFR T790M 突变,在有中枢神经系统(CNS)转移的 NSCLC 患者中也显示出疗效。FLAURA 研究是对比奥希替尼和一代 TKI(吉非替尼或厄洛替尼)一线治疗 EGFR 突变 NSCLC 的 Ⅲ 期随机对照临床试验。结果显示,与第一代 TKI 相比,奥希替尼显著延长了 PFS(18.9 个月 vs. 10.2 个月;HR = 0.46,95% CI:0.37~0.57, P < 0.001)和 OS(38.6 个月 vs. 31.8 个月;HR = 0.799, 95% CI:0.641~0.997, P = 0.046 2)。与 AURA 系列 Ⅰ、Ⅱ 期临床研究一致,基线合并 CNS 转移的 116 例患者中,奥希替尼比第一代 TKI 延长了中位 PFS 达 5.6 个月(15.2 个月 vs. 9.6 个月,P = 0.000 9),并可降低 52% 的中枢神经系统疾病的进展风险。FLAURA 中国队列结果显示,与第一代 TKI 相比,奥希替尼显著延长了 PFS(17.8 个月 vs. 9.8 个月;HR = 0.56, 95% CI:0.37~0.85, P = 0.007),对比 EGFR - TKI 对照组,奥希替尼组的中位 OS 延长了具有临床意义的 7.4 个月(33.1 个月 vs. 25.7 个月;HR = 0.85, 95% CI:0.561~1.29),该结果与全球队列一致。

第一代和第二代 EGFR - TKI 虽然能够有效改善 ORR、PFS 等,但在 TKI 治疗 9.2~14.7 个月之后,几乎所有的患者最终都会出现耐药,导致疾病进展。最常见的耐药机制是 EGFR 20 号外显子获得性 T790M 突变(40%~55%),另有 10% 的肺癌是 T790M 突变伴随 EGFR 扩增。奥希替尼是第三代、不可逆性 EGFR - TKI,是目前唯一一个经过美国 FDA 批准上市、可用于 T790M 获得性耐药 NSCLC 的第三代 EGFR - TKI。AURA 系列研究确立了奥希替尼应用于 EGFR T790M 突变阳性的局部晚期或转移性非小细胞肺癌的地位。AURA 3 研究对比奥希替尼与含铂双药化疗方案(培美曲塞联合铂类)二线治疗 EGFR - TKI 进展后,经组织学活检证实具有 EGFR T790M 阳性突变的局部晚期或转移性 NSCLC 患者的疗效及安全性,直接挑战传统化疗在 EGFR - TKI 耐药后治疗中的地位。结果显示,奥希替尼能够显著延长患者的中位 PFS(10.1 个月 vs. 4.4 个月;HR = 0.30, 95% CI:0.23~0.41, P < 0.001),ORR 也显著高于含铂化疗组(71% vs. 31%, P < 0.001)。在 144 例 CNS 转移的患者中,奥希替尼组的 ORR 为 70%(95% CI:51~85)、化疗组仅为 31%(95% CI:11~59)(HR = 5.13, 95% CI:1.44~20.64, P = 0.015);而且,奥希替尼有效延长了有 CNS 转移患者的 PFS(8.5 个月 vs. 4.2 个月;HR = 0.32,95% CI:0.21~0.49)。

2) 阿美替尼(Almonertinib):国产三代 TKI 阿美替尼的 Ⅱ 期单臂研究(AOPLLO 研究)显示,阿美替尼治疗局部晚期或转移性 NSCLC 经 EGFR - TKI 治疗后疾病进展且 T790M 阳性的患者 ORR 达 68.9%(95% CI:63~75),DCR 达 93.4%(95% CI:89.6~96.2),中位 PFS 达 12.3 个月(95% CI:9.6~13.8)。

在有 CNS 转移的 NSCLC 患者中也显示出疗效,在基线伴有 CNS 患者的 ORR 达 60.9%(95% *CI*:39~80),DCR 达 91.3%(95% *CI*:12~99)。

3)伏美替尼(Furmonertinib):国产三代 TKI 伏美替尼的 Ⅱb 期单臂研究(NCT03452592)显示,阿美替尼治疗局部晚期或转移性 NSCLC 经 EGFR‐TKI 治疗后疾病进展且 T790M 阳性的患者 ORR 达 74%(95% *CI*:68~80),DCR 达 94%(95% *CI*:90~97),中位 PFS 达 9.6 个月(95% *CI*:9.2~9.7)。伏美替尼在伴有 CNS 转移的 NSCLC 患者中也显示出疗效,CNS 可评估分析集患者的 ORR 达 66%(95% *CI*:46~82),DCR 达 100%。CNS 全分析集患者的 ORR 达 34%(95% *CI*:25~45),DCR 达 98%(95% *CI*:92~100),中位 PFS 达 11.6 个月(95% *CI*:8.3~13.8)。

(二) EGFR‐TKI 在局部晚期肺癌患者的围手术期治疗

1. TKI 作为辅助治疗

吉非替尼/厄洛替尼对比安慰剂作为辅助治疗的 BR19 研究和 RADIANT 研究均得到阴性结果,原因在于入组的是未经选择的患者。随后 SELECT 研究分析了 ⅠA 到 ⅢA 期 *EGFR* 突变型非小细胞肺癌患者在接受标准辅助化疗后、增加 2 年口服厄洛替尼的有效性和安全性。结果显示,2 年 DFS 率为 88%、5 年 DFS 率为 56%,5 年 OS 率为 86%;其中,预后较差的 ⅢA 期/pN2 患者可能从厄洛替尼辅助治疗中获益,但需要增加样本量进一步证实。

那么,是否 TKI 辅助治疗会使得复发风险较高的携带 *EGFR* 敏感突变的人群获益呢? EVAN 研究主要聚焦在 ⅢA 期 *EGFR* 突变型非小细胞肺癌患者,对比长春瑞滨联合顺铂辅助化疗,厄洛替尼组的 2 年 DFS 率为 81.4%,显著高于标准化疗组的 44.6%,其不良反应发生率也低于化疗组(58% *vs.* 65%)。虽然作为 Ⅱ 期临床试验、OS 数据尚不成熟,厄洛替尼作为 ⅢA 期 *EGFR* 突变型 NSCLC 辅助治疗的小试牛刀可谓告捷。ADJUVANT(CTONG1104)研究针对 *EGFR* 突变阳性、可手术切除的 NSCLC 患者,纳入术后病理证实 N1/N2 阳性的患者,对比吉非替尼术后辅助和传统长春瑞滨联合顺铂化疗在 DFS 的差异。与标准辅助化疗组相比,吉非替尼辅助治疗组 DFS 时间延长了 10.7 个月(28.7 个月 *vs.* 18.0 个月,*P*=0.005 4),肿瘤复发风险降低 40%。吉非替尼辅助治疗组的 3 年 DFS 率也得到显著提高(34.0% *vs.* 27.0%,*P*=0.013),严重不良反应发生率降低(7% *vs.* 23%)。吉非替尼辅助治疗组的 OS 没有获得统计学意义的延长(75.5 个月 *vs.* 62.8 个月,*P*=0.674)。

ADJUVANT 为 *EGFR* 敏感突变的患者提供了另一种辅助治疗方案的选择,虽然 DFS 获益未转化为显著的 OS 差异,但与历史数据相比,吉非替尼辅助治疗组的 OS 是完全切除的 ⅡB~ⅢA 期 NSCLC 最好的 OS 之一。ADAURA 研究针对 *EGFR* 突变阳性、可手术切除的 NSCLC 患者,纳入术后病理证实 ⅠB~ⅢA 期的患者,研究允许由医师判断或患者意愿决定是否行辅助化疗,完成相关治疗后再进行随机入组,患者按 1∶1 随机分配到奥希替尼组和安慰剂治疗组。研究结果显示,在 Ⅱ~ⅢA 期患者中,与安慰剂组相比,奥希替尼辅助治疗组显著延长患者 DFS(未达到 *vs.* 19.6 个月,*P*<0.000 1),降低 83% 的疾病复发或死亡风险,奥希替尼辅助治疗组的 2 年 DFS 率也得到显著提高(90.0% *vs.* 44.0%)。总人群中(ⅠB~ⅢA 期),与安慰剂组相比,奥希替尼辅助治疗组显著延长患者 DFS(未达到 *vs.* 27.5 个月,*P*<0.000 1),降低 80% 的疾病复发或死亡风险,奥希替尼辅助治疗组的 2 年 DFS 率也得到显著提高(89.0% *vs.* 52.0%)。其中,ⅠB 期患者降低 61% 的疾病复发或死亡风险,Ⅱ 期患者降低 83% 的疾病复发或死亡风险,ⅢA 期患者降低 88% 的疾病复发或死亡风险。且奥希替尼组对比安慰剂组患者出现 DFS 事件(疾病复发或者死亡)分别为 11% *vs.* 46%。EVIDENCE 研究纳入术后病理分期为 Ⅱ~ⅢA 期 EGFR 阳性的患者,对比埃克替尼术后辅助和传统长春瑞滨/培美曲塞联合顺铂化疗在 DFS 的差异,与标准辅助化疗组相比,埃克替尼辅

助治疗组 DFS 时间延长了约 25 个月（46.95 个月 *vs.* 22.11 个月，$P < 0.0001$），降低 64% 的肿瘤复发或死亡风险。≥3 级不良反应发生率分别降低 11% *vs.* 61.2%。

2. TKI 作为新辅助治疗

同样是针对异质性较高、治疗方案尚无定论的 ⅢA/pN2 期 *EGFR* 突变型非小细胞肺癌患者，TKI 能否运用在术前的新辅助治疗阶段暂无翔实的数据支持。早年多个单中心、小样本的研究做了初步的探索，但直至 EMERGING（CTONG 1103）研究作为首项对比第一代 TKI 厄洛替尼与含铂双药化疗作为新辅助治疗的 Ⅱ 期随机对照试验，确认了 TKI 作为围术期新辅助治疗的疗效。该研究纳入了 ⅢA/pN2 期 *EGFR* 常见突变阳性 NSCLC 患者，虽然厄洛替尼有提高 ORR 的趋势，可并未达到主要研究终点：ORR 的差异为 54.1% *vs.* 34.3%，$P = 0.092$。值得欣喜的是，厄洛替尼组的 R0 切除率和淋巴结降期分别为 73% 和 10.8%，显著高于标准化疗组（63% 和 2.9%）；厄洛替尼也能显著延长中位 PFS（21.5 个月 *vs.* 11.9 个月，$P = 0.003$）。由此可见，通过生物标志物指导 ⅢA/pN2 期 NSCLC 新辅助治疗方案的策略值得进一步探索。目前一项评估奥希替尼新辅助治疗的 Ⅲ 期研究 NeoADAURA（NCT04351555）正在全球招募中。

（三）EGFR‑TKI 的获得性耐药机制

EGFR‑TKI 在 *EGFR* 突变型 NSCLC 的一线治疗疗效已经得到确认。但不同 TKI 带来的生存获益有所差异，其耐药机制也大相径庭，随之而来的耐药后治疗策略的选择便成为肿瘤研究领域亟待解决的关键问题。

1. 第一、二代 EGFR‑TKI 的获得性耐药机制

第一、二代 EGFR‑TKI 相关的耐药机制大致可以分为两类，即 *EGFR* 通路依赖和不依赖的机制。其中，最常见的获得性耐药机制是 EGFR T790M 突变，占 50%~60%，属于 *EGFR* 通路依赖型耐药机制。T790M 位于 EGFR 蛋白的 ATP 结合区域，第 790 个"门卫"氨基酸苏氨酸（T）被替换为甲硫氨酸（M），导致侧链空间结构增大，出现位阻现象（steric hindrance），阻碍了 EGFR‑TKI 与 EGFR 的结合；并导致 *EGFR* 与 ATP 亲和力的增加，显著降低了 EGFR‑TKI 和 ATP 的亲和力，从而使 EGFR‑TKI 失效、产生获得性耐药。临床常规通过二次活检取得耐药肿瘤标本后进行 T790M 突变的检测。但在较难获得二次活检的情况下，目前的技术手段也足以检测血浆循环肿瘤细胞或者循环肿瘤 DNA 的 T790M 突变状态。

其次，*EGFR* 扩增也是 EGFR 通路相关耐药机制的一种，约占 10%；但 *EGFR* 扩增导致的获得性耐药多伴随 T790M 突变。目前尚无研究能够证实在这些病例中，*EGFR* 扩增和 T790M 突变发生的先后或者主次顺序，临床上可按照 T790M 突变阳性 NSCLC 治疗。

非 EGFR 通路相关的获得性耐药机制为旁路的改变或激活，从而激活与 EGFR 通路相同的下游分子事件，导致肿瘤细胞的过度生长。这主要涉及 RAS/RAF/MEK/ERK 与 PI3K/AKT/mTOR 两个通路。其中，发生率最高的是 *ERBB2* 基因的扩增，其所导致的 *HER2* 过表达常见于乳腺癌，但在第一、二代 EGFR‑TKI 耐药性 NSCLC 中也高达 10%~15%。但是，目前尚无针对此耐药机制的靶向药物。

另一个非 EGFR 通路相关的获得性耐药机制是 *MET* 基因扩增，其发生率约为 5%。*MET* 基因可编译 *c-met*；*c-met* 与肝细胞生长因子（HGF）结合，激活 HER3 的磷酸化和下游 PI3K 信号通路的磷酸化，从而诱导对 EGFR‑TKI 的获得性耐药。克唑替尼（Crizotinib）对 *MET* 扩增的肺癌有一定疗效。

其他非 EGFR 通路依赖的获得性耐药机制还有 *BRAF* 突变、*PIK3CA* 突变、*KRAS* 突变、*PTEN* 缺失突变等，但发生率均较低，约为 1%。目前尚无针对这些突变的靶向药物，治疗多选择传统化疗。

除了基因改变相关的耐药机制之外，还有组织病理学或细胞表型转变。其中，发生率最高的是向小

细胞肺癌的转化（SCLC transformation），约占所有耐药肿瘤的 10%。小细胞肺癌转化的过程可能是 *TP53*、*RB1* 基因功能缺失，或者 *MYC* 基因扩增等导致的。某些发生小细胞肺癌转化的病灶甚至继续保持 *EGFR* 活化突变。目前无法鉴别此类患者是否在初诊时已存在混合型 NSCLC 和 SCLC 的成分，还需要更多的基础和临床研究探索小细胞肺癌转化的机制和治疗方案。

上皮间质转化（epithelial to mesenchymal transition，EMT）导致的耐药发生率为 1%~2%，主要表现在上皮细胞钙黏蛋白表达降低、波形蛋白和纤连蛋白表达增加。在基因层面，其主要与 *AXL*、*TGF*、*Notch-1*、*PDGFR* 等基因的活化有关。

另外，国内外多项研究显示 *EGFR* 敏感突变伴发抑癌基因或其他驱动基因变异，会显著影响 EGFR-TKI 的疗效。

2. 第三代 EGFR-TKI 的获得性耐药机制

第三代 EGFR-TKI 的获得性耐药机制也可分为基因改变和表型改变两大类，前者也包括 EGFR 通路依赖和不依赖这两种机制。其中，非 EGFR 通路依赖的旁路改变、肿瘤的组织学和表型改变，与第一、二代 EGFR-TKI 相关的耐药机制相同，仅在发生频率上略有差异。最为特异性的第三代 EGFR-TKI 获得性耐药机制是 *EGFR* 三级突变，其发生率最高，约 40%，研究相对透彻的当属 *EGFR* 20 外显子 C797S 活化突变。该位点是所有第三代 EGFR-TKI 共价结合 EGFR 受体的位置，其突变可引起肿瘤细胞对第三代 TKI 的耐药性，多发生于 T790M 突变型 NSCLC 患者在接受第三代 TKI 治疗期间发生。其他可见的 *EGFR* 突变还有 C797G、L798I、E709K、L692V 等。

此外，第三代 EGFR-TKI 的巨大选择压力还可导致 T790M 敏感突变的亚克隆细胞显著减少，甚至消失，从而导致对第三代 TKI 的获得性耐药。既往研究报道发现，血浆 T790M 磷酸化水平与肿瘤在治疗过程中的缩小程度呈正相关，治疗前 T790M 磷酸化负荷及治疗后 T790M 负荷的降低，可能是第三代 EGFR-TKI 治疗有效预测因子。

（四）EGFR-TKI 耐药前后的治疗策略

为了使患者生存获益达到最大化，一般采用两种方式。第一种是尽力延长一线 EGFR-TKI 治疗的无进展生存期；第二种是延长二线无进展生存期。前者的关键在于如何减少一线 TKI 的耐药发生；后者的关键在于如何根据特定的耐药机制，制订可以兼顾耐药机制和原发 EGFR 活化突变的治疗策略。

1. 耐药前：延长一线 EGFR-TKI 的无进展生存

提前应用新一代 EGFR-TKI 于前线治疗，不仅能够延长中位 PFS，甚至有可能降低获得性耐药的发生概率。比如，LUX Lung 系列、ARCHER 1050 研究逐步确立了第二代 TKI（阿法替尼、达可替尼）从二线到一线治疗的地位。从 LUX Lung7 和 ARCHER 1050 研究的数据来看，前线使用泛 *ErbB* 家族抑制剂，能够延缓获得性耐药的发生。FLAURA 研究也确立了第三代 TKI 奥希替尼一线治疗的地位，获得了奥希替尼一线用药的适应证。

延长一线 EGFR-TKI 的 PFS 还可以采用联合治疗的模式，如 TKI 靶向联合化疗。NEJ005/TCOG0902 研究首次对比了吉非替尼、培美曲塞/卡铂的同期或者序贯治疗在 *EGFR* 突变型 NSCLC 一线治疗的疗效。结果显示，同期治疗组与序贯治疗组的中位 PFS 相当（17.5 个月 *vs.* 15.3 个月，*P*=0.13），中位 OS 有获益（41.9 个月 *vs.* 30.7 个月，*P*=0.036）。Ⅲ 期随机对照临床研究 NEJ009 的结果显示，与单纯吉非替尼组对比，吉非替尼联合培美曲塞/卡铂组显著改善了 OS（52.2 个月 *vs.* 38.8 个月，*P*=0.013）。另有一项 2019 年 ASCO 公布的 Ⅲ 期随机对照临床研究纳入了 350 例 *EGFR* 活化突变型非小细胞肺癌患者，随机分配至接受吉非替尼联合化疗（培美曲塞/卡铂）或单纯吉非替尼治疗组。结果显示，两组的缓解率分别为

75%与63%($P=0.01$)。吉非替尼联合化疗组(16个月;95% CI:13.5~18.5)的中位PFS优于单纯吉非替尼组(8个月;95% CI:7.0~9.0)($HR=0.51$,95% CI:0.39~0.66,$P=0.001$)。吉非替尼联合化疗组的总体生存期尚未达到,而单纯吉非替尼组的中位OS为17个月(95% CI:13.5~20.5)($HR=0.45$,95% CI:0.31~0.65,$P=0.001$)。

TKI联合抗血管生成药物的联合治疗模式也有探索。JO25567研究是首个对比厄洛替尼联合贝伐珠单抗和厄洛替尼单药在Ⅲ~Ⅳ期的$EGFR$突变阳性的、复发或难治性非鳞NSCLC患者的前瞻性随机对照Ⅱ期临床研究。联合治疗组的中位PFS优于单纯厄洛替尼组(16.0个月 $vs.$ 9.7个月,$P=0.0015$),3级及以上严重不良反应发生率相当(24% $vs.$ 25%),但两组中位OS无明显差别。Ⅲ期随机对照临床研究NEJ026结果显示厄洛替尼联合贝伐珠单抗组的中位PFS为16.9个月,优于单纯厄洛替尼组(13.3个月,$P=0.016$),但联合治疗组的严重不良反应发生率显著高于对照组(88% $vs.$ 46%)。最终OS分析结果显示厄洛替尼联合贝伐珠单抗组的中位OS为50.7个月,对照组为46.2个月($P=0.973$),OS结果没有显著的统计学差异。RELAY研究结果显示,厄洛替尼联合雷莫芦单抗组的中位PFS为19.4个月,优于单纯厄洛替尼组的12.4个月($P<0.0001$),3级及以上严重不良反应发生率分别为72% $vs.$ 54%,目前OS结果暂未揭晓,厄洛替尼联合雷莫芦单抗能否延长OS还有待研究结果的进一步披露。奥希替尼联合贝伐珠单抗的Ⅰ/Ⅱ期研究结果(NCT02803203)显示12个月的PFS率为76%(95% CI:65%~90%),ORR达80%(95% CI:67%~91%),中位PFS为19.0个月(95% CI:15.0~24.0),这可能是由于该研究中纳入基线CNS转移的患者占到31%(FLAURA中约20%)。

2. 耐药后:延长耐药后二线治疗的无进展生存

(1)继续使用同种TKI:既往的小样本研究发现,在第一代EGFR-TKI耐药后、缓慢进展、无明显症状的患者,其瘤内还存在$EGFR$活化突变的克隆,可持续使用同种TKI。

(2)单药使用三代EGFR-TKI:AURA系列研究已经证实,在第一、二代EGFR-TKI出现获得性耐药之后,如果出现T790M突变,可选择第三代TKI奥希替尼进行二线治疗。

(3)EGFR-TKI联合其他靶向药物:西妥昔单抗(Cetuximab)是$EGFR$的单克隆抗体。临床前研究发现,联合使用西妥昔单抗和厄洛替尼能有效减少$EGFR$磷酸化和下游通路的激活,从而抑制肿瘤生长。但是,Ⅱ期临床试验中,厄洛替尼耐药后的NSCLC患者接受西妥昔单抗联合厄洛替尼的方案,并未获得更多的总生存获益。因此,目前不推荐西妥昔单抗联合厄洛替尼作为第一代EGFR-TKI耐药后的二线治疗。

MET扩增或过表达是发生率较高的EGFR-TKI获得性耐药机制之一。Capmatinib(INC280)作为MET抑制剂,联合吉非替尼,用于一线EGFR-TKI治疗失败的NSCLC患者,ORR达到27%;在MET扩增的NSCLC患者中,ORR可达47%。但MET单克隆抗体Onartuzumab联合厄洛替尼治疗EGFR-TKI获得性耐药、且MET扩增的NSCLC患者无明显的PFS获益。另有两项Ⅱ期临床试验研究MET抑制剂Capmatinib(INC280)联合吉非替尼(NCT01610336)或者厄洛替尼(NCT02468661)对比单纯吉非替尼/厄洛替尼的疗效差异,目前正在进行中。

(4)EGFR-TKI联合化疗:IMPRESS研究显示一线吉非替尼治疗失败后,化疗基础上继续使用吉非替尼并不能增加疗效,甚至联合吉非替尼组的OS比单纯化疗组更差(13.4个月 $vs.$ 19.5个月,$P=0.016$)。即便在T790M突变阳性患者中、联合吉非替尼也未能改善OS(10.8个月 $vs.$ 14.1个月,$P=0.0432$)。由此可见,第一代EGFR-TKI耐药后,如果选择化疗作为后续治疗,不需要继续使用前线使用的药物。当然,对于T790M突变的患者,奥希替尼证实是更好的治疗策略。

(5)EGFR-TKI联合放疗:对于第一代EGFR-TKI治疗后出现局部进展的患者,可采用在继续使用原 TKI 的基础上,联合放疗等局部治疗。

(6) EGFR-TKI 联合抗血管生成治疗:目前,临床研究主要集中于 EGFR-TKI 联合抗血管内皮生长因子的单克隆抗体贝伐珠单抗,或者多靶点抗血管生成的酪氨酸激酶抑制剂。BeTa 研究纳入一线治疗失败的 NSCLC 患者,将其随机分配至三组不同的治疗方案,即厄洛替尼联合贝伐珠单抗、贝伐珠单抗联合化疗、单纯化疗,并对比疗效。三组的中位 PFS 分别为 4.4 个月、4.8 个月、3.0 个月,中位 OS 为 13.7 个月、12.6 个月、8.6 个月。雷莫芦单抗联合奥希替尼的 TORG1833 研究正在进行中。目前,虽然 EGFR-TKI 联合抗血管生成治疗有延长 PFS 的趋势,但尚无证据能够延长 OS,而联合抗血管生成治疗带来的毒性增加及使用的不便利性在一定程度上制约了临床的使用。

(7) EGFR-TKI 联合免疫治疗:从机制上来看,EGFR-TKI 与 PD-1/PD-L1 抑制剂有协同作用。*EGFR* 基因活化突变可通过 p-ERK1/2/p-c-Jun 通路、诱导 PD-L1 的表达,从而诱导 T 细胞的凋亡。TKI 能够下调 PD-L1 表达,从而增加抗肿瘤免疫。NCT02088112 研究的初步结果显示,在未经 TKI 治疗的 *EGFR* 敏感突变型 NSCLC 患者中,PD-1 抑制剂德瓦鲁单抗联合吉非替尼后的 ORR 可高达 77.8%~80.0%,提示 PD-1 抑制剂联合 EGFR-TKI 模式值得深入探索。2016 年欧洲肺癌大会公布了一项 Ⅰb 期临床研究 TATTON 试验的结果。该研究纳入了 *EGFR* 突变的晚期 NSCLC 患者,接受奥希替尼联合德瓦鲁单抗治疗。A 组的 23 例为 EGFR-TKI 治疗失败患者,其中 10 例患者接受的德瓦鲁单抗剂量为 3 mg/kg,另外 13 例患者的德瓦鲁单抗剂量为 10 mg/kg;B 组 11 例为 *EGFR* 突变型的 NSCLC 初诊患者,其德瓦鲁单抗剂量为 10 mg/kg。结果显示,A 组有 6 例(6/23,26%)患者出现间质性肺炎,其中 2 例可达到 3/4 级;B 组有 7 例(7/11,64%)患者出现间质性肺炎,其中 3 例可达到 3/4 级。另有一项 Ⅲ 期开放标签、随机临床研究,即 CAURAL 研究,纳入了 EGFR T790M 突变晚期 NSCLC 患者,对比奥希替尼联合德瓦鲁单抗(10 mg/kg)及奥希替尼单药治疗的疗效和患者的无进展生存期。奥希替尼联合德瓦鲁单抗治疗组的常见不良事件为皮疹(8 例,67%)、腹泻(6 例,50%)和食欲下降(6 例,50%);其中 1 例患者(3%)出现 2 级间质性肺病。目前,由于奥希替尼联合德瓦鲁单抗方案的肺毒性(尤其是间质性肺炎)的发生率过高,TATTON 研究和 CAURAL 研究已经终止了患者招募。因此,EGFR-TKI 联合免疫治疗的治疗时机、联合方案药物的选择、如何全程管理、毒副作用管控等都是我们需要解决的问题。

(8) 免疫治疗联合抗血管生成药物:阿替利珠单抗是 PD-L1 抑制剂,通过阻断 PD-L1 与其受体 PD-1 和 B7.1 的结合、恢复肿瘤的特异性免疫活性。贝伐珠单抗是 VEGF 抗体,抗血管生成的同时调节免疫活性,促进 T 细胞的启动和活化、甚至浸润至肿瘤病灶内。两者的联合能够多方面激活免疫活性、抑制肿瘤生长。这是 IMpower 150 研究的理论基础。IMpower 150 研究亚组分析显示,ABCP(阿替利珠单抗+贝伐珠单抗+紫杉醇+卡铂)比 BCP(贝伐珠单抗+紫杉醇+卡铂)方案更能显著提高 *EGFR* 敏感突变 NSCLC 患者的 OS(未达到 *vs.* 17.5 个月;*HR* = 0.31),提示对于 EGFR-TKI 治疗失败的患者,阿替利珠单抗联合贝伐珠单抗能带来生存获益,是另一种可供选择的新型治疗方案。

(五) EGFR-TKI 的未来研究方向

目前,与第一代 TKI 相比,第二、三代 TKI 可以改善 EGFR 突变阳性 NSCLC 患者的无进展生存。但一线 TKI 获得性耐药后的治疗策略还甚为捉襟见肘,还需针对不同耐药机制研发新型靶向药物。同时,联合治疗方案方面,TKI 联合化疗或者抗血管生成药物的方案虽然能显著延长 PFS,但目前未见 OS 延长的报道;而且联合治疗带来的毒性增加也是我们需要关注的问题。更加合理有效的联合治疗方案、联合的时机、毒性的管控和剂量的调整等还需要更深入的探索。总之,EGFR-TKI 不仅开启了靶向治疗的新时代,也将为个体化联合治疗贡献最为浓墨重彩的一笔。

二、*ALK* 重排靶向治疗进展

间变性淋巴瘤激酶(ALK)是一种胰岛素受体(IR)蛋白-酪氨酸激酶超家族成员,最初在间变性大细胞淋巴瘤(ALCL)中被发现与核仁磷酸蛋白(NPM)形成 *NPM - ALK* 融合基因。染色体重排是最常见的 *ALK* 基因变异形式,最终形成各种形式的 *ALK* 融合。*ALK* 基因融合表现为 4 种形式,其中 *EML4* 外显子 13 和 *ALK* 外显子 20 融合最为常见,并且与 PFS 和疾病控制显著相关。非小细胞肺癌最常见 *EML4 - ALK* 融合,占 3% ~ 7%,高加索人与亚裔人发生率相似;腺癌亚型、非吸烟者、年轻患者是 *ALK* 融合高发人群。过去 10 年间,*ALK* 已成为继 *EGFR* 之后研究最为深入的 NSCLC 治疗靶点,目前已有多种药物获批用于 ALK 阳性 NSCLC 的治疗。

克唑替尼是首个被美国 FDA 批准用于 ALK 阳性 NSCLC 治疗的药物。但克唑替尼治疗后 10~12 个月会发生耐药,越来越多的新型 ALK 抑制剂应运而生,包括阿来替尼、塞瑞替尼、布加替尼、劳拉替尼等。此外,还有一系列其他 ALK 抑制剂仍处在临床研究阶段,包括恩沙替尼、恩曲替尼、洛普替尼等。

(一)克唑替尼研究进展

克唑替尼是一代小分子口服 ALK 抑制剂,最初作为 c - MET 激酶抑制剂进行研发设计,最终证实通过与激酶催化活性域的 ATP 竞争性结合,可同时抑制 *ALK*、*MET* 和 *ROS1* 等靶点。Ⅰ/Ⅱ期临床试验证实,克唑替尼治疗 ALK 阳性 NSCLC 患者的 ORR 达到 60% 左右,中位 PFS 为 7~10 个月。Ⅲ期 PROFILE 1007 和 1014 研究进一步证实克唑替尼用于二线/一线治疗的疗效:PROFILE 1007 研究结果显示,对于既往接受过一线含铂化疗治疗的 ALK 阳性局部晚期或转移性 NSCLC 患者,二线接受克唑替尼较化疗显著延长中位 PFS(7.7 个月 *vs.* 3.0 个月;*HR* = 0.49;95% *CI*: 0.37 ~ 0.64,*P* < 0.001);缓解率分别为 65%(95% *CI*: 58% ~ 72%)和 20%(95% *CI*: 14% ~ 26%)(*P* < 0.001)。PROFILE 1014 研究纳入既往未接受针对晚期疾病的系统治疗、组织学或细胞学确诊为局部晚期、复发或转移性非鳞状细胞 NSCLC 患者,旨在对比克唑替尼与培美曲塞联合铂类化疗方案一线治疗 NSCLC 患者的疗效。结果显示,与标准化疗相比,克唑替尼显著延长中位 PFS(10.9 个月 *vs.* 7.0 个月;*HR* = 0.45,95% *CI*: 0.35 ~ 0.60,*P* < 0.001),并且在大部分预先设定的亚组均显示克唑替尼的 PFS 优于化疗。克唑替尼组和化疗组的客观缓解率分别为 74% 和 45%(*P* < 0.001),中位缓解持续时间(duration of response,DOR)分别为 11.3 个月和 5.3 个月。克唑替尼用于可切除的局部晚期 NSCLC 患者新辅助/辅助治疗的研究目前仍处于探索阶段,一项小样本量研究证实,克唑替尼用于可切除的局部晚期 NSCLC 患者新辅助治疗是可行的。

(二)塞瑞替尼研究进展

塞瑞替尼是全球首个上市的二代 ALK 抑制剂,获批用于局部晚期或晚期的 ALK 阳性非小细胞肺癌患者。ASCEND - 2 是一项多中心、Ⅱ期研究,纳入既往接受过化疗和克唑替尼治疗的 ALK 阳性 NSCLC 患者,旨在评估 ALK 阳性 NSCLC 患者接受塞瑞替尼治疗的疗效和安全性。结果显示,对于既往接受化疗和克唑替尼治疗的患者(包括脑转移患者),塞瑞替尼治疗能获得具有临床意义的持久缓解,安全性可管理。该结果得到了Ⅲ期 ASCEND - 5 研究的进一步证实。ASCEND - 5 是一项随机、对照、开放标签的Ⅲ期试验,纳入既往接受化疗(一线或二线,包括铂类为基础的双药化疗)和克唑替尼治疗后出现疾病进展的、ALK 阳性ⅢB 或Ⅳ期 NSCLC 患者,结果显示,与化疗相比,塞瑞替尼治疗组中位 PFS 显著改善(5.4 个月 *vs.* 1.6 个月;*HR* = 0.49,95% *CI*: 0.36 ~ 0.67,*P* < 0.000 1)。随后开展的 ASCEND - 4 证实了塞瑞替

尼在一线治疗的疗效。ASCEND-4 是一项随机、开放标签、国际性的Ⅲ期研究,纳入既往未接受系统抗肿瘤治疗(新辅助和辅助治疗除外)的组织学或细胞学确诊为局部晚期或转移性 ALK 阳性非鳞 NSCLC 患者,旨在对比塞瑞替尼与含铂化疗方案一线治疗 NSCLC 患者的疗效。结果显示,与化疗相比,塞瑞替尼显著延长 PFS,分别为 16.6 个月(95% CI:12.6~27.2)和 8.1 个月(95% CI:5.8~11.1)(HR:0.55,95% CI:0.42~0.73,$P < 0.00001$)。值得注意的是,塞瑞替尼国外初期上市,批准剂量为 750 mg 空腹,但是由于该剂量导致患者停药率及剂量调整比例过高,该药物进行了 ASCEND-8 研究,对比了塞瑞替尼 450 mg 随餐 $vs.$ 600 mg 随餐 $vs.$ 750 mg 空腹服用,主要探索不同剂量对 PK 数据和疗效的影响。结果显示,与 750 mg 空腹相比,450 mg 伴低脂饮食的 C_{max} 和 AUC 0~24 h 的结果相当;但与 750 mg 空腹相比,450 mg 随餐服用出现胃肠道毒性的患者比例更低,且大多为 1 级[腹泻(43.2%)、恶心(29.5%)、呕吐(18.2%)];无 3/4 级不良事件;无胃肠道毒性导致的药物停药或严重 AEs,并且 450 mg 随餐组的中位 PFS 在随访时间达到 25 个月时仍未达到,2020 年 WCLC 公布的 ASCEND-8 研究亚洲亚组数据显示,中位 PFS 在最长随访到 38 个月时仍未达到,3 年 PFS 率为 58.9%,3 年 DOR 率为 68.2%,3 年 OS 率为 93.1%,同时,在基线有脑转移患者中,ORR 达到 75%,DCR 达到 91.7%。

(三) 阿来替尼研究进展

阿来替尼是另一种二代 ALK 抑制剂。与克唑替尼和塞瑞替尼相比,阿来替尼在穿透血脑屏障方面更具优势,且可抑制克唑替尼或塞瑞替尼 ALK 耐药突变(如,L1196M,G1269A,C1156Y 和 F1174L)。ALUR 是一项随机、多中心、开放标签Ⅲ期临床研究,纳入晚期/转移性 ALK 阳性非小细胞肺癌患者,旨在直接比较既往克唑替尼后出现疾病进展或不耐受克唑替尼的 ALK 阳性非小细胞肺癌患者接受阿来替尼与单药化疗的疗效和安全性。结果显示,从整体人群疗效上看,阿来替尼组中位 PFS 10.9 个月(95% CI:8.1~15.5),高于化疗组的 1.4 个月(95% CI:1.2~1.6),疾病进展风险降低 80%($HR = 0.20$,$P < 0.001$)。阿来替尼组和化疗组的中位 OS 分别为 27.8 个月(95% CI:18.2~未达到)和未达到(95% CI:8.6~未达到)。阿来替尼一线治疗 ALK 阳性 NSCLC 的疗效也获得多项Ⅲ期临床研究证实。ALEX 是一项全球、随机、开放标签、Ⅲ期研究,共纳入 303 例既往未接受过治疗的晚期 ALK 阳性 NSCLC 患者,旨在评估阿来替尼 $vs.$ 克唑替尼一线治疗晚期 ALK 阳性 NSCLC(包括无症状 CNS 疾病)患者的疗效。结果显示,与克唑替尼组相比,阿来替尼组 PFS 显著延长[34.8 个月(95% CI:19.9~未评估)$vs.$ 10.9 个月(95% CI:7.7~14.6),HR:0.43,95% CI:0.32~0.58,$P < 0.0001$]。随着时间的推移,阿来替尼 $vs.$ 克唑替尼的 CNS 进展累积发生率更低,分别为 9.4%(95% CI:5.4~14.7)$vs.$ 41.4%(95% CI:33.2~49.4)。2020 年 ASCO 大会公布了 5 年 OS 结果(截止日期为 2019 年 11 月 29 日),中位随访时间分别为 48.2 个月和 23.3 个月。OS 数据仍不成熟,阿来替尼组和克唑替尼组的中位 OS 分别为未达到和 57.4 个月。两组的 5 年生存率分别为 62.5% 和 45.5%。基线有脑转移和无脑转移患者中位 OS 的 HR 分别为 0.58 和 0.76。各亚组与总人群有同样的获益趋势。无新的安全性事件发生。

J-ALEX 是一项多中心、随机、开放标签、Ⅲ期研究,在日本 41 家医院共纳入 207 例 ALK 阳性 NSCLC 患者,旨在直接比较阿来替尼和克唑替尼的疗效和安全性。2019 年 ASCO J-ALEX 研究最终 PFS 数据公布。阿来替尼组和克唑替尼组中位随访时间分别为 42.4 个月和 42.2 个月,阿来替尼组 PFS 显著延长,疾病进展或死亡风险降低 63%,两组中位 PFS 分别为 34.1 个月和 10.2 个月($HR = 0.37$,95% CI:0.26~0.52)。纳入中国患者的 ALESIA 研究旨在评估阿来替尼 $vs.$ 克唑替尼一线治疗亚裔 ALK 阳性晚期 NSCLC 的 PFS 获益与 ALEX 研究的一致性。结果证实,阿来替尼用于亚洲患者的临床获益与全球患者一致,进一步确认了阿来替尼(600 mg,一日 2 次)一线治疗 ALK 阳性 NSCLC 患者的临床获益,支持该方案用于 ALK 阳性 NSCLC 患者一线治疗。

(四) 恩沙替尼研究进展

eXalt 3 研究是一项针对 ALK 阳性晚期 NSCLC 一线治疗的全球多中心、开放标签、随机对照Ⅲ期临床研究,试验组为恩沙替尼 225 mg qd 方案,直至疾病进展;对照组为克唑替尼 250 mg bid 方案,直至疾病进展,两组之间不允许交叉。主要研究终点为盲态独立评审委员会(BIRC)评估的意向治疗(ITT)人群的中位 PFS;关键次要研究终点为 OS、整体和颅内的 ORR/DOR、颅内至治疗失败时间(TTF)和生活质量(QOL, EORTC/LCSS)。在 ITT 人群中,恩沙替尼的中位 PFS 为 25.8 个月,克唑替尼的中位 PFS 为 12.7 个月($HR=0.51$,95% CI:0.35~0.72, $P=0.000\ 1$),但恩沙替尼皮疹发生率较高,约为 70%,ALT/AST 升高发生率为 40%~50%。恩沙替尼于 2020 年 11 月获批用于 ALK 阳性 NSCLC 的二线治疗。

(五) 布加替尼研究进展

布加替尼是另一种二代口服的 ALK/ROS1/EGFR 抑制剂,Ⅰ~Ⅱ期研究结果证实其在 ALK 阳性转移性 NSCLC 患者中具有抗肿瘤活性。2019 年发表的开放标签、多中心、随机、全球性、Ⅲ期 ALTA‐1L 研究结果显示,对于既往未接受过 ALK 抑制剂治疗的 ALK 阳性 NSCLC 患者,布加替尼组的 12 个月 PFS 率高于克唑替尼组[67%(95% CI:56~75)*vs.* 43%(95% CI:32~53);$HR=0.49$, 95% CI:0.33~0.74, $P<0.001$]。布加替尼组和克唑替尼组确认的 ORR 分别为 71%(95% CI:62~78)和 60%(95% CI:51~68);确认的颅内 ORR 分别为 78%(95% CI:52~94)和 29%(95% CI:11~52)。2020 年 ASCO J‐ALTA 研究公布了布加替尼在既往接受过 ALK‐TKI 治疗的 ALK 阳性 NSCLC 患者中的疗效和安全性数据。结果显示,阿来替尼联合或不联合克唑替尼治疗后发生进展的患者,布加替尼显示出有临床意义的疗效,独立评审委员(IRC)评估的经确认 ORR 为 31%,DCR 为 79%,中位 PFS 为 7.3 个月。

(六) 劳拉替尼研究进展

劳拉替尼是一种三代 ALK/ROS1 抑制剂,可以克服一代/二代 ALK 抑制剂耐药并改善穿透血脑屏障的能力。一项Ⅰ期研究共纳入 41 例接受≥1 种 ALK 抑制剂治疗的 ALK 阳性患者,结果显示,劳拉替尼治疗患者的总体 ORR 为 46%、颅内 ORR 为 42%。另一项Ⅱ期研究证实,劳拉替尼一线治疗的 ORR 达到 90%,颅内 ORR 为 75%;≥2 线治疗的 ORR 为 47%,颅内 ORR 为 63%,其中既往接受克唑替尼治疗患者的疗效优于接受其他 ALK 抑制剂治疗的患者。目前比较劳拉替尼 *vs.* 克唑替尼一线治疗 ALK 阳性 NSCLC 患者Ⅲ期研究正在进行中,在欧洲肿瘤内科学会(ESMO)上,公布了劳拉替尼Ⅲ期 CROWN 研究结果。相比克唑替尼一线治疗 ALK 阳性 NSCLC,劳拉替尼可显著延长患者 PFS,整体人群 PFS 获益($HR=0.28$)优于亚裔人群($HR=0.47$)。该研究的中位 OS 尚未成熟,3~4 级不良事件发生率较高,为 72%。

(七) 其他 ALK 抑制剂研究进展

恩曲替尼(Entrectinib)是一种 ALK/ROS1/NTRK 抑制剂。两项Ⅰ期研究 ALKA‐372‐001 和 STARTRK‐1 结果显示,Entrectinib 在既往未接受过 TKI 治疗的 ALK 阳性患者中,ORR 达到 57%,中位 PFS 未达到。Ⅱ期篮式研究 STARTRK‐2 正在进行中。

洛普替尼(Repotrectinib)(TPX‐0005)是新一代 ROS1/TRK/ALK 抑制剂,临床研究证实,Repotrectinib 可以克服包括 ROS1、NTRK1‐3 和 ALK 在内的获得性耐药,因此,Repotrectinib 可作为既往 ALK‐TKI 治疗后进展的 ROS1/NTRK1‐3/ALK 重排患者的治疗选择。上述结论仍需要临床研究进一步验证。

(八) ALK 耐药研究进展

点突变、融合基因扩增、EGFR/PI3K/MAPK 通路激活是 ALK 抑制剂耐药的主要途径。克唑替尼的耐药突变(如 L1196M、G1269A、G1202R 和 S1206Y)可阻碍药物结合从而导致 ALK 耐药。针对点突变造成的耐药,随着治疗选择的增多,优化治疗顺序成为克服 ALK 耐药突变的重要策略;而联合治疗可以同时抑制旁路激活从而克服耐药。目前 ALK 抑制剂联合其他相关激酶(IGF1R、MEK、cKIT、EGFR、VEGF、mTOR 或 SRC)的探索仍处于临床前/临床试验阶段。

三、*ROS1* 重排靶向治疗进展

原癌基因编码Ⅰ类跨膜蛋白酪氨酸激酶 ROS1(ROS proto-oncogene 1, receptor tyrosine kinase),可介导包括 G 蛋白偶联受体(GPCR)和 Akt 等下游信号通路。*ROS1* 融合亦是肺癌重要的分子亚型之一,约占 1%。*ROS1* 与其他基因(如 *CD74*、*SLC34A2*)重排使得 ROS1 融合蛋白形成二聚体而被激活。与 *ALK* 重排相似,*ROS1* 重排患者呈现相对年轻、无吸烟史、以腺癌为主的特征。

目前多项指南一线推荐克唑替尼治疗 ROS1 阳性晚期 NSCLC 患者。塞瑞替尼的一项Ⅱ期临床研究证明其在既往未接受克唑替尼治疗的患者中 ORR 达到 67%,DCR 达到 87%,中位 PFS 达到 19.3 个月,中位 DOR 达到 21 个月。多靶点抑制剂恩曲替尼(Entrectinib)在包括 NTRK1/2/3,*ROS1* 或 *ALK* 重排的实体瘤患者中的篮式研究亦在进行中(NCT02568267),其对于 ROS1 融合阳性的脑转移 NSCLC 患者,ORR 达到了 73.9%,DOR 为 12.6 个月,中位 PFS 为 13.6 个月,颅内 ORR 为 55%,已被 FDA 授予优先审批资格。多靶点(ROS1、NTRK 及 ALK)抑制剂洛普替尼(Repotrectinib)在治疗 ROS1 阳性 NSCLC 患者的临床研究数据表明,在未接受过 TKI 治疗的患者中 ORR 达到 82%(9/11),临床获益率为 100%;既往 TKI 经治的患者,使用洛普替尼治疗的 ORR 为 39%(7/18),临床获益率为 78%。

四、MET 14 号外显子跳读及扩增靶向治疗进展

MET 基因编码 c-MET 蛋白,c-MET 的激活与其下游 PI3K-AKT-mTOR 通路和 RAS-RAF-MEK-ERK 通路的激活密切相关。*MET* 14 号外显子跳读突变(exon 14 skipping mutation)或 *MET* 扩增是 NSCLC 的已知驱动基因变异。携带 *MET* 14 号外显子跳读或高水平扩增的晚期 NSCLC 患者对克唑替尼敏感。在晚期初治 NSCLC 中,*MET* 14 号外显子跳读占比为 1%~3%(中国患者数据约 1%,西方数据约 3%),*MET* 扩增占比为 1%~2%。另外 *MET* 扩增也是 EGFR-TKI 的耐药机制,在 *EGFR* 敏感突变且使用一代 EGFR-TKI 耐药后 NSCLC 患者中,*MET* 扩增高达 5%~20%;三代 EGFR-TKI 耐药后,*MET* 扩增发生率可能更高。因此对于此类患者可考虑采取 MET 抑制剂与 EGFR 抑制剂联合治疗的策略。

激酶区获得性耐药突变(如 D1228V、Y1230C)可导致Ⅰ型 MET 抑制剂(克唑替尼、赛沃替尼)耐药,或可考虑采用Ⅱ型 MET 抑制剂如卡博替尼进行治疗。如 TATON Ⅰb 期研究提示奥西替尼联合赛沃替尼(Savolitinib)在经第一/二代及第三代 EGFR-TKI 治疗进展后的 NSCLC 患者中均取得临床获益,ORR 分别为 52% 和 25%(2019 AACR Abstract CT032,Abstract CT033)。卡马替尼(Capmatinib/INC280)、特泊替尼(Tepotinib)无论是在 *MET* 14 号外显子跳读,还是联合吉非替尼治疗 EGFR-TKI 耐药、携带 *MET* 扩增或过表达的 NSCLC 患者的临床试验都取得了初步的临床获益:卡马替尼联合吉非替尼在携带 *EGFR* 突变且 *MET* 异常(扩增/过表达)的既往经 EGFR-TKI 治疗进展的 NSCLC 患者的Ⅰb/Ⅱ期研究显示

ORR 达 27%,对于 *MET* 基因拷贝数超过 6 的患者 ORR 显著提升至 47%。GEOMETRY mono - 1 的 II 期临床研究显示,卡马替尼单药在 *MET* 14 号外显子跳读且既往接受过 1~2 线治疗的 69 例 NSCLC 患者中,ORR 达到 39.1%,中位 PFS 为 5.42 个月。在 28 例 *MET* 14 号外显子跳读的初治患者中,ORR 达到 71.4%,中位 PFS 为 9.13 个月。特泊替尼联合吉非替尼在晚期 MET 阳性且 EGFR - TKI 耐药的 NSCLC 患者的 II 期临床研究(NCT01982955)显示,相较于化疗组,ORR 从 33.3% 提升至 45.2%,中位 PFS 则由 4.37 个月提升至 4.86 个月,亚组分析显示 MET 高表达(IHC3+)及高拷贝数(GCN≥5 或 MET/CEP7≥2)的患者获益更显著。特泊替尼单药在 *MET* 14 号外显子突变的 NSCLC 患者的 II 期研究提示无论是以组织还是液体活检作为突变检测的手段,研究者评估 ORR 都分别达到了 41.5% 和 51.4%,中位 DOR 分别为 12.4 个月和 9.8 个月。EGFR/MET 双特异性抗体新药 JNJ - 372 的 I 期临床研究则呈现对 EGFR - TKI 耐药机制如 C797S、*MET* 扩增、EGFR 20ins 有多重抑制作用。

五、*BRAF* 突变靶向治疗进展

BRAF 编码属于色氨酸/丝氨酸激酶家族的蛋白 Braf。BRAF 是 RAS - RAF - MAPK(丝裂原活化蛋白激酶)信号通路的重要激酶分子。TCGA 数据库中 *BRAF* 在肺腺癌和肺鳞癌中突变频率分别为 8% 和 5%,多见于吸烟患者。NSCLC 中已知的 *BRAF* 热点突变除了占比约 55% 的 V600E 外,还包括 G466V、G469A、L597X 及 Y472C 等非 V600E 突变,激酶区不同点突变对激酶活性影响不同。目前 FDA 已批准达拉非尼联合曲美替尼(Dabrafenib+Trametinib)治疗携带 BRAF V600E 突变的晚期 NSCLC。达拉非尼联合曲美替尼在 36 名携带 BRAF V600E 突变的 NSCLC 患者一线治疗的 II 期临床研究显示 ORR 为 64%,其中 2 名患者完全缓解(complete response, CR),中位 PFS 为 10.9 个月。另一项在 57 名晚期 BRAF V600E 突变的 NSCLC 患者的后续治疗的 II 期研究提示,ORR 达 63%,中位 PFS 为 9.7 个月,更新分析显示中位 OS 达 18.2 个月,但需警惕联合用药所带来的副作用。其他 *BRAF* 突变目前的靶向证据多为临床前数据或个案报道,如携带 BRAF G466V、Y472C 突变的 NSCLC 可能对达沙替尼(Dasatinib)敏感,携带 BRAF G469R 突变的肺腺癌患者个案采用索拉非尼(Sorafenib)治疗后显著缓解;晚期 NSCLC 中另有多种伴侣的 *BRAF* 融合检出,如 *AGK - BRAF*、*AGAP3 - BRAF* 等,均包含完整的 BRAF 激酶区,以及 BRAF 框内多外显子缺失突变,或可导致 RAS 结合结构域缺失的 BRAF 剪接变体,与 BRAF 抑制剂原发或继发性耐药相关。

六、*NTRK1/2/3* 融合靶向治疗进展

NTRK1/2/3 基因分别编码原肌球蛋白受体激酶 A/B/C(tropomyosin receptor kinase A/B/C, Trk A/B/C),属于神经营养酪氨酸激酶受体(neurotrophic tyrosine kinase receptor, NTKR)家族。有回顾性研究用 NGS 筛查了来自麻省总院(MGH)和纽约凯特林纪念医院(MSKCC)共 4872 例 NSCLC 患者,*NTRK1*、*NTRK2* 和 *NTRK3* 融合的检出率分别为 0.12%、0.02% 和 0.08%,其中 9 例为腺癌,1 例为鳞癌,1 例为神经内分泌癌。11 例患者中,8 例接受了至少一种 TRK 酪氨酸激酶抑制剂治疗,中位随访时间为 52.8 个月,中位 OS 为 40.8 个月。研究综合分析了三项拉罗替尼(Larotrectinib)的临床试验(NCT02122913、NCT02637687 和 NCT02576431)数据,对于携带 *NTRK* 融合的 55 例实体瘤患者,包含 17 个肿瘤类型,ORR 为 75%。目前 FDA 已批准拉罗替尼用于治疗携带 *NTRK* 基因融合的成年和儿童局部晚期或转移性实体瘤患者。基于三项研究(ALKA - 372 - 001,STARTRK - 1 及 STARTRK - 2)的综合分析显示恩曲替尼(Entrectinib)

对携带 *NTRK* 融合的脑转移 NSCLC 患者，ORR 达到 50%，DOR 为 6 个月，中位 PFS 为 7.7 个月，中位 OS 为 14.3 个月，颅内 ORR 为 54.5%。*NTRK1* 突变 G595R 及 *NTRK3* 编码激酶区点突变 G623R、G696A、F617L 等可导致拉罗替尼、恩曲替尼获得性耐药，但可能对第二代 TRK 抑制剂 LOXO−195 敏感。LOXO−195 治疗 *NTRK* 融合肿瘤（包括 NSCLC）的多项临床试验正在开展（NCT03215511，NCT03206931）。

七、*RET* 重排靶向治疗进展

RET（Ret proto-oncogene）编码酪氨酸激酶 Ret，*RET* 与其配体 *GDNF* 家族的胞外信号转导分子结合而被激活，从而激活其下游信号通路。NSCLC 中约 1.4% 的患者携带 *RET* 重排/融合，几乎全部为肺腺癌，是明确的驱动基因变异。其中，最为常见的 *RET* 融合伴侣依次为 *KIF5B* 和 *CCDC6*，其他融合伴侣包括 *NCOA4*，*EPHA5* 和 *PICALM* 等。

2020 年 FDA 先后批准了两款特异性 RET 抑制剂普拉替尼（Pralsetinib，BLU−667）和塞尔帕替尼（Selpercatinib，LOXO−292）用于治疗晚期 *RET* 基因融合阳性非小细胞肺癌（NSCLC）成人患者。普拉替尼于 2021 年 3 月获得 NMPA 批准用于既往接受过含铂化疗的 *RET* 基因融合阳性的局部晚期或转移性非小细胞肺癌（NSCLC）成人患者的治疗。2020 年 ASCO 报道的全球 Ⅰ／Ⅱ 期 ARROW 研究入组 179 名 NSCLC 患者，其中 116 名可评估。普拉替尼总体人群的 ORR 为 65%，DCR 为 93%，CBR 为 72%，96% 的患者出现肿瘤体积缩小。80 名接受过铂类化疗的患者中，ORR 为 61%，CR 率为 5%；26 名初治患者中，ORR 为 73%，CR 率为 12%，100% 的患者出现肿瘤体积缩小。LOXO−292 的 Ⅰ／Ⅱ 期 LIBRETTO−001 研究 2020 年 ASCO 报道了在 105 例既往接受过铂类药物化疗的 *RET* 融合阳性 NSCLC 患者中，整体 ORR 为 64%。39 例初治患者中，ORR 为 85%。22 例 CNS 转移患者中，颅内 ORR 为 81.8%。

其他的 RET 抑制剂包括以卡博替尼（Cabozantinib）、凡德他尼（Vandetanib）为代表的多激酶抑制剂（MKI），此外仑伐替尼（Lenvatinib）、舒尼替尼（Sunitinib）、瑞戈非尼（Regorafenib）、RXDX−105 等也可不同程度地抑制 RET 激酶活性，但此类 MKI 对 *RET* 突变（gatekeeper mutation）如 V804L/M 耐药。卡博替尼治疗 26 名 *RET* 重排的肺腺癌患者的 Ⅱ 期临床试验显示，7 名患者用药后达到部分缓解（partial response，PR），ORR 为 28%。凡德他尼治疗的 18 例 *RET* 重排的 NSCLC 患者中，3 例达到 PR，ORR 为 18%，8 例达到疾病稳定（stable disease，SD），DOR 为 65%，中位 PFS 为 4.5 个月，中位 OS 达 11.6 个月。

八、*ERBB2/HER2* 扩增及突变靶向治疗进展

ERBB2/HER2 是表皮生长因子受体（epidermal growth factor receptor，EGFR）家族的一员，编码跨膜受体蛋白。在 NSCLC 中，*HER2* 扩增是 *EGFR* 突变患者 TKI 治疗的已知耐药机制之一。单纯携带 *HER2* 扩增的 NSCLC 患者可能对抗 *HER2* 治疗敏感，但临床证据尚不充分。一项 Ado-Trastuzumab Emtansine（T−DM1）作用于 *HER2* 扩增实体瘤的篮式研究显示，携带 *HER2* 扩增肺癌亚组患者具有一定比例获益（此处定义的扩增包括 CLIA 认证实验室 NGS 检出 *HER2* 扩增及 FISH 检出 *HER2* 扩增），其中入组的 7 名肺癌患者 ORR 为 43%，中位 PFS 为 7 个月（NCT02675829）。吡咯替尼单药治疗 *HER2* 突变晚期肺腺癌的 Ⅱ 期临床研究（NCT02535507）显示，吡咯替尼治疗经治的晚期 NSCLC 的 ORR 达 31.7%（95% *CI*：20.3%～45.0%），中位 PFS 为 6.9 个月（95% *CI*：5.5～8.3），中位 OS 为 14.4 个月（95% *CI*：12.3～21.3）。DESTINY−Lung01 研究显示，T−DXd 治疗 *HER2* 过表达或 *HER2* 突变的转移性 NSCLC，*HER2* 突变队列 ORR 达 61.9%（95% *CI*：45.6%～76.4%）。*ERBB2* 活化突变占 NSCLC 患者的 2%～4%，无吸烟史

的肺腺癌患者占比更高。NSCLC 的 *ERBB2* 突变以 20 号外显子非移码插入突变为主,后者可增强 ErbB2 蛋白活性进而激活下游肿瘤细胞增殖通路。T-DM1 治疗携带 *HER2* 突变(包括 *p.A775_G776insYVMA*、*p.G778_P780dup*、*p.G778-779 insCPG*、*p.G776_V777* > *VCV*、*p.G776delinsVC*、*p.L755P*、*p.V659E*、*p.S310F*、*p.S335C*)肺癌患者 II 期篮式研究显示 18 例晚期携带 *HER2* 突变肺癌患者的 ORR 为 44%,中位 PFS 为 5 个月。小样本数据提示,此类患者还可能对曲妥珠单抗(联合化疗)及阿法替尼、达可替尼、吡咯替尼(Pyrotinib)、AP32788 等小分子 TKI 敏感,如吡咯替尼对化疗进展后 *HER2* 20 号外显子突变的 60 例 NSCLC 患者 II 期临床研究显示,ORR 为 31.7%,DOR 为 7 个月,PFS 为 6.8 个月,但不同 *HER2* 20 号外显子突变间疗效有差异,如 G776X 和 L775P 的疗效较差。

九、*KRAS* 突变靶向治疗进展

KRAS 是 *RAS* 基因家族的重要成员,是 RAS-RAF-MAPK 信号通路重要的激酶分子,也与其他众多肿瘤相关信号转导通路,如 PI3K/AKT、PAC 及 PAL 信号通路相关。*KRAS* 在肺腺癌中存在高频突变,热点突变位点依次为 G12、G13、Q61。*KRAS* 在高加索人群中突变频率高达 25%,在东亚人群中则小于 10%。*KRAS* 突变是 NSCLC 患者的不良预后因子。由于 *KRAS* 突变常与如 *EGFR* 突变、*ALK* 融合等驱动变异互斥,故也是 EGFR-TKI、ALK-TKI 等靶向治疗的原发性耐药因子。此外,对于携带 *EGFR* 突变、*ALK* 融合、*MET* 14 号外显子跳读突变等可靶向治疗驱动变异的患者,*KRAS* 原发或获得性突变或拷贝数扩增与吉非替尼、奥希替尼、克唑替尼等 TKI 耐药相关。

目前针对 RAS 的靶向药物研发较为困难,但针对 RAS 下游靶标的 MEK 抑制剂如司美替尼(Selumetinib)、RO5126766(CH5126766)(2017ASCO #2506),RAF 二聚体抑制剂 BGB-283(2017AACR #CT002)等正处于临床研发阶段。其中司美替尼联合多西他赛(Docetaxel)二线治疗 *KRAS* 突变型晚期 NSCLC 的 II 期研究取得阳性结果,且亚组分析显示除 KRAS G12C/G12V 外,其他 G12/G13 突变亚型患者未能获益。但其 III 期注册研究 SELECT-1 则宣告失败,G12/G13 亚组与 Q61 亚组均无获益。曲美替尼(Trametinib)联合多西他赛在 *KRAS* 突变的晚期 NSCLC 的 II 期临床研究显示,54 名入组患者中,ORR 达 33%,OS 达 10.9 个月,但亚组分析显示 G12C 突变相较于其他突变获益略低。此外,虽然早期临床数据显示 *KRAS* 突变型 NSCLC 患者可能对 CDK4/6 抑制剂 Abemaciclib 敏感,但 III 期 JUNIPER 研究亦宣告失败。选择性 ERK1/2 抑制剂如 LY3214996、KO-947 等针对 *KRAS* 突变型实体瘤包括 NSCLC 的 I 期临床研究正在进行中(NCT02857270,NCT03051035)。

目前多个特异性针对 KRAS G12C 突变的小分子抑制剂亦在研发或临床研究阶段,如 ARS-1620、MRTX849(NCT03785249)、AMG 510(NCT03600883)等。该类化合物能够与结合了 GDP 的 KRAS G12C 突变蛋白产生共价作用,使其转变为“失活”构象,从而抑制 KRAS 下游通路。AMG 510 的 I 期临床研究取得突破性成果,10 例既往都接受过≥2 线治疗方案的 NSCLC 患者用药后 ORR 达到 50%,DCR 达到 100%。

第三节・**肺癌的免疫治疗**

免疫治疗包括主动免疫、被动免疫和支持性免疫。主动免疫包括肿瘤疫苗(抗原特异性疫苗、肿瘤细胞疫苗和 Dc 细胞疫苗)和免疫检查点抑制剂(CTLA-4 抑制剂、PD-1 和 PD-L1 抑制剂)。被动免疫包

括过继免疫(LAK、TIL 和 CIK),细胞因子(IFN－Y 和 IL－2),针对肿瘤微环境单抗(贝伐单抗、西妥昔单抗和曲妥珠单抗等)。支持性免疫如重组人体乳转铁蛋白等。

PD－1 是 CD28 超家族成员,是一种免疫抑制性受体,可通过阻断 T 细胞信号转导,参与 T 细胞的失活,其主要表达于活化的 T 细胞、B 细胞、单核细胞、自然杀伤(NK)细胞、NK－T 细胞及树突细胞。PD－L1 作为 PD－1 的配体,可与 PD－1 结合,从而对机体的免疫起到负向调控的作用。利用 PD－1 或 PD－L1 单抗阻断 PD－L1 与 PD－1 的结合,从而解除肿瘤对机体免疫的负向调控作用,恢复 T 细胞对肿瘤的免疫杀伤作用。

CTLA－4 全称为细胞毒性 T 细胞相关抗原-4(cytotoxic T lymphocyte associated protein 4,也称为 CD152),是一种表达于 T 细胞表面的免疫负调节分子。CTLA－4 能够结合 APC 表面的配体 CD80/CD86,抑制 T 细胞的激活,减弱机体对肿瘤细胞的免疫应答。抗 CTLA－4 抗体能够恢复 T 细胞激活信号,增强 T 细胞活化和增殖,恢复免疫系统识别并攻击癌细胞的能力,通过 T 细胞介导的免疫应答而发挥抗肿瘤作用。

一、肺癌疫苗治疗进展

在免疫检查点抑制剂应用于肺癌治疗之前,肺癌疫苗亦是一个具有吸引力的免疫治疗方式。疫苗可以通过刺激人体自身的免疫系统来识别并攻击肿瘤细胞,目前使用的疫苗大多是以病毒为基础的合成肽疫苗或者细胞疫苗。TG4010 疫苗是一种针对黏蛋白1(MUC1),基于1个重组改良型痘苗病毒安卡拉株(MVA)的脂质体疫苗。一项随机对照研究纳入了 222 例Ⅳ期 EGFR 突变阴性的晚期 NSCLC 患者,结果发现 TG4010 可显著改善中位 PFS(TG4010 vs. 安慰剂组:5.9 个月 vs. 5.1 个月,$HR=0.74$,95% CI:0.55~0.89,$P=0.019$)。CIMAvax－EGF 疫苗是一种由人重组 EGF 和载体蛋白 P64K 结合而成的疫苗。一项随机对照研究纳入了 405 例ⅢB/Ⅳ期 NSCLC 患者,结果发现 CIMAvax－EGF 组 OS 显著获益(CIMAvax－EGF vs. 安慰剂组:12.43 个月 vs. 9.43 个月,$HR=0.77$,95% CI:0.61~0.98,$P=0.036$)。Racotumomab 疫苗是一种靶向肿瘤相关性神经节苷脂 NeuGcGM3 的抗个体基因型疫苗。一项随机对照研究纳入了 176 例一线化疗后病情稳定的Ⅲb/Ⅳ期 NSCLC 患者。结果发现与安慰剂相比,Racotumomab 能够明显延长患者的中位 PFS(5.33 个月 vs. 3.90 个月,$HR=0.73$,95% CI:0.53~0.99,$P=0.039$)和中位 OS(8.23 个月 vs. 6.80 个月,$HR=0.63$,95% CI:0.46~0.87,$P=0.004$)。

但是更多更大规模的随机对照临床研究显示肺癌疫苗的使用并不能带来生存的延长。恶性黑色素瘤 A3(MAGE－A3)是一种纯化重组蛋白质疫苗,其中 MAGE－A3 表达于 35% 的 NSCLC 肿瘤细胞表面。一项名为 Magrit 随机对照Ⅲ期临床研究中纳入了 2 312 例Ⅰb/Ⅱ/Ⅲa 期 NSCLC 肿瘤切除患者。结果发现与安慰剂相比,MAGE－A3 疫苗作为辅助治疗未能显著延长患者的无病生存期(60.5 个月 vs. 57.9 个月,$HR=1.02$,95% CI:0.89~1.18,$P=0.74$)。Belagenpumatucel-L 是由 4 个肺癌细胞株培育出的同种异系细胞疫苗。一项随机对照研究纳入了 532 例Ⅲ/Ⅳ期二线 NSCLC 患者,结果发现与安慰剂相比,Belagenpumatucel－L 未能明显延长患者的中位 OS(20.3 个月 vs. 17.8 个月,$HR=0.94$,95% CI:0.73~1.20,$P=0.594$)和中位 PFS(4.3 个月 vs. 4.0 个月,$HR=0.99$,95% CI:0.82~1.20,$P=0.947$)。Tecemotide 是一种靶向 MUC1 糖蛋白抗原的疫苗,一项随机对照研究纳入了 1 239 例Ⅲ期 NSCLC 患者,结果发现与安慰剂相比,Tecemotide 疫苗未能延长患者的总生存期(25.8 个月 vs. 22.4 个月,$HR=0.89$,95% CI:0.77~1.03,$P=0.111$)。总体而言,目前肺癌的疫苗治疗仍处于探索阶段,暂不推荐临床常规使用。

二、非小细胞肺癌免疫治疗进展

2015 年以来,免疫检查点抑制剂开始应用于驱动基因阴性的 NSCLC 患者的治疗中。从二线到一线,从姑息到局部晚期到新辅助治疗,免疫检查点抑制剂逐步走向了 NSCLC 治疗的各个领域。

在 CA209 - 003 研究中,经治疗晚期 NSCLC 患者 5 年总生存率为 16%。在 Keynote 001 研究中,一线治疗晚期 NSCLC 患者 5 年总生存率为 23.2%;其中 PD - L1 高表达的患者(TPS≥50%),达到 29.6%;经治疗晚期 NSCLC 患者,5 年总生存率为 15.5%;其中 PD - L1 高表达患者(TPS≥50%),5 年总生存率为 25.0%。在 Keynote 024 研究中,一线治疗晚期 NSCLC 患者单药治疗,其中 PD - L1 高表达患者(TPS≥50%),5 年总生存率为 31.9%,免疫单药 *vs.* 化疗为 31.9% *vs.* 16.3%。免疫检查点抑制剂在肺癌领域的成功,为 NSCLC 患者提供新的治疗选择,有可能使部分患者实现长期生存。

(一) 二线及后线单药治疗

纳武利尤单抗和帕博利珠单抗是最早被 FDA 批准用于晚期 NSCLC 二线单药治疗的 PD - 1 抑制剂。基于 Checkmate 017、Checkmate 057 和以中国人群为主的 Checkmate 078 等大型Ⅲ期临床研究结果,纳武利尤单抗免疫治疗在晚期 NSCLC 二线治疗的地位已得到公认并被作为指南推荐。随后 Keynote 010 和 OAK 研究也证实了帕博利珠单抗及阿替利珠单抗在 NSCLC 二线单药治疗中优于化疗,如表 7 - 1 所示。

表 7 - 1 抗 PD - 1/PD - L1 二线单药治疗 NSCLC 疗效总结

内 容	Checkmate 017 ($n=272$)	Checkmate 057 ($n=582$)	Keynote 010 ($n=1\,033$)	OAK ($n=850$)	Checkmate 078 ($n=504$)
病理类型	鳞癌	非鳞癌	所有病理类型	所有病理类型	所有病理类型
PD - L1 选择	未选择	未选择	(TPS≥1%)	未选择	未选择
ORR,%	20% *vs.* 9%	19% *vs.* 12%	19% *vs.* 10%	14% *vs.* 13%	16.6% *vs.* 4.2%
中位 OS(月)	9 个月 *vs.* 6 个月	12.2 个月 *vs.* 9.5 个月	10.5 个月 *vs.* 8.6 个月	13.8 个月 *vs.* 9.6 个月	12.0 个月 *vs.* 9.6 个月

Atlantic 研究是德瓦鲁单抗针对三线之后治疗晚期 NSCLC 的Ⅱ期研究,根据基因状态和不同 PD - L1 表达水平分为 3 个队列:① 队列 1:*EGFR/ALK* 基因突变阳性,按 PD - L1 表达<25% 及≥25% 分两组;② 队列 2:*EGFR/ALK* 基因突变阴性,按 PD - L1 表达<25% 及≥25% 分两组;③ 队列 3:*EGFR/ALK* 基因突变阴性,PD - L1 表达≥90%。研究发现无论基因状态如何,PD - L1 表达越高的患者,免疫治疗的 ORR 越高(队列 1:PD - 1<25%:3.6%,PD - L1≥25% 的 ORR 为 12.2%;队列 2:PD - 1<25%:7.5%,PD - L1≥25% 的 ORR 为 16.4%;队列 3:30.9%)。另一项 Avelumab 单药二线治疗 NSCLC 的Ⅲ期 JAVELIN Lung 200 研究中,与多西他赛相比,Avelumab 治疗未能显著改善 PD - L1 阳性表达≥1% 的患者的 OS,但在 PD - L1 高表达的患者(≥50%,占入组人数 40%)和 PD - L1 强表达的患者(≥80%,占入组人数 30%)中,Avelumab 治疗的 OS 获益显著优于多西他赛。

(二) 一线单药治疗

Keynote 024 研究结果显示 PD - 1 抑制剂一线单药治疗在晚期 NSCLC 中的卓越疗效,该研究入组了

EGFR 和 *ALK* 均阴性、PD－L1 TPS≥50% 的晚期 NSCLC 患者,结果发现帕博利珠单抗一线单药治疗 PFS (10.3 个月 *vs.* 6.0 个月,*HR*=0.50, 95% *CI*: 0.37~0.68, *P*<0.001)和 OS(30 个月 *vs.* 14.2 个月,*HR*= 0.63, 95% *CI*: 0.47~0.86, *P*=0.002)明显优于标准含铂双药化疗。也正是因为这项研究,帕博利珠单抗被 FDA 批准单药用于驱动基因阴性的 PD－L1 TPS≥50% 的晚期 NSCLC 患者的一线治疗。2020 ESMO 重磅数据公布在 Keynote 024 研究中,一线治疗晚期 NSCLC 患者单药治疗,其中 PD－L1 高表达患者 (TPS≥50%),5 年总生存率为 31.9%,免疫单药 *vs.* 化疗为 31.9% *vs.* 16.3%,帕博利珠单抗是目前首个验证了免疫治疗 5 年生存获益的 PD－1 抑制剂,且在不同瘤种和不同研究中均获得了生存获益。

那么帕博利珠单抗单药是否可以扩大使用人群呢? Keynote 042 研究给了我们初步的答案,结果显示,帕博利珠单抗组对比含铂双药化疗组,中位 OS 分别为: TPS≥50%(20 个月 *vs.* 12.2 个月,*HR*=0.68, 95% *CI*: 0.57~0.82, *P*=0.000 3)、TPS≥20%(18 个月 *vs.* 13.0 个月,*HR*=0.75, 95% *CI*: 0.64~0.88, *P*= 0.002 0)、TPS≥1%(16.4 个月 *vs.* 12.1 个月,*HR*=0.80, 95% *CI*: 0.71~0.90, *P*=0.001 8)。在预先设定的探索性亚组分析中,两组 TPS 1%~49% 人群的中位 OS 相似,为 13.4 个月 *vs.* 12.1 个月(*HR*=0.92, 95% *CI*: 0.77~1.11)。提示整体人群的生存获益可能是由 PD－L1 高表达组驱动的,而在 TPS 1%~49% 表达亚组免疫单药生存获益并不显著。

另一个 PD－1 抑制剂纳武利尤单抗单药在 NSCLC 一线治疗中的临床研究 Checkmate 026 却是阴性结果。PD－L1≥1% 的晚期 NSCLC 中,纳武利尤单抗单药与化疗相比 PFS 与 OS 均无明显获益。其后的回顾性分析中,发现高肿瘤突变负荷(tumor mutation burden, TMB)患者 ORR(47% *vs.* 28%)及 PFS(9.7 个月 *vs.* 5.8 个月)优于化疗组。

IMpower 110 研究是一项全球多中心、随机对照、Ⅲ期临床试验,对比阿替利珠单抗和标准含铂双药化疗一线治疗的疗效和安全性,2019 欧洲肿瘤内科学会(ESMO)大会公布研究主要分析结果,在 PD－L1 高表达(TC3/IC3－WT)患者中,阿替利珠单抗组与化疗组中位 OS 分别为 20.2 个月和 13.1 个月(*HR*= 0.59,95% *CI*: 0.40~0.89, *P*=0.010 6),延长 7.1 个月,降低 41% 的患者死亡风险;2020 世界肺癌大会 (WCLC)上 IMpower 110 研究相关数据进行了再更新。在 PD－L1 高表达人群中,阿替利珠单抗组与化疗组中位 PFS 分别为 8.2 个月和 5.0 个月(*HR*=0.59,95% *CI*: 0.43~0.81),ORR 分别为 40.2% 和 28.6%, 中位 DOR 分别为 38.9 个月和 8.3 个月,从 IMpower 110 研究报告的安全性数据来看,阿替利珠单抗组 3~4 级治疗相关不良事件(AE: 14.3% *vs.* 44.9%)、严重治疗相关 AE(9.4% *vs.* 15.6%)和因 AE 停药 (7.3% *vs.* 17.1%)患者比例都较化疗组更低。阿替利珠单抗单药治疗的安全性特征与既往分析结果和所有适应证的既往经验一致,未观察到新的或非预期安全性信号,提示阿替利珠单抗单药治疗能够保障患者良好的生活质量。

(三) 一线联合用药

1. 一线免疫联合化疗

(1) 非鳞 NSCLC:Ⅱ期临床研究 Keynote 021G 的成功为晚期 NSCLC 的免疫治疗开创了联合治疗的全新模式,同时也使帕博利珠单抗联合培美曲塞+铂类治疗获得了 FDA 的批准,用于治疗初治、无 *EGFR/ALK* 突变的晚期非鳞 NSCLC 患者。该项Ⅱ期临床研究的结果也得到了Ⅲ期随机对照临床研究 Keynote 189 的验证。Keynote 189 是一项国际多中心随机、双盲、安慰剂对照Ⅲ期临床试验,结果显示,无论 PD－L1 表达水平如何,PD－L1 TPS≥50%、1%~49%,还是<1%,免疫联合化疗的 PFS 方面,其 ITT 人群的 PFS(9.0 个月 *vs.* 4.9 个月,*HR*=0.49, 95% *CI*: 0.41~0.59, *P*<0.001)和 OS 方面,其 ITT 人群的 OS (22 个月 *vs.* 10.6 个月,*HR*=0.56, 95% *CI*: 0.46~0.69, *P*<0.001)。在亚组分析中,PD－L1 TPS≥50%

（27.7 个月 *vs.* 10.1 个月，*HR*＝0.59，95% *CI*：0.40～0.86，*P*＜0.001）、TPS 1%～49%（21.8 个月 *vs.* 12.1 个月，*HR*＝0.66，95% *CI*：0.46～0.91，*P*＜0.001）；TPS＜1%（17.2 个月 *vs.* 10.2 个月，*HR*＝0.51，95% *CI*：0.36～0.71，*P*＜0.001）均明显优于单纯化疗；另外，无论患者是否存在肝/脑转移方面，合并肝转移 OS（12.6 个月 *vs.* 6.6 个月，*HR*＝0.62，95% *CI*：0.39～0.98，*P*＜0.001），未合并肝转移 OS（23.7 个月 *vs.* 13.2 个月，*HR*＝0.58，95% *CI*：0.45～0.74，*P*＜0.001）；合并脑转移 OS（19.2 个月 *vs.* 7.5 个月，*HR*＝0.41，95% *CI*：0.24～0.67，*P*＜0.001），未合并脑转移 OS（22.4 个月 *vs.* 12.1 个月，*HR*＝0.59，95% *CI*：0.46～0.75，*P*＜0.001），提示无论是否合并肝脑转移，免疫联合化疗相比较单纯化疗均改善 OS 获益。PFS2 是近年来新出现的一个临床疗效评价指标，指从随机开始到二线治疗进展或死亡的时间。Keynote 189 研究中，化疗组患者进展后允许交叉使用二线免疫治疗，但从最新的 PFS2 的结果来看，中位 PFS2 分别为 17.0 个月 *vs.* 9.0 个月（*HR*＝0.50，95% *CI*：0.41～0.61，*P*＜0.001），显示了一线应用免疫治疗的疗效显著优于二线应用免疫治疗。在 2020 年 Keynote 189 也公布了三年 OS 生存率为 31.3%，更加稳固了帕博利珠单抗免疫治疗的一线地位。

PD－L1 抑制剂阿替利珠单抗联合白蛋白紫杉醇和卡铂在 EGFR/ALK 野生型晚期非鳞 NSCLC 一线治疗的 III 期临床研究 IMpower 130 中的结果显示：联合组 OS 和 PFS 均显著优于化疗组（中位 OS：18.5 个月 *vs.* 13.9 个月，*HR*＝0.79，95% *CI*：0.64～0.98，*P*＝0.033；中位 PFS：7 个月 *vs.* 5.5 个月，*HR*＝0.64，95% *CI*：0.54～0.77，*P*＜0.000 1）。这是首个 PD－L1 抑制剂在晚期 NSCLC 一线治疗中取得成功的研究，也使非鳞 NSCLC 的一线治疗多了一种选择。阿替利珠单抗联合培美曲塞和铂类化疗在 EGFR/ALK 野生型晚期非鳞 NSCLC 一线治疗的 III 期临床研究 IMpower 132 显示，联合组 PFS 优于化疗组（7.6 个月 *vs.* 5.2 个月，*HR*＝0.60，95% *CI*：0.49～0.72，*P*＜0.000 1），但中期分析 OS 在统计学上无差异。与帕博利珠单抗联合化疗不同的是，阿替利珠单抗联合化疗的疗效与 PD－L1 表达相关，PD－L1 高表达（TC3 或 IC3）和无表达（TC0 和 IC0）患者中联合组 PFS 显著优于化疗组。CAMEL 303 研究中，联合组对比化疗组 OS（未达到 *vs.* 20.9 个月，*HR*＝0.72，95% *CI*：0.52～0.101，*P*＝0.027 2），中位 PFS（15.2 个月 *vs.* 9.9 个月，*HR*＝0.58，95% *CI*：0.40～0.85，*P*＝0.002 3）。研究提示 OS 未达到阳性结果，并且生存曲线最终出现交叉。ORIENT 12 研究中，联合组对比化疗组 OS（未达到 *vs.* 未达到，*HR*＝0.567，95% *CI*：0.35～0.91，*P*＝0.017 01），中位 PFS（5.5 个月 *vs.* 4.9 个月，*HR*＝0.536，95% *CI*：0.42～0.68，*P*＜0.000 01）；ORIENT－12 的 OS 数据目前尚未成熟，期待 OS 数据公布。

IMpower 132 是一项全球多中心、开放标签、随机对照的 III 期临床试验，旨在探索阿替利珠单抗联合培美曲塞+铂类（卡铂/顺铂，APP 组），对比培美曲塞+铂类（PP 组）一线治疗 EGFR/ALK 阴性、未经化疗的晚期非鳞 NSCLC 的疗效和安全性。2020 年 ESMO Asia 上，IMpower 132 研究的最终分析结果显示相比 PP 组，APP 组在 PFS 方面显示出显著获益，疾病进展或死亡风险下降 44%，两组中位 PFS 分别为 7.7 个月和 5.2 个月（*HR*＝0.56，*P*＜0.000 1）。两组的中位 OS 分别为 17.5 个月和 13.6 个月（*HR*＝0.86，*P*＝0.154 6），APP 组在 OS 上有近 4 个月的临床获益；亚组分析结果显示，亚裔人群（包括日本人群）从阿替利珠单抗联合培美曲塞和铂类方案中取得获益更加显著。在亚裔人群中，APP 组和 PP 组的中位 PFS 分别为 10.7 个月和 5.3 个月（*HR*＝0.41），中位 OS 分别为 30.2 个月和 21.9 个月（*HR*＝0.73）。在日本人群（*n*＝101，占亚裔人群 73%）的疗效数据中，APP 组和 PP 组中位 PFS 分别为 13.3 个月和 4.5 个月（*HR*＝0.33，*P*＜0.000 1）；中位 OS 分别为 30.8 个月和 22.2 个月（*HR*＝0.63，*P*＝0.122 3），数值延长 8.6 个月。

IMpower 150 研究是一项多中心、开放标签的随机对照 III 期临床试验，评估阿替利珠单抗+卡铂+紫杉醇联合或不联合贝伐珠单抗在未接受过化疗的 IV 期非鳞非小细胞肺癌（NSCLC）中的疗效及安全性。1 202 例患者按 1∶1∶1 的比例随机分为阿替利珠单抗+卡铂+紫杉醇组（A 组）、阿替利珠单抗+贝伐珠单抗+卡铂+紫杉醇组（B组）和贝伐珠单抗+卡铂+紫杉醇（C组，对照组）。各组患者分别接受4~6个周期的研究方案治疗，后续分别采用阿替利珠单抗（A组），阿替利珠单抗+贝伐珠单抗（B组）和贝伐珠单抗（C组）进行维持治疗。主要研究终点为研究者评估的ITT－WT型患者的PFS，研究者评估的Teff－high WT型患者的PFS和ITT－WT型患者的OS。研究结果显示，在ITT－WT患者中，ABCP组的PFS显著长于贝伐珠单抗+卡铂+紫杉醇（BCP组），中位PFS分别为8.3个月 vs. 6.8个月（$HR=0.62$，95% CI：0.52~0.74，$P<0.001$）；ABCP组的OS显著长于BCP组，中位OS分别为19.2个月 vs. 14.7个月（$HR=0.78$，95% CI：0.64~0.96，$P=0.02$）。ORRDOR方面，ABCP组均优于BCP组（ORR：63.5% vs. 48.0%；DOR：9.0个月 vs. 5.7个月）。2020 AACR更新发现ABCP组 vs. BCP组的OS获益与中期分析时保持一致，中位随访约40个月，两组的中位OS分别为19.5个月 vs. 14.7个月（$HR=0.80$，95% CI：0.67~0.95，$P=0.01$）；该研究还更新了$EGFR$敏感突变患者的中位OS数据。在$EGFR$敏感突变的患者中，ABCP组对比BCP组，中位OS提高了11.3个月（29.4个月 vs. 18.1个月，$HR=0.6$，95% CI：0.31~1.14）。从ABCP组与BCP组的生存曲线可以明显看到，两组在治疗初期生存曲线就有清晰的分离，提示有明显的获益趋势。

（2）鳞状NSCLC：在肺鳞癌方面，Keynote 407是一项国际多中心随机、双盲、安慰剂对照Ⅲ期临床试验，结果显示帕博利珠单抗联合卡铂/紫杉醇或白蛋白紫杉醇，亦明显改善晚期初治鳞癌患者的PFS（8.0个月 vs. 5.1个月，$HR=0.57$，95% CI：0.47~0.69，$P<0.000\,01$），中国扩展研究PFS（8.3个月 vs. 4.2个月，$HR=0.32$，95% CI：0.21~0.49，$P<0.000\,01$）及全球研究OS（17.1个月 vs. 11.6个月，$HR=0.71$，95% CI：0.58~0.88，$P=0.000\,8$），中国扩展研究OS（17.3个月 vs. 12.6个月，$HR=0.44$，95% CI：0.24~0.81，$P=0.000\,8$）。亚组分析显示，中位OS在PD－L1 TPS<1%、TPS 1%~49%、TPS≥50%组中分别为15.9个月 vs. 10.2个月（$HR=0.61$，95% CI：0.38~0.98）、14.0个月 vs. 11.6个月（$HR=0.57$，95% CI：0.36~0.90）、未达到 vs. 未达到（$HR=0.64$，95% CI：0.37~1.10）。中位PFS在PD－L1 TPS<1%、TPS 1%~49%、TPS≥50%组中分别为6.3个月 vs. 5.3个月 $HR=0.68$，95% CI：0.47~0.98）、7.2个月 vs. 5.2个月（$HR=0.56$，95% CI：0.39~0.80）、未达到 vs. 未达到（$HR=0.37$，95% CI：0.24~0.58），提示对于驱动基因阴性的晚期鳞癌NSCLC患者，无论PD－L1表达水平如何，免疫联合化疗的疗效均明显优于单纯化疗。PD－L1单抗阿替利珠单抗联合卡铂+紫杉醇/白蛋白紫杉醇用于晚期肺鳞癌一线治疗的Ⅲ期随机对照试验IMpower 131同样证实联合组PFS（6.3个月 vs. 5.6个月，$HR=0.71$，95% CI：0.60~0.85，$P=0.001$）优于化疗组。在所有PD－L1表达亚组中均可看到免疫联合化疗的PFS获益，这种获益随着PD－L1表达升高而更趋明显，高PD－L1表达组获益最多（中位PFS：10.1个月 vs. 5.5个月，$HR=0.44$，95% CI：0.27~0.71）。但与IMpower 132研究结果相似，IMpower 131中期分析显示OS并未取得阳性结果。

虽然不同的临床研究有不同的试验设计、入组患者，但上述5项Ⅲ期随机对照临床研究结果提示，不同的PD－1/PD－L1单抗疗效可能是不同的，PD－1/PD－L1单抗的获益人群可能不同，疗效与PD－L1表达的关系似乎也不同。

对于PD－L1≥50%的晚期NSCLC患者，到底是选择帕博利珠单抗单药还是帕博利珠单抗联合化疗，目前仍无定论。单药毒副作用较低，无化疗相关的不良反应，但联合治疗组不论是缓解率、PFS还是OS，HR都较低，意味着联合治疗模式更大程度上降低疾病进展风险和死亡风险，对于肿瘤负荷的降低更为明显。因此对于疾病进展迅速，肿瘤负荷大的患者建议联合治疗，当然也要权衡毒副作用的利弊，综合考虑。目前针对PD－L1≥50%的晚期NSCLC患者，尚无免疫单药对比联合化疗的头对头临床研究。

2. 一线免疫联合免疫

免疫联合免疫治疗主要是将PD－1/PD－L1单抗联合CTLA－4单抗。Checkmate 227研究探索了纳武利尤单抗联合伊匹木单抗一线治疗晚期 NSCLC 对比含铂双药化疗的疗效及安全性。这项研究共纳入 2 220 例未经治疗的晚期或复发性 NSCLC 患者(包括肺鳞癌或非鳞癌),结果显示:无论 PD‐L1 表达水平如何,在高 TMB(TMB≥10 mut/Mb)患者中,纳武利尤单抗联合伊匹木单抗的中位 PFS 显著优于化疗(7.2 个月 *vs.* 5.5 个月,*HR*=0.58,97.5% *CI*:0.41~0.81,*P*=0.000 2),ORR 为 45.3% *vs.* 26.9%。目前 Checkmate 227 第一部分达到阳性终点,纳武利尤单抗联合低剂量伊匹木单抗一线治疗 NSCLC 患者较化疗获得了显著的 OS 获益(17.1 个月 *vs.* 13.9 个月,*HR*=0.73,95% *CI*:0.67~0.93,*P*=0.007)和 PFS 获益(*HR*=0.81,95% *CI*:0.69~0.96)。PD‐L1<1% 的患者群体中,纳武利尤单抗联合低剂量伊匹木单抗一线治疗 NSCLC 患者较化疗获得了显著的 OS 获益(17.2 个月 *vs.* 12.2 个月,*HR*=0.64,95% *CI*:0.51~0.81)。

Keynote 598 研究,旨在解决Ⅳ期 NSCLC 的数据空白,特别是 PD‐L1≥50% 的肿瘤。结果显示,帕博利珠单抗 *vs.* 伊匹木单抗的中位 OS(21.4 个月 *vs.* 21.9 个月,*HR*=1.08;95% *CI*:0.85~1.37,*P*=0.74)和中位 PFS(8.2 个月 *vs.* 8.4 个月,*HR*=1.06,95% *CI*:0.86~1.30,*P*=0.72)在两组之间几乎没有明显差异,尽管帕博利珠单抗/伊匹木单抗联合治疗在 PD‐L1 TPS≥50% 的晚期 NSCLC 患者中失败,但其他免疫联合治疗在这一人群中可能仍有希望。组合疗法包括阿替利珠单抗+Tiragolumab 和帕博利珠单抗+Lenvatinib,目前正在Ⅱ期和Ⅲ期临床试验中进行评估。

Mystic 研究是一项随机、开放、国际多中心Ⅱ期临床研究,旨在探索德瓦鲁单抗单药或德瓦鲁单抗联合 Tremelimumab 与标准治疗比较在局部晚期或转移性,EGFR 和 ALK 野生型 NSCLC 一线治疗的有效性与安全性。结果显示,与化疗相比,无论是德瓦鲁单抗联合 Tremelimumab,还是德瓦鲁单抗单药都不能改善 OS(11.9 个月 *vs.* 12.9 个月,*HR*=0.85,95% *CI*:0.611~1.173,*P*=0.202)。

3. 一线免疫联合抗血管生成

微血管及淋巴细胞是肿瘤局部微环境的重要组成部分,并与肿瘤细胞存在复杂的信号交互,针对肿瘤微环境的调节是有效的治疗策略。IMpower 150 研究旨在评估阿替利珠单抗联合化疗(紫杉醇+卡铂,CP)±贝伐珠单抗对比化疗+贝伐珠单抗在初治非鳞非小细胞肺癌中的疗效和安全性,分层因素包括性别、PD‐L1 表达水平(IHC 法检测)和是否合并肝转移。研究共入组了 1 202 例患者,随机(1∶1∶1)分配至阿替利珠单抗+卡铂+紫杉醇(A 组,*n*=402),或阿替利珠单抗+贝伐珠单抗+卡铂+紫杉醇(B 组,*n*=400),或贝伐珠单抗+卡铂+紫杉醇(C 组,对照组,*n*=400),各组患者分别接受 4~6 个周期的研究方案治疗,后续分别采用阿替利珠单抗(A 组),阿替利珠单抗+贝伐珠单抗(B 组)和贝伐珠单抗(C 组)进行维持治疗直至疾病进展或毒性不能耐受。结果显示,相较于贝伐珠单抗联合化疗组,在此基础上联合阿替利珠单抗可给患者带来 PFS(8.3 个月 *vs.* 6.8 个月,*HR*=0.59,95% *CI*:0.5~0.7,*P*<0.000 1)和 OS(19.2 个月 *vs.* 14.7 个月,*HR*=0.78,95% *CI*:0.64~0.96,*P*=0.016 4)的获益,且与 PD‐L1 的表达水平无关。该研究从临床上验证了免疫与抗血管生成的协同作用,四药联合为晚期 NSCLC 一线治疗提供了新的联合治疗方案,也为驱动基因阳性 TKI 治疗失败的患者提供了后续新的治疗策略。但在四药联合组,57% 的患者出现了 3~4 级不良反应,提示在实际使用这一治疗方案时,仍需要充分评估患者可能的获益及潜在风险。

帕博利珠单抗联合仑伐替尼用于晚期 NSCLC 的Ⅰb/Ⅱ期的研究结果显示 ORR 为 33.3%,疾病控制率 DCR 为 80.9%,中位 PFS 为 7.4 个月。在卡瑞利珠单抗联合阿帕替尼用于三线治疗失败的晚期非鳞 NSCLC 的Ⅰb 期研究中,联合治疗显示出了较好的耐受性与抗肿瘤疗效,ORR 为 30.8%,DCR 为 92.8%,中位 PFS 为 6 个月。目前免疫治疗联合抗血管生成治疗的两药联合方案仍然处于Ⅰ期临床试验阶段,后续还需要进一步扩大样本,进行临床Ⅱ期和Ⅲ期的研究,比如 LEAP 006 研究中,2020ESMO 上报道了 Part 1 中 12 例患者帕博利珠单抗联合仑伐替尼的 ORR 为 69.2%,DCR 为 92.3%。Part 2 仍在入组中,期待好的结果以进一步确认这种联合方案的有效性与安全性。

4. 免疫联合放疗

放疗诱导免疫原性细胞死亡,释放大量的肿瘤相关抗原,肿瘤相关抗原的种类和数量的增加使抗原递呈细胞和树突状细胞激活,进而激活整个免疫系统。在晚期 NSCLC 中尝试放疗联合免疫治疗都是小样本研究。入组 42 例患者的 Keynote 001 Ⅰ 期临床试验中,接受过放疗的患者 PFS 与 OS 都显著优于未接受过放疗的患者,分别为 4.4 个月 *vs.* 2.1 个月($HR = 0.56$, 95% CI: $0.34 \sim 0.91$, $P = 0.019$)和 10.7 个月 *vs.* 5.3 个月($HR = 0.58$, 95% CI: $0.36 \sim 0.94$, $P = 0.026$),提示了放疗对于免疫治疗的增效作用。PEMBRO－RT 研究对比单用帕博利珠单抗与帕博利珠单抗联合单一转移灶 SBRT 治疗 64 例 Ⅳ 期 NSCLC 患者,ORR 分别为 19% *vs.* 41%,中位 PFS 为 1.8 个月 *vs.* 6.4 个月($HR = 0.55$, 95% CI: $0.31 \sim 0.98$, $P = 0.04$)。这些研究说明了免疫联合放疗应用于晚期非小细胞肺癌的可行性,为晚期肺癌患者提供了另一种治疗思路。尽管目前对联合应用时机、放疗方式、放疗剂量、副作用等均缺乏足够的研究数据,但两者的联合应用研究无疑将成为今后研究的热点。

PACIFIC 研究是第一个在局部晚期 NSCLC 同期放化疗后维持治疗获得阳性结果的临床研究,也是第一个免疫治疗在局部晚期 NSCLC 中获得成功的临床试验,具有里程碑式的意义。结果显示,与安慰剂组相比,德瓦鲁单抗维持治疗组显著延长 PFS 超过 11 个月(16.8 个月 *vs.* 5.6 个月,$HR = 0.52$, 95% CI: $0.42 \sim 0.65$, $P < 0.000 1$),且无论 PD－L1 表达如何,PFS 均有获益,3 年 OS 分别为 57% 和 43.5%($HR = 0.69$, 95% CI: $0.55 \sim 0.86$)。PACIFIC 研究改变了局部晚期 NSCLC 的治疗策略,免疫治疗正逐步从姑息治疗参与到根治性治疗的角色上。基于这项研究的结果,德瓦鲁单抗已作为 Ⅰ 类证据推荐用于 Ⅲ 期不可切除 NSCLC 同步放化疗后的维持治疗。但是,免疫维持治疗的最佳持续时间、与放疗联合的时序、最佳剂量等均需进一步探索。

(四) 免疫治疗在 NSCLC 新辅助/辅助治疗中的作用

有研究认为早期 NSCLC 患者可能拥有更完整的免疫系统,更易诱导免疫激活,发挥免疫作用。这一理念在其他实体瘤如黑色素瘤中已被证实。新辅助治疗是指根治性手术或放疗前进行的抗癌治疗,新辅助治疗常用的疗效评价标准是病理学显著缓解率(MPR),即新辅助治疗后经手术切除的肿瘤,显微镜下观察残余的存活肿瘤细胞比例≤10%。Checkmate 159 是最早公布结果的免疫新辅助研究,该研究是一项评估术前 2 周期纳武利尤单抗单药新辅助治疗用于 Ⅰ(>2 cm)、Ⅱ、ⅢA 期可切除 NSCLC 的安全性和可行性的 Ⅱ 期单臂研究,共纳入 22 例患者,其中 21 例完成手术,MPR 为 45%(9/20)。LCMC 3 研究是一项阿替利珠单抗用于 Ⅰ B、Ⅱ、ⅢA 期和选择性 ⅢB 期的非小细胞肺癌(NSCLC)的 Ⅱ 期研究,共 77 例患者可以评价疗效,MPR 为 18%(15/77),4 例患者病理学完全缓解(pCR)率为 5%。NEOSTAR 研究纳入了 44 例 Ⅰ～ⅢA 期可手术切除的早期 NSCLC 患者,结果显示总 MPR 为 30%,纳武利尤单抗单药组为 19%,纳武利尤单抗联合伊匹木单抗组为 44%,显示了双免疫联合在 NSCLC 术前新辅助治疗中的优势。NADIM 研究探索了纳武利尤单抗联合化疗(紫杉醇+卡铂)新辅助治疗的 2 年无进展生存率和病理学缓解率。研究纳入 46 例可手术的 ⅢA 期非小细胞肺癌患者,其中完成手术的 41 例患者中,34(83%)例达到 MPR,24(59%)例达到 pCR,18 个月 PFS 为 81%,OS 为 91%。2021 年 AACR 会议上,首个免疫新辅助 Ⅲ 期临床阳性研究 Checkmate 816 的结果公布,该研究共纳入 358 例 Ⅰ B～ⅢA 期可手术的 NSCLC 患者,经纳武利尤单抗联合化疗新辅助治疗 3 个周期后,ITT 人群 pCR 率为 24.0%($OR = 13.94$, 95% CI: $3.49 \sim 55.75$),是单纯化疗新辅助的 10 倍以上(2.2%),而 MPR 和 ORR 也得到改善,另外亚组分析显示不同疾病分期、组织学、TMB 及 PD－L1 表达水平的患者具有一致获益。

三、小细胞肺癌的免疫治疗

(一) 二线及后线治疗

Checkmate 032 研究结果显示纳武利尤单抗单药用于复发性局限期或广泛期 SCLC 的 ORR 为 11.9%。Keynote 028 和 Keynote 158 研究的汇总分析共纳入 83 例先前至少接受 ≥2 线治疗的 SCLC 患者,中位随访时间 7.7 个月,ORR 为 19.3%,其中 2 例 CR,14 例 PR,中位 OS 达 7.7 个月(95% CI: 5.2~10.1),中位 PFS 为 2.0 个月(95% CI: 1.9~3.4),1 年和 2 年无进展生存率分别为 16.9% 和 13.1%,显示出良好的抗肿瘤活性,且大部分患者有持久的应答,持续时间 ≥18 个月。

(二) 一线治疗

IMpower 133 研究结果显示,阿替利珠单抗联合依托泊苷/卡铂用于广泛期 SCLC 一线治疗可以显著延长 OS 和 PFS,对比安慰剂组,中位 OS 为 12.3 个月 vs. 10.3 个月(HR = 0.7, 95% CI: 0.54~0.91, P = 0.006 9),中位 PFS 为 5.2 个月 vs. 4.3 个月(HR = 0.77, 95% CI: 0.62~0.96, P = 0.017)。IMpower 133 研究是 20 余年来,第一个在广泛期 SCLC 一线治疗上观察到超越标准治疗方案,取得有临床意义的 OS 改善的研究,具有一定的临床指导意义。Keynote 604 研究是一项评价帕博利珠单抗联合依托泊苷+顺铂/卡铂 vs. 依托泊苷+顺铂/卡铂的双盲、随机、Ⅲ期研究,结果显示免疫联合化疗用于广泛期 SCLC 一线治疗可以显著延长 OS 和 PFS,对比安慰剂组,中位 OS 为 10.8 个月 vs. 9.7 个月(HR = 0.80, 95% CI: 0.64~0.98, P = 0.016 4),中位 PFS 为 4.8 个月 vs. 4.3 个月(HR = 0.73, 95% CI: 0.60~0.88, P = 0.017)。Keynote 604 的研究结果与 IMpower 133 和 CASPIAN 的研究结果基本一致,结合后线单药治疗的研究数据,支持免疫检查点抑制剂治疗广泛期 SCLC 的价值。

四、免疫治疗的副作用

随着免疫治疗的广泛应用,免疫相关不良反应(irAE)越来越受到关注。目前详细的发生机制仍未阐明,可能与免疫检查点通路在维持人体免疫稳态中的作用被破坏有关。免疫检查点抑制剂阻断 T 细胞负性调控信号,解除对肿瘤细胞的免疫抑制,增强 T 细胞抗肿瘤效应的同时,也会异常增强自身正常的免疫反应,导致免疫耐受失衡,累及正常组织时表现出类似自身免疫的炎症反应,称为免疫相关不良反应。虽然从整体死亡风险上来说,免疫检查点抑制剂更加安全,同时相对于化疗、靶向治疗等其他的抗肿瘤疗法,免疫检查点抑制剂所引起的总体死亡率最低,仅为 0.6%,但在免疫检查点抑制剂的相关临床试验中,大约有 2/3 的患者会出现免疫相关毒副作用,大约有 1/7 的患者会发生至少一种 ≥3 级的不良反应。其中,疲劳在所有等级的不良反应占比(18.26%)及在 ≥3 级不良反应中的占比(0.89%)均为最高,皮肤瘙痒、腹泻、皮疹的发生率仅次于疲乏,均约为 10%。总体来说,上述不良反应的临床表现大多比较温和,并且绝大多数 irAE 都是可逆的。而容易导致严重后果的不良反应包括:肺炎和缺氧、肠炎和腹泻、肝炎和转氨酶升高、胰腺炎和脂肪酶升高等。因此,对于 irAE 的密切监测、早期识别及恰当处理是必要的。

irAE 的诊断依赖对相应临床表现的识别,加上相关血液、尿液、痰液、粪便等检测结果,借助内镜、影像学检查,并排除疾病进展、感染性疾病、自身免疫性疾病等,即可做出临床诊断。同时需要做好基线检查,包括:一般情况、影像学检查、血液学检查、血生化、皮肤黏膜检查、甲状腺功能检测、肾上腺和垂体功能检测、静息或活动时的血氧饱和度、心肌酶谱等。

治疗上采取分级处理策略,即首先对发生的毒性反应按照 irAE 标准进行分级,再根据不同的分级进行相应的处理。总的处理原则为:1 级毒性无需住院处理,也不推荐使用糖皮质激素或其他免疫抑制剂,并且可以继续使用免疫检查点抑制剂治疗;2 级毒性也无需住院治疗,可以局部应用糖皮质激素或全身应用糖皮质激素[0.5~1 mg/(kg·d)]治疗;3 级毒性需要住院治疗,并全身应用糖皮质激素治疗,建议:口服泼尼松或静脉使用1~2 mg/(kg·d)甲基泼尼松龙,对糖皮质激素治疗3~5 天症状没有缓解的患者,可考虑在专科医师指导下使用免疫抑制剂治疗,此时应暂停免疫检查点抑制剂治疗,并根据患者风险/获益比评估是否恢复免疫检查点抑制剂治疗;4 级毒性同样需要住院治疗,并考虑收入重症监护室,治疗上给予全身糖皮质激素治疗,静脉使用甲基泼尼松龙,1~2 mg/(kg·d),连续 3 天;若症状缓解,逐渐减量至1 mg/(kg·d)维持,后面逐步减量,6 周左右减量至停药;对于糖皮质激素治疗3~5 天后症状未能缓解的患者,要永久停用免疫检查点抑制剂。

尽管 2017 年欧洲肿瘤内科大会(ESMO)和美国肿瘤免疫治疗学会(Society for Immunotherapy of Cancer,SITC)先后推出了毒性管理指南,2018 年 ASCO 联合 NCCN 也发布了更全面的管理流程,但现阶段的推荐意见均来自低级别的临床证据,irAE 的处理仍然缺乏前瞻性大型研究支持,也远不能应对临床实践中 irAE 的多样化。

五、免疫治疗的困惑

随着免疫治疗的逐步应用,临床出现了诸多肿瘤治疗新现象,例如假性进展和超进展。假性进展表现为在治疗初期,影像学显示病灶增大 PD(RECIST 标准),继续治疗或者停药后出现肿瘤缩小。假性进展可能是早期募集的免疫细胞先浸润肿瘤病灶,后期免疫细胞再杀灭肿瘤细胞所致。一项来自日本真实世界研究的数据显示 NSCLC 免疫治疗假性进展十分罕见,发生率仅为 3%。目前还没有明确的"假性进展"临床评价标准,多数鉴别方法都是基于临床经验。

目前超进展的判定标准也没有统一,绝大多数学者认为应该包括以下几点:① 在免疫检查点抑制剂治疗后第一次评价时进展,或至治疗失败时间(TTF)< 2 个月;② 肿瘤体积增加 > 50%;③ 肿瘤增长速度(TGR)增加 > 2 倍。目前没有可靠的生物标志物可以预测"超进展"的发生。

在免疫治疗时代前,肿瘤疗效评估遵循 RECIST1.1 标准。由于接受免疫治疗的患者可能出现假性进展等问题,使用 RECIST1.1 标准可能会低估免疫治疗的获益,因此 iRECIST 标准应运而生。这两种评价标准的主要区别在于评价新病灶和疾病进展两大方面,详见表 7-2。目前 iRECIST 的建立时间较短,且还在不断完善中,其实用价值有待进一步临床验证。开始免疫治疗后何时进行第一次疗效评价和如何解读标准评价结果仍是一个需要深入研究的问题。

表 7-2　RECIST1.1 和 iRECIST 两大标准总结

项　目	RECIST1.1	iRECIST
(非)靶病灶	应用靶病灶最长径之和进行评估可测量病灶定义为 ≥10 mm,淋巴结≥15 mm;最多 3 个靶病灶(每个器官 2 个)	
新病灶	新病灶出现代表 PD	不代表正式进展;新病灶不列入之前的肿瘤负荷中进行评估

续　表

项　目	RECIST1.1	iRECIST
CR	(非)靶病灶完全消失,淋巴结短轴直径＜10 mm,没有新病灶	
PR	肿瘤负荷较基线水平缩小≥30%	
PD	与最佳疗效相比,肿瘤长径之和增加≥20%,绝对值至少增加 5 mm;或靶病灶明显进展;或出现新发病灶	iUPD 与最佳疗效相比,肿瘤负荷增加≥20%,且绝对值至少增加 5 mm;或非靶病灶进展;或出现新病灶。iUPD 需最少 4 周后再次评价是否确认进展
确认 PD	不需要	靶病灶或非靶病灶确认增大;或新靶病灶长径之和增加＞5 mm;或新的非靶病灶进展;或出现其他新病灶

除此之外,免疫治疗还存在诸多尚未解决的问题。当前免疫治疗生物标志物如 PD－L1 的检测是首选但是却不够完美,TMB 检测又具有较大的局限性,临床上如何选择最优的免疫治疗生物标志物? 面对不同检测结果,具体临床治疗方案(尤其在免疫联合治疗时)该如何选择? 如何鉴别诊断免疫治疗的不良反应? 处理好 irAE 后,是否应继续使用免疫治疗? 免疫治疗的效果该如何进行监测? 以上等问题均有待前瞻性研究进一步验证。

(王佳蕾)

参 考 文 献

[1] Ahn M J, Yang J, Yu H, et al. 136O: Osimertinib combined with durvalumab in EGFR－mutant non-small cell lung cancer: results from the TATTON phase Ⅰb trial[J]. Journal of Thoracic Oncology, 2016, 11(4): S115.

[2] Alfonso S, Valdés-Zayas A, Santiesteban E R, et al. A randomized, multicenter, placebo-controlled clinical trial of racotumomab-alum vaccine as switch maintenance therapy in advanced non-small cell lung cancer patients[J]. Clinical Cancer Research, 2014, 20(14): 3660－3671.

[3] Arteaga C L. ErbB-targeted therapeutic approaches in human cancer[J]. Experimental Cell Research, 2003, 284(1): 122－130.

[4] Bahcall M, Awad M M, Sholl L M, et al. Amplification of wild-type KRAS imparts resistance to crizotinib in MET exon 14 mutant non-small cell lung cancer[J]. Clinical Cancer Research, 2018, 24(23): 5963－5976.

[5] Bahcall M, Sim T, Paweletz C P, et al. Acquired METD1228V mutation and resistance to MET inhibition in lung cancer[J]. Cancer Discovery, 2016, 6(12): 1334－1341.

[6] Barlesi F, Drilon A, Braud F D, et al. 109O－Entrectinib in locally advanced or metastatic ROS1 fusion-positive non-small cell lung cancer (NSCLC): integrated analysis of ALKA-372－001, STARTRK-1 and STARTRK-2[J]. Annals of Oncology, 2019, 30(Supplement_2): ⅱ48－ⅱ49.

[7] Barlesi F, Vansteenkiste J, Spigel D, et al. Avelumab versus docetaxel in patients with platinum-treated advanced non-small-cell lung cancer (JAVELIN Lung 200): an open-label, randomised, phase 3 study[J]. The Lancet. Oncology, 2018, 19(11): 1468－1479.

[8] Bello M. Binding mechanism of kinase inhibitors to EGFR and T790M, L858R and L858R/T790M mutants through structural and energetic analysis[J]. International Journal of Biological Macromolecules, 2018, 118(Pt B): 1948－1962.

[9] Bergethon K, Shaw A T, Ou S H I, et al. ROS1 rearrangements define a unique molecular class of lung cancers[J]. Journal of Clinical Oncology, 2012, 30(8): 863－870.

[10] Bernstein M B, Krishnan S, Hodge J W, et al. Immunotherapy and stereotactic ablative radiotherapy (ISABR): a curative approach? [J]. Nature Reviews Clinical Oncology, 2016, 13(8): 516－524.

[11] Brahmer J R, Lacchetti C, Schneider B J, et al. Management of immune-related adverse events in patients treated with immune checkpoint inhibitor therapy: American Society of Clinical Oncology clinical practice guideline[J]. Journal of Clinical Oncology, 2018, 36(17): 1714－1768.

[12] Brambilla E, Le Teuff G, Marguet S, et al. Prognostic effect of tumor lymphocytic infiltration in resectable non-small-cell lung cancer[J]. Journal of Clinical Oncology, 2016, 34(11): 1223－1230.

[13] Brose M S, Vogelzang N J, Disimone C, et al. A phase Ⅰb/Ⅱ trial of lenvatinib plus pembrolizumab in non-small cell lung cancer[J]. Journal of Clinical Oncology, 2019, 37(8_suppl): 16－16.

[14] Butts C A, Ding K, Seymour L, et al. Randomized phase Ⅲ trial of vinorelbine plus cisplatin compared with observation in completely resected stage ⅠB and Ⅱ non-small-cell lung cancer: updated survival analysis of JBR-10[J]. Journal of Clinical Oncology, 2010, 28(1): 29－34.

[15] Camidge D R, Kim H R, Ahn M J, et al. Brigatinib versus Crizotinib in ALK-positive non-small-cell lung cancer[J]. The New England Journal of Medicine, 2018, 379(21): 2027－2039.

[16] Campo M, Gerber D, Gainor J F, et al. Acquired resistance to first-line Afatinib and the challenges of prearranged progression biopsies[J]. Journal

of Thoracic Oncology, 2016, 11(11): 2022 - 2026.

[17] Cappuzzo F, Mccleod M, Hussein M, et al. LBA53 - IMpower130: progression-free survival (PFS) and safety analysis from a randomised phase Ⅲ study of carboplatin + nab-paclitaxel (CnP) with or without atezolizumab (atezo) as first-line (1L) therapy in advanced non-squamous NSCLC [J]. Annals of Oncology, 2018, 29(suppl_8): viii742 - viii743.

[18] Carbone D P, Felip E. Adjuvant therapy in non-small cell lung cancer: future treatment prospects and paradigms[J]. Clinical Lung Cancer, 2011, 12(5): 261 - 271.

[19] Chabon J J, Simmons A D, Lovejoy A F, et al. Circulating tumour DNA profiling reveals heterogeneity of EGFR inhibitor resistance mechanisms in lung cancer patients[J]. Nature Communications, 2016, 7: 11815.

[20] Chen N, Fang W, Zhan J, et al. Upregulation of PD - L1 by EGFR activation mediates the immune escape in EGFR - driven NSCLC: implication for optional immune targeted therapy for NSCLC patients with EGFR mutation[J]. Journal of Thoracic Oncology, 2015, 10(6): 910 - 923.

[21] Cheng Y, Zhou J, Lu S, et al. 1377O - Phase Ⅱ study of tepotinib + gefitinib (TEP+GEF) in MET-positive (MET+)/epidermal growth factor receptor (EGFR)-mutant (MT) non-small cell lung cancer (NSCLC)[J]. Annals of Oncology, 2018, 29(suppl_8): viii493.

[22] Chia P L, Mitchell P, Dobrovic A, et al. Prevalence and natural history of ALK positive non-small-cell lung cancer and the clinical impact of targeted therapy with ALK inhibitors[J]. Clinical Epidemiology, 2014, 6: 423 - 432.

[23] Chih-Hsin Yang J, Shepherd F A, Kim D W, et al. Osimertinib plus Durvalumab versus Osimertinib monotherapy in EGFR T790M-positive NSCLC following previous EGFR TKI therapy: CAURAL brief report[J]. Journal of Thoracic Oncology, 2019, 14(5): 933 - 939.

[24] Cho B C, Kim D W, Bearz A, et al. ASCEND - 8: a randomized phase 1 study of Ceritinib, 450 mg or 600 mg, taken with a low-fat meal versus 750 mg in fasted state in patients with anaplastic lymphoma kinase (ALK)-rearranged metastatic non-small cell lung cancer (NSCLC)[J]. Journal of Thoracic Oncology, 2017, 12(9): 1357 - 1367.

[25] Christensen J G, Fell J B, Marx M A, et al. Abstract LB - 271: insight towards therapeutic susceptibility of KRAS mutant cancers from MRTX1257, a novel KRAS G12C mutant selective small molecule inhibitor[C]. Experimental and Molecular Therapeutics, 2019: LB-271 - LB-271.

[26] Crinò L, Ahn M J, De Marinis F, et al. Multicenter phase Ⅱ study of whole-body and intracranial activity with Ceritinib in patients with ALK-rearranged non-small-cell lung cancer previously treated with chemotherapy and Crizotinib: results from ASCEND-2[J]. Journal of Clinical Oncology, 2016, 34(24): 2866 - 2873.

[27] Cui J J, Tran-Dubé M, Shen H, et al. Structure based drug design of crizotinib (PF - 02341066), a potent and selective dual inhibitor of mesenchymal-epithelial transition factor (c-MET) kinase and anaplastic lymphoma kinase (ALK)[J]. Journal of Medicinal Chemistry, 2011, 54(18): 6342 - 6363.

[28] Drake C G, Lipson E J, Brahmer J R. Breathing new life into immunotherapy: review of melanoma, lung and kidney cancer[J]. Nature Reviews. Clinical Oncology, 2014, 11(1): 24 - 37.

[29] Drilon A E, Subbiah V, Oxnard G R, et al. A phase 1 study of LOXO-292, a potent and highly selective RET inhibitor, in patients with RET-altered cancers.[J]. Journal of Clinical Oncology, 2018, 36(15_suppl): 102 - 102.

[30] Drilon A, Hu Z I, Lai G G Y, et al. Targeting RET-driven cancers: lessons from evolving preclinical and clinical landscapes[J]. Nature Reviews. Clinical Oncology, 2018, 15(3): 151 - 167.

[31] Drilon A, Laetsch T W, Kummar S, et al. Efficacy of larotrectinib in TRK fusion-positive cancers in adults and children[J]. The New England Journal of Medicine, 2018, 378(8): 731 - 739.

[32] Drilon A, Ou S H I, Cho B C, et al. Repotrectinib (TPX - 0005) is a next-generation ROS1/TRK/ALK inhibitor that potently inhibits ROS1/TRK/ALK solvent- front mutations[J]. Cancer Discovery, 2018, 8(10): 1227 - 1236.

[33] Drilon A, Wang L, Hasanovic A, et al. Response to Cabozantinib in patients with RET fusion-positive lung adenocarcinomas[J]. Cancer Discovery, 2013, 3(6): 630 - 635.

[34] Engelman J A, Zejnullahu K, Mitsudomi T, et al. MET amplification leads to gefitinib resistance in lung cancer by activating ERBB3 signaling [J]. Science, 2007, 316(5827): 1039 - 1043.

[35] Ercan D, Zejnullahu K, Yonesaka K, et al. Amplification of EGFR T790M causes resistance to an irreversible EGFR inhibitor[J]. Oncogene, 2010, 29(16): 2346 - 2356.

[36] Fakih M, O'Neil B, Price T J, et al. Phase 1 study evaluating the safety, tolerability, pharmacokinetics (PK), and efficacy of AMG 510, a novel small molecule $KRAS^{G12C}$ inhibitor, in advanced solid tumors[J]. Journal of Clinical Oncology, 2019, 37(15_suppl): 3003.

[37] Farago A F, Azzoli C G. Beyond ALK and ROS1: RET, NTRK, EGFR and BRAF gene rearrangements in non-small cell lung cancer[J]. Translational Lung Cancer Research, 2017, 6(5): 550 - 559.

[38] Farago A F, Taylor M S, Doebele R C, et al. Clinicopathologic features of non-small-cell lung cancer harboring an NTRK gene fusion[J]. Jco Precision Oncology, 2018(2): 1 - 2.

[39] Forde P M, Chaft J E, Smith K N, et al. Neoadjuvant PD - 1 blockade in resectable lung cancer[J]. New England Journal of Medicine, 2018, 378(21): 1976 - 1986.

[40] Freeman G J, Gribben J G, Boussiotis V A, et al. Cloning of B7 - 2: a CTLA-4 counter-receptor that costimulates human T cell proliferation[J]. Science, 1993, 262(5135): 909 - 911.

[41] Fujimoto D, Yoshioka H, Kataoka Y, et al. Pseudoprogression in previously treated patients with non-small cell lung cancer who received nivolumab monotherapy[J]. Journal of Thoracic Oncology, 2019, 14(3): 468 - 474.

[42] Fukuoka M, Yano S, Giaccone G, et al. Multi-institutional randomized phase Ⅱ trial of gefitinib for previously treated patients with advanced non-small-cell lung cancer (The IDEAL 1 Trial) [corrected][J]. Journal of Clinical Oncology, 2003, 21(12): 2237 - 2246.

[43] Gainor J F, Niederst M J, Lennerz J K, et al. Dramatic response to combination Erlotinib and Crizotinib in a patient with advanced, EGFR - mutant lung cancer harboring de novo MET amplification[J]. Journal of Thoracic Oncology, 2016, 11(7): e83 - 85.

[44] Gainor J F, Shaw A T. Novel targets in non-small cell lung cancer: ROS1 and RET fusions[J]. The Oncologist, 2013, 18(7): 865 - 875.

[45] Gandhi L, Rodríguez-Abreu D, Gadgeel S, et al. Pembrolizumab plus chemotherapy in metastatic non-small-cell lung cancer[J]. New England Journal of Medicine, 2018, 378(22): 2078 - 2092.

[46] Garassino M C, Cho B C, Kim J H, et al. Durvalumab as third-line or later treatment for advanced non-small-cell lung cancer (ATLANTIC): an

open-label, single-arm, phase 2 study[J]. The Lancet. Oncology, 2018, 19(4): 521 - 536.

[47] Garon E B, Hellmann M D, Rizvi N A, et al. Five-year overall survival for patients with advanced non-small-cell lung cancer treated with pembrolizumab: results from the phase Ⅰ KEYNOTE-001 study[J]. Journal of Clinical Oncology, 2019: JCO.19.00934.

[48] Gettinger S, Horn L, Jackman D, et al. Five-year follow-up of Nivolumab in previously treated advanced non-small-cell lung cancer: results from the CA209 - 003 study[J]. Journal of Clinical Oncology, 2018, 36(17): 1675 - 1684.

[49] Giaccone G, Bazhenova L A, Nemunaitis J, et al. A phase Ⅲ study of belagenpumatucel-L, an allogeneic tumour cell vaccine, as maintenance therapy for non-small cell lung cancer[J]. European Journal of Cancer, 2015, 51(16): 2321 - 2329.

[50] Gibbons D L, Chow L Q, Kim D W, et al. 57O Efficacy, safety and tolerability of MEDI4736 (durvalumab [D]), a human IgG1 anti-programmed cell death-ligand-1 (PD - L1) antibody, combined with gefitinib (G): a phase Ⅰ expansion in TKI-naïve patients (pts) with EGFR mutant NSCLC[J]. Journal of Thoracic Oncology, 2016, 11(4): S79.

[51] Goldman J W, Shi P, Reck M, et al. Treatment rationale and study design for the JUNIPER study: a randomized phase Ⅲ study of Abemaciclib with best supportive care versus Erlotinib with best supportive care in patients with stage Ⅳ non-small-cell lung cancer with a detectable KRAS mutation whose disease has progressed after platinum-based chemotherapy[J]. Clinical Lung Cancer, 2016, 17(1): 80 - 84.

[52] Goss G D, O'Callaghan C, Lorimer I, et al. Gefitinib versus placebo in completely resected non-small-cell lung cancer: results of the NCIC CTG BR19 study[J]. Journal of Clinical Oncology, 2013, 31(27): 3320 - 3326.

[53] Gridelli C, Shepherd F A. Chemotherapy for elderly patients with non-small cell lung cancer: a review of the evidence[J]. Chest, 2005, 128(2): 947 - 957.

[54] Haanen J B A G, Carbonnel F, Robert C, et al. Management of toxicities from immunotherapy: ESMO Clinical Practice Guidelines for diagnosis, treatment and follow-up†[J]. Annals of Oncology, 2017, 28(suppl_4): iv119 - iv142.

[55] Hellmann M D, Ciuleanu T E, Pluzanski A, et al. Nivolumab plus Ipilimumab in lung cancer with a high tumor mutational burden[J]. The New England Journal of Medicine, 2018, 378(22): 2093 - 2104.

[56] Herbst R S, Ansari R, Bustin F, et al. Efficacy of bevacizumab plus erlotinib versus erlotinib alone in advanced non-small-cell lung cancer after failure of standard first-line chemotherapy (BeTa): a double-blind, placebo-controlled, phase 3 trial[J]. Lancet, 2011, 377(9780): 1846 - 1854.

[57] Herbst R S, Baas P, Kim D W, et al. Pembrolizumab versus docetaxel for previously treated, PD - L1 - positive, advanced non-small-cell lung cancer (KEYNOTE - 010): a randomised controlled trial[J]. Lancet, 2016, 387(10027): 1540 - 1550.

[58] Hida T, Nokihara H, Kondo M, et al. Alectinib versus crizotinib in patients with ALK-positive non-small-cell lung cancer (J-ALEX): an open-label, randomised phase 3 trial[J]. Lancet, 2017, 390(10089): 29 - 39.

[59] Ishida Y, Agata Y, Shibahara K, et al. Induced expression of PD - 1, a novel member of the immunoglobulin gene superfamily, upon programmed cell death[J]. The EMBO Journal, 1992, 11(11): 3887 - 3895.

[60] Janes M R, Zhang J, Li L S, et al. Targeting KRAS mutant cancers with a covalent G12C-specific inhibitor[J]. Cell, 2018, 172(3): 578 - 589; e17.

[61] Janjigian Y Y, Azzoli C G, Krug L M, et al. Phase Ⅰ/Ⅱ trial of cetuximab and erlotinib in patients with lung adenocarcinoma and acquired resistance to erlotinib[J]. Clinical Cancer Research, 2011, 17(8): 2521 - 2527.

[62] Jänne P A, Shaw A T, Pereira J R, et al. Selumetinib plus docetaxel for KRAS-mutant advanced non-small-cell lung cancer: a randomised, multicentre, placebo-controlled, phase 2 study[J]. The Lancet. Oncology, 2013, 14(1): 38 - 47.

[63] Jänne P A, Smith I, Mcwalter G, et al. Impact of KRAS codon subtypes from a randomised phase Ⅱ trial of selumetinib plus docetaxel in KRAS mutant advanced non-small-cell lung cancer[J]. British Journal of Cancer, 2015, 113(2): 199 - 203.

[64] Jänne P A, Van Den Heuvel M, Barlesi F, et al. Selumetinib in combination with docetaxel as second-line treatment for patients with KRAS-mutant advanced NSCLC: results from the phase Ⅲ SELECT - 1 trial[J]. Annals of Oncology, 2016, 27(suppl_6): vi583.

[65] Kappers I, Klomp H M, Burgers J A, et al. Neoadjuvant (induction) erlotinib response in stage Ⅲ A non-small-cell lung cancer[J]. Journal of Clinical Oncology, 2008, 26(25): 4205 - 4207.

[66] Kelly K, Altorki N K, Eberhardt W E E, et al. Adjuvant Erlotinib versus Placebo in patients with stage Ⅰ B-Ⅲ A non-small-cell lung cancer (RADIANT): a randomized, double-blind, phase Ⅲ trial[J]. Journal of Clinical Oncology, 2015, 33(34): 4007 - 4014.

[67] Kempf E, Rousseau B, Besse B, et al. KRAS oncogene in lung cancer: focus on molecularly driven clinical trials[J]. European Respiratory Review, 2016, 25(139): 71 - 76.

[68] Kong X, Liu Y, Huang X, et al. Cancer therapy based on smart drug delivery with advanced nanoparticles[J]. Anti-Cancer Agents in Medicinal Chemistry, 2019, 19(6): 720 - 730.

[69] Kris M G, Natale R B, Herbst R S, et al. Efficacy of gefitinib, an inhibitor of the epidermal growth factor receptor tyrosine kinase, in symptomatic patients with non-small cell lung cancer: a randomized trial[J]. JAMA, 2003, 290(16): 2149 - 2158.

[70] Langer C J, Gadgeel S M, Borghaei H, et al. Carboplatin and pemetrexed with or without pembrolizumab for advanced, non-squamous non-small-cell lung cancer: a randomised, phase 2 cohort of the open-label KEYNOTE-021 study[J]. The Lancet Oncology, 2016, 17(11): 1497 - 1508.

[71] Lee J K, Lee J, Kim S, et al. Clonal history and genetic predictors of transformation into small-cell carcinomas from lung adenocarcinomas[J]. Journal of Clinical Oncology, 2017, 35(26): 3065 - 3074.

[72] Li A, Yang J J, Zhang X C, et al. Acquired MET Y1248H and D1246N mutations mediate resistance to MET inhibitors in non-small cell lung cancer[J]. Clinical Cancer Research, 2017, 23(16): 4929 - 4937.

[73] Li B T, Makker V, Buonocore D J, et al. A multi-histology basket trial of ado-trastuzumab emtansine in patients with *HER2* amplified cancers.[J]. Journal of Clinical Oncology, 2018, 36(15_suppl): 2502.

[74] Li B T, Shen R, Buonocore D, et al. Ado-Trastuzumab emtansine for patients with HER2 - mutant lung cancers: results from a phase Ⅱ basket trial[J]. Journal of Clinical Oncology, 2018, 36(24): 2532 - 2537.

[75] Li D, Ambrogio L, Shimamura T, et al. BIBW2992, an irreversible EGFR/HER2 inhibitor highly effective in preclinical lung cancer models[J]. Oncogene, 2008, 27(34): 4702 - 4711.

[76] Lynch T J, Bell D W, Sordella R, et al. Activating mutations in the epidermal growth factor receptor underlying responsiveness of non-small-cell lung cancer to gefitinib[J]. The New England Journal of Medicine, 2004, 350(21): 2129 - 2139.

[77] Ma X, Le Teuff G, Lacas B, et al. Prognostic and predictive effect of TP53 mutations in patients with non-small cell lung cancer from Adjuvant cisplatin-based therapy randomized trials: a LACE-Bio pooled analysis[J]. Journal of Thoracic Oncology, 2016, 11(6): 850 - 861.

[78] Mitchell P, Thatcher N, Socinski M A, et al. Tecemotide in unresectable stage Ⅲ non-small-cell lung cancer in the phase Ⅲ START study: updated overall survival and biomarker analyses[J]. Annals of Oncology, 2015, 26(6): 1134 - 1142.

[79] Mitsudomi T, Morita S, Yatabe Y, et al. Gefitinib versus cisplatin plus docetaxel in patients with non-small-cell lung cancer harbouring mutations of the epidermal growth factor receptor (WJTOG3405): an open label, randomised phase 3 trial[J]. The Lancet. Oncology, 2010, 11(2): 121 - 128.

[80] Mok T S K, Kim S W, Wu Y L, et al. Gefitinib Plus chemotherapy versus chemotherapy in epidermal growth factor receptor mutation-positive non-small-cell lung cancer resistant to first-line Gefitinib (IMPRESS): overall survival and biomarker analyses[J]. Journal of Clinical Oncology, 2017, 35(36): 4027 - 4034.

[81] Mok T S, Wu Y L, Ahn M J, et al. Osimertinib or platinum-pemetrexed in EGFR T790M-positive lung cancer[J]. The New England Journal of Medicine, 2017, 376(7): 629 - 640.

[82] Mok T S, Wu Y L, Thongprasert S, et al. Gefitinib or Carboplatin-Paclitaxel in pulmonary adenocarcinoma [J]. New England Journal of Medicine, 2009, 361(10): 947 - 957.

[83] Nakahara Y, Kato T, Isomura R, et al. A multicenter, open label, randomized phase Ⅱ study of osimertinib plus ramucirumab versus osimertinib alone as initial chemotherapy for *EGFR* mutation-positive non-squamous non-small cell lung cancer: TORG1833.[J]. Journal of Clinical Oncology, 2019, 37(15_suppl): TPS9120.

[84] Nakamura A, Inoue A, Morita S, et al. Phase Ⅲ study comparing gefitinib monotherapy (G) to combination therapy with gefitinib, carboplatin, and pemetrexed (GCP) for untreated patients (pts) with advanced non-small cell lung cancer (NSCLC) with EGFR mutations (NEJ009)[J]. Journal of Clinical Oncology, 2018, 36(15_suppl): 9005.

[85] Noronha V, Patil V M, Joshi A, et al. Gefitinib versus Gefitinib plus Pemetrexed and Carboplatin chemotherapy in *EGFR*-Mutated lung cancer[J]. Journal of Clinical Oncology, 2019: JCO.19.01154.

[86] Novello S, Mazières J, Oh I J, et al. Alectinib versus chemotherapy in crizotinib-pretreated anaplastic lymphoma kinase (ALK)-positive non-small-cell lung cancer: results from the phase Ⅲ ALUR study[J]. Annals of Oncology, 2018, 29(6): 1409 - 1416.

[87] Oizumi S, Sugawara S, Minato K, et al. Updated survival outcomes of NEJ005/TCOG0902: a randomised phase Ⅱ study of concurrent versus sequential alternating gefitinib and chemotherapy in previously untreated non-small cell lung cancer with sensitive EGFR mutations[J]. ESMO Open, 2018, 3(2): e000313.

[88] Olaussen K A, Dunant A, Fouret P, et al. DNA repair by ERCC1 in non-small-cell lung cancer and cisplatin-based adjuvant chemotherapy[J]. The New England Journal of Medicine, 2006, 355(10): 983 - 991.

[89] Oshima Y, Tanimoto T, Yuji K, et al. EGFR − TKI-associated interstitial pneumonitis in P-treated patients with non-small cell lung cancer[J]. JAMA Oncology, 2018, 4(8): 1112 - 1115.

[90] Pallis A G, Gridelli C, Wedding U, et al. Management of elderly patients with NSCLC; updated expert's opinion paper: EORTC Elderly Task Force, Lung Cancer Group and International Society for Geriatric Oncology[J]. Annals of Oncology, 2014, 25(7): 1270 - 1283.

[91] Park K, Tan E H, O'Byrne K, et al. Afatinib versus gefitinib as first-line treatment of patients with EGFR mutation-positive non-small-cell lung cancer (LUX-Lung 7): a phase 2B, open-label, randomised controlled trial[J]. The Lancet. Oncology, 2016, 17(5): 577 - 589.

[92] Paz-Ares L, De Marinis F, Dediu M, et al. Maintenance therapy with pemetrexed plus best supportive care versus placebo plus best supportive care after induction therapy with pemetrexed plus cisplatin for advanced non-squamous non-small-cell lung cancer (PARAMOUNT): a double-blind, phase 3, randomised controlled trial[J]. The Lancet Oncology, 2012, 13(3): 247 - 255.

[93] Paz-Ares L, Luft A, Vicente D, et al. Pembrolizumab plus chemotherapy for squamous non-small-cell lung cancer[J]. New England Journal of Medicine, 2018, 379(21): 2040 - 2051.

[94] Paz-Ares L, Tan E H, O'Byrne K, et al. Afatinib versus gefitinib in patients with EGFR mutation-positive advanced non-small-cell lung cancer: overall survival data from the phase Ⅱ b LUX-Lung 7 trial[J]. Annals of Oncology, 2017, 28(2): 270 - 277.

[95] Pennell N A, Neal J W, Chaft J E, et al. SELECT: a phase Ⅱ trial of adjuvant Erlotinib in patients with resected epidermal growth factor receptor-mutant non-small-cell lung cancer[J]. Journal of Clinical Oncology, 2019, 37(2): 97 - 104.

[96] Peters S, Camidge D R, Shaw A T, et al. Alectinib versus Crizotinib in untreated ALK-positive non-small-cell lung cancer[J]. The New England Journal of Medicine, 2017, 377(9): 829 - 838.

[97] Pignon J P, Tribodet H, Scagliotti G V, et al. Lung adjuvant cisplatin evaluation: a pooled analysis by the LACE Collaborative Group[J]. Journal of Clinical Oncology, 2008, 26(21): 3552 - 3559.

[98] Planchard D, Besse B, Groen H J M, et al. Dabrafenib plus trametinib in patients with previously treated BRAFV600E-mutant metastatic non-small cell lung cancer: an open-label, multicentre phase 2 trial[J]. The Lancet Oncology, 2016, 17(7): 984 - 993.

[99] Planchard D, Besse B, Kim T M, et al. Updated survival of patients (pts) with previously treated BRAF V600E-mutant advanced non-small cell lung cancer (NSCLC) who received dabrafenib (D) or D + trametinib (T) in the phase Ⅱ BRF113928 study.[J]. Journal of Clinical Oncology, 2017, 35(15_suppl): 9075.

[100] Planchard D, Smit E F, Groen H J M, et al. Dabrafenib plus trametinib in patients with previously untreated BRAFV600E-mutant metastatic non-small-cell lung cancer: an open-label, phase 2 trial[J]. The Lancet Oncology, 2017, 18(10): 1307 - 1316.

[101] Provencio-Pulla M, Nadal-Alforja E, Cobo M, et al. Neoadjuvant chemo/immunotherapy for the treatment of stages ⅢA resectable non-small cell lung cancer (NSCLC): A phase Ⅱ multicenter exploratory study — NADIM study-SLCG[J]. Journal of Clinical Oncology, 2018, 36(15_suppl): 8521.

[102] Puzanov I, Diab A, Abdallah K, et al. Managing toxicities associated with immune checkpoint inhibitors: consensus recommendations from the Society for Immunotherapy of Cancer (SITC) Toxicity Management Working Group[J]. Journal for ImmunoTherapy of Cancer, 2017, 5(1): 95.

[103] Qian M, Zhu B, Wang X, et al. Drug resistance in ALK-positive non-small cell lungcancer patients[J]. Seminars in Cell & Developmental Biology, 2017, 64: 150 - 157.

[104] Quoix E, Lena H, Losonczy G, et al. TG4010 immunotherapy and first-line chemotherapy for advanced non-small-cell lung cancer (TIME): results from the phase 2b part of a randomised, double-blind, placebo-controlled, phase 2b/3 trial[J]. The Lancet. Oncology, 2016, 17(2): 212 - 223.

［105］ Quoix E, Zalcman G, Oster J P, et al. Carboplatin and weekly paclitaxel doublet chemotherapy compared with monotherapy in elderly patients with advanced non-small-cell lung cancer: IFCT-0501 randomised, phase 3 trial［J］. Lancet, 2011, 378(9796): 1079 - 1088.

［106］ Ramalingam S S, Hellmann M D, Awad M M, et al. Abstract CT078: Tumor mutational burden (TMB) as a biomarker for clinical benefit from dual immune checkpoint blockade with nivolumab (nivo) + ipilimumab (ipi) in first-line (1L) non-small cell lung cancer (NSCLC): identification of TMB cutoff from CheckMate 568［C］. Clinical Trials, 2018: CT078.

［107］ Ramalingam S S, Yang J C H, Lee C K, et al. Osimertinib as first-line treatment of EGFR mutation-positive advanced non-small-cell lung cancer ［J］. Journal of Clinical Oncology, 2018, 36(9): 841 - 849.

［108］ Ready N, Farago A F, De Braud F, et al. Third-line Nivolumab monotherapy in recurrent SCLC: CheckMate 032［J］. Journal of Thoracic Oncology, 2019, 14(2): 237 - 244.

［109］ Reck M, Mok T S K, Nishio M, et al. Atezolizumab plus bevacizumab and chemotherapy in non-small-cell lung cancer (IMpower150): key subgroup analyses of patients with EGFR mutations or baseline liver metastases in a randomised, open-label phase 3 trial［J］. The Lancet. Respiratory Medicine, 2019, 7(5): 387 - 401.

［110］ Reck M, Rodríguez-Abreu D, Robinson A G, et al. Pembrolizumab versus chemotherapy for PD－L1－positive non-small-cell lung cancer［J］. New England Journal of Medicine, 2016, 375(19): 1823 - 1833.

［111］ Reiman T, Lai R, Veillard A S, et al. Cross-validation study of class Ⅲ beta-tubulin as a predictive marker for benefit from adjuvant chemotherapy in resected non-small-cell lung cancer: analysis of four randomized trials［J］. Annals of Oncology, 2012, 23(1): 86 - 93.

［112］ Riely G J, Kris M G, Zhao B, et al. Prospective assessment of discontinuation and reinitiation of erlotinib or gefitinib in patients with acquired resistance to erlotinib or gefitinib followed by the addition of everolimus［J］. Clinical Cancer Research, 2007, 13(17): 5150 - 5155.

［113］ Rodriguez P C, Popa X, Martínez O, et al. A phase Ⅲ clinical trial of the epidermal growth factor vaccine CIMAvax-EGF as Switch maintenance therapy in advanced non-small cell lung cancer patients［J］. Clinical Cancer Research, 2016, 22(15): 3782 - 3790.

［114］ Rosell R, Carcereny E, Gervais R, et al. Erlotinib versus standard chemotherapy as first-line treatment for European patients with advanced EGFR mutation-positive non-small-cell lung cancer (EURTAC): a multicentre, open-label, randomised phase 3 trial［J］. The Lancet. Oncology, 2012, 13(3): 239 - 246.

［115］ Russell P A, Wright G M. Predominant histologic subtype in lung adenocarcinoma predicts benefit from adjuvant chemotherapy in completely resected patients: discovery of a holy grail? ［J］. Annals of Translational Medicine, 2016, 4(1): 16.

［116］ Saito H, Fukuhara T, Furuya N, et al. Erlotinib plus bevacizumab versus erlotinib alone in patients with EGFR－positive advanced non-squamous non-small-cell lung cancer (NEJ026): interim analysis of an open-label, randomised, multicentre, phase 3 trial［J］. The Lancet. Oncology, 2019, 20(5): 625 - 635.

［117］ Sen B, Peng S, Tang X, et al. Kinase-impaired BRAF mutations in lung cancer confer sensitivity to dasatinib［J］. Science Translational Medicine, 2012, 4(136): 136ra70.

［118］ Sequist L V, Waltman B A, Dias-Santagata D, et al. Genotypic and histological evolution of lung cancers acquiring resistance to EGFR inhibitors ［J］. Science Translational Medicine, 2011, 3(75): 75ra26.

［119］ Sequist L V, Yang J C H, Yamamoto N, et al. Phase Ⅲ study of afatinib or cisplatin plus pemetrexed in patients with metastatic lung adenocarcinoma with EGFR mutations［J］. Journal of Clinical Oncology, 2013, 31(27): 3327 - 3334.

［120］ Sereno M, Moreno V, Moreno Rubio J, et al. A significant response to sorafenib in a woman with advanced lung adenocarcinoma and a BRAF non－V600 mutation［J］. Anti-Cancer Drugs, 2015, 26(9): 1004 - 1007.

［121］ Sesumi Y, Suda K, Mizuuchi H, et al. Effect of dasatinib on EMT-mediated-mechanism of resistance against EGFR inhibitors in lung cancer cells ［J］. Lung Cancer, 2017, 104: 85 - 90.

［122］ Seto T, Kato T, Nishio M, et al. Erlotinib alone or with bevacizumab as first-line therapy in patients with advanced non-squamous non-small-cell lung cancer harbouring EGFR mutations (JO25567): an open-label, randomised, multicentre, phase 2 study［J］. The Lancet. Oncology, 2014, 15(11): 1236 - 1244.

［123］ Seymour L, Le Teuff G, Brambilla E, et al. LACE-Bio: validation of predictive and/or prognostic immunohistochemistry/histochemistry-based biomarkers in resected non-small-cell lung cancer［J］. Clinical Lung Cancer, 2019, 20(2): 66 - 73; e6.

［124］ Shaverdian N, Lisberg A E, Bornazyan K, et al. Previous radiotherapy and the clinical activity and toxicity of pembrolizumab in the treatment of non-small-cell lung cancer: a secondary analysis of the KEYNOTE-001 phase 1 trial［J］. The Lancet Oncology, 2017, 18(7): 895 - 903.

［125］ Shaw A T, Felip E, Bauer T M, et al. Lorlatinib in non-small-cell lung cancer with ALK or ROS1 rearrangement: an international, multicentre, open-label, single-arm first-in-man phase 1 trial［J］. The Lancet. Oncology, 2017, 18(12): 1590 - 1599.

［126］ Shaw A T, Kim D W, Nakagawa K, et al. Crizotinib versus chemotherapy in advanced ALK-positive lung cancer［J］. The New England Journal of Medicine, 2013, 368(25): 2385 - 2394.

［127］ Shaw A T, Kim T M, Crinò L, et al. Ceritinib versus chemotherapy in patients with ALK-rearranged non-small-cell lung cancer previously given chemotherapy and crizotinib (ASCEND-5): a randomised, controlled, open-label, phase 3 trial［J］. The Lancet. Oncology, 2017, 18(7): 874 - 886.

［128］ Sheikine Y, Pavlick D, Klempner S J, et al. BRAF in lung cancers: analysis of patient cases reveals recurrent BRAF mutations, fusions, kinase duplications, and concurrent alterations［J］. JCO Precision Oncology, 2018(2): 1 - 15.

［129］ Shi Y, Zhang L, Liu X, et al. Icotinib versus gefitinib in previously treated advanced non-small-cell lung cancer (ICOGEN): a randomised, double-blind phase 3 non-inferiority trial［J］. The Lancet. Oncology, 2013, 14(10): 953 - 961.

［130］ Siena S, Doebele R C, Shaw A T, et al. Efficacy of entrectinib in patients (pts) with solid tumors and central nervous system (CNS) metastases: integrated analysis from three clinical trials.［J］. Journal of Clinical Oncology, 2019, 37(15_suppl): 3017.

［131］ Socinski M A, Jotte R M, Cappuzzo F, et al. Overall survival (OS) analysis of IMpower150, a randomized Ph 3 study of atezolizumab (atezo) + chemotherapy (chemo) ± bevacizumab (bev) vs. chemo + bev in 1L nonsquamous (NSQ) NSCLC［J］. Journal of Clinical Oncology, 2018, 36(15_suppl): 9002.

［132］ Solca F, Dahl G, Zoephel A, et al. Target binding properties and cellular activity of afatinib (BIBW 2992), an irreversible ErbB family blocker ［J］. The Journal of Pharmacology and Experimental Therapeutics, 2012, 343(2): 342 - 350.

［133］ Solomon B J, Besse B, Bauer T M, et al. Lorlatinib in patients with ALK-positive non-small-cell lung cancer: results from a global phase 2 study ［J］. The Lancet. Oncology, 2018, 19(12): 1654 - 1667.

［134］ Solomon B J, Mok T, Kim D W, et al. First-line crizotinib versus chemotherapy in ALK-positive lung cancer［J］. The New England Journal of Medicine, 2014, 371(23): 2167-2177.

［135］ Soria J C, Felip E, Cobo M, et al. Afatinib versus erlotinib as second-line treatment of patients with advanced squamous cell carcinoma of the lung (LUX-Lung 8): an open-label randomised controlled phase 3 trial［J］. The Lancet. Oncology, 2015, 16(8): 897-907.

［136］ Soria J C, Ohe Y, Vansteenkiste J, et al. Osimertinib in untreated EGFR - mutated advanced non-small-cell lung cancer［J］. The New England Journal of Medicine, 2018, 378(2): 113-125.

［137］ Spagnuolo A, Maione P, Gridelli C. Evolution in the treatment landscape of non-small cell lung cancer with ALK gene alterations: from the first- to third-generation of ALK inhibitors［J］. Expert Opinion on Emerging Drugs, 2018, 23(3): 231-241.

［138］ Spigel D R, Ervin T J, Ramlau R A, et al. Randomized phase Ⅱ trial of Onartuzumab in combination with erlotinib in patients with advanced non-small-cell lung cancer［J］. Journal of Clinical Oncology, 2013, 31(32): 4105-4114.

［139］ Strauss G M, Herndon J E, Maddaus M A, et al. Adjuvant paclitaxel plus carboplatin compared with observation in stage Ⅰ B non-small-cell lung cancer: CALGB 9633 with the Cancer and Leukemia Group B, Radiation Therapy Oncology Group, and North Central Cancer Treatment Group Study Groups［J］. Journal of Clinical Oncology, 2008, 26(31): 5043-5051.

［140］ Subbiah V, Gainor J F, Rahal R, et al. Precision targeted therapy with BLU-667 for RET-driven cancers［J］. Cancer Discovery, 2018, 8(7): 836-849.

［141］ Takezawa K, Pirazzoli V, Arcila M E, et al. HER2 amplification: a potential mechanism of acquired resistance to EGFR inhibition in EGFR - mutant lung cancers that lack the second-site EGFRT790M mutation［J］. Cancer Discovery, 2012, 2(10): 922-933.

［142］ Tazdait M, Mezquita L, Lahmar J, et al. Patterns of responses in metastatic NSCLC during PD - 1 or PDL - 1 inhibitor therapy: comparison of RECIST 1.1, irRECIST and iRECIST criteria［J］. European Journal of Cancer, 2018, 88: 38-47.

［143］ The Elderly Lung Cancer Vinorelbine Italian Study Group. Effects of vinorelbine on quality of life and survival of elderly patients with advanced non-small-cell lung cancer［J］. Journal of the National Cancer Institute, 1999, 91(1): 66-72.

［144］ Thress K S, Paweletz C P, Felip E, et al. Acquired EGFR C797S mutation mediates resistance to AZD9291 in non-small cell lung cancer harboring EGFR T790M［J］. Nature Medicine, 2015, 21(6): 560-562.

［145］ Tian H X, Zhang X C, Yang J J, et al. Clinical characteristics and sequence complexity of anaplastic lymphoma kinase gene fusions in Chinese lung cancer patients［J］. Lung Cancer, 2017, 114: 90-95.

［146］ Tsao M S, Marguet S, Le Teuff G, et al. Subtype classification of lung adenocarcinoma predicts benefit from adjuvant chemotherapy in patients undergoing complete resection［J］. Journal of Clinical Oncology, 2015, 33(30): 3439-3446.

［147］ Uemura T, Hida T. Durvalumab showed long and durable effects after chemoradiotherapy in stage Ⅲ non-small cell lung cancer: results of the PACIFIC study［J］. Journal of Thoracic Disease, 2018, 10(Suppl 9): S1108-S1112.

［148］ Vansteenkiste J F, Cho B C, Vanakesa T, et al. Efficacy of the MAGE-A3 cancer immunotherapeutic as adjuvant therapy in patients with resected MAGE-A3 - positive non-small-cell lung cancer (MAGRIT): a randomised, double-blind, placebo-controlled, phase 3 trial［J］. The Lancet. Oncology, 2016, 17(6): 822-835.

［149］ Wakeling A E, Guy S P, Woodburn J R, et al. ZD1839 (Iressa): an orally active inhibitor of epidermal growth factor signaling with potential for cancer therapy［J］. Cancer Research, 2002, 62(20): 5749-5754.

［150］ Wang D Y, Salem J E, Cohen J V, et al. Fatal toxic effects associated with immune checkpoint inhibitors: a systematic review and meta-analysis ［J］. JAMA Oncology, 2018, 4(12): 1721.

［151］ Wang M, Zhao J, Zhang L M, et al. Combined erlotinib and cetuximab overcome the acquired resistance to epidermal growth factor receptors tyrosine kinase inhibitor in non-small-cell lung cancer［J］. Journal of Cancer Research and Clinical Oncology, 2012, 138(12): 2069-2077.

［152］ Wang Q, Wang H, Li P, et al. Erlotinib-based perioperative adjuvant therapy for a case of unresectable stage Ⅲ A (N2) nonsmall cell lung cancer ［J］. The American Journal of the Medical Sciences, 2010, 340(4): 321-325.

［153］ Wang Z, Cheng Y, An T, et al. Detection of EGFR mutations in plasma circulating tumour DNA as a selection criterion for first-line gefitinib treatment in patients with advanced lung adenocarcinoma (BENEFIT): a phase 2, single-arm, multicentre clinical trial［J］. The Lancet. Respiratory Medicine, 2018, 6(9): 681-690.

［154］ Westover D, Zugazagoitia J, Cho B C, et al. Mechanisms of acquired resistance to first- and second-generation EGFR tyrosine kinase inhibitors ［J］. Annals of Oncology, 2018, 29(suppl_1): i10-i19.

［155］ Wu Y L, Cheng Y, Zhou X, et al. Dacomitinib versus gefitinib as first-line treatment for patients with EGFR - mutation-positive non-small-cell lung cancer (ARCHER 1050): a randomised, open-label, phase 3 trial［J］. The Lancet. Oncology, 2017, 18(11): 1454-1466.

［156］ Wu Y L, Zhang L, Kim D W, et al. Phase Ⅰ b/Ⅱ study of Capmatinib (INC280) plus Gefitinib after failure of epidermal growth factor receptor (EGFR) inhibitor therapy in patients with EGFR - mutated, MET factor-dysregulated non-small-cell lung cancer［J］. Journal of Clinical Oncology, 2018, 36(31): 3101-3109.

［157］ Wu Y L, Zhou C, Hu C P, et al. Afatinib versus cisplatin plus gemcitabine for first-line treatment of Asian patients with advanced non-small-cell lung cancer harbouring EGFR mutations (LUX-Lung 6): an open-label, randomised phase 3 trial［J］. The Lancet. Oncology, 2014, 15(2): 213-222.

［158］ Yang J C H, Sequist L V, Geater S L, et al. Clinical activity of afatinib in patients with advanced non-small-cell lung cancer harbouring uncommon EGFR mutations: a combined post-hoc analysis of LUX-Lung 2, LUX-Lung 3, and LUX-Lung 6［J］. The Lancet. Oncology, 2015, 16(7): 830-838.

［159］ Yang J C H, Wu Y L, Schuler M, et al. Afatinib versus cisplatin-based chemotherapy for EGFR mutation-positive lung adenocarcinoma (LUX-Lung 3 and LUX-Lung 6): analysis of overall survival data from two randomised, phase 3 trials［J］. The Lancet. Oncology, 2015, 16(2): 141-151.

［160］ Yao Z, Torres N M, Tao A, et al. BRAF mutants evade ERK-dependent feedback by different mechanisms that determine their sensitivity to pharmacologic inhibition［J］. Cancer Cell, 2015, 28(3): 370-383.

［161］ Yue D, Xu S, Wang Q, et al. Erlotinib versus vinorelbine plus cisplatin as adjuvant therapy in Chinese patients with stage Ⅲ A EGFR mutation-positive non-small-cell lung cancer (EVAN): a randomised, open-label, phase 2 trial［J］. The Lancet. Respiratory Medicine, 2018, 6(11): 863-873.

［162］ Yun C H, Mengwasser K E, Toms A V, et al. The T790M mutation in EGFR kinase causes drug resistance by increasing the affinity for ATP［J］.

Proceedings of the National Academy of Sciences of the United States of America, 2008, 105(6): 2070 – 2075.

[163] Zehir A, Benayed R, Shah R H, et al. Mutational landscape of metastatic cancer revealed from prospective clinical sequencing of 10,000 patients [J]. Nature Medicine, 2017, 23(6): 703 – 713.

[164] Zhang C, Li S L, Nie Q, et al. Neoadjuvant crizotinib in resectable locally advanced non-small cell lung cancer with ALK rearrangement[J]. Journal of Thoracic Oncology, 2019, 14(4): 726 – 731.

[165] Zhong W Z, Chen K N, Chen C, et al. Erlotinib versus Gemcitabine plus Cisplatin as neoadjuvant treatment of stage ⅢA-N2 *EGFR*-mutant non-small-cell lung cancer (EMERGING-CTONG 1103): a randomized phase Ⅱ study[J]. Journal of Clinical Oncology, 2019, 37(25): 2235 – 2245.

[166] Zhong W Z, Wang Q, Mao W M, et al. Gefitinib versus vinorelbine plus cisplatin as adjuvant treatment for stage Ⅱ-ⅢA (N1 – N2) EGFR-mutant NSCLC (ADJUVANT/CTONG1104): a randomised, open-label, phase 3 study[J]. The Lancet. Oncology, 2018, 19(1): 139 – 148.

[167] Zhong W, Yang X, Yan H, et al. Phase Ⅱ study of biomarker-guided neoadjuvant treatment strategy for ⅢA-N2 non-small cell lung cancer based on epidermal growth factor receptor mutation status[J]. Journal of Hematology & Oncology, 2015, 8: 54.

[168] Zhou C, Kim S W, Reungwetwattana T, et al. Alectinib versus crizotinib in untreated Asian patients with anaplastic lymphoma kinase-positive non-small-cell lung cancer (ALESIA): a randomised phase 3 study[J]. The Lancet. Respiratory Medicine, 2019, 7(5): 437 – 446.

[169] Zhou C, Wu Y L, Chen G, et al. Erlotinib versus chemotherapy as first-line treatment for patients with advanced EGFR mutation-positive non-small-cell lung cancer (OPTIMAL, CTONG-0802): a multicentre, open-label, randomised, phase 3 study[J]. The Lancet. Oncology, 2011, 12(8): 735 – 742.

[170] Zhou C, Wu Y L, Chen G, et al. Final overall survival results from a randomised, phase Ⅲ study of erlotinib versus chemotherapy as first-line treatment of EGFR mutation-positive advanced non-small-cell lung cancer (OPTIMAL, CTONG – 0802)[J]. Annals of Oncology, 2015, 26(9): 1877 – 1883.

第八章
肺癌的特殊类型——磨玻璃结节型肺癌的诊治

近年来,随着医疗技术水平的不断提升,低剂量螺旋 CT(low-dose computed tomography, LDCT)逐渐成为常规的检查手段,越来越多的人开始选择 LDCT 来作为肺癌筛查的手段。由于 LDCT 的普及,磨玻璃结节(ground-glass opacity, GGO)的检出率逐年上升。一项基于中国医院职工体检数据表明,在接受 LDCT 筛查的普通人群中,2.0%患有 GGO 型肺腺癌。在韩国人群中,GGO 的检出率达到 2.7%。基于西方人群的 NELSON 研究表明 GGO 检出率为 3.3%,而 ELCAP 研究中,该比例高达 4.4%。GGO 是一种非特异性的影像学表现,但是持续存在的 GGO 则提示早期肺癌可能。鉴于 GGO 型肺癌的发病率逐年增加,本章从定义、分类、病理、手术等方面对 GGO 型肺癌进行阐述,以期为 GGO 型肺癌的规范化治疗提供依据。

一、GGO 的影像学定义

根据 Fleischner 学会的定义,GGO 是一种表现为磨玻璃密度影并且同时能够显示出其中肺血管和肺支气管影的影像学特征。早在 1989 年,肺部高分辨率 CT 上的磨玻璃密度增高影便被首次报道,当时认为出现该影像学特征提示肺部正处于炎症活动期。后续的研究则表明,磨玻璃密度增高影是外源性过敏性肺泡炎、特发性肺纤维化、剥脱性间质性肺炎和肺泡蛋白沉着症的特征性表现。1992 年,有学者对 GGO 进行了定义,GGO 为在有较宽窗宽设置的高分辨率 CT 中,没有遮挡住其中的肺血管和肺支气管的密度增高磨玻璃结节影。早期的研究一直认为 GGO 与肺部炎症相关,直到 1996 年才有学者提出,GGO 是肺腺癌的一种早期表现。实际上,GGO 是一种非特异性的放射学特征,可见于许多的病理生理过程。GGO 的出现可能意味着肺泡的变化(如肺泡壁内的细胞数量增加),也可能代表着肺间质的变化(如间质性肺炎)。除了早期肺癌外,GGO 的出现也可以代表肺部感染或间质性疾病。例如,目前的新型冠状病毒肺炎(COVID-19)的典型表现就是肺部磨玻璃影,但一般范围较大。因此,对于磨玻璃结节的诊断和治疗不能采取"一刀切"的策略,必须通过多次随访及细致的鉴别诊断,将早期肺癌从磨玻璃结节中诊断出来。

二、GGO 的分类

2006 年,Suzuki 提出了 GGO 的分类方法。该方法把肺结节分为以下 6 种类型:纯 GGO 型、半实性型(结节密度增高且均匀)、光环型(由实性成分和外周光环型的 GGO 成分组成的结节)、混合型(由 GGO 成分和实性成分组成的结节,并具有支气管影)、实性为主型和实性结节型。然而,由于该分类系统过于复杂,因此在临床上并没有被推广使用。目前最常见的分类方法将 GGO 分为纯 GGO(只有 GGO 成分而没有实性成分)和混合 GGO(同时含有 GGO 成分和实性成分)。目前有几个指标用于衡量 GGO 中实性和 GGO 成分的比例,实性成分比例(consolidation-to-tumor ratio, CTR)被定义为肺窗上的实性最大径与肺窗上结节最大径的比值;肿瘤消失比则被定义为 1 减去纵隔窗上的实性最大径和肺窗上结节最大径的比值。目前,CTR 在临床上更为常用,纯 GGO 的 CTR 为 0,混合 GGO 的 CTR 介于 0~1。

三、GGO 的自然史

在随访过程中,GGO 可能会消失,也可能不变或进展。目前主流的观点认为,消失的 GGO 为良性结节,因为恶性病变不会自行退缩。在 NELSON 研究中,大约 63% 的 GGO 在 3 个月的随访后消失,而在 ELCAP 研究中,66% 的纯 GGO 和 37% 的混合 GGO 被证实为良性。因此,对于首次发现的 GGO,必须要进行随访以排除良性可能,不能马上进行手术。

对于随访过程中持续存在且不变的 GGO,其恶性比例较高。研究表明。90% 以上持续存在的 GGO 是与肺癌相关的病变。因此,持续存在的 GGO 需要引起警惕。而一部分的 GGO 在随访过程中会出现进展,可表现为 GGO 最大径的增加或实性成分的增多。最大径<1 cm 的纯 GGO 在随访过程中进展的比例为 10%~15%,<1 cm 的混合 GGO 进展比例约为 30%。而一旦 GGO 最大径>1 cm,则其进展比例增至 50%~80%。

GGO 进展的速度是另一个需要关注的问题。研究者发现,实性结节型肺腺癌的体积倍增时间(volume doubling time, VDT)少于 1 年,而 GGO 型肺腺癌的 VDT 则多于 1 年,进展速度相对较慢;Hasegawa 则报道了纯 GGO、混合 GGO 和实性结节型肺腺癌的 VDT 分别是 813 天、457 天和 149 天。Kakinuma 发现 GGO 出现实性成分后,其生长速度会加快。de Margerie-Mellon 通过收集 74 个 GGO 结节 339 个时间点的数据发现,与线性模型相比,指数模型更加符合 GGO 的进展规律。

四、GGO 的病理

GGO 在病理上可表现为多种病变,包括良性病变(纤维化、出血或炎症)和恶性病变(原位腺癌、微浸润性腺癌或浸润性腺癌)。一般来说,肺腺癌被认为遵循线性逐步发展的规律,从非典型腺瘤样增生发展至原位腺癌,再至微浸润性腺癌,最后发展至浸润性腺癌。非典型腺瘤样增生(AAH)是在肺泡壁和细支气管内壁上的非典型Ⅱ型肺上皮细胞增殖灶(<5 mm)。原位腺癌(AIS)则是局限于肺泡壁内没有浸润至基底膜的小灶腺癌(<3 cm),没有间质、血管浸润或胸膜侵犯。微浸润性腺癌(MIA)则是一种贴壁样且浸润深度<5 mm 的腺癌(<3 cm)。AIS 和 MIA 患者在接受手术切除后 5 年无复发生存率达到 100%。传统上认为,影像学上表现为 GGO 的区域,在病理上应该表现为肺泡壁的增厚,在 GGO 型腺癌中则是代表腺癌贴壁生长的部分,但是有时情况并非如此。仍有部分的混合 GGO 甚至纯 GGO 的最终病理结果是除贴壁亚型外的其他亚型为主型腺癌。制片过程中肺泡的塌陷、不同病理专家读片的异质性等可能是导致该结果的原因。

GGO 的分子病理则是另一个需要关注的方面。Hasegawa 回顾性研究了 263 例肺腺癌患者的影像学表现和表皮生长因子受体(epidermal growth factor receptor, EGFR)突变状态。结果发现,与 EGFR 野生型相比,EGFR 突变型患者影像学表现为 GGO 的比例更高($P=0.0011$)。Yang 则通过分析 818 例肺腺癌患者的资料发现 19 外显子缺失突变与 GGO 的比例相关,而 L858R 突变则与 GGO 的比例无关。然而,目前有些研究却表明 GGO 和 EGFR 突变没有关系,甚至有研究表明 EGFR 突变在实性结节中更为常见。这看似矛盾的结果可能与纳入研究的标准不一致有关。在上述研究中,研究人群的病理亚型构成比例不同,这可能导致 GGO 与 EGFR 突变的关系发生变化。因此,病理亚型而非影像学表现或许才是影响 EGFR 突变比例的关键因素。

至于鼠类肉瘤病毒癌基因(kirsten rat sarcoma viral oncogene,KRAS)突变,大部分研究均表明 GGO 与 KRAS 突变没有联系。间变性淋巴瘤激酶基因(anaplastic lymphoma kinase,ALK)融合则很少在 GGO 中出现,并且与病灶中较低的 GGO 比例相关。这些研究提示 ALK 融合的肺腺癌可能最初就表现为实性。

五、GGO 型肺癌的生物学行为

一般认为,GGO 型肺癌是一种"惰性"的恶性肿瘤,其进展缓慢,血管神经侵犯及胸膜浸润发生率低,淋巴结转移率低。既往许多研究表明在肺癌中,GGO 与良好的预后有关。纯 GGO 患者的术后 5 年无复发生存率达到 100%,混合 GGO 患者的术后 5 年无复发生存率也可以达到 80%~90%。

第 8 版肺癌 TNM 分期指出,对于 ≤3 cm 的 GGO,其临床 T 分期要根据其实性成分大小,而不是根据其结节最大径。纯 GGO 被定义为 cTis,实性成分 ≤0.5 cm、0.6~1 cm、1.1~2.0 cm 和 2.1~3.0 cm 的混合 GGO 分别被定义为 cT1mi、cT1a、cT1b 和 cT1c。目前,有学者指出,GGO 型肺癌整体预后较好,实性成分大小不是其预后因素。因此他们建议将所有 GGO 型肺癌归为一类,而不是根据目前的 TNM 分期将其按照实性成分大小分类。上述结果不一致的主要原因可能是混合 GGO 患者具有良好的预后。将来大样本和长时间随访的临床试验或许有助于阐明此问题。

六、GGO 型肺癌的外科治疗

GGO 型肺癌作为一种"惰性"的恶性肿瘤,其治疗方式必然有别于传统肺癌。GGO 型肺癌多为早期肺癌,所以可以采取简化的术前检查,选择尽量小的手术切除范围和选择性或者不行淋巴结清扫或活检,采用较为宽松的术后随访策略。

1. GGO 型肺癌的术前检查

由于 GGO 型肺癌一般处于疾病的早期阶段,远处转移的发生率较低,因此 GGO 型肺癌的术前检查可以被简化。研究表明,早期肺癌患者不一定需要做脑部磁共振、骨扫描和气管镜检查。对于鉴别 GGO 特别是纯 GGO 的良恶性来说,正电子发射计算机断层显像(PET/CT)的作用十分有限。Ichinose 通过研究 14 个纯 GGO 结节发现,即使将标准摄取值的分界值定为 0.8,其判断为浸润性腺癌的敏感性也仅为 67%。

2. GGO 型肺癌的手术方式

如果临床证据表明,GGO 的恶性可能大,那么手术切除是首选的治疗方案。1995 年,Ginsberg 开展了一项前瞻性随机对照试验,该临床试验比较了局部切除术和肺叶切除术在 T1N0 的周围型非小细胞肺癌患者中的效果。结果表明,局部切除术会增加患者术后的复发率,这个临床试验确定了肺叶切除术是肺癌外科治疗的首选术式。然而,1995 年以来,肺癌的术前检查、诊断、分期及治疗发生了巨大的变化。

而且,随着 LDCT 的普及,越来越多的 GGO 被发现。因此,在目前的临床实践中,肺叶切除可能并不适用于 GGO 型肺癌患者。

肿瘤大小和 CTR 能够用于指导肺癌手术方式。JCOG 0201 研究发现,如果将直径≤3 cm 并且 CTR≤0.5 的病灶定义为影像学上非浸润,那么这组患者的 5 年总体生存率为 96.7%。Tsutani 等研究了 234 例 GGO 成分>50% 临床ⅠA 期的肺腺癌患者,结果发现接受肺叶切除、肺段切除及楔形切除患者间的 3 年无复发生存率不存在统计学差异,接受肺叶切除、肺段切除及楔形切除患者的 3 年无复发生存率分别为 96.4%、96.1% 和 98.7%。JCOG 0804 研究则探索了亚肺叶切除术在直径≤2 cm 并且 CTR≤0.25 的病灶中的应用,这组接受亚肺叶切除患者的 5 年无复发生存率达到 99.7%。另外,NCCN 指南总结道,对于直径≤2 cm 并且 GGO 成分>50% 的 GGO 来说,我们可以采用亚肺叶切除术。对于 CTR>0.5 的 GGO,JCOG 0802 研究纳入了直径≤2 cm 并且 CTR 介于 0.5~1 的混合 GGO 和实性结节。结果表明,肺段组的术后 5 年总生存率显著优于肺叶组,两组的 5 年无复发生存率不存在统计学差异。这说明对于直径≤2 cm 且 CTR>0.5 的周围型肺癌,肺段切除便可达到根治效果,无需进行肺叶切除。

术中冰冻检查能够指导 GGO 型肺癌的手术方式。研究表明,术中冰冻为 AIS/MIA 的患者,如果行亚肺叶切除且不清扫纵隔淋巴结,其术后 5 年无复发生存率达 100%。而且,对于术中冰冻低估为 AAH/AIS/MIA 而术后病理诊断为浸润性腺癌的患者,其术后的 5 年无复发生存率仍为 100%。

另一个需要关注的点在于淋巴结清扫术。虽然系统性纵隔淋巴结清扫被认为是肺癌根治性手术的重要步骤,但是有些研究却得出了不一样的结论。Darling 在淋巴结采样阴性的患者中开展了淋巴结采样和清扫的随机对照研究。结果发现,在淋巴结采样阴性的患者中,淋巴结清扫发现了 4% 的患者存在 N2 转移,但是两组间的生存率没有显著差异。所以,淋巴结采样对于早期肺癌是足够的。既往的研究也发现,AIS、MIA 和贴壁亚型为主的腺癌患者不会发生淋巴结转移,因此术中冰冻病理检查为上述结果的患者或许不需要纵隔淋巴结清扫。另外,GGO 型肺癌的淋巴结转移率很低。CTR 介于 0~0.5 的 GGO 均无淋巴结转移,总体上来说只有约 2% 的 GGO 存在纵隔淋巴结转移。Hattori 通过对 462 例混合 GGO 患者的研究发现,即使进行了倾向性评分匹配发现,GGO 型肺癌的淋巴结清扫的程度与患者的预后无关。因此,GGO 型肺癌患者可能不需要系统性纵隔淋巴结清扫,但是这还需要高质量的临床证据证实。

3. GGO 型肺癌的术后随访

2019 年发布 ASCO 肺癌术后随访指南指出,接受根治性治疗的肺癌患者接受随访的频率为:术后 2 年内每 6 个月 1 次,2 年后每年 1 次。而 GGO 型肺癌患者的整体术后生存率较高,因此可以采取较为宽松的随访策略。另外,AIS、MIA 和纯 GGO 患者的 5 年无复发生存率为 100%,所以这部分患者术后可以不进行随访,只需在 3~5 年后进行胸部 CT 检查,以明确是否存在第二原发的肺癌。

4. GGO 型肺癌的手术时机和策略

对于 GGO 型肺癌外科介入的合适时机,目前还没有定论。由于 AIS 和 MIA 患者术后不会发生复发,而一旦进展至浸润性腺癌(即使是Ⅰ期),其 5 年生存率也会大幅下降。因此,对于 GGO 型肺癌,外科切除的最佳时机应该是在结节仍处于 AIS、MIA、贴壁亚型为主的肺腺癌或纯 GGO 阶段内。在此时间段内进行手术,患者能够得到最佳的疗效。

GGO 型肺癌的外科治疗还需要考虑多种因素。第一,结合 GGO 的位置。对于能够行亚肺叶切除的周围型 GGO,可以积极介入;对于靠近肺门的中央型 GGO,必须行肺叶切除,这时可以建议先行随访,待其发展至可能会对预后产生影响的阶段再行手术治疗。第二,结合患者的预期寿命。对于预期寿命短于 GGO 进展时间的老年患者,不推荐手术介入;对于年轻患者,可以采取较为积极的手术策略。第三,合理选择手术时机。GGO 型肺癌生物学行为惰性,外科介入窗口期长,所以在选择手术时机上,患者具有较大的自主权。患者可以在不影响人生轨迹和职业生涯的前提下进行手术。

七、多发 GGO 的处理

在 4%~8% 的肺癌患者中,存在多发的肺结节。而多发肺结节可能为多原发或肺内转移,对该问题的判断直接影响到肺腺癌患者的术后治疗。2016 年,国际肺癌研究学会指出,对于多发 GGO 或者含有贴壁亚型的肺腺癌,均应视为多原发而非肺内转移,而且最终的 T 分期应该由最高 T 分期的结节决定。因此,多发 GGO 应该被视为多原发。

目前,多发 GGO 的治疗仍无共识。根据多发 GGO 的位置及个数,可以将其分为能够完全切除和无法完全切除两类。对于能够完全切除的多发 GGO,建议在不切除过多肺组织的前提下进行切除。手术切除需以主病灶优先,同时兼顾次要病灶。手术方案的选择需综合考虑肿瘤的位置、大小、CTR 及患者的年龄与心肺功能等。

八、展望

目前,随着 GGO 型肺癌的发病率逐年上升,人们对其关注度日益增加。对于磨玻璃结节,我们不能"谈癌色变",也不能"掉以轻心"。关于磨玻璃结节,还存在许多亟须解决的问题。第一,GGO 型肺癌的病因。传统意义上肺癌高危人群为吸烟、老年患者。而 GGO 型肺癌在不吸烟者、年轻患者中更为常见,其中的原因还需我们进一步的探讨。第二,进展和稳定的 GGO 型肺癌在多组学层面有何遗传学特征区别? 有研究表明 *EGFR* 突变在浸润前病灶中就已经存在,*TP53* 突变、染色臂拷贝数改变和 HLA 杂合性缺失在肺癌进展的过程中起着重要作用。目前关于 GGO 基因组学和转录组学的研究十分有限,GGO 进展过程中的分子事件还需要进一步的探究。第三,目前针对 GGO 外科治疗只有为数不多的几个 RCT。鉴于 GGO 型肺癌患者具有良好的预后,因此关于 GGO 的 RCT 需要较大的样本量和较长的随访时间,这无疑增加了试验难度。虽然目前我们对于 GGO 型肺癌的诊治方案仍存在一些争议,但我们正朝着 GGO 型肺癌规范化治疗的目标迈进。

(傅方求)

参 考 文 献

[1] 傅方求,马相宜,张扬,等.磨玻璃结节型肺癌患者的个体化全程管理策略[J].中国胸心血管外科临床杂志,2022,29(1):1-10.

[2] 周耀东,陈宗炜,陈海泉.非高危人群的肺癌筛查策略[J].中国癌症杂志,2020,30(10):726-732.

[3] Asamura H, Hishida T, Suzuki K, et al. Radiographically determined noninvasive adenocarcinoma of the lung: survival outcomes of Japan Clinical Oncology Group 0201[J]. J Thorac Cardiovasc Surg, 2013, 146(1): 24-30.

[4] Cheng X, Zheng D, Li Y, et al. Tumor histology predicts mediastinal nodal status and may be used to guide limited lymphadenectomy in patients with clinical stage Ⅰ non-small cell lung cancer[J]. J Thorac Cardiovasc Surg, 2018, 155(6): 2648-2656.

[5] Cho S, Yang H, Kim K, et al. Pathology and prognosis of persistent stable pure ground-glass opacity nodules after surgical resection[J]. Ann Thorac Surg, 2013, 96(4): 1190-1195.

[6] Chong S, Lee K S, Chung M J, et al. Lung cancer screening with low-dose helical CT in Korea: experiences at the Samsung Medical Center[J]. Journal of Korean Medical Science, 2005, 20(3): 402-408.

[7] de Margerie-Mellon C, Ngo L H, Gill R R, et al. The growth rate of subsolid lung adenocarcinoma nodules at chest CT[J]. Radiology, 2020, 297(1): 189-198.

[8] Detterbeck F C, Marom E M, Arenberg D A, et al. The IASLC lung cancer staging project: background data and proposals for the application of TNM staging rules to lung cancer presenting as multiple nodules with ground glass or lepidic features or a pneumonic type of involvement in the forthcoming eighth edition of the TNM classification[J]. Journal of Thoracic Oncology, 2016, 11(5): 666 - 680.

[9] Donington J S. An additional step toward personalization of surgical care for early-stage non-small-cell lung cancer[J]. J Clin Oncol, 2016, 34(4): 295 - 296.

[10] Fu F, Zhang Y, Wen Z, et al. Distinct prognostic factors in patients with stage Ⅰ non-small cell lung cancer with radiologic part-solid or solid lesions[J]. J Thorac Oncol, 2019, 14(12): 2133 - 2142.

[11] Gamsu G, Klein J S. High resolution computed tomography of diffuse lung disease[J]. Clin Radiol, 1989, 40(6): 554 - 556.

[12] Ginsberg R J, Rubinstein L V. Randomized trial of lobectomy versus limited resection for T1 N0 non-small cell lung cancer[J]. Ann Thorac Surg, 1995, 60(3): 615 - 623.

[13] Hansell D M, Bankier A A, MacMahon H, et al. Fleischner society: glossary of terms for thoracic imaging[J]. Radiology, 2008, 246(3): 697 - 722.

[14] Hattori A, Hirayama S, Matsunaga T, et al. Distinct clinicopathologic characteristics and prognosis based on the presence of ground glass opacity component in clinical stage Ⅰ A lung adenocarcinoma[J]. J Thorac Oncol, 2019, 14(2): 265 - 275.

[15] Hattori A, Matsunaga T, Hayashi T, et al. Prognostic impact of the findings on thin-section computed tomography in patients with subcentimeter non-small cell lung cancer[J]. J Thorac Oncol, 2017, 12(6): 954 - 962.

[16] Hattori A, Matsunaga T, Takamochi K, et al. Importance of ground glass opacity component in clinical stage Ⅰ A radiologic invasive lung cancer [J]. Ann Thorac Surg, 2017, 104(1): 313 - 320.

[17] Hattori A, Matsunaga T, Takamochi K, et al. Neither maximum tumor size nor solid component size is prognostic in part-solid lung cancer: impact of tumor size should be applied exclusively to solid lung cancer[J]. Ann Thorac Surg, 2016, 102(2): 407 - 415.

[18] Hattori A, Matsunaga T, Takamochi K, et al. Prognostic impact of a ground glass opacity component in the clinical T classification of non-small cell lung cancer[J]. J Thorac Cardiovasc Surg, 2017, 154(6): 2102 - 2110.

[19] Hattori A, Matsunaga T, Takamochi K, et al. Significance of lymphadenectomy in part-solid lung adenocarcinoma: propensity score matched analysis[J]. Ann Thorac Surg, 2018, 106(4): 989 - 997.

[20] Kim H, Goo J M, Kim Y T, et al. Validation of the eighth edition clinical T categorization system for clinical stage Ⅰ A resected lung adenocarcinomas: prognostic implications of the ground-glass opacity component[J]. J Thorac Oncol, 2019, 15(4): 580 - 588.

[21] Lee H W, Jin K N, Lee J K, et al. Long-term follow-up of ground-glass nodules after 5 years of stability[J]. J Thorac Oncol, 2019, 14(8): 1370 - 1377.

[22] Lee S W, Leem C S, Kim T J, et al. The long-term course of ground-glass opacities detected on thin-section computed tomography[J]. Respir Med, 2013, 107(6): 904 - 910.

[23] Li H, Hu H, Wang R, et al. When should ^{99m}Tc bone scintigraphy be performed in cT1N0 non-small cell lung cancer patients? [J]. Medicine, 2015, 94(51): e2309.

[24] Li H, Ye T, Li N, et al. Is ^{99m}Tc bone scintigraphy necessary in the preoperative workup for patients with cT1N0 subsolid lung cancer? A prospective multicenter cohort study[J]. Thorac Cancer, 2021, 12(4): 415 - 419.

[25] Liu S, Wang R, Zhang Y, et al. Precise diagnosis of intraoperative frozen section is an effective method to guide resection strategy for peripheral small-sized lung adenocarcinoma[J]. J Clin Oncol, 2016, 34(4): 307 - 313.

[26] Remy-Jardin M, Remy J, Giraud F, et al. Computed tomography assessment of ground-glass opacity: semiology and significance[J]. J Thorac Imaging, 1993, 8(4): 249 - 264.

[27] Saji H, Okada M, Tsuboi M, et al. Segmentectomy versus lobectomy in small-sized peripheral non-small-cell lung cancer (JCOG0802/ WJOG4607L): a multicentre, open-label, phase 3, randomised, controlled, non-inferiority trial[J]. Lancet, 2022, 399(10335): 1607 - 1617.

[28] Scholten E T, de Jong P A, de Hoop B, et al. Towards a close computed tomography monitoring approach for screen detected subsolid pulmonary nodules? [J]. European Respiratory Journal, 2015, 45(3): 765 - 773.

[29] Suzuki K, Watanabe S, Wakabayashi M, et al. A single-arm study of sublobar resection for ground-glass opacity dominant peripheral lung cancer [J]. J Thorac Cardiovasc Surg, 2022, 163(1): 289 - 301.e2.

[30] Travis W D, Asamura H, Bankier A A, et al. The IASLC lung cancer staging project: proposals for coding t categories for subsolid nodules and assessment of tumor size in part-solid tumors in the forthcoming eighth edition of the TNM classification of lung cancer[J]. J Thorac Oncol, 2016, 11(8): 1204 - 1223.

[31] Ye T, Chen Z, Ma D, et al. Is flexible bronchoscopy necessary in the preoperative workup of patients with peripheral cT1N0 subsolid lung cancer? - a prospective multi-center cohort study[J]. Translational Lung Cancer Research, 2021, 10(4): 1635 - 1641.

[32] Ye T, Deng L, Wang S, et al. Lung adenocarcinomas manifesting as radiological part-solid nodules define a special clinical subtype[J]. Journal of thoracic oncology, 2019, 14(4): 617 - 627.

[33] Ye T, Deng L, Xiang J, et al. Predictors of pathologic tumor invasion and prognosis for ground glass opacity featured lung adenocarcinoma[J]. The Annals of thoracic surgery, 2018, 106(6): 1682 - 1690.

[34] Zhang Y, Chen Z, Hu H, et al. Surgical strategies for pre-and minimally invasive lung adenocarcinoma 3.0: lessons learned from the optimal timing of surgical intervention[J]. Seminars in thoracic and cardiovascular surgery, 2022, 34(1): 311 - 314.

[35] Zhang Y, Deng C, Fu F, et al. Excellent prognosis of patients with invasive lung adenocarcinomas during surgery misdiagnosed as atypical adenomatous hyperplasia, adenocarcinoma in situ, or minimally invasive adenocarcinoma by frozen section[J]. Chest, 2021, 159(3): 1265 - 1272.

[36] Zhang Y, Fu F, Chen H. Management of ground-glass opacities in the lung cancer spectrum[J]. The Annals of thoracic surgery, 2020, 110(6): 1796 - 1804.

[37] Zhang Y, Fu F, Wen Z, et al. Segment location and ground glass opacity ratio reliably predict node-negative status in lung cancer[J]. Ann Thorac Surg, 2020, 109(4): 1061 - 1068.

[38] Zhang Y, Hu H, Wang R, et al. Synchronous non-small cell lung cancers: diagnostic yield can be improved by histologic and genetic methods[J]. Ann Surg Oncol, 2014, 21(13): 4369 - 4374.

［39］ Zhang Y，Jheon S，Li H，et al. Results of low-dose computed tomography as a regular health examination among Chinese hospital employees［J］. J Thorac Cardiovasc Surg，2019，160(3)：824－831.e4.

［40］ Zhang Y，Zhang Y，Chen S，et al. Is bronchoscopy necessary in the preoperative workup of a solitary pulmonary nodule?［J］. J Thorac Cardiovasc Surg，2015，150(1)：36－40.

［41］ Zhuge L，Huang Y，Wang S，et al. Preoperative brain MRI for clinical stage Ⅰ A lung cancer：is routine scanning rational?［J］. J Cancer Res Clin Oncol，2018，145(2)：503－509.

第九章
肺癌的预后和随访

第一节 · 肺癌的预后

一、肺癌的总体预后

根据世界卫生组织(WHO)发布的数据(GLOBOCAN),2018 年全球肺癌死亡约 176.1 万人,死亡率 23.1%。根据美国 SEER(Surveillance, Epidemiology, and End Results)数据库的最新资料显示,在 2009—2015 年得到诊断的肺癌患者中,5 年生存率为 19.4%。而一项美国 1997—2017 年共纳入 8739 例肺癌患者的研究资料显示,肺癌的中位生存期为 16.9 个月,5 年生存率在 22%~27% 不等。在 2000—2014 年全球癌症生存率变化趋势监测研究报告[global surveillance of trends in cancer survival 2000 - 14(CONCORD - 3)]中,我国肺癌的 5 年生存率为 19.8%。总的来说,肺癌的预后不甚理想,这是因为多数患者得到诊断时已并非早期。肺癌患者的预后取决于能否早期诊断、及时合理治疗。目前,TNM 分期被认为是影响预后的主要因素。除了 TNM 分期之外,与肺癌预后相关的因素还包括临床特征、生物标志物、基因突变等。

1. 分期

根据世界肺癌研究协会(International Association for the Study of Lung Cancer, IASLC)2015 年发布的第 8 版 TNM 分期,ⅠA1 期至ⅣB 期的 5 年生存率为 92% 到 0%(见图 9 - 1A)。

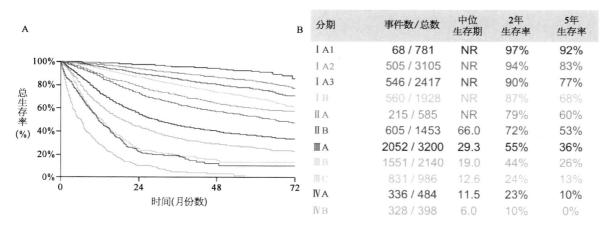

分期	事件数/总数	中位生存期	2年生存率	5年生存率
ⅠA1	68 / 781	NR	97%	92%
ⅠA2	505 / 3105	NR	94%	83%
ⅠA3	546 / 2417	NR	90%	77%
ⅠB	560 / 1928	NR	87%	68%
ⅡA	215 / 585	NR	79%	60%
ⅡB	605 / 1453	66.0	72%	53%
ⅢA	2052 / 3200	29.3	55%	36%
ⅢB	1551 / 2140	19.0	44%	26%
ⅢC	831 / 986	12.6	24%	13%
ⅣA	336 / 484	11.5	23%	10%
ⅣB	328 / 398	6.0	10%	0%

图 9 - 1　第 8 版 TNM 分期中各期肺癌的生存率

从图 9-1B 中我们可以看到,肺癌的预后情况在不同的分期差异是很大的,对于分期为早期的患者,如 Ⅰ A1~Ⅰ A3 期的患者,5 年生存率高达 77%~92%。而对于分期在 Ⅲ B 期及 Ⅲ B 期之后的患者(这类患者往往没有手术指征),5 年生存率为 26% 及更低。

2. 病理分型

肺癌根据病理分型可以分为非小细胞肺癌及小细胞肺癌,非小细胞肺癌是最常见的肺癌类型,约占所有肺癌的 84.5%。

在非小细胞肺癌中,根据最新的 2011 年腺癌分类,腺癌可分为不典型腺瘤样增生、原位腺癌、微浸润性腺癌及浸润性腺癌。2011 年 JTO 的一篇文献报道,肺腺癌的新分类与预后相关。在新分类中,非典型腺瘤样增生、原位腺癌和微浸润性腺癌的预后极佳,有较多文献报道其 5 年生存率接近 100%。在浸润性腺癌中,可分为贴壁亚型、腺泡亚型、乳头亚型、微乳头亚型及实性亚型等。贴壁亚型被认为是预后最好的亚型,腺泡亚型、乳头亚型是预后一般的亚型,实性亚型及微乳头亚型是预后最差的亚型。有文献报道,这五种亚型的中位生存期分别为 78.5 个月、67.3 个月、58.1 个月、48.9 个月及 44.9 个月。Chen 等的研究报道了在接受手术切除的 Ⅰ~Ⅲ 期 1 039 例浸润性腺癌患者中,实性亚型是与较差预后相关的独立预测因子。小细胞肺癌由于恶性程度高,生长快,较早出现血行和淋巴转移,加之确诊时多处有转移,因此预后很差,仅有约 16.9% 在确诊 2 年后存活。

3. 临床特征

除 TNM 分期外,其他与预后相关的因素包括性别、年龄、吸烟史、合并症等。其中,男性、高龄、吸烟与较差的预后相关。瑞典一项 33 790 例的队列研究发现,预后好的肺癌患者中年龄较小,不吸烟的女性占比较多,女性腺癌患者早期肿瘤居多,EGFR 突变阳性较多。瑞典另一项 41 262 例的队列研究发现,既往/目前有吸烟史的患者 5 年肿瘤特异性生存率为 18.8%,没有吸烟史的患者 5 年肿瘤特异性生存率为 20.7%。有研究报道,非小细胞肺癌的患者中,过去曾轻度吸烟的患者与过去重度吸烟、目前轻度吸烟、目前重度吸烟的患者相比,均具有较好的预后。日本的一项 1179 例队列研究报道,低 BMI,有吸烟史与死亡风险增加有关。有研究报道,对于已经获得 5 年生存的患者,肿瘤直径 <3 cm、年龄 <60 岁、女性、右侧肿瘤、非鳞状细胞癌、肺叶切除或全肺切除与长期生存相关。有一项纳入 736 例以磨玻璃影为主要影像学表现的肺腺癌的研究报道,其 5 年肿瘤特异总生存率为 98.99%。

4. 生物标志物与基因突变

尽管 TNM 分期被认为是最主要的影响肺癌预后的因子,但肿瘤的生物学特征和患者的生存结果在每一个相同的 TNM 分期中存在着很大的差异。

NSCLC 通常与几种蛋白质的差异表达相关,这些蛋白质可能是肺癌的潜在生物标志物。例如,癌胚抗原(CEA)、细胞角质蛋白(CYFRA 21-1)、神经元特异性烯醇酶(NSE)、前胃泌素释放肽(GRP)和鳞状细胞癌抗原(SCC)在一部分肺癌患者的血清中升高。目前这些血清肿瘤标志物在预后方面的作用仍存在争议。有研究报道,在 Ⅲ~Ⅳ 期的 NSCLC 患者中,血清中高表达水平的 CEA、CYFRA21-1、CA-125 和较差的预后相关。对于接受手术切除的患者,Chen 等的研究报道 ANCCA 蛋白的表达与较差的预后相关。

在过去 10 年中,越来越多的证据表明 NSCLC 亚型可在分子水平上发生多个癌基因,包括 AKT1、ALK、BRAF、EGFR、HER2、KRAS、MEK1、MET、NRAS、PIK3CA、RET 和 ROS1 中的复发性驱动突变进一步细分。目前,表皮生长因子受体(EGFR)和 B 细胞淋巴瘤-2(Bcl-2)被认为是有利的预后标志物,而人表皮生长因子 2(HER2),血管内皮生长因子(VEGF),鼠类肉瘤病毒癌基因(KRAS),肿瘤蛋白 p53(TP53)和 Ki-67 被认为是不良的预后标志物。

另一方面,由于靶向治疗的普及,具有靶向位点突变的患者预后能够从靶向药物中获益。目前肺癌研究最充分的分子靶向包括 *EGFR* 及 *ALK* 基因。*EGFR* 基因是由上皮细胞产生的生长因子,是这类细胞中最重要的生长调节剂。我国肺腺癌患者 *EGFR* 基因突变率在我国人群为 50.2%,在我国不吸烟腺癌女性中高发。对于 *EGFR* 基因敏感突变的晚期 NSCLC 患者,EGFR-TKI(如吉非替尼、厄洛替尼)与标准一线化疗方案相比,能够使患者获得更多的生存获益。ALK 基因编码跨膜受体酪氨酸激酶,属于胰岛素受体超家族,在 NSCLC 中常见与 *EML4* 发生融合形成具有致癌作用的蛋白质。有研究报道,我国 NSCLC 患者 *ALK* 融合基因的阳性率为 5.3%,对于 *ALK* 融合基因突变阳性的晚期 NSCLC 患者,ALK-TKI 同样能够使患者生存获益。

近年来,液体活检技术的发展为检测患者血液样本中循环肿瘤细胞(CTC)或循环游离 DNA(cfDNA)提供了可能。循环肿瘤细胞的存在已经被认为是多种恶性肿瘤不良的预后指标。在 NSCLC 中,有研究表明,循环肿瘤细胞数量的减少与治疗后的病情缓解相关,而数量的增加与疾病进展相关。还有研究表明,循环肿瘤细胞与淋巴结转移,肿瘤 TNM 分期,较短的总生存期,较短的无进展生存期相关。循环游离 DNA 的相对量在早期研究中也已显示具有预后价值,有研究报道,在晚期 NSCLC 患者中,随着疾病进展,cfDNA 水平增加,cfDNA 水平较高的患者的总生存期和无进展生存期均显著缩短。在过去的几年中,微 RNA(microRNA,miRNA)在肿瘤患者预后方面的重要性被逐渐认知,在健康人与癌症患者中,均能在循环血中发现 miRNA 的细胞外循环。大多数循环 miRNA 包含在脂质或脂质复合体(如凋亡小体)中,因此是高度稳定的,而癌症患者中循环 miRNA 的存在提高了 miRNA 可能作为预后标志物的可能性。有研究报道,高表达水平的 hsamir-155、hsa-mir-17-3p、hsa-mir-106a、hsa-mir-93、hsa-mir21 和低表达水平的 hsa-let-7a-2、hsa-let-7b、hsa-mir-145 与腺癌患者不良预后相关。

二、肺癌的总体复发

肺癌死亡率在我国男性和女性恶性肿瘤中均为首位,而局部复发和远处转移是肺癌患者预后较差的主要原因。临床数据显示,仅有 20% 的肺癌新发病例可以通过外科手术切除,而在这 20% 中又大约有 60% 的患者会在术后 5 年内复发。截至 2018 年底,我国目前需治疗的术后复发及生存期患者数已多达 200 余万人次。

1. 复发特点和部位

40 多年前 Martini 提出了复发性肿瘤的概念。与第二原发肿瘤不同,复发性肿瘤是指原始手术后 2 年之内,病灶位于同一肺叶或同侧肺,且组织学类型相同的新发肿瘤。当然,该定义已不再完全适用于目前许多同时或异时性肺癌。通常,当肿瘤在切口边缘复发时称为"局部复发",复发在患侧胸廓其他部位时称为"区域复发",两者统称为"局部区域复发"(locoregional recurrence,LRR)。据 Watanabe K 等人报道,非小细胞肺癌(NSCLC)术后的 6~8 个月及 22~24 个月是发生 LRR 的 2 次高峰时段。虽然大部分复发局限于术后的 2 年内,但是也有研究结果表明,在术后的 4 年内 NSCLC 复发的风险持续不降,随后才逐渐下降。在病程中,包括手术方式、TNM 分期、肺癌分型等多种因素均可影响 LRR 的发生。其中,LRR 发生率通常随病理分期增加而上升。另一项对 2 385 例 NSCLC 患者的 meta 分析显示术前新辅助化疗仅具有降低局部复发的趋势,而对区域复发或远处转移无影响。

另一方面,临床上部分患者在就诊时已处于合并远处转移的临床Ⅳ期,这类患者往往被认为不可治愈,行全身性化疗等姑息疗法。肺癌的转移方式主要包括直接扩散、淋巴转移和血行转移,肺癌术中评估脉管浸润阳性可高度提示术后复发转移的可能。神经系统、骨骼、肝脏、肾上腺等是肺癌常见的远处转移部位。流行病学调查显示,30%~40%的晚期肺癌患者可出现骨转移。肺癌骨转移以溶骨性为主,可导致骨骼相关事件(SRE),包括脊髓压迫、病理性骨折、高钙血症等,从而显著降低患者生活质量(QOL)。肺癌患者脑转移发生率可以高达 20%,5%~10%的肺癌患者是以脑转移瘤为首发诊断就诊的。近年来,随着综合治疗水平的不断提高和生存期的延长,肺癌脑转移发生率也呈现增长趋势。由于脑转移瘤存在神经毒害作用,因此常被认为是预后不良因素。NSCLC 如果出现脑转移,不治疗者期望生存期为 3 个月,采取治疗者生存时间则可延长至 6 个月。

肺癌转移部位的选择同时受肿瘤大小、病理类型、病理分期、基因突变等多方面影响。例如,小细胞肺癌(SCLC)倾向于发生脑转移及肝转移,伴有 *EGFR* 突变的腺癌更易发生脑转移。而鳞癌术后呈局部侵犯胸壁的趋势。Mujoomdar 统计显示,肺癌脑转移的患者原发灶的大小多在(4.0±2.0)cm,264 例转移病例中,腺癌占 52%,小细胞癌占 26%,鳞癌占 18%,且有统计学差别($P < 0.001$)。

2. 复发方式

通常,肺癌的复发一般分为局部复发及远处转移。有研究报道,Ⅰ~Ⅱ期 NSCLC 的 5 年局部复发率和 5 年远处转移率为 23%和 34%。局部复发与远处转移的因果关系及在时间上的关系目前仍不清楚,据文献统计,51%的局部复发后出现远处转移,而仅有 4.3%的远处转移后出现局部复发。鳞状细胞癌或大细胞癌,脉管侵犯,分期晚于ⅠA,亚肺叶切除与局部复发风险增加独立相关。

近年来,由于 PET-CT 和 MRI 广泛应用于肺癌的诊断分期,依据转移器官和转移瘤数的不同可将肺癌合并复发者进一步细分为孤立远处转移、寡转移及广泛转移。其中,寡转移状态是肺癌生物侵袭性较温和的过渡阶段,肿瘤细胞已具有器官特异性但转移瘤数目有限。目前认为,肺癌寡转移与多发转移的分界点一般为 5 个远处转移灶。AMC Dingemans 联合欧洲多国肺科专家建立了一个泛欧洲多学科共识小组,就 NSCLC 同期寡转移(sOM-NSCLC)的定义和分期制定了多学科共识声明,提出 sOM-NSCLC 通常是指最多 5 个转移灶和 3 个器官,纵隔淋巴结受累不算作转移部位。肺癌寡转移灶可通过 VATS、SABR,调强放疗或低分割放疗等进行根治性治疗以获得较好的长期生存。目前尚无法确定根治性局部治疗的预后相关因素,有研究认为肺癌合并脑寡转移瘤预后较好,而合并肾上腺寡转移则预后相对较差。

第二节 · **肺 癌 的 随 访**

肺癌的术后复发转移是影响患者长期生存的主要因素。理想的术后随访旨在早期发现复发转移,并能够采取积极的治疗手段,进而提高患者的总生存期和无病生存期。然而,目前探讨肺癌尤其是 NSCLC 术后复发转移及随访模式的文献还很匮乏。国际上对于肺癌术后随访策略(包括随访的时间间隔和采用的检查方法)还没有达成共识。

一、随访间隔

通常,临床上对于肺癌术后随访策略的选择存在两种观点。一是根据不同个体患者的复发风险,调整术后随访项目及时间间隔;二是针对所有患者采用单一随访方案。尽管后者在实践中简便易行,但目前各大肺癌诊疗指南在术后随访尤其是随访间隔上仍未达成共识。表 9-1 展示了常用临床相关指南的 NSCLC 根治性治疗后随访推荐意见。

表9-1 NSCLC根治性治疗后随访推荐意见

指 南	1~2年	第3年	第4~5年	5年后	其他建议
ACCP	每6个月随访1次病史、体检、胸片或CT	每12个月随访1次病史、体检、胸片或CT	同第3年	同第3年	鼓励患者戒烟
ASCO	每6个月随访1次病史、体检、胸部平扫CT、腹部CT或B超;可考虑选择增强CT	每12个月随访1次病史、体检、胸部平扫CT、腹部CT或B超	同第3年	同第3年	鼓励患者戒烟
ESMO	每6个月随访1次病史、体检、CT	每12个月随访1次病史、体检、CT	同第3年	同第3年	鼓励患者戒烟
NCCN	每6个月随访1次病史、体检、胸部平扫或增强CT	每6个月随访1次病史、体检、胸部平扫或增强CT	每12个月随访1次病史、体检、胸部低剂量平扫CT	同第4~5年	鼓励患者戒烟
CSCO*	每6个月随访1次病史、体检、胸部平扫CT、腹部CT或B超;可考虑选择增强CT	每12个月随访1次病史、体检、胸部平扫CT、腹部CT或B超	同第3年	同第3年	鼓励患者戒烟
Chinese Medical Association*	每3~6个月随访1次病史、体检、胸部平扫CT±增强CT	同前2年	每12个月随访1次病史、体检、胸部平扫CT±增强CT	每12个月随访1次病史、体检、胸部低剂量平扫CT	鼓励患者戒烟

注:ACCP,美国胸科医师协会;ASCO,美国临床肿瘤学会;ESMO,欧洲临床肿瘤学会;NCCN,美国国立综合癌症网络;CSCO*,中国临床肿瘤学会;Chinese Medical Association*,中华医学会。

依据复发风险调整随访方案主要基于肿瘤分期或病理亚型等临床信息的差异。据文献报道,AIS/MIA患者5年无病生存率几乎为100%,该类患者可能适用于最低强度的随访监测。相反,半数以上Ⅱ期或更晚期的患者在肺癌术后可发生复发,因此需对其进行更加严格的随访。近期,复旦大学附属肿瘤医院胸外科依据对2017例NSCLC患者临床病理数据的研究,突破传统Nomogram仅能预测生存率的局限,开发出了能够动态预测局部复发、转移概率的算法模型,并将其公开。访问网址 nsclc.cn(见图9-2),输入患者的吸烟史、病理亚型、肿块大小、脉管侵犯情况、胸膜侵犯情况、淋巴结分期、病理分期、术后末次阴性随访与手术间隔及本次随访与手术时间间隔即可得出各部位复发的精确概率,总体准确率达74.3%,在预测脑转移、颈部转移的准确率接近80%。该成果于2018年发表于 Chest 杂志,其对今后医疗机构及临床指南制订个体随访方案具有一定参考价值。

二、随访项目

尽管各大癌症机构关于随访监测的指南不尽相同,但是所有密集的监测方案均要求在随访中记述患者详细的临床病史、进行限定区域的体检,以及定期进行标准的胸部影像学检查(X线或胸部CT)。其他随访监测中常做的检查包括头颅CT或MRI,血液学检查如肿瘤标志物、FDG-PET/CT、骨扫描等,但以上检查的具体临床意义仍未可知,每个医生和医疗机构常根据经验、成本等情况制订自己的随访方案。

1. CT

CT检查虽然无法从恶性肿瘤中鉴别出良性肿瘤,尤其是患者常存在炎症、纤维化及解剖异常的情况,但其依旧是检测肺癌复发最高效的检查方式,被各指南推荐为常规术后随访监测手段。文献报道称半数以上复发发生在肺癌术后2年内,因此部分指南推荐术后2年内每6个月进行一次CT随访。由于锁骨上淋巴结、肝脏及肾上腺是肺癌常见复发部位,故CT扫描范围包括了颈部甲状腺下级至含肾上腺的

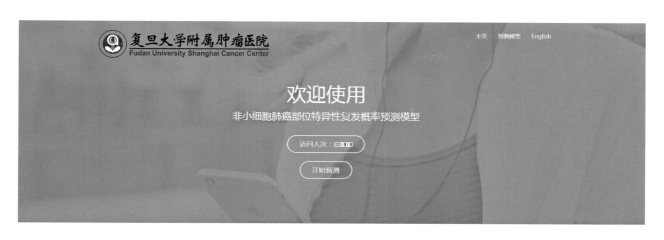

图9-2 非小细胞肺癌部位特异性复发概率预测模型网页

下腹部。增强 CT 在检测微小病变方面优于普通平扫 CT,但出于其安全性和复杂性的考虑,两者的选择由主治医师自行决定。

2. MRI

MRI 检查是判定胸壁侵犯和肿瘤与膈肌关系的可靠方法,尤其能很好地显示肺上沟瘤与臂丛、血管的关系。肺癌术后行头部 MRI 对诊断脑转移的敏感性高于 CT,因此对于肺癌复发的鉴别有重要参考价值。

3. 核医学检查

骨骼系统的 ECT 检查是发现骨转移的初筛方法。其可在患者出现临床症状前显示骨转移的存在及其范围和数量。PET-CT 在以非侵入性方式检查全身的同时还可区分恶性和良性病变。许多文献表明其在诊断癌症复发方面优于 CT。Antoniou 等人也曾报道 PET-CT 定期检查在术后随访中的作用。然而,与常规检查相比,PET-CT 尚存在高成本、高设备要求的问题,目前在术后随访中推荐 PET-CT 还为时过早。

4. 超声

超声检查因其简便、经济、图像直观而清晰的特点被部分指南推荐为可选择的肺癌随访监测项目,其对浅表部位(如颈部淋巴结)及上腹部器官(如肝、肾上腺、胰、后腹膜等)较为敏感。若有术后复发可能,可再行增强 CT 加以确认。

5. 肿瘤标志物

血液学肿瘤标志物测定在术后随访中的有效性尚未得到证实,Shigeki Sawada 等人的回顾性分析显示,大约 13% 的无症状复发患者可根据血清 CEA 水平升高而怀疑复发。同样,0.6% 的复发患者可基于血清 CYFRA 水平的升高而怀疑复发。因此,部分肿瘤标志物的测定对复发的诊断有一定的帮助。

(张　扬)

参 考 文 献

［ 1 ］ Allemani C, Matsuda T, Di Carlo V, et al. Global surveillance of trends in cancer survival 2000－14（CONCORD－3）: analysis of individual records for 37 513 025 patients diagnosed with one of 18 cancers from 322 population-based registries in 71 countries［J］. The Lancet, 2018, 391（10125）: 1023－1075.

［ 2 ］ Altorki N, Kent M, Pasmantier M. Detection of early-stage lung cancer: computed tomographic scan or chest radiograph?［J］. The Journal of Thoracic and Cardiovascular Surgery, 2001, 121（6）: 1053－1057.

［ 3 ］ Anagnostou V K, Lowery F J, Zolota V, et al. High expression of BCL－2 predicts favorable outcome in non-small cell lung cancer patients with non squamous histology［J］. BMC Cancer, 2010, 10: 11.

［ 4 ］ Antoniou A J, Marcus C, Tahari A K, et al. Follow-up or surveillance（18）F-FDG PET/CT and survival outcome in lung cancer patients［J］. Journal of Nuclear Medicine, 2014, 55（7）: 1062－1068.

［ 5 ］ Barlési F, Gimenez C, Torre J P, et al. Prognostic value of combination of Cyfra 21－1, CEA and NSE in patients with advanced non-small cell lung cancer［J］. Respiratory Medicine, 2004, 98（4）: 357－362.

［ 6 ］ Behera M, Owonikoko T K, Gal A A, et al. Lung adenocarcinoma staging using the 2011 IASLC/ATS/ERS classification: a pooled analysis of adenocarcinoma in situ and minimally invasive adenocarcinoma［J］. Clin Lung Cancer, 2016, 17（5）: e57－e64.

［ 7 ］ Borczuk A C. Assessment of invasion in lung adenocarcinoma classification, including adenocarcinoma in situ and minimally invasive adenocarcinoma［J］. Mod Pathol, 2012, 25 Suppl 1: S1－S10.

［ 8 ］ Camidge D R, Bang Y J, Kwak E L, et al. Activity and safety of crizotinib in patients with ALK-positive non-small-cell lung cancer: updated results from a phase 1 study［J］. The Lancet Oncology, 2012, 13（10）: 1011－1019.

［ 9 ］ Cedres S, Nunez I, Longo M, et al. Serum tumor markers CEA, CYFRA21－1, and CA－125 are associated with worse prognosis in advanced non-small-cell lung cancer（NSCLC）［J］. Clin Lung Cancer, 2011, 12（3）: 172－179.

［10］ Chen W, Zheng R, Baade P D, et al. Cancer statistics in China, 2015［J］. CA Cancer J Clin, 2016, 66（2）: 115－132.

［11］ Choi S H, Kim Y T, Kim S K, et al. Positron emission tomography-computed tomography for postoperative surveillance in non-small cell lung cancer［J］. Ann Thorac Surg, 2011, 92（5）: 1826－1832; discussion 1832.

［12］ De Ruysscher D, Wanders R, van Baardwijk A, et al. Radical treatment of non-small-cell lung cancer patients with synchronous oligometastases: long-term results of a prospective phase Ⅱ trial（Nct01282450）［J］. J Thorac Oncol, 2012, 7（10）: 1547－1555.

［13］ Dingemans A C, Hendriks L E L, Berghmans T, et al. Definition of synchronous oligo-metastatic non-small cell lung cancer－a consensus report［J］. J Thorac Oncol, 2019, 14（12）: 2109－2119.

［14］ Dowler Nygaard A, Spindler K L, Pallisgaard N, et al. Levels of cell-free DNA and plasma KRAS during treatment of advanced NSCLC［J］. Oncol Rep, 2014, 31（2）: 969－974.

［15］ Eberhard D A, Johnson B E, Amler L C, et al. Mutations in the epidermal growth factor receptor and in KRAS are predictive and prognostic indicators in patients with non-small-cell lung cancer treated with chemotherapy alone and in combination with erlotinib［J］. J Clin Oncol, 2005, 23（25）: 5900－5909.

［16］ Edwards B K, Noone A M, Mariotto A B, et al. Annual report to the nation on the status of cancer, 1975－2010, featuring prevalence of comorbidity and impact on survival among persons with lung, colorectal, breast, or prostate cancer［J］. Cancer, 2014, 120（9）: 1290－1314.

［17］ Gabor S, Renner H, Popper H, et al. Invasion of blood vessels as significant prognostic factor in radically resected T1－3N0M0 non-small-cell lung cancer［J］. European Journal of Cardio-Thoracic Surgery, 2004, 25（3）: 439－442.

［18］ Goldstraw P, Chansky K, Crowley J, et al. The IASLC lung cancer staging project: proposals for revision of the TNM stage groupings in the forthcoming（eighth）edition of the TNM classification for lung cancer［J］. J Thorac Oncol, 2016, 11（1）: 39－51.

［19］ Group NM-aC. Preoperative chemotherapy for non-small-cell lung cancer: a systematic review and meta-analysis of individual participant data［J］. Lancet, 2014, 383（9928）: 1561－1571.

［20］ Hendriks L E, Smit E F, Vosse B A, et al. EGFR mutated non-small cell lung cancer patients: more prone to development of bone and brain metastases?［J］Lung Cancer, 2014, 84（1）: 86－91.

［21］ Hubbard M O, Fu P, Margevicius S, et al. Five-year survival does not equal cure in non-small cell lung cancer: a surveillance, epidemiology, and end results-based analysis of variables affecting 10 to 18-year survival[J]. J Thorac Cardiovasc Surg, 2012, 143(6): 1307 – 1313.

[22] Kosaka T, Yatabe Y, Onozato R, et al. Prognostic implication of EGFR, KRAS, and TP53 gene mutations in a large cohort of Japanese patients with surgically treated lung adenocarcinoma[J]. J Thorac Oncol, 2009, 4(1): 22 – 29.

[23] Lewiński T, Żuławski M. Small cell lung cancer survival: 3 years as a minimum for predicting a favorable outcome[J]. Lung Cancer, 2003, 40(2): 203 – 213.

[24] Liao M L, Wang H M, Lin Z Q, et al. Vascular endothelial growth factor and other biological predictors related to the postoperative survival rate on non-small cell lung cancer[J]. Lung Cancer, 2001, 33(2 – 3): 125 – 132.

[25] Lofling L, Karimi A, Sandin F, et al. Clinical characteristics and survival in non-small cell lung cancer patients by smoking history: a population-based cohort study[J]. Acta Oncol, 2019, 58(11): 1618 – 1627.

[26] Luo Y H, Luo L, Wampfler J A, et al. 5-year overall survival in patients with lung cancer eligible or ineligible for screening according to US Preventive Services Task Force criteria: a prospective, observational cohort study[J]. The Lancet Oncology, 2019, 20(8): 1098 – 1108.

[27] Maheswaran S, Sequist L V, Nagrath S, et al. Detection of mutations in EGFR in circulating lung-cancer cells[J]. N Engl J Med, 2008, 359(4): 366 – 377.

[28] Molina R, Filella X, Auge J M, et al. Tumor markers (CEA, CA 125, CYFRA 21 – 1, SCC and NSE) in patients with non-small cell lung cancer as an aid in histological diagnosis and prognosis: comparison with the main clinical and pathological prognostic factors[J]. Tumour Biol, 2003, 24(4): 209 – 218.

[29] Nakamura K, Ukawa S, Okada E, et al. Characteristics and prognosis of Japanese male and female lung cancer patients: The BioBank Japan Project [J]. J Epidemiol, 2017, 27(3S): S49 – S57.

[30] Oh Y, Taylor S, Bekele B N, et al. Number of metastatic sites is a strong predictor of survival in patients with nonsmall cell lung cancer with or without brain metastases[J]. Cancer, 2009, 115(13): 2930 – 2938.

[31] Paez J G, Janne P A, Lee J C, et al. EGFR mutations in lung cancer: correlation with clinical response to gefitinib therapy[J]. Science, 2004, 304 (5676): 1497 – 1500.

[32] Pao W, Miller V, Zakowski M, et al. EGF receptor gene mutations are common in lung cancers from "never smokers" and are associated with sensitivity of tumors to gefitinib and erlotinib[J]. Proc Natl Acad Sci U. S. A., 2004, 101(36): 13306 – 13311.

[33] Radkiewicz C, Dickman P W, Johansson A L V, et al. Sex and survival in non-small cell lung cancer: a nationwide cohort study[J]. PLoS One, 2019, 14(6): e0219206.

[34] Rich J N, Rasheed B K A, Yan H. EGFR mutations and sensitivity to gefitinib[J]. N Engl J Med, 2004, 351(12): 1260 – 1260.

[35] Richards W G, Godleski J J, Yeap B Y, et al. Proposed adjustments to pathologic staging of epithelial malignant pleural mesothelioma based on analysis of 354 cases[J]. Cancer, 2010, 116(6): 1510 – 1517.

[36] Saynak M, Veeramachaneni N K, Hubbs J L, et al. Local failure after complete resection of N0 – 1 non-small cell lung cancer[J]. Lung Cancer, 2011, 71(2): 156 – 165.

[37] Shi Y, Li J, Zhang S, et al. Molecular epidemiology of EGFR mutations in Asian patients with advanced non-small-cell lung cancer of adenocarcinoma histology — Mainland China subset analysis of the PIONEER study[J]. PLoS One, 2015, 10(11): e0143515.

[38] Shin D Y, Na I I, Kim C H, et al. EGFR mutation and brain metastasis in pulmonary adenocarcinomas[J]. J Thorac Oncol, 2014, 9(2): 195 – 199.

[39] Solomon B J, Mok T, Kim D W, et al. First-line crizotinib versus chemotherapy in ALK-positive lung cancer[J]. N Engl J Med, 2014, 371(23): 2167 – 2177.

[40] Sun Y H, Fang R, Gao B, et al. Comparable rate of EGFR kinase domain mutation in lung adenocarcinomas from Chinese male and female never-smokers[J]. Acta Pharmacol Sin, 2010, 31(5): 647 – 648.

[41] Tamura T, Kurishima K, Nakazawa K, et al. Specific organ metastases and survival in metastatic non-small-cell lung cancer[J]. Molecular and Clinical Oncology, 2015, 3(1): 217 – 221.

[42] Wang J, Wang K, Xu J, et al. Prognostic significance of circulating tumor cells in non-small-cell lung cancer patients: a meta-analysis[J]. PLoS One, 2013, 8(11): e78070.

[43] Warth A, Cortis J, Soltermann A, et al. Tumour cell proliferation (Ki – 67) in non-small cell lung cancer: a critical reappraisal of its prognostic role[J]. Br J Cancer, 2014, 111(6): 1222 – 1229.

[44] Warth A, Muley T, Meister M, et al. The novel histologic International Association for the Study of Lung Cancer/American Thoracic Society/European Respiratory Society classification system of lung adenocarcinoma is a stage-independent predictor of survival[J]. J Clin Oncol, 2012, 30(13): 1438 – 1446.

[45] Watanabe K, Tsuboi M, Sakamaki K, et al. Postoperative follow-up strategy based on recurrence dynamics for non-small-cell lung cancer[J]. European Journal of Cardio-Thoracic Surgery, 2016, 49(6): 1624 – 1631.

[46] Wilbertz T, Wagner P, Petersen K, et al. SOX2 gene amplification and protein overexpression are associated with better outcome in squamous cell lung cancer[J]. Modern Pathology, 2011, 24(7): 944 – 953.

[47] Xia Q, Zhu ZH, Wang J, et al. Expression and association of HER2 with prognosis in early-stage (T1 – T2N0M0) non-small cell lung cancer[J]. Tumor Biol, 2012, 33(5): 1719 – 1725.

[48] Yanagawa N, Shiono S, Abiko M, et al. New IASLC/ATS/ERS classification and invasive tumor size are predictive of disease recurrence in stage I lung adenocarcinoma[J]. J Thorac Oncol, 2013, 8(5): 612 – 618.

[49] Yanaihara N, Caplen N, Bowman E, et al. Unique microRNA molecular profiles in lung cancer diagnosis and prognosis[J]. Cancer Cell, 2006, 9(3): 189 – 198.

[50] Ye T, Deng L, Xiang J, et al. Predictors of pathologic tumor invasion and prognosis for ground glass opacity featured lung adenocarcinoma[J]. Ann Thorac Surg, 2018, 106(6): 1682 – 1690.

[51] Yoshizawa A, Motoi N, Riely G J, et al. Impact of proposed IASLC/ATS/ERS classification of lung adenocarcinoma: prognostic subgroups and implications for further revision of staging based on analysis of 514 stage I cases[J]. Mod Pathol, 2011, 24(5): 653 – 664.

[52] Zhang Y, Li J, Wang R, et al. The prognostic and predictive value of solid subtype in invasive lung adenocarcinoma[J]. Sci Rep, 2014, 4: 7163.

［53］ Zhang Y, Sun Y, Li Y, et al. ANCCA protein expression is a novel independent poor prognostic marker in surgically resected lung adenocarcinoma ［J］. Ann Surg Oncol, 2013, 20 Suppl 3: S577 - 582.

［54］ Zhang Y, Zheng D, Xie J, et al. Development and validation of web-based nomograms to precisely predict conditional risk of site-specific recurrence for patients with completely resected non-small cell lung cancer: a multiinstitutional study［J］. Chest, 2018, 154(3): 501 - 511.

［55］ Zhao X D, He Y Y, Gao J, et al. High expression of Bcl - 2 protein predicts favorable outcome in non-small cell lung cancer: evidence from a systematic review and meta-analysis［J］. Asian Pac J Cancer Prev, 2014, 15(20): 8861 - 8869.

［56］ Zheng C L, Qiu C, Shen M X, et al. Prognostic impact of elevation of vascular endothelial growth factor family expression in patients with non-small cell lung cancer: an updated meta-analysis［J］. Asian Pacific Journal of Cancer Prevention, 2015, 16(5): 1881 - 1895.

［57］ Zheng D, Wang R, Zhang Y, et al. Prevalence and clinicopathological characteristics of ALK fusion subtypes in lung adenocarcinomas from Chinese populations［J］. J Cancer Res Clin Oncol, 2016, 142(4): 833 - 843.

［58］ Zheng S, Wang R, Zhang Y, et al. Former smokers with non-small-cell lung cancers: a comprehensive investigation of clinicopathologic characteristics, oncogenic drivers, and prognosis［J］. Cancer Med, 2016, 5(8): 2117 - 2125.

第二部分

食管癌的个体化治疗

第十章
食管癌的流行病学

食管癌是全世界每年新发病例数排名第七、死亡病例数排名第六的常见恶性肿瘤。据世界卫生组织国际癌症研究机构（International Agency for Research on Cancer，IARC）的估计，2020 年全球食管癌新发病例达 60.0 万左右，占全部恶性肿瘤发病的 3.1%；死亡病例约 54.4 万，占所有恶性肿瘤死亡的 5.5%。中国是全球食管癌发病和死亡病例最多的国家，占全球总数的 50% 以上。

食管癌风险随年龄增加而增加，男性多于女性。食管癌的组织学类型主要为鳞状细胞癌（以下简称鳞癌）和腺癌，其他类型包括小细胞神经内分泌癌、淋巴瘤和肉瘤等，较为罕见，仅占食管癌的 1% 左右。全球食管鳞癌发病呈下降趋势，主要原因是高危地区经济发展、饮食改善及发达国家的戒烟措施。而全球食管腺癌正在增加，大多数患者被诊断时已经是中晚期。食管癌生存率较差，因此开展早诊早治仍是工作之重。

一、食管癌全球分布

食管癌的发病与死亡有巨大的地理差异，在世界不同地区的差异超过 20 倍。从总体上看，东亚、东非、南非及北欧的发病率和死亡率最高，中美洲、北非和西非的发病率和死亡率最低（图 10-1）。

食管癌的两种主要组织学类型是鳞状细胞癌（esophageal squamous cell carcinoma，ESCC）和腺癌（esophageal adenocarcinoma，EADC）。在食管癌总体发病率高的低收入地区中，食管鳞癌的比例占绝大多数；而发病率相对较低的一些高收入西方国家中，食管鳞癌的比例较低，食管腺癌则更加普遍，尤其在男性中。这意味着食管鳞癌在低收入地区的发病率要远高于高收入地区。例如，2012 年东亚男性的食管癌总体发病率约为 16.6/10 万，其中 96% 的病例组织学类型为食管鳞癌，对应的东亚男性食管鳞癌的发病率约为 16.2/10 万。相比之下，北美男性食管癌总体发病率约为 5.4/10 万，只有 33% 的病例为食管鳞癌，对应北美男性食管鳞癌的发病率约为 1.8/10 万，相差近 10 倍。

全球食管鳞癌发病高的国家为：马拉维（男性 26.5/10 万，女性 19.8/10 万）、土库曼斯坦（男性 21.3/10 万，女性 15.2/10 万）、肯尼亚（男性 19.3/10 万，女性 14.3/10 万）、蒙古（男性 19.9/10 万，女性 13.9/10 万）和乌干达（男性 23.3/10 万，女性 9.8/10 万）。全球约 80% 的食管鳞癌发生在中亚和东南亚地区，仅中国每年新发超过 30 万人，占全球病例的一半以上。

食管腺癌主要发生在高收入国家的男性中。全球食管腺癌发病高的国家有：英国（男性 7.2/10 万，女性 2.5/10 万）、荷兰（男性 7.1/10 万，女性 2.8/10 万）、爱尔兰（男性 5.4/10 万，女性 2.9/10 万）、冰岛（男性 3.9/10 万，女性 2.7/10 万）和新西兰（男性 4.0/10 万，女性 1.5/10 万）。按数量统计，大多数食管腺癌病例发生在北欧和西欧（22.8%），其次是东南亚（包括中国，21.9%）和北美（21.2%）。美国是食管腺癌发病最

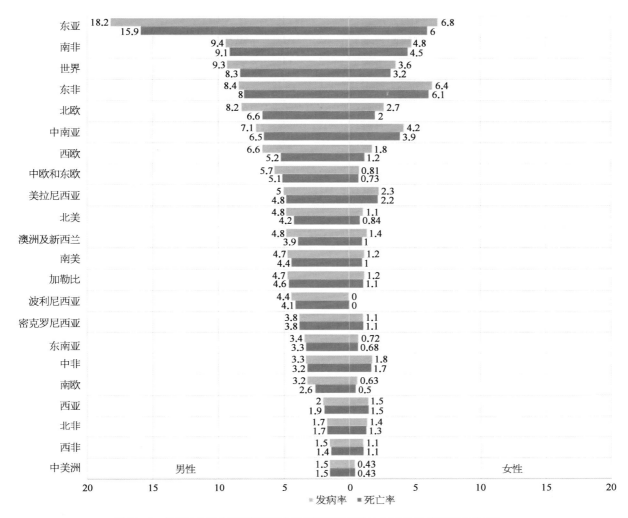

图 10-1　世界各地区食管癌年龄标化发病率和死亡率（1/10 万）分布情况（分性别）

资料来源：GLOBOCAN 2020

多的国家,其中男性占 88%。

食管癌发病率最低的国家和地区为尼日利亚、所罗门群岛和西撒哈拉等,这些国家和地区人群的年龄标化发病率(世界标准人口)均在 0.3/10 万以下。

二、年龄分布

食管癌风险随年龄增加而增加,年龄别发病率和死亡率在 40 岁之前处于较低水平,自 40 岁以后快速上升。中国及大多数欧洲国家男、女发病率均于 80 岁以上年龄组达到高峰,中国男性死亡率于 80 岁以上年龄组达到高峰,女性死亡率于 85 岁以上年龄组达到高峰。美国的食管癌发病率和死亡率峰值为 65~75 岁年龄组。仅有不到 10% 的食管癌发生于 50 岁之前。

三、性别分布

根据 IARC 估计,2020 年全球男性新发食管癌约 41.8 万例,世界人口年龄标化(以下简称世标)发病率为 9.3/10 万;女性新发食管癌约 18.6 万例,世标发病率为 3.6/10 万,男性是女性的 2.6 倍。2020 年全球男性因食管癌死亡约 37.4 万人,世标死亡率为 8.3/10 万;女性因食管癌死亡约 17.0 万人,世标死亡率为 3.2/10 万,男性为女性的 2.6 倍。研究数据显示,在绝大多数国家,不论是食管鳞癌还是食管腺癌,男性年龄别发病率和死亡率均高于女性。男女之间发病率的差异可能与男性吸烟、饮酒更多有关。

四、人种分布

食管癌各亚型的发病率因种族或民族而异的原因尚未明确。在种族多样化最典型的美国,黑种人食管鳞癌的发病率是白种人的 3~4 倍,这与美国黑种人主要移民来源的西非地区的低发病率形成鲜明对比。亚裔男性的发病率略高于白种人,低于黑种人。与食管鳞癌相反,食管腺癌在美国白种人中的发病率是黑种人的 4 倍以上,非西班牙裔白种人的发病率是西班牙裔白种人的 2 倍左右。

五、食管癌流行病学变化趋势

在 21 世纪初,全球食管癌发病水平总体呈下降趋势,2002—2012 年全球男性食管癌发病率下降约 10%,世标率下降 21.7%;女性发病率下降 20.8%,世标率下降 34.0%。但是 GLOBOCAN 预计,到 2040 年全球每年食管癌新发病例将超过 95 万,死亡病例超过 85 万,特别是欠发达地区的疾病负担将更显著。

食管鳞癌和食管腺癌发病率的时间变化趋势存在较大差异。全球食管鳞癌总体呈下降趋势,而在一些国家和地区食管腺癌则呈上升趋势,不过即使相同组织学类型的癌症发病率变化趋势在不同地区也不尽相同。

美国在 1992—1999 年间,食管腺癌发病率增长迅速,平均每年增长 5.4%,1999—2008 年间增长速度变缓,每年增长 1.2%。加拿大食管腺癌发病率呈现增长的趋势,食管鳞癌发病率呈现下降的趋势。男性和女性食管腺癌的发病率在 1986—2006 年间平均每年分别增长 3.9% 和 3.6%,其中食管中下段腺癌发病率增长更为明显,而男性和女性食管鳞癌的发病率则分别以平均每年 3.3% 和 3.2% 的速率下降。欧洲一些国家和地区(如丹麦、荷兰、英国和苏格兰)的男性中,食管腺癌发病率快速增长,已经超过了食管鳞癌。在中欧和南欧,食管腺癌增长的趋势缓慢,食管鳞癌依然是最主要的组织学类型。而在其他一些欧洲国家,如奥地利、丹麦、爱沙尼亚、斯洛伐克和瑞士,食管鳞癌呈增长态势。

也有部分国家和地区食管癌发病率呈下降趋势,如 1993—2007 年西班牙东北部的加泰罗尼亚地区的食管癌世标发病率每年降低 2%,还有克罗地亚、法国、意大利和斯洛文尼亚等。

亚洲是食管癌高发地区,其中以东亚和"亚洲食管癌带"为最。亚洲地区人群食管癌的组织学类型仍以鳞癌为主,但数据显示日本、新加坡、伊朗等国的食管腺癌发病率呈上升趋势。

六、食管癌生存情况

在过去的 30 年中,尽管食管癌患者的总体预后情况有所改善,但由于大多数患者被诊断时已经是中晚期,其生存率依然很差。

美国数据显示,初次手术治疗时,仅有 22% 的患者肿瘤控制在局部,30% 的患者已经发生区域淋巴结转移,35% 的患者发现远处转移。根据 Concord - 3 项目统计,5 年净生存率(2010—2014 年)最高的国家为日本(36.0%),第二名是韩国(31.3%)。有 10 个国家 5 年净生存率在 20%~30%,包括:波多黎各(20.4%)、美国（20.0%）、中国（29.7%）、以色列（25.8%）、爱尔兰（20.3%）、比利时（23.6%）、德国（20.8%）、荷兰（21.0%）、瑞士（23.9%）及澳大利亚（23.7%）。

2000—2014年，丹麦、英国、德国和美国的5年生存率上升了4%~5%，波多黎各、中国、以色列、日本、新加坡、澳大利亚、爱尔兰、挪威、葡萄牙、比利时、荷兰和瑞士生存率增长6%~10%，韩国的增幅最大，达到了12.7%。

根据中国国家癌症中心的数据，我国食管癌5年生存率为30%左右，与Concord－3数据基本一致。据分析，较高的生存率主要得益于近10年来在农村地区开展的人群食管癌早诊早治项目，农村人口的5年生存率达到33.2%，而城市人口只有18%。

七、中国食管癌流行病学特征

1. 中国食管癌发病和死亡现状

根据中国肿瘤登记数据统计，2015年中国食管癌新发病例约为24.6万，占中国全部癌症发病的6.3%，居各部位癌症发病的第6位；食管癌死亡病例约为18.8万，占中国全部癌症发病的8.0%，居各部位癌症发病的第4位。男性人群中国人口年龄标化（以下简称中标）发病率是女性的2.75倍，中标死亡率是女性的3倍（表10－1）。全球食管癌新发和死亡病例的50%以上发生在中国，中国是世界上食管癌新发病和死亡例数最多的国家。

表10－1　2015年中国食管癌发病和死亡情况

人　群	发病数（万）	发病率（1/10万）	中标率（1/10万）	死亡数（万）	死亡率（1/10万）	中标率（1/10万）
合计	24.6	17.87	11.14	18.8	13.68	8.33
性别						
男性	17.7	25.13	16.30	13.7	19.45	12.66
女性	6.9	10.25	5.92	5.1	7.62	4.17
地区						
城市	9.7	12.63	7.59	7.7	9.99	5.87
农村	14.8	24.57	15.95	6.3	10.47	6.79

资料来源：2015年中国恶性肿瘤流行情况分析.国家癌症中心（2019）

我国食管癌发病率存在明显的地区差异，农村地区人群食管癌新发病、死亡例数及发病率、死亡率明显高于城市地区。2015年农村地区发病例数是城市1.5倍，发病率相差1倍。农村地区死亡例数是城市1.4倍，死亡率相差近1倍。各省份中，我国的河南省、山西省及河北省的食管癌发病率较高，这3个省份的食管癌中标发病率分别为29.81/10万、25.37/10万和19.65/10万，明显高于我国食管癌发病率平均水平。我国食管癌最密集区域位于河南、河北及山西3省交界的太行山脉地区，区域内男性食管癌中标发病率在80/10万~110/10万，女性中标发病率在40/10万以上。

我国食管癌年龄别发病率和死亡率在40岁之前处于较低水平，自40岁以后快速上升。男、女发病率均于80~84岁年龄组达到高峰，分别为174.93/10万和122.30/10万，中国男性死亡率于80~84岁年龄组达到高峰，为178.87/10万，女性死亡率于85岁以上年龄组达到高峰，为132.48/10万。

45.1%的食管癌发生在食管中段，24.6%发生在食管下段，食管上段占22.8%，交界处仅占7.5%。

我国食管癌组织学类型以鳞癌为主,占全部食管癌的 86.3%,腺癌占 11.5%。

2. 中国食管癌发病和死亡变化趋势

据前三次死因调查数据显示,我国食管癌世标死亡率从 1973—1975 年的 17.1/10 万迅速下降至 2004—2005 年的 9.97/10 万,总体下降 41.7%;男性和女性下降速度相似。

IARC 五大洲癌症发病数据库中国 5 个登记处(上海、嘉善、中山、哈尔滨和香港)的数据显示,男性食管癌世标发病率从 1998 年的 10.31/10 万下降到 2012 年的 6.67/10 万,女性发病率从 2.85/10 万下降到 1.11/10 万。

全国肿瘤登记中心回顾了 2000—2011 年中国 22 个肿瘤登记地区食管癌发病和死亡变化趋势,粗发病率平均每年降低 0.9%,其中城市地区无明显变化,农村地区平均每年升高 1.3%。调整人口结构后,食管癌世标发病率平均每年以 4.0% 的幅度下降,其中城市地区平均每年下降 3.8%,农村地区每年下降 1.7%。粗死亡率略有下降,调整人口结构之后,死亡率下降明显,每年下降幅度为 4.6%,其中城市地区每年下降 3.8%,农村地区每年下降 2.4%。

历史上中国有一批食管癌高发地区,其总体发病率呈明显下降趋势,且下降幅度较大。如河南省林州市,世标发病率从 1988 年的 125.24/10 万下降到 2003 年的 81.78/10 万,总共下降 34.7%,平均每年下降 2.59%。在非高发地区食管癌发病率下降幅度相对较小,但也观察到非高发地区呈上升趋势,如广东省中山市的人群食管癌发病率由 1985—1989 年的 5/10 万上升到 2005—2007 年的 12/10 万,上升 2 倍多,其中主要是男性的发病率增长明显,女性比较稳定。

通过对食管癌高发现场河北磁县 4.5 万余人的研究队列进行长达 10 年的随访研究发现,内镜检查作为早期食管癌筛查的方法可以有效降低食管鳞癌的发病率和死亡率。目前内镜筛查已经在我国 29 个省超过 110 个市县开展并取得良好效果。食管癌高发地区筛查的普及,可以部分解释我国食管癌发病率和死亡率出现的下降趋势。

3. 组织学类型变化趋势

中国人群食管癌的组织学类型一直以鳞癌为主,且并未出现一些欧美国家中发生的食管鳞癌下降、食管腺癌上升甚至比例超过食管鳞癌的现象。在河南省林州市,食管鳞癌发病率下降的同时,食管腺癌发病率未呈上升趋势;而广东省中山市食管鳞癌和食管腺癌的发病比例保持相对稳定。

4. 生存趋势

我国食管癌生存情况相较 20 世纪已经有了较大的提高。河南省林州市作为中国食管癌高发地区之一,也是开展内镜筛查最早的地区之一,其 1959—1990 年共 26 582 例患者的 5 年男性观察生存率为 5.55%,相对生存率为 6.88%,女性的 5 年观察生存率和相对生存率分别为 6.37% 和 7.69%。到 2000—2004 年,男性 5 年观察生存率已经达到 22.46%,相对生存率为 38.40%,女性 5 年观察生存率为 28.01%,相对生存率为 43.70%。上海食管癌的 5 年相对生存率也从 1980—1984 年男性 8.5%、女性 8.8%,上升至 2004—2008 年男性 21.76%、女性 27.06%。

根据国家癌症中心对全国 17 个癌症登记处以人群为基础的研究报告显示,2003—2005 年、2006—2008 年、2009—2011 年、2012—2015 年诊断的食管癌患者 5 年相对生存率分别为 20.9%、25.0%、25.6% 和 30.3%,平均每 3 年增长 2.9%,其中城市患者的生存率在这 10 年间变化不大,而农村患者有显著的提升。在食管癌高发地区,积极开展防治健康教育,倡导健康生活方式,推进早诊早治工作,对提高生存率可以起到一定的作用。

(王泽洲　郑　莹)

参 考 文 献

［ 1 ］ 曹小琴,孙喜斌.食管癌发病水平及变化趋势［J］.中国肿瘤临床,2016,43(21)：932－936.

［ 2 ］ 赫捷,陈万青.2017 中国肿瘤登记年报［M］.北京：人民卫生出版社,2018.

［ 3 ］ 张思维,郑荣寿,左婷婷,等.中国食管癌死亡状况和生存分析［J］.中华肿瘤杂志,2016,38(9)：709－715.

［ 4 ］ 郑荣寿,孙可欣,张思维,等.2015 年中国恶性肿瘤流行情况分析［J］.中华肿瘤杂志,2019,9：1.

［ 5 ］ 左婷婷,郑荣寿,曾红梅,等.中国食管癌发病状况与趋势分析［J］.中华肿瘤杂志,2016,38(9)：703－708.

［ 6 ］ Allemani C, Matsuda T, Di Carlo V, et al. Global surveillance of trends in cancer survival 2000－14（CONCORD－3）：analysis of individual records for 37 513 025 patients diagnosed with one of 18 cancers from 322 population-based registries in 71 countries［J］. Lancet, 2018, 391(10125)：1023－1075.

［ 7 ］ Arnold M, Soerjomataram I, Ferlay J, et al. Global incidence of oesophageal cancer by histological subtype in 2012［J］. Gut, 2015, 64(3)：381－387.

［ 8 ］ Bray F, Ferlay J, Soerjomataram I, et al. Global cancer statistics 2018：GLOBOCAN estimates of incidence and mortality worldwide for 36 cancers in 185 countries［J］. CA Cancer J Clin, 2018, 68(6)：394－424.

［ 9 ］ Castro C, Bosetti C, Malvezzi M, et al. Patterns and trends in esophageal cancer mortality and incidence in Europe（1980－2011）and predictions to 2015［J］. Ann Oncol, 2014, 25(1)：283－290.

［10］ Ferlay J, Soerjomataram I, Dikshit R, et al. Cancer incidence and mortality worldwide：sources, methods and major patterns in GLOBOCAN 2012［J］. Int J Cancer, 2015, 136(5)：E359－E386.

［11］ Howlader N, Noone A M, Krapcho M, et al. SEER Cancer Statistics Review, 1975－2016［Z/OL］.(2019－04)［2021－09－17］. https://seer.cancer.gov/archive/csr/1975_2016/.

［12］ Otterstatter M C, Brierley J D, De P, et al. Esophageal cancer in canada：trends according to morphology and anatomical location［J］. Can J gastroenterol, 2012, 26(10)：723－727.

［13］ Siegel R L, Miller K D, Jemal A. Cancer statistics, 2018［J］. CA Cancer J Clin, 2018, 68(1)：7－30.

［14］ Tang W R, Fang J Y, Wu K S, et al. Epidemiological characteristics and prediction of esophageal cancer mortality in China from 1991 to 2012［J］. Asian Pac J Cancer Prev, 2014, 15(16)：6929－6934.

［15］ Zeng H, Chen W, Zheng R, et al. Changing cancer survival in China during 2003－2015：a pooled analysis of 17 population-based cancer registries［J］. The Lancet Glob Health, 2018, 6(5)：e555－e567.

第十一章
食管癌的病因学和危险因素

食管鳞状细胞癌(简称鳞癌)和食管腺癌是两种主要的食管癌亚型,其食管癌的危险因素有所不同(表11-1)。吸烟、饮酒、喝热饮、吃红肉、经济条件差、食管烧伤、头颈部肿瘤病史等是食管鳞癌的主要危险因素,而胃食管反流病、反流症状、肥胖等则是食管腺癌的主要病因,食管癌的发病也有一定的遗传易感性。研究食管癌的病因和危险因素有助于更好地预防疾病发生。

表 11-1 食管鳞状细胞癌和腺癌的危险因素

危 险 因 素	鳞状细胞癌	腺　癌
吸烟	++++	++
饮酒	+++	-
经常饮用极热的饮料	++	-
食用红肉	+	+
水果和蔬菜含量低	++	+
胃食管反流病	-	++++
反流症状	-	+++
肥胖	-	+++
贫穷	++	-
食管烧伤	++++	-
头颈部肿瘤病史	++++	-
放射疗法史	+++	+++
遗传因素	++	+

-:没有风险;+:可疑的风险;++:一定的风险;+++:较强的风险;++++:强烈的风险。

一、吸烟与饮酒

吸烟是引发食管鳞癌(ESCC)和食管腺癌(EADC)的主要危险因素之一。吸烟对鳞癌的影响大于腺癌。早期研究表明,吸烟相关的癌症中,很少有比食管鳞癌相对危险度更大的恶性肿瘤。吸烟者吸入烟草冷凝物时,会导致烟草致癌物(尤其是亚硝胺)与食管黏膜接触,造成细胞损伤,引起癌变。

队列研究和病例对照研究一致表明,与不吸烟者相比,吸烟者患食管癌的风险增加了近 5 倍,重度吸烟者的食管癌风险增加了近 10 倍。随着吸烟者的每日吸烟量、吸烟年数的增加,食管癌的风险也呈现增高的趋势,具有剂量-反应关系。已经戒烟数年的人患食管癌的风险仍然会高于从不吸烟者,风险高 2 ~ 3.5 倍。

1980—2012 年美国吸烟者的比例已经从 60% 缓慢下降至 20%,食管鳞癌发病率下降很大程度上可能是因为烟草消费量的下降。而在一些经济发展相对落后、食管癌又高发的地区,现有证据发现吸烟与食管癌风险有较弱的联系,这可能与种族差异有关,也可能是其他病因作用力太强以至掩盖了吸烟的作用。在河南省林州市的食管癌危险因素前瞻性研究中,吸烟仅轻度增加了鳞状细胞癌的风险,而饮食相关因素似乎在食管癌变中起主要作用。

饮酒也是食管癌的主要危险因素之一。与吸烟不同的是,饮酒仅增加食管鳞癌的风险,与食管腺癌没有显著的相关性。多项研究表明,酒精摄入量与食管鳞癌的风险存在强烈的剂量-反应关系,重度饮酒者的相对风险高 5 倍以上。长期的酒精刺激,一方面会直接损伤食管黏膜,使其过度增生,时间长了因为突变细胞数量增加可能诱发癌变;另一方面,酒精可作为致癌物的溶剂,促进致癌物进入食管,在黏膜损伤的同时,为食管癌的发生创造条件。

世界上很多食管鳞癌的高发地区与酒精摄入息息相关。包括法国北部地区的白兰地,南非的玉米啤酒,波多黎各的朗姆酒和含糖蒸馏饮料或美国卡罗来纳州的威士忌,不论哪种酒精饮料,过度摄入都会增加食管癌患病风险。但是也有一些地区的食管鳞癌高发与饮酒关系并不密切,例如中国的河南省林州市和伊朗里海沿岸地区。

吸烟和酒精对食管癌发病风险具有协同作用。一项在法国高危地区进行的研究显示,同时吸烟和饮酒的人群患食管鳞癌的风险是既不吸烟也不饮酒者的 100 倍。

二、饮食和营养

长期以来,食用大量高温食物引起的食管黏膜复发性热损伤被认为是食管鳞癌的危险因素。研究人员发现,有喝茶、咖啡、马黛茶(马黛茶是冲泡巴拉圭冬青叶子得到的饮料)习惯的人群罹患食管癌的风险增高。这些茶饮往往很热,饮用温度超过了 65℃。另一些研究证实,只有喝很烫的马黛茶与食管癌风险增加相关,而冷的马黛茶则不会产生这样的风险。也有动物实验显示了 65℃ 以上热水的致癌性。几乎没有证据表明咖啡或茶的饮用量对食管鳞癌有巨大风险。综合现有研究强烈支持食管鳞状细胞癌与高温饮料饮用之间的关联,所以在 2016 年 6 月国际癌症研究机构(International Agency for Research on Cancer, IARC)把 65℃ 以上的热饮列为 2A 类致癌物。

含有 N-亚硝基化合物的食物与食管鳞癌的发展有关。在中国的高危地区,腌制蔬菜是一种常见的食物。腌制可使真菌和酵母发酵和生长,从而产生潜在具有致癌性的 N-亚硝基化合物和霉菌毒素。荟萃分析表明,经常腌制蔬菜者相关的癌症风险相比不食用者高出了 1 倍。

槟榔是一种印度和东南亚地区比较常见的食物,被 IARC 列为 1 类致癌物。充分证据表明食用槟榔会增加食管鳞状细胞癌的发病风险($OR=3$)。槟榔中的化学物,会产生一些能致癌的氧自由基,某些成分在口内咀嚼下会硝基化并有强烈致癌作用。另外,大多数槟榔咀嚼的爱好者往往存在着诸多不良的生活方式,如抽烟、酗酒和暴饮暴食,而这些习惯都会加重槟榔的致癌作用。

在欠发达地区,维生素和矿物质缺乏可能在食管鳞癌的发展中起作用。一些研究发现钼、β-胡萝卜素、维生素 A、维生素 E、硒和锌的缺乏都可能与食管癌的发病有关。另外,水果和蔬菜的摄入量过低也可能会增加食管鳞癌和食管腺癌发病风险。高蛋白质和胆固醇的饮食与食管腺癌的风险增加相关。

三、胃食管反流病/巴雷特食管

胃食管反流病(gastroesophageal reflux disease,GERD)是食管腺癌的最强危险因素,也是食管鳞癌和食管腺癌之间最重要的流行病学差异。这种恶性转化的病理生理学原因是因为食管下段长期暴露于酸性溶液、胃蛋白酶和胆汁中,造成食管黏膜的炎症和破坏,导致食管下段的鳞状上皮被耐酸的柱状上皮覆盖,约 10% 的 GERD 患者会发展成巴雷特(Barrett)食管(食管腺癌的癌前病变),并可能进一步发展成食管腺癌。

GERD 在西方人群中的流行率为 10%~20%。反流症状的发生频率、严重程度和持续时间与食管腺癌风险增加呈正相关。来自瑞典的病例对照研究显示,反流症状反复发生的患者的 OR 为 7.7,而存在严重反流症状超过 20 年的患者 OR 为 43.5(95% CI:18.3~103.5)。荟萃分析显示,反复的胃灼热($OR=4.6$,95% CI:3.3~6.6),反流($OR=4.6$,95% CI:3.4~6.1),或者同时存在两种症状者($OR=4.8$,95% CI:3.4~6.8)食管腺癌风险显著增加,如果这些症状每天都会发生,那么此类患者罹患食管癌的风险是普通人的 8 倍以上。

一项丹麦的全国性研究纳入 1992—2009 年所有 11 028 名 Barrett 食管患者,中位随访时间 5.2 年,发现腺癌的发生率为 1.2/1 000 人(95% CI:0.9~1.5)。与一般人群中的风险相比,Barrett 食管患者中腺癌的 RR 为 11.3(95% CI:8.8~14.4)。但是,平均每年食管腺癌发病的风险为 0.12%(95% CI:0.09~0.15),即相对风险增加,但绝对风险尚不高。

四、肥胖

肥胖是食管腺癌发生的主要且持续的危险因素。在发达国家,它已成为一种公共疾病。欧美国家食管腺癌发病率的增加,部分是由于肥胖比例的增加。据报道,与体重正常的人相比,男性($OR=2.2$,95% CI:1.8~2.7)和女性($OR=1.9$,95% CI:1.5~2.5)身体质量指数(BMI)高于 25 kg/m² 会增加食管腺癌的风险,并且食管腺癌的风险与 BMI 升高程度之间存在剂量反应。

目前尚无明显证据表明 BMI 升高会导致食管鳞癌的风险增加,反而是在体重最低的人群中观察到食管鳞癌的高风险,这可能与该人群营养状况不佳或其他因素有关。

最近关于肥胖的研究中发现,中心型肥胖(或腹型肥胖)可能是比 BMI 更重要的危险因素测量指标。男性中心型肥胖的患病率要高于女性,可能导致了食管腺癌中的性别差异。两篇综述和一项大规模的前瞻性研究发现,中心型肥胖是独立于 BMI 存在的食管腺癌的危险因素。同时,中心型肥胖也是糜烂性食管炎和 Barrett 食管风险增加的相关因素。研究者建议未来研究肥胖对食管腺癌的机制影响时更应关注内脏脂肪的作用。

目前提出肥胖患者发生食管腺癌主要有两种机制。一种是涉及 GERD 发生率增加的物理机制,肥胖通过一种特定的机制,增加腹腔内压力和胃食管反流。另一种是脂肪细胞分泌的炎症标志物介导的激素依赖性机制。脂肪细胞和炎性细胞分泌促进肿瘤发展的脂肪因子和细胞因子。在肿瘤微环境中,脂肪细胞里丰富的脂质支持了肿瘤的进展与不受控制的生长。鉴于脂肪细胞是癌细胞能量的主要来源,因此了解癌细胞与脂肪细胞之间的代谢共生机制可能为新的治疗方法带来突破。

五、药物治疗

某些药物对食管癌可能有保护作用。证据表明,阿司匹林和其他非甾体抗炎药(NSAID)可以降低两种食管癌的风险。两项队列研究和七项病例对照研究的荟萃分析显示,使用阿司匹林或 NSAID 可降低腺癌($OR=0.67$, 95% CI:0.51~0.87)和鳞癌($OR=0.58$, 95% CI:0.43~0.78)的风险,其中阿司匹林的使用具有显著统计学意义($OR=0.50$, 95% CI:0.38~0.66);NSAID 的使用具有临界意义($OR=0.75$, 95% CI:0.54~1.0)。他汀类药物的使用可以降低食管腺癌的风险,在 Barrett 食管患者中尤为明显,但是目前的保护作用相比 NSAID 证据更有限,需要进一步评价安全性和有效性。

硝酸甘油、抗胆碱能药、β 受体激动剂和苯二氮䓬类药物可使食管下括约肌松弛,从而促进胃食管反流,被认为是可能增加患食管腺癌风险的药物,目前的研究仍有争议性。

六、遗传因素

尽管已经确认了许多食管癌的环境和行为危险因素,但仅在少数的暴露个体中最终发展成了食管癌。因此,遗传易感性是需要进一步考虑的重要因素。移民流行病学研究证据支持遗传因素作为食管癌的独立危险因素并具有重要意义。食管癌常呈现家族聚集性,既可能与共同的生活习惯有关,也可能与染色体数目和结构异常等遗传因素相关。目前,一般认为食管癌可能与癌基因(C-myc、$EGFR$、Int-2)激活、抑癌基因($p53$)失活、DNA 损伤和修复、细胞增殖和凋亡等复杂的生物学过程相关,具体基因及相关机制仍待进一步研究。

(王泽洲　郑　莹)

参 考 文 献

[1] 邵志明,沈镇宙,郭小毛.肿瘤医学[M].上海:复旦大学出版社,2019.

[2] Agaku I T, King B A, Dube S R. Current cigarette smoking among adults — United States, 2005－2012[J]. Morbidity and Mortality Weekly Report, 2014, 63(2):29.

[3] Akhtar S. Areca nut chewing and esophageal squamous-cell carcinoma risk in Asians:a meta-analysis of case-control studies[J]. Cancer Causes Control, 2013, 24(2):257－265.

[4] Cook M B, Corley D A, Murray L J, et al. Gastroesophageal reflux in relation to adenocarcinomas of the esophagus:a pooled analysis from the Barrett's and Esophageal Adenocarcinoma Consortium (BEACON)[J]. PLoS One, 2014, 9 (7):e103508.

[5] Cook M B, Kamangar F, Whiteman D C, et al. Cigarette smoking and adenocarcinomas of the esophagus and esophagogastric junction:a pooled analysis from the international BEACON consortium[J]. J Natl Cancer Inst Monogr, 2010, 102(17):1344－1353.

[6] Corley D A, Kerlikowske K, Verma R, et al. Protective association of aspirin/NSAIDs and esophageal cancer:a systematic review and meta-analysis[J]. Gastroenterology, 2003, 124(1):47－56.

[7] Drahos J, Xiao Q, Risch H A, et al. Age-specific risk factor profiles of adenocarcinomas of the esophagus:a pooled analysis from the international BEACON consortium[J]. Int J Cancer, 2016, 138(1):55－64.

[8] Duggan C, Onstad L, Hardikar S, et al. Association between markers of obesity and progression from Barrett's esophagus to esophageal adenocarcinoma[J]. Clin Gastroenterol Hepatol, 2013, 11(8):934－943.

[9] Freedman N D, Abnet C C, Leitzmann M F, et al. A prospective study of tobacco, alcohol, and the risk of esophageal and gastric cancer subtypes [J]. Am J Epidemiol, 2007, 165(12):1424－1433.

[10] Hoyo C, Cook M B, Kamangar F, et al. Body mass index in relation to oesophageal and oesophagogastric junction adenocarcinomas:a pooled analysis from the International BEACON Consortium[J]. Int J Epidemiol, 2012, 41(6):1706－1718.

[11] Hvid-Jensen F, Pedersen L, Drewes A M, et al. Incidence of adenocarcinoma among patients with Barrett's esophagus[J]. N Engl J Med, 2011, 365:1375－1383.

[12] IARC. IARC Monographs on the evaluation of carcinogenic risk to human[EB/OL]. [2022 - 04 - 08]. https://monographs.iarc.fr/agents-classified-by-the-iarc/.

[13] Islami F, Fedirko V, Tramacere I, et al. Alcohol drinking and esophageal squamous cell carcinoma with focus on light-drinkers and never-smokers: a systematic review and meta-analysis[J]. Int J Cancer, 2011, 129(10): 2473 - 2484.

[14] Lagergren J, Lagergren P. Recent developments in esophageal adenocarcinoma[J]. CA Cancer J Clin, 2013, 63(4): 232 - 248.

[15] Loomis D, Guyton K Z, Grosse Y, et al. Carcinogenicity of drinking coffee, mate, and very hot beverages[J]. Lancet oncol, 2016, 17(7): 877.

[16] Lukanich J M. Section Ⅰ: epidemiological review[J]. Semin Thorac Cardiovasc Surg, 2003, 15(2): 158 - 166.

[17] Pennathur A, Gibson M K, Jobe B A, et al. Oesophageal carcinoma[J]. Lancet, 2013, 381(9864): 400 - 412.

[18] Prabhu A, Obi K O, Rubenstein J H. The synergistic effects of alcohol and tobacco consumption on the risk of esophageal squamous cell carcinoma: a meta-analysis[J]. Am J Gastroenterol, 2014, 109(6): 822.

[19] Singh S, Sharma A N, Murad M H, et al. Central adiposity is associated with increased risk of esophageal inflammation, metaplasia, and adenocarcinoma: a systematic review and meta-analysis[J]. Clin Gastroenterol Hepatol, 2013, 11(11): 1399 - 1412. e7.

[20] Singh S, Singh A G, Singh P P, et al. Statins are associated with reduced risk of esophageal cancer, particularly in patients with Barrett's esophagus: a systematic review and meta-analysis[J]. Clin Gastroenterol Hepatol, 2013, 11(6): 620 - 629.

[21] Thun M, Linet M S, Cerhan J R, et al. Cancer epidemiology and prevention[M]. [S.l.]: Oxford University Press, 2017.

[22] Wheeler J B, Reed C E. Epidemiology of esophageal cancer[J]. Surg Clin North Am, 2012, 92: 1077 - 1087.

[23] Zhang Y. Epidemiology of esophageal cancer[J]. World J Gastroenterology, 2013, 19(34): 5598.

第十二章
食管癌的诊断学

第一节 · **食管癌的临床表现**

食管癌的临床表现多样,与肿瘤的大小、部位、压迫或侵犯邻近器官和转移等情况有关。

一、早期食管癌的临床表现

早期食管癌的症状通常十分轻微而不恒定,时有时无,很容易被患者忽视,这也是造成食管癌难以被早期发现的重要原因。早期食管癌的常见症状主要有以下几种。

(1)咽下食物时哽噎感:在早期,由于病变常表现为局部小范围食管黏膜充血、肿胀、糜烂,当食物通过时,就会出现吞咽不适或吞咽不顺的感觉,多由于进食固体食物引起,第一次出现哽噎感后,通常不经治疗即自行缓解,隔数日甚至数月后再次出现。

(2)食管内有异物感:患者自觉某一次因为吃了粗糙的食物而将食管擦伤,或者疑为误将异物吞下而留存于食管内,有类似米粒或蔬菜碎片黏附于食管上,吞咽不下,既无疼痛也与进食无关,即使不作吞咽动作,也仍有异物存在感。

(3)食物通过缓慢并有停留感:常有食管口变小,食物下咽困难并有停留的自我感觉,这种症状只出现在下咽食物时,进食结束后随即消失,且与食物性质无关,有些患者在饮水时也会有相同感觉。

(4)咽喉部干燥感和紧迫感:常感到下咽食物不顺利,并有轻微疼痛,特别在吞咽干燥或粗糙食物时更为明显。

(5)胸骨后闷胀不适感:通常只能隐约感觉胸部不适,既不能指出不适的部位,也难以叙述不适的具体情况。

(6)剑突下疼痛:多为烧灼样刺痛,轻重不等,常在咽下食物时出现,咽下食物后减轻或消失,也有的为持续的隐痛,与进食关系不大。上述症状多为间断出现,甚至可以持续数年时间。临床上,很多早期食管癌患者是在确诊后经医师提示询问时才发现有上述症状的。

二、进展期食管癌的临床表现

随着肿瘤的生长浸润造成食管管腔狭窄,进展期食管癌开始出现以下一些典型的症状。

(1)进行性吞咽困难:此症状的出现提示食管腔内径缩小至少 0.5 cm。吞咽困难一般表现为进行性发展,起先患者进食硬质食物时难以下咽,需饮用汤水送下。患者常诉不小心会噎住。接下来则不能吞咽硬食,逐步改为软质、半流质甚至全流质饮食。当梗阻严重时,流质乃至唾液亦不能下咽,患者出现明显消瘦。也有部分患者由于炎症水肿减轻或组织坏死脱落,食管梗阻症状可暂时略有改善。Edwards 报道,当肿瘤生长超过食管周径的 2/3 时,会产生狭窄而出现上述的典型症状。我国学者发现吞咽困难的程度与肿瘤病理类型有一点关系。缩窄型和髓质型食管癌由于管腔和食管运动变化明显,故梗阻症状较重。在临床上,也可发现少数患者梗阻症状很严重,而影像及内镜检查提示肿瘤并不严重。Mainguet 认为这是因为食管壁病变引起食管壁的运动功能异常,继发性引起吞咽困难。所以不能仅仅凭借吞咽困难的严重程度及其改变来判断食管肿瘤的大小和评价治疗的疗效。

(2)胸骨后疼痛:通常表现为模糊的疼痛而难以定位。当出现持续性胸背疼痛时应警惕肿瘤外侵压迫肋间神经。食管胃连接部肿瘤患者,可能会出现胃酸刺激肿瘤表面溃疡而产生的上腹及剑突下疼痛。

(3)呕吐:往往出现于梗阻比较严重的患者,可吐出大量宿食或黏液,少数患者因肿瘤表面血管破裂,可出现呕血。

(4)消瘦、贫血及一般状态的改变等。

食管癌的症状也会由于肿瘤所处的部位不同,而表现出相应的特点。上胸段食管癌,多表现为进食梗阻及支气管-肺的反复感染。这常常是因为喉返神经受压麻痹、气管受侵甚至食管-气管瘘的原因。中胸段食管癌,由于远离食管入口,通常症状出现相对较晚且不典型,很容易被忽视。下段食管癌,在出现吞咽困难前,常有消化不良、上腹部不适或轻度疼痛。食管胃连接部癌,梗阻症状常出现较晚,患者常因贫血、消瘦或粪便隐血检验阳性而做胃镜发现肿瘤。

三、晚期食管癌的临床表现

晚期食管癌的表现多为其他器官受累所致。气管受侵可引起咳嗽、呼吸困难;严重者形成食管-气管瘘,则可出现进食呛咳、发热、肺部感染。侵犯喉返神经可引起声音嘶哑,侵犯膈神经可引起膈肌反常运动至呼吸困难。肿瘤转移至锁骨上淋巴结时,少数患者因为颈部包块而首诊;转移至腹部可出现黄疸、腹块、腹腔积液等表现。

(马龙飞)

第二节 · 食管癌的影像学诊断

颈、胸、腹部 CT 可进行高质量的食管成像和三维重建。通过计算机断层扫描检测淋巴结与解剖发现有很好的相关性。与 CT 相比,MRI 的专用技术增加了食管解剖学的可视化。MRI 能够检测到食管壁的各个层、胸导管、连接食管和主动脉前壁的结缔组织层,以及食管后方的左右胸膜层之间通过的筋膜平面。一些外科医师认为,对这些平面和层的研究可以对食管进行更详细的解剖,以便更有效地保留神经和清扫淋巴结。

计算机断层扫描(CT)和磁共振成像(MRI)的横断面成像在食管癌的诊断中作用有限,尽管它在食管癌的分期方面与内镜、钡剂检查、内镜超声(EUS)和正电子发射断层扫描(PET)成像是互补的。准确的分期是必要的,以便及时进行适当的治疗。虽然 CT 和 MRI 对描述肿瘤侵入和穿过食管壁不敏感,但它们在估计食管肿瘤体积,评估邻近结构的局部扩散,以及诊断远处转移(如果存在)方面发挥了重要作用。横断面成像在食管癌患者治疗后的随访、评估放化疗的反应和评估治疗后的复发方面也有重要的作用。

一、CT

为了便于报告和分期,食管被分为四个解剖区域。颈部从环状软骨延伸至胸腔入口。胸段食管从胸腔入口延伸至胃食管交界处,分为上、中、下三个区域。上胸段食管从胸腔入口延伸至隆突,中胸段食管从隆突延伸至膈膜,下胸腹食管(长约 3 cm)从膈膜向下延伸至胃食管交界处并包括胃食管交界处。颈段食管的末端距门齿约 18 cm;上、中、下胸段食管的末端分别距门牙约 24 cm、32 cm 和 40 cm。

食管癌在 CT 上通常表现为局灶性的管壁增厚,可以是同心或偏心的。膨胀食管的正常壁厚约为 3 mm,5 mm 或更大的厚度被视为异常。为了在 CT 中更好地勾勒出食管壁的厚度,可在扫描前用稀释的钡剂使食管突出显示和(或)通过摄入泡腾颗粒使食管膨胀。然而,CT 一般不用于食管癌的初级诊断,因为食管壁增厚是一种非特异性的发现,可能与良性疾病有关,如放疗、感染或反流引起的食管炎。此外,小的癌症甚至可能在 CT 上看不到,特别是在食管塌陷的情况下。然而,最近使用三相动态增强 CT 的初步工作表明,肿瘤可能在没有管壁增厚的情况下可见,并且在注射造影剂后的动脉晚期是最容易看到的。

1. CT 和肿瘤大小的评估

肿瘤体积可能对预后有影响。Lefor 等人的研究表明,当肿瘤 > 3 cm 时,食管外扩散的可能性较大,包括纵隔侵犯和腹腔淋巴结及肝脏的转移。在 CT 提供的轴向图像上,有高估肿瘤长度的趋势。在一项较早的 CT 研究中,Quint 及其同事将 CT 上的肿瘤长度与切除的手术标本上的肿瘤长度进行了比较,发现近 50% 患者的肿瘤长度被高估了 1.5~7.5 cm。除了评估食管肿瘤的长度外,在一些患者中,评估肿瘤向胃部延伸的程度也很重要:如果胃部的大部分受累,那么就不适合作为胃管使用。在这种情况下,外科医师需要意识到可能需要进行结肠简置,患者需要进行结肠清洗以准备手术。不幸的是,CT 在评估胃部肿瘤延伸方面一般不可靠。这些问题在未来可能会被克服,因为有了更好的食管和胃扩张技术和新一代 CT 扫描仪,使用高分辨率容积数据的薄片扫描,产生详细的多平面和三维重建及虚拟内镜图像等。

2. CT 和原发性肿瘤(T)分期

与 EUS 不同,CT 不能区分食管壁的各层以确定肿瘤浸润的深度,即 T1 和 T2 病变。肉眼肿瘤侵犯纵隔脂肪可在 CT 上诊断(T3),表现为纵隔脂肪内异常软组织,伴或不伴食管与邻近纵隔结构之间的脂肪平面消失。然而,大多数研究人员认为 CT 在检测或排除微小脂肪浸润方面是不可靠的。

另一方面,一项研究发现,用泡腾颗粒扩张食管,并用多平面重建对数据进行后处理,确实可以准确地评估食管外肿瘤的扩散。一般来说,CT 的主要作用是检测局部肿瘤对邻近结构的侵袭(T4)和(或)是否存在远处转移(M1),以提示是否能手术。食管肿瘤与邻近纵隔结构(如中央气道、主动脉和心包)之间的脂肪平面的存在是该结构无侵犯的准确指标。反之亦然:无论是恶病质患者还是体重正常的患者,缺乏脂肪平面都不能诊断为侵袭(T4)。此外,在接受过放射治疗的患者中,相邻的脂肪平面有时会变得模糊。

主动脉壁的深层侵犯是不可切除的,而仅限于外膜的侵犯通常是可以切除的。各种 CT 技术和标准已被建议用来帮助诊断或排除不能切除的主动脉侵犯。例如,俯卧位被认为是将肿瘤与主动脉分开的一种方法,因此可以排除主动脉侵犯。一项较早的研究报告,肿块与主动脉之间的接触长度与主动脉圆心所形成的扇形的圆心角 > 90°,对诊断主动脉侵犯的准确率为 80%。研究发现,在这种情况下,闭塞位于椎体、食管和主动脉之间的正常脂肪三角的消失显示出 100% 的敏感性和 82% 的特异性。然而,不幸的是,这些标准在临床实践中似乎并不可靠,其他研究报告的准确性较低。例如,Lehr 等人发现敏感度、特异度和准确度分别为 6%、85% 和 58%。因此,疑似主动脉受侵很难在术前得到证实,而且在大多数情况下,这种判断是通过手术来确定的。然而,不能切除的主动脉侵犯在临床上非常罕见。

与主动脉侵袭不同,肿瘤扩散到中央气管的情况并不罕见,对于上胸或中胸原发肿瘤的患者,应始终考虑到这一点。气管或左干支气管壁被邻近的食管肿块压扁或压痕(特别是在吸气图像上),提示有侵袭,尽管这一发现可能是由单纯的肿块对气管膜部的影响造成的,而没有侵袭。支气管壁增厚提示受累;气管腔内的异常软组织或食管与气管之间的瘘管是气管受侵的具体发现,尽管极其不常见。总的来说,气管支气管受累的敏感性为 31%~100%,特异性为 68%~98%,准确率为 74%~97%。影像学特征提示入侵,应通过支气管镜进一步评估,并通过活检确认。心包增厚和(或)渗出、肿瘤与心包膜之间的脂肪平面消失,或心包膜上的肿块效应都表明有心包侵犯。广泛的浸润是不可切除的,微小的浸润可能是可切除的。

3. CT 和区域淋巴结转移(N)分期

CT 诊断局部淋巴结转移性疾病存在局限性,主要有两个原因。首先,巨大的原发性食管肿块可能使邻近受累淋巴结模糊不清。其次,淋巴结疾病的诊断完全基于大小标准。然而,肿大的淋巴结本质上可能是良性和反应性的,而小淋巴结可能有微小的转移。已经提出了淋巴结肿大的几种大小标准。传统上,10 mm 被认为是食管旁淋巴结的正常上限。对于膈下淋巴结,使用了 8 mm 的正常上限阈值,6~8 mm 的淋巴结被视为不确定。然而最近,Schroder 和他的同事发现这些数字被高估了。在对 40 例食管鳞状细胞癌患者标本进行的组织病理学研究中,分析了 1 196 个淋巴结,发现 129 个淋巴结有转移性浸润。无肿瘤的淋巴结平均最大直径为 5.1 mm(±3.8 mm),含瘤淋巴结的平均最大直径为 6.7 mm(±4.2 mm)。在所有切除的淋巴结中,只有 9.3% 的淋巴结最大直径达到或超过 10 mm。此外,淋巴结的大小与结节转移的频率之间没有显著的相关性。

最近使用螺旋 CT 检测局部淋巴结转移方面的研究结果各不相同,敏感性为 11%~69%,特异性为 71.4%~95%,准确性为 65.6%~83%。这些研究中诊断淋巴结受累的标准各不相同。如 Wu 及同事认为短轴 > 10 mm 的淋巴结为阳性。Yoon 对除肺门淋巴结外的所有淋巴结站采用相同的大小标准,如果肺门淋巴结在任何轴上测量为 10 mm,则认为其已增大。另一方面,Kato 和同事认为如果长轴超过 10 mm,则淋巴结受累。

4. CT 和远处转移(M)分期

采用抽吸细胞学结果作为证据,Romagnuolo 等人比较了螺旋 CT 和 EUS 用于腹腔淋巴结评估。本研究中,螺旋 CT 表现不佳,敏感性为 53%,特异性为 86%,阳性预测值为 67%,阴性预测值为 77%。遗憾的是,未提及 CT 上淋巴结肿大的大小标准。

CT 通常用于检测主动脉旁区域淋巴结转移和非淋巴结区域的远处转移。据报道,检测胃肠道原发肿瘤肝转移的灵敏度为 70%~80%。有趣的是(令人惊讶的是),有荟萃分析显示,非螺旋和螺旋 CT 的加权敏感性没有显著差异。食管癌患者的 CT 扫描应包括胸部和腹部的对比增强 CT,并采用专门的肝脏技术来优化肝转移的可视化。在为分期目的进行的 201 次 CT 检查中,Gollub 及其同事发现,没有一次盆腔 CT 扫描会影响患者的治疗,因此得出结论,没有必要将盆腔 CT 作为分期工作的一部分。

尽管 CT 在显示食管肿瘤的局部和区域范围方面存在局限性,但多项研究表明 CT 分期与患者预后之间存在良好的相关性。Halverson 等人评估了 89 名患者的 CT 检查,发现纵隔侵犯(特别是气管和主动脉侵犯)或腹腔转移的 CT 证据预示着患者的不良结局。同样,Unger 等人报道,在接受化疗和放疗的患者中,长期生存率与肿瘤的局部范围和远处转移存在间接相关。Ampil 及其同事发现较低的 CT 分期与较好的预后之间存在正相关。

二、磁共振成像(MRI)

1. MRI 和原发性肿瘤(T)分期

目前,支持在食管癌分期中使用 MRI 的证据有限,主要原因是在一些研究中 MRI 的表现存在很大差异。这反映了缺乏统一的图像采集技术,以及随着时间的推移观察到的与所使用的特定 MRI 技术有关的图像质量差异。例如,在 T 分期方面,Sakurada 等人的研究能够证明,T2 加权和弥散门控图像能够在 33%、58%、96% 和 100% 的分析病例中正确识别 T1、T2、T3 和 T4 疾病分期。同样,当代研究的结果表明,MRI 在 T 分期中的整体表现具有高度的准确性。特别是,带有心脏触发的 T2 加权 MRI 能够正确识别 81% 的患者的 T 分期,总的高估和低估率分别为 16% 和 3%。其他研究则明显不那么乐观。

其他研究显然不那么乐观。例如,组合 T1 和 T2 加权 MRI 在确定 T 分期方面的总体准确率估计约为 60%。特别值得一提的是,MRI 在区分 <T3 和 T3 或更大的肿瘤方面似乎特别差,敏感性和特异性分别为 40% 和 63%。这种区分是选择需要新辅助治疗的患者和不需要新辅助治疗的患者的关键决策点,从而使 MRI 在这方面无效。然而,当试图区分可切除的 T4a 和不可切除的 T4b 时,MRI 似乎表现良好。在这方面,它的敏感性、特异性和准确性分别为 86%~100%、67%~84% 和 75%~87%。

2. MRI 和区域淋巴结转移(N)分期

关于 N 分期,目前 MRI 在食管癌患者中的应用的研究之间存在着很大的异质性。目前估计的灵敏度和特异度分别在 38%~70% 和 67%~93%。这一范围可归因于不同的图像采集技术和识别可疑淋巴结的阈值大小(10 mm 与 5 mm)。

总而言之,这些数据表明 MRI 是食管癌的一种很有前途的检查方法。然而,缺乏标准化的图像采集技术,虽然关于 MRI 在食管癌分期中的最佳作用的更多研究正在进行中,但目前显示它在成本增加和可获得性降低的情况下几乎没有比 CT 有什么益处。因此,在根据现有 CT 数据划分 T4a 和 T4b 疾病方面,目前使用 MRI 的前提是机构经验或模糊的结果。与 CT 一样,可疑的发现可以进一步评估,并有可能通过补充手段进行验证,如对于疑似早期疾病的 EUS、EMR 和 ESD,以及对于更晚期的疾病的 PET 和(或)手术分期。

3. MRI 和远处转移(M)分期

到目前为止,评估 MRI 检测远处转移能力的数据有限。因此,它在转移性疾病评估中的作用仍不清楚。

三、PET – CT

PET – CT 已成为食管癌分期的重要手段。PET 依赖于肿瘤细胞上 GLUT – 1 葡萄糖转运体的表达来摄取 FDG 葡萄糖,因此除了提供解剖学信息外,还提供了有关肿瘤代谢活动的信息。在解剖定位方面,PET 图像可以与 CT 图像融合,以更有效地定位生理性葡萄糖摄取增加或异常的部位。因此,当代 PET 成像由融合的 PET 和 CT 图像组成。

高比例的 ADC 和 SCC 肿瘤都具有 PET 亲合性,约 20% 的腺癌显示很少或没有 FDG 亲合性。在显示弥漫性生长模式的肿瘤中尤其如此,通常见于低分化和印戒细胞病变。一般而言,鳞状细胞癌往往比 ADC 更热衷于 PET,平均 SUV 分别为 13.5 与 9.1。鉴于这些特点,根据最近的荟萃分析结果,目前 PET - CT 对原发性肿瘤的检出率估计为 92.7%。在区分 T 分期方面,PET - CT 不能区分原发肿瘤的浸润深度,考虑到这种方式的分辨率,早期(Tis,T1)病变完全漏诊的可能性很高。因此,在胃和 GEJ(gastric or gastroesophageal junction)肿瘤中报告了 PET - CT 的分期特异性、敏感性(T1/2 肿瘤为 26%~63%,而 T3/4 肿瘤为 83%~100%)。与 CT 扫描一样,PET - CT 能够为内窥镜检查不可行的梗阻性病变患者提供 T 分期的重要信息。在活动性感染或炎性过程如食管炎的患者中可能获得假阳性结果。

PET - CT 的优势之一是它能够提供有关肿瘤代谢活动的信息。这对预后有影响,即使在没有可见的淋巴结转移的情况下,这也可以预测淋巴受累的发生率。

例如,在 Risk 等人的研究中,对 488 例貌似可手术的食管癌患者进行了 PET - CT 检查,并分析了其 SUV_{max} 的病理分期和生存率。患者根据其 SUV_{max} 分为低 SUV 组和高 SUV 组,阈值为 4.5。低 SUV 组的患者表现出更早的 T 期肿瘤和更低的淋巴结转移发生率。在 SUV_{max} < 4.5 的患者中,90% 的患者被发现有 T1 或 T2 病变,仅 8% 的患者最终被发现有 N1 或 M1a(根据 AJCC 第 6 版)。相反,在 SUV_{max} > 4.5 的患者中,仅 60% 最终被发现患有 T1 或 T2 肿瘤,45% 被发现为 N1 或 M1a。此外,发现这与生存率独立相关,低 SUV_{max} 组患者的总体生存率显著改善,与分期无关。

PET - CT 在新辅助治疗前后的食管癌患者工作中的价值已在前瞻性研究中得到证实。ACOSOG Z0060 前瞻性地评估了 189 名可手术切除的食管癌患者,当时的标准分期包括强制性的胸部和腹部 CT 扫描及骨扫描、CT 或脑部 MRI(根据临床需要)。被确定为 T1~T3、N0~N1 和 M0~M1a 的患者(根据第 6 版分期手册)有资格参加研究,该研究在分期工作中增加了单纯的 PET。该研究的目的是确定在标准的完整分期中增加 PET(在研究时没有 CT)的有用性。作者能够证明在 4.8%±9.5% 的患者中增加了对排除手术切除的转移灶的检测。此外,PET 在 45/189 名(占 23%)被 CT 分期为 N0 的患者中发现了 N1 疾病。这使作者得出结论,至少有一部分患者接受了诱导治疗,如果没有 PET 的加入,他们就不会接受诱导治疗。采用 PET - CT 的当代研究反映了 ACOSOG Z0060 研究中的结果。目前,关于 PET 改变食管癌患者手术管理的能力估计在 20%~40%,主要是由于 PET - CT 能够识别隐匿的转移性疾病。

总体而言,数据表明,基于原发肿瘤本身的代谢活性,PET - CT 在识别淋巴结和远处转移扩散高危患者方面提供了大量信息。此外,它能够识别隐匿性转移疾病,导致多达 40% 的患者管理发生明显变化。必须根据给定患者的临床表现仔细解释这些特征。例如,鉴于研究的分辨率相对较低,因此检测阈值较高,PET - CT 在 T1 早期疾病中的价值有限。此外,与高分化病变相比,ADC(尤其是低分化和印戒样病变)更可能表现出低或无 PET 亲和力,这可能限制了 PET - CT 在这些患者中的应用。

多种分期方式可用于评估新诊断的食管癌患者。以下指南为多位学者所遵循,但可根据当地的偏好和成像技术的可用性进行调整。患者最初应接受病史和体格检查,以发现转移性疾病的证据。此外,完整的上消化道内窥镜检查或上消化道钡餐系列检查是为了评估疾病的黏膜范围。然后,应进行静脉注射造影剂的胸部和腹部 CT 检查,以评估原发肿瘤的 T4 疾病,并寻找淋巴结、实质脏器和其他远处转移性疾病。如果 CT 显示没有远处转移,并且如果肿瘤在颈部、上胸或中胸食管,一般要进行支气管镜检查以评估气管的侵犯。已经证明 PET 在诊断远处转移时比 CT 更准确。因此,如果 CT 显示疾病可以切除,那么患者可以接受 PET 扫描以检测隐匿的远处转移;可疑病灶应进行活检以确认疾病。假设 PET 研究没有显示远处转移性疾病的证据,那么患者可以用 EUS 检查,以获得更好的 T 和 N 期评估;EUS 检测到的可疑淋巴结(区域或腹腔轴)应进行 EUS 引导的细针抽吸(EUS - FNA)活检。

一项比较 CT、EUS - FNA、PET 和胸腔镜/腹腔镜的成本-效果研究发现,CT 加 EUS - FNA 是最便宜的方法,平均而言,与除 PET 加 EUS-FNA 外的所有其他方法相比,它提供了更多的质量调整生命年。后一种策略虽然稍微有效,但成本也更高。作者建议使用 PET 加 EUS-FNA,除非资源稀缺或 PET 不可用。

（王升平）

第三节 · 食管癌的病理学诊断

食管恶性肿瘤包括原发性和转移性,其中原发性占绝大部分。原发性食管恶性肿瘤包括鳞状细胞癌、腺癌、神经内分泌肿瘤和其他少见类型。

一、鳞状细胞癌

1. 定义

食管鳞状细胞癌是具有鳞状细胞分化的恶性上皮性肿瘤,是最常见的组织学类型。主要位于食管中 1/3 段,下 1/3 段次之。

2. 大体类型

（1）早期食管癌:肉眼表现为黏膜表面轻度隆起或浅凹陷,分为浅表隆起型,浅表平坦型和浅表凹陷型。

（2）进展期食管癌:大体形态分为隆起性、局限溃疡型、浸润溃疡型、弥漫浸润型。

3. 组织学特点

（1）鳞状上皮内瘤变:是指鳞状上皮结构与细胞的异型增生,不伴浸润,分为以下 2 种。① 低级别鳞状上皮内瘤变:异型上皮细胞累及鳞状上皮的下 1/2 层,仅伴有轻度的细胞异型。② 高级别鳞状上皮内瘤变:指异型上皮细胞累及鳞状上皮的上 1/2 层以上或者细胞出现重度异型(当细胞重度异型时,可以不强调累犯的层次),基底膜完整。

（2）鳞状细胞癌:具有鳞状细胞分化的恶性上皮性肿瘤,肿瘤性鳞状上皮穿透基底膜至黏膜固有层或更深(图 12-1)。根据细胞异型性、核分裂象和有无角化,分为高分化、中分化和低分化。

（3）特殊亚型

1）疣状癌:是一种罕见的高分化鳞状细胞癌,肿瘤呈膨胀性推挤式向间质生长。可能与 HPV 感染相关,肿瘤生长缓慢,很少发生转移。

2）基底样鳞癌:约占食管癌 5%,镜下肿瘤由基底样细胞构成,胞质稀少,呈实性片状、条索样或巢状分布,可伴中央坏死,有时可见假腺样结构或筛状结构,周边常伴鳞状上皮内瘤变或典型的鳞癌成分(图 12-2)。与经典的鳞癌比较,肿瘤具有高度侵袭性,预后差。

3）梭形细胞癌:大体上多呈息肉状突向管腔。

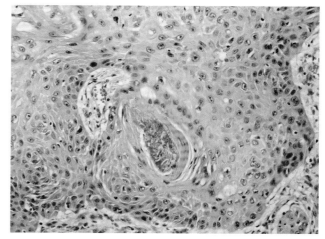

图 12-1 食管鳞状细胞癌 HE 染色

图示可见角化形成,200×。

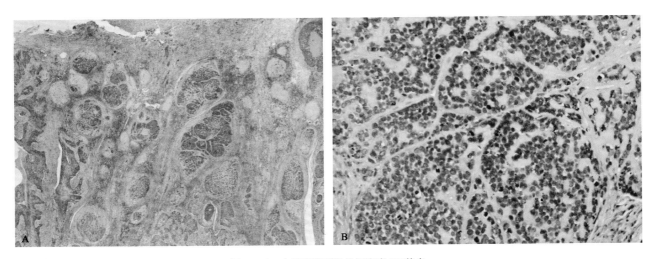

图 12 – 2　食管基底样鳞状细胞癌 HE 染色

A 图左下方可见典型的鳞癌成分,20×;B 图示肿瘤由基底样细胞构成,胞质稀少,排列成实性和条索样,200×。

镜下肿瘤细胞具有上皮样和梭形细胞的双相特征。上皮成分呈典型的高分化或中分化鳞癌,也可为原位癌。梭形细胞成分往往呈高级别形态,可伴有骨、软骨或横纹肌分化。

4. 免疫组织化学

瘤细胞表达鳞状上皮标志(p63、p40 和高分子量角蛋白)。

5. 分期

(1)早期食管癌:肿瘤浸润仅限于黏膜和黏膜下层,无论是否存在淋巴结转移。

(2)晚期食管癌:肿瘤浸润进入或超过固有肌层。

6. 新辅助治疗后病理评估

大部分晚期食管癌接受术前辅助放化疗以达到瘤体缩小、降期,从而增加手术可切除率。术前辅助放化疗后病理评估包括肿瘤细胞和间质的变化。肿瘤细胞变化包括核增大或奇异型、核空泡化、凋亡和坏死。间质变化包括慢性炎细胞浸润、多核巨细胞反应、间质纤维化和钙盐沉积。肿瘤消退是重要的预后因素,并且可评估药物疗效及新辅助治疗方案的敏感性。新辅助治疗后肿瘤消退(tumor regression grade,TRG)Becker 评估标准如下。① TRG 1a:无肿瘤细胞残留;② TRG 1b:<10%肿瘤细胞残留;③ TRG 2:10%~50%肿瘤残留;④ TRG3:>50%肿瘤细胞残留。

二、腺癌

1. 定义

食管腺癌是发生于食管和胃食管结合部的具有腺或黏液分化的恶性上皮性肿瘤。Barrett 食管是食管腺癌主要的癌前病变和致病因素。

2. 发生部位

主要发生于下段食管或胃食管结合部 2 cm 以内,发生于中段或上段食管的腺癌非常罕见。

3. 大体特点

早期表现为不规则黏膜隆起或小斑块,晚期主要表现为缩窄型、息肉样、蕈伞样、溃疡型或弥漫浸润型。

4. 组织学特点

(1)Barrett 食管和 Barrett 异型增生:Barrett 食管为食管下段的鳞状上皮被柱状上皮替代,组织学上分三型：胃型化生、肠型化生和混合性胃-肠型化生（少见）。Barrett 食管诊断需有内镜和组织学依据。Barrett 异型增生为腺上皮出现形态上明确的肿瘤性异型增生，是指腺上皮结构与细胞的不典型性，不伴浸润，分为以下 2 种。① 低级别腺上皮内瘤变：细胞轻度不典型，结构相对正常或轻度紊乱。② 高级别腺上皮内瘤变：显著的细胞不典型，伴有结构异常。

（2）黏膜内癌：限于黏膜固有层或黏膜肌层，与高级别腺上皮内瘤变主要鉴别点是黏膜固有层见浸润。

（3）腺癌：形态上分为管状、乳头状、黏液腺癌和印戒细胞癌，典型的管状腺癌最为多见。伴有印戒细胞成分往往提示预后不良，而食管纯的印戒细胞癌相当罕见。在我国食管腺癌的诊断标准为：① 肿瘤来自食管腺体；② 肿瘤位于胃食管结合部 2 cm 以内；③ 分化差时，需特殊染色证实分泌黏液；④ 需与腺鳞癌鉴别；⑤ 肿瘤主要位于下段食管，如果肿瘤可能是胃腺癌侵犯食管，需在病理报告中注明。

5. 新辅助治疗后病理评估

参见鳞状细胞癌新辅助治疗后病理评估。

三、其他少见组织学类型

（1）腺样囊性癌：罕见，形态类似涎腺来源的腺样囊性癌，具有上皮/肌上皮分化的恶性腺上皮性肿瘤，可呈筛状、管状和实性型。

（2）黏液表皮样癌：罕见，形态类似涎腺来源的黏液表皮样癌，由鳞状细胞、黏液细胞及中间型细胞混合而成。

（3）腺鳞癌：少见，由腺癌和鳞癌两种成分构成。

（4）未分化癌：少见，缺乏明确的鳞状上皮、腺上皮或神经内分泌分化镜下特点的恶性上皮性肿瘤。

四、神经内分泌肿瘤

1. 定义

具有神经内分泌分化的食管上皮性肿瘤，其分类分级标准与胃肠胰腺的神经内分泌肿瘤的标准一致，分为分化好的神经内分泌肿瘤（NET G1、G2、G3），分化差的神经内分泌癌（NEC）和混合性神经内分泌-非神经内分泌肿瘤（MiNEN）——包括混合性腺神经内分泌癌（MANEC）。食管神经内分泌肿瘤主要位于食管下 1/3 段，也可发生于中上段食管，绝大部分是 NEC，NET 通常被偶然发现。

2. 组织学特点

（1）NET：食管 NET 罕见。镜下呈典型的分化好的神经内分泌瘤的形态，呈岛状或筛状。瘤细胞中等大小，核质比例低，核圆形或卵圆形，染色质细腻，可见小的核仁。根据核分裂象和 Ki－67 指数分为 G1、G2 和 G3（表 12－1）。

表 12－1 2019 版 WHO 食管神经内分泌肿瘤分级分类标准

分 类	分 级	核分裂象(/2 mm^2)	Ki－67 指数
分化好的 NEN：NET			
NET G1	低级别	＜2	≤2%
NET G2	中级别	2~20	3%~20%
NET G3	高级别	＞20	＞20%

分 类	分 级	核分裂象(/2 mm²)	Ki-67 指数
分化差的 NEN:NEC			
小细胞型	高级别	>20	>20%
大细胞型	高级别	>20	>20%
混合性神经内分泌-非神经 内分泌肿瘤(MiNEN)	变量	变量	变量

（2）NEC:食管神经内分泌肿瘤的主要类型,肿瘤呈实性巢状、菊心团样或栅栏状排列,坏死常见,核分裂象活跃。① 小细胞 NEC:瘤细胞小到中等大,细胞呈圆形、卵圆形或短梭形,核质比例高,胞质稀少,核染色深,染色质细腻,核仁不明显(图 12-3)。② 大细胞 NEC:瘤细胞大至中等大,胞质丰富,核浆比例低,染色质空泡状,核仁明显(图 12-4)。

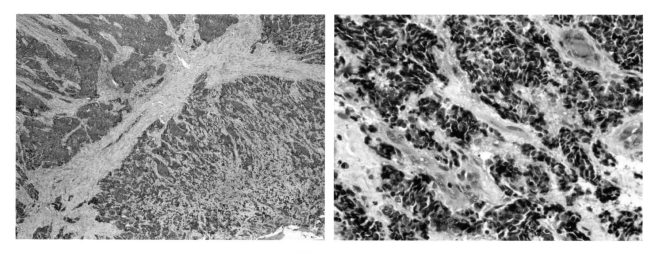

图 12-3 小细胞神经内分泌癌(NEC)HE 染色

肿瘤细胞呈片巢状排列,细胞小,呈卵圆形、短梭形,胞质稀少,易受挤压,核染色深,核仁不明显,40×;400×。

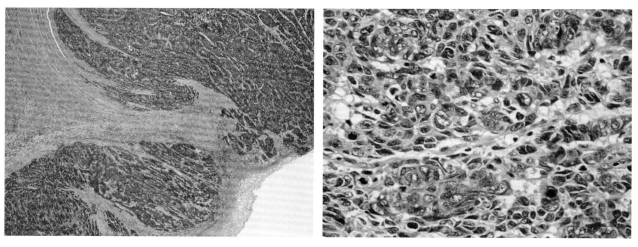

图 12-4 大细胞神经内分泌癌(NEC)HE 染色

肿瘤位于食管黏膜下方,瘤细胞胞质中等量,核染色质空泡状,核仁明显,核分裂象易见,40×;400×。

（3）MiNEN：罕见，通常是 NEC 和腺癌或鳞癌混合。

3. 免疫组织化学

瘤细胞表达 Syn、CgA 等神经内分泌标志，70% 的病例表达 TTF1。

五、转移瘤

除咽喉癌、胃癌和纵隔恶性肿瘤可直接侵犯食管外，任何部位的肿瘤均可经血管、淋巴管转移至食管。

（沈旭霞）

第四节 · 食管癌的筛查

我国是食管癌高发国家，大部分患者就诊时已进展至中晚期，尽管近些年来食管癌的治疗水平已有所提高，但进展期食管癌仍然难以获得较满意的远期生存。然而，局限于黏膜层的早期食管癌通过内镜治疗即可以获得良好的治疗效果，5 年生存率可超过 95%。因此，提高食管癌疗效，关键是早发现、早诊断和早治疗，而筛查即是实现食管癌"三早"的重要手段。

一、筛查对象

根据《中国早期食管癌筛查及内镜诊治专家共识意见 2014》，符合下列第① 条和② ～⑥ 条中任一条者应列为食管癌高危人群，建议作为筛查对象：① 年龄超过 40 岁；② 来自食管癌高发区；③ 有上消化道症状；④ 有食管癌家族史；⑤ 患有食管癌前疾病或癌前病变者；⑥ 具有食管癌的其他高危因素（吸烟、重度饮酒、头颈部或呼吸道鳞癌等）。美国胃肠病学会建议以下人群列为食管腺癌的高危人群：具有胃食管反流症状的男性，合并有以下一项或多项条件：年龄大于 50 岁，腰围 > 102 cm，腰臀比 > 0.9，白种人，吸烟史，食管腺癌或 Barrett 疾病家族史。

二、筛查方法

1. 上消化道钡餐

吞钡造影是食管疾病最常用的检查，操作方便，应用广泛。食管黏膜中断、僵硬或充盈缺损、龛影等特征表现具有一定的诊断价值，并且对于病变位置的判断较内镜具有独特的优势。但是消化道钡餐造影难以发现早期食管黏膜病变，不适合作为筛查的主要手段，更多应用于食管癌的辅助检查。

2. 食管拉网细胞学检查

我国于 20 世纪五六十年代发明出食管拉网细胞学诊断方法，这项简单低廉的技术，易于推广，第一次使我国食管癌早期诊断成为现实。研究表明，对于那些有临床症状、疑为食管癌的患者，食管拉网脱落细胞学检查诊断食管癌的敏感性和特异度都超过了 90%，但是对于无症状高危人群，无论是拉网球囊还是海绵胶囊，细胞学检测的敏感度均未超过 50%。因此食管拉网已较少作为常规筛查项目。近些年，食管拉网检测方法也在做出不断改进,Kadri SR 等人利用海绵拉网胶囊联合免疫组化染色的技术可以使病灶≥1 cm 的 Barrett 疾病的检出敏感度达到 73.3%,特异度达到 93.8%。

3. 内镜及病理活检

食管镜检查及镜下活检是目前最实用、有效的食管癌筛查方法,且是诊断早期食管癌的金标准。普通内镜可直接观察食管黏膜形态,确定病灶位置、范围,结合染色、放大等方法可进一步评估病灶性质、边界,可一次性完成筛查和早期诊断。结合超声内镜和活检,可判断病变的浸润深度及病理类型,直接用于指导治疗方案。

内镜下食管黏膜病灶若呈现以下特点,应引起重视:红区,糜烂灶,斑块,结节,黏膜粗糙,局部黏膜上皮增厚,黏膜血管网紊乱、缺失或截断。对于可疑区域应采取活检措施。此外,还可结合一些特殊内镜技术,开展进一步检查。如碘染色,利用病变组织内糖原含量减少,碘染色时可呈现不同程度的淡染或不染区,根据病变着色深浅、范围及边缘形态,进行指示性活检,可提高高危人群早期鳞癌的检出率。还有甲苯胺蓝染色,利用肿瘤细胞富含核酸类物质易被碱性染料染色的特性,此法假阳性率较高,在国内并不常用。此外,窄带成像技术(narrow band imaging,NBI)结合放大内镜可以观察食管上皮乳头内毛细血管袢和黏膜微细结构有助于更好地区分病变与正常黏膜及评估病变浸润深度,已成为早期食管癌内镜检查的重要手段。

三、早期食管癌病变分类

依照巴黎分型标准,表浅型食管癌及癌前病变分为隆起型病变(Ⅰ型)、平坦型病变(Ⅱ型)和凹陷型病变(Ⅲ型)。Ⅰ型又分为有蒂型(Ⅰp)和无蒂型(Ⅰs)。Ⅱ型根据病灶轻微隆起、平坦、轻微凹陷分为Ⅱa、Ⅱb 和Ⅱc 三个亚型。Ⅰ型与Ⅱa 型病变的界限为隆起高度达到 1.0 mm,Ⅱc 型与Ⅲ型的界限为凹陷深度达 0.5 mm。

根据早期食管癌病变层次,可分为黏膜内癌和黏膜下癌:黏膜内癌分为 M1、M2、M3,分别指病变未突破基底膜(原位癌/重度异型增生)、突破基底膜、浸润黏膜固有层,及病变浸润黏膜肌层。黏膜下癌根据其浸润深度可分为 SM1、SM2、SM3,指病变浸润黏膜下层的上、中、下 1/3。

四、筛查后干预

参照维也纳消化道上皮肿瘤病理分型标准及日本食道学会(JES)食管癌诊治指南,食管癌高危人群筛查后常选择以下临床处理方式:对于无异常发现的患者可予常规 3 年 1 次随访,有良性黏膜增生或轻度异型增生者可予每 1~3 年 1 次内镜随访,对于中度异型增生可予 1 年 1 次内镜随访或内镜治疗,对于重度异型增生、黏膜内癌及病变未突破 SM1 者推荐内镜下局部切除,对于病灶累及 SM2 及更深者推荐手术治疗或放化疗(图 12 - 5)。

与传统外科手术相比,早期食管癌内镜下切除优势明显。原则上,无淋巴结转移或淋巴结转移风险极低、残留和复发风险低的病变均适合进行内镜下切除。日本食道学会(JES)食管癌诊治指南中推荐早期食管癌内镜下切除的绝对适应证为:病变局限在上皮层或黏膜固有层的 T1a 期食管癌。内镜下切除的相对适应证为:病变浸润黏膜肌层(M3)或黏膜下浅层(T1bSM1,黏膜下浸润深度<200 μm)。黏膜下浸润深度超过 200 μm 的病变发生淋巴结转移的风险高,建议采取根治性外科手术治疗。复旦大学附属肿瘤医院的研究表明,病变累及 M1、M2、M3、SM1、SM2 和 SM3 的食管癌,淋巴结转移率分别为 0%、0%,

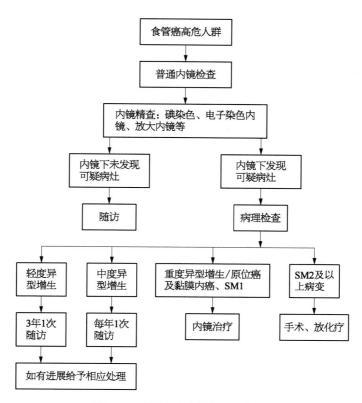

图 12-5　早期食管癌筛查及干预流程

11.8%、24.0%、20.5%和43.8%,据此可为食管癌内镜手术的人群选择提供参考。目前,国内专家共识推荐食管病变局限在上皮层或黏膜固有层(M1、M2)及食管黏膜重度异型增生可采取内镜下切除;而病变浸润黏膜肌层或黏膜下浅层(M3、SM1)、未发现淋巴结转移的临床证据、范围大于3/4环周、切除后狭窄风险大的病变为内镜下切除的相对适应证;若明确发生淋巴结转移的病变、术前判断病变浸润至黏膜下深层,原则上应行外科手术治疗。

(邵龙龙)

参 考 文 献

[1] 中华医学会消化内镜学分会,中国抗癌协会肿瘤内镜专业委员会.中国早期食管癌筛查及内镜诊治专家共识意见[J].中华消化内镜杂志,2015,32(4),205-224.

[2] Ajani J, D'Amico T, Bentrem D, et al. Esophageal and esophagogastric junction cancers, version 2.2019, NCCN clinical practice guidelines in oncology.[J]. Journal of the National Comprehensive Cancer Network, 2019, 17(7): 855-883.

[3] Ampil F L, Caldito G, Li B, et al. Computed tomographic staging of esophageal cancer and prognosis[J]. Radiat Med, 2001, 19(3): 127-129.

[4] Ando N, Ozawa S, Kitagawa Y, et al. Improvement in the results of surgical treatment of advanced squamous esophageal carcinoma during 15 consecutive years[J]. Annals of surgery, 2000, 232: 225-232.

[5] Baba Y, Ishimoto T, Harada K, et al. Molecular characteristics of basaloid squamous cell carcinoma of the esophagus: analysis of KRAS, BRAF, and PIK3CA mutations and LINE-1 methylation[J]. Annals of surgical oncology, 2015, 22: 3659-3665.

[6] Balfe D M, Mauro M A, Koehler R E, et al. Gastrohepatic ligament: normal and pathologic CT anatomy.[J]. Radiology, 1984, 150(2): 485-490.

[7] Ba-Ssalamah A, Zacherl J, Noebauer-Huhmann I M, et al. Dedicated multi-detector CT of the esophagus: spectrum of diseases[J]. Abdominal Imaging, 2009, 34(1): 3-18.

[8] Chowdhury F U, Bradley K M, Gleeson F V. The role of 18F-FDG PET/CT in the evaluation of oesophageal carcinoma[J]. Clinical Radiology, 2008, 63(12): 1297-1309.

[9] Ciocirlan M, Lapalus M, Hervieu V, et al. Endoscopic mucosal resection for squamous premalignant and early malignant lesions of the esophagus

[J]. Endoscopy, 2007, 39(1): 24 - 29.

[10] Coulomb M, Lebas J F, Sarrazin R, et al. Oesophageal cancer extension. Diagnostic contribution and effects on therapy of computed tomography. Report on 40 cases (author's transl)[J]. Journal De Radiologie, 1981, 62(10): 475.

[11] Dawsey S M, Shen Q, Nieberg R K, et al. Studies of esophageal balloon cytology in Linxian, China[J]. Cancer Epidemiol Biomarkers Prev, 1997, (2): 121 - 130.

[12] Downey R J, Akhurst T, Ilson D, et al. Whole body 18FDG - PET and the response of esophageal cancer to induction therapy: results of a prospective trial[J]. J Clin Oncol, 2003, 21(3): 428 - 432.

[13] Edwards D A. Carcinoma of oesophagus and fundus[J]. Postgrad Med J,1974,50: 223 - 226.

[14] Eguchi T, Nakanishi Y, Shimoda T, et al. Histopathological criteria for additional treatment after endoscopic mucosal resection for esophageal cancer: analysis of 464 surgically resected cases[J]. Modern Pathology, 2006, 19(3): 475 - 480.

[15] Endoscopic Classification Review Group. Update on the paris classification of superficial neoplastic lesions in the digestive tract[J]. Endoscopy, 2005, 37(6): 570 - 578.

[16] Gollub M J, Lefkowitz R, Moskowitz C S, et al. Pelvic CT in patients with esophageal cancer[J]. AJR Am J Roentgenol, 2005, 184(2): 487 - 490.

[17] Griffith J F, Kew J, Chan A C W, et al. 3D CT imaging of oesophageal carcinoma[J]. Eur J Radiol, 1999, 32(3): 216 - 220.

[18] Halber M D, Daffner R H, Thompson W M. CT of the esophagus: I. normal appearance[J]. AJR Am J Roentgenol, 1979, 133(6): 1047 - 1050.

[19] Halvorsen R A, Magruder-Habib K, Foster W L, et al. Esophageal cancer staging by CT: long-term follow-up study[J]. Radiology, 1986, 161(1): 147 - 151.

[20] Hayes T, Smyth E, Riddell A, et al., Staging in esophageal and gastric cancers[J]. Hematol Oncol Clin North Am, 2017, 31(3): 427 - 440.

[21] Herbella F, Grande J, Colleoni R. Anatomical analysis of the mediastinal lymph nodes of normal Brazilian subjects according to the classification of the Japanese society for diseases of the esophagus[J]. Surgery Today, 2003, 33(4): 249.

[22] Huang Q, Wu H, Nie L, et al. Primary high-grade neuroendocrine carcinoma of the esophagus: a clinicopathologic and immunohistochemical study of 42 resection cases[J]. The American Journal of Surgical Pathology, 2013, 37: 467 - 483.

[23] Japan Esophageal Society. Japanese classification of esophageal cancer, 11th edition: part I [J]. Esophagus, 2017, 14(1): 1 - 36.

[24] Kadri S R, Lao-Sirieix P, O'Donovan M, et al. Acceptability and accuracy of a non-endoscopic screening test for Barrett's oesophagus in primary care: cohort study[J]. BMJ, 2010, 34(10): 595.

[25] Kato H, Miyazaki T, Nakajima M, et al. The incremental effect of positron emission tomography on diagnostic accuracy in the initial staging of esophageal carcinoma[J]. Cancer, 2010, 103(1): 148 - 156.

[26] Kinkel K, Lu Y, Both M, et al. Detection of hepatic metastases from cancers of the gastrointestinal tract by using noninvasive imaging methods (US, CT, MR imaging, PET): a meta-analysis.[J]. Radiology, 2002, 224(3): 748.

[27] Kumbasar B. Carcinoma of esophagus: radiologic diagnosis and staging[J]. European Journal of Radiology, 2002, 42(3): 170 - 180.

[28] Kuwano H, Nishimura Y, Oyama T, et al. Guidelines for diagnosis and treatment of carcinoma of the esophagus (April 2012)[J]. Esophagus, 2015, 12(1): 1 - 30.

[29] Lam A K. Introduction: esophageal adenocarcinoma: updates of current status[J]. Methods in Molecular Biology, 2018, 1756: 1 - 6.

[30] Langer R, Becker K. Tumor regression grading of gastrointestinal cancers after neoadjuvant therapy[J]. Virchows Archiv, 2018, 472: 175 - 186.

[31] Lefor A T, Merino M M, Steinberg S M, et al. Computerized tomographic prediction of extraluminal spread and prognostic implications of lesion width in esophageal carcinoma[J]. Cancer, 2015, 62(7): 1287 - 1292.

[32] Lehr L, Rupp N, Siewert J R. Assessment of resectability of esophageal cancer by computed tomography and magnetic resonance imaging[J]. Surgery, 1988, 103(3): 344 - 350.

[33] Li B, Chen H, Xiang J, et al. Prevalence of lymph node metastases in superficial esophageal squamous cell carcinoma[J]. The Journal of Thoracic and Cardiovascular Surgery, 2013, 146(5): 1198 - 1203.

[34] Mainguest P. et al. Surgery of cancer de l'oesophage[J]. J. M. L.,1977, 58: 23 - 25.

[35] Maru D M, Khurana H, Rashid A, et al. Retrospective study of clinicopathologic features and prognosis of high-grade neuroendocrine carcinoma of the esophagus[J]. The American Journal of Surgical Pathology, 2008, 32: 1404 - 1411.

[36] Meyers B F, Downey R J, Decker P A, et al. The utility of positron emission tomography in staging of potentially operable carcinoma of the thoracic esophagus: results of the American College of Surgeons Oncology Group Z0060 trial.[J]. The Journal of Thoracic and Cardiovascular Surgery, 2007, 133(3): 738 - 745.e1.

[37] Panebianco V, Grazhdani H, Iafrate F, et al. 3D CT protocol in the assessment of the esophageal neoplastic lesions: can it improve TNM staging? [J]. European Radiology, 2006, 16(2): 414 - 421.

[38] Patti M G, Gantert W, Way L W. Surgery of the esophagus. Anatomy and physiology[J]. Surg Clin North Am, 1997, 77(5): 959 - 970.

[39] Picus D. Computed tomography in the staging of esophageal carcinoma.[J]. Radiology, 1983, 146(2): 433 - 438.

[40] Quint L E, Glazer G M, Orringer M B, et al. Esophageal carcinoma: CT findings.[J]. Investigative Radiology, 1987, 22(1): 84 - 87.

[41] Quint L, Glazer G, Orringer M, et al. Mediastinal lymph node detection and sizing at CT and autopsy.[J]. American Journal of Roentgenology, 1986, 147(3): 469 - 472.

[42] Rankin S. The role of computerized tomography in the staging of oesophageal cancer[J]. Clinical Radiology, 1990, 42(3): 152 - 153.

[43] Reinig J W, Stanley J H, Schabel S I. CT evaluation of thickened esophageal walls[J]. AJR Am J Roentgenol, 1983, 140(5): 931 - 934.

[44] Rice T W. Clinical staging of esophageal carcinoma. CT, EUS, and PET[J]. Chest Surg Clin N Am, 2000, 10(3): 471 - 485.

[45] Riddell A M, Davies D C, Allum W H, et al. High-resolution MRI in evaluation of the surgical anatomy of the esophagus and posterior mediastinum.[J]. American Journal of Roentgenology, 2007, 188(1): 37 - 43.

[46] Rizk N, Downey R J, Akhurst T, et al. Preoperative 18[F] - fluorodeoxyglucose positron emission tomography standardized uptake values predict

survival after esophageal adenocarcinoma resection[J]. Annals of Thoracic Surgery, 2006, 81(3): 1076 - 1081.

[47] Romagnuolo J, Scott J, Hawes R H, et al. Helical CT versus EUS with fine needle aspiration for celiac nodal assessment in patients with esophageal cancer[J]. Gastrointest Endosc, 2002, 55(6): 648 - 654.

[48] Saunders H S, Wolfman N T, Ott D J. Esophageal cancer. Radiologic staging.[J]. Radiol Clin North Am, 1997, 35(2): 281 - 294.

[49] Schlemper R J, Riddell R H, Kato Y, et al. The Vienna classification of gastrointestinal epithelial neoplasia[J]. Gut, 2000, 47(2): 251 - 255.

[50] Schmalfuss I M, Mancuso A A, Tart R P. Postcricoid region and cervical esophagus: normal appearance at CT and MR imaging[J]. Radiology, 2000, 214(1): 237 - 246.

[51] Schmidt T, Lordick F, Herrmann K, et al. Value of functional imaging by PET in esophageal cancer[J]. J Natl Compr Canc Netw, 2015, 13(2): 239 - 247.

[52] Schroder W, Der W, Baldus S E, et al. Lymph node staging of esophageal squamous cell carcinoma in patients with and without neoadjuvant radiochemotherapy: histomorphologic analysis[J]. World Journal of Surgery, 2002, 26(5): 584 - 587.

[53] Seevaratnam R, Cardoso R, McGregon C, et al. How useful is preoperative imaging for tumor, node, metastasis (TNM) staging of gastric cancer? A meta-analysis[J]. Gastric Cancer, 2012, 15 (Suppl 1): S3 - S18.

[54] Shaheen N J, Falk G W, Iyer P G, et al. ACG clinical guideline: diagnosis and management of Barrett's esophagus[J]. Am J Gastroenterol, 2016, 111(1): 30 - 50.

[55] Shimada H, Matsubara H, Okazumi S, et al. Improved surgical results in thoracic esophageal squamous cell carcinoma: a 40-year analysis of 792 patients[J]. Journal of Gastrointestinal Surgery, 2008, 12: 518 - 526.

[56] Tachimori Y, Ozawa S, Numasaki H, et al. Comprehensive registry of esophageal cancer in Japan, 2010[J]. Esophagus, 2017, 14: 189 - 214.

[57] Takashima S, Takeuchi N, Shiozaki H, et al. Carcinoma of the esophagus: CT vs. MR imaging in determining resectability. [J]. Ajr Am J Roentgenol, 1991, 156(2): 297 - 302.

[58] Umeoka S, Koyama T, Togashi K, et al. Esophageal cancer: evaluation with triple-phase dynamic CT-initial experience. [J]. Radiology, 2006, 239(3): 777 - 783.

[59] Unger E C, Coia L, Gatenby R, et al. CT staging of esophageal carcinoma in patients treated by primary radiation therapy and chemotherapy.[J]. Journal of Computer Assisted Tomography, 1992, 16(2): 235.

[60] van Rossum P S N, van Lier A L H M W, Lips I M, et al. Imaging of oesophageal cancer with FDG - PET/CT and MRI[J]. Clinical Radiology, 2015, 70(1): 81 - 95.

[61] Wallace M B, Nietert P J, Earle C, et al. An analysis of multiple staging management strategies for carcinoma of the esophagus: computed tomography, endoscopic ultrasound, positron emission tomography, and thoracoscopy/laparoscopy[J]. Annals of Thoracic Surgery, 2002, 74(4): 1026 - 1032.

[62] Wayman J. Evaluation of local invasion by oesophageal carcinoma — a prospective study of prone computed tomography scanning[J]. Postgraduate Medical Journal, 2001, 77(905): 181 - 184.

[63] Weijs T J, Ruurda J P, Luyer M, et al. New insights into the surgical anatomy of the esophagus[J]. Journal of Thoracic Disease, 2017, 9(S8): S675 - S680.

[64] Wu L F, Wang B Z, Feng J L, et al. Preoperative TN staging of esophageal cancer: comparison of miniprobe ultrasonography, spiral CT and MRI [J]. World J Gastroenterol, 2003, 9(002): 219 - 224.

[65] Yoon Y C, Lee K S, Shim Y M, et al. Metastasis to regional lymph nodes in patients with esophageal squamous cell carcinoma: CT versus FDG PET for presurgical detection prospective study.[J]. Radiology, 2003, 227(3): 764 - 770.

第十三章
食管癌的分期和治疗原则

第一节 · **食管癌的分期**

20 世纪 80 年代,国际抗癌联盟(Union Internationale Contre le Cancer,UICC)和美国抗癌联合会(American Joint Committee on Cancer,AJCC)联合提出 TNM 分期标准作为食管癌和食管-胃结合部癌的分期标准,到 2009 年已更新了 7 个版本。在食管癌 TNM 分期标准应用的二三十年间,食管和食管-胃结合部癌的诊断治疗得到不断发展,TNM 分期标准的可靠性和准确性得到充分验证。但随着食管癌诊断和治疗方式的不断改进,新辅助治疗在整个治疗策略中的地位日益提高,第 7 版 TNM 分期系统中的一些缺陷使得其无法满足临床及科研的进一步需求。在这一背景之下,国际抗癌联盟在 2017 年提出了第 8 版食管及食管-胃结合部癌 TNM 分期标准(表 13 - 1)。

表 13 - 1　第 8 版食管癌 TNM 分期标准

T 分期

Tx:原发肿瘤无法确定

T0:无原发肿瘤证据

Tis:重度不典型增生

T1:侵犯黏膜固有层、黏膜肌层或黏膜下层

　　T1a:侵犯黏膜固有层或黏膜下层

　　T1b:侵犯黏膜下层

T2:侵犯食管肌层

T3:侵犯食管外膜

T4:侵犯食管周围结构

　　T4a:侵犯胸膜、心包、奇静脉、膈肌或腹膜

　　T4b:侵犯其他邻近结构,如主动脉、椎体或气管等

N 分期

Nx:区域淋巴结转移情况无法评估

N0:无区域淋巴结转移

N1:1~2 枚区域淋巴结转移

N2:3~6 枚区域淋巴结转移

N3:≥7 枚区域淋巴结转移

续　表

M 分期

M0：无远处转移

M1：有远处转移

食管鳞癌 G 分期

Gx：分化程度无法确定

G1：高分化,角质化成分为主,可见角化珠及少量非角质化基底样细胞成分,肿瘤细胞排列成片,有丝分裂细胞数目少

G2：中分化,组织学特征差异性强,从角化不完全到低度角化均可见,通常无角化珠形成

G3：低分化,基底细胞形成大小不一的巢样分布,细胞巢中心多伴坏死,巢内含有片状或步道板样分布的肿瘤细胞,偶尔可见角化不全或角质化细胞

*如果在"未分化"癌组织中检测到鳞状细胞成分,并且在进一步检测中仍无法分辨分化程度,则认定为 G3 鳞癌

食管腺癌 G 分期

Gx：分化程度无法确定

G1：高分化,＞95%的肿瘤成分是分化好的腺体组织

G2：中分化,50%～95%的肿瘤成分是腺体组织

G3：低分化,肿瘤细胞呈巢状或片状排列,＜50%成分形成腺体成分

*如果在"未分化"癌组织中检测到腺体成分,则认定为 G3 腺癌

第 8 版 TNM 食管癌分期标准,对临床、病理及新辅助治疗后进行了区分,三种情况分别有各自的 TNM 分期标准,不再沿用以往的共用分期系统。其中鳞癌和腺癌的 cTNM 及 pTNM 分别为两套分期系统,而对于新辅助治疗后的 ypTNM 则不再区分鳞癌和腺癌,使用同一套 TNM 分期系统(图 13－1～图 13－5)。

第 8 版食管癌 TNM 分期标准与第 7 版相比,主要有以下几处变化。

（1）将 T1 细分为 T1a 和 T1b;取消 T2 肿瘤病灶位置对分期的影响;直接侵犯腹膜划分为 T4a。

（2）取消原有的 G4 未分化癌这一分类,进一步要求明确 G3 腺癌或 G3 鳞癌的分化程度。

（3）食管-胃结合部肿瘤,病灶中心距贲门 2 cm 以内,依据食管癌分期,病灶中心距贲门＞2 cm,即使食管受累,依据胃癌分期标准。

（4）取消第 7 版中Ⅲc 分期。

（5）细分ⅣA 期和ⅣB 期。

食管鳞癌 pTNM 分期,见图 13－1。

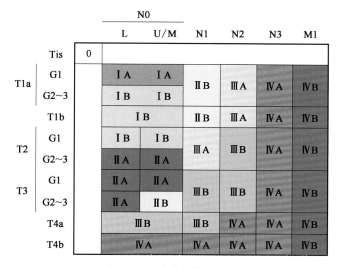

图 13－1　食管鳞癌 pTNM

食管腺癌 pTNM 分期，见图 13－2。

<table>
<tr><th></th><th></th><th></th><th>N0</th><th>N1</th><th>N2</th><th>N3</th><th>M1</th></tr>
<tr><td></td><td>Tis</td><td>0</td><td colspan="5"></td></tr>
<tr><td rowspan="3">T1a</td><td>G1</td><td rowspan="12"></td><td>ⅠA</td><td rowspan="3">ⅡB</td><td rowspan="3">ⅢA</td><td rowspan="3">ⅣA</td><td rowspan="3">ⅣB</td></tr>
<tr><td>G2</td><td>ⅠB</td></tr>
<tr><td>G3</td><td>ⅠC</td></tr>
<tr><td rowspan="3">T1b</td><td>G1</td><td rowspan="2">ⅠB</td><td rowspan="3">ⅡB</td><td rowspan="3">ⅢA</td><td rowspan="3">ⅣA</td><td rowspan="3">ⅣB</td></tr>
<tr><td>G2</td></tr>
<tr><td>G3</td><td>ⅠC</td></tr>
<tr><td rowspan="3">T2</td><td>G1</td><td rowspan="2">ⅠC</td><td rowspan="3">ⅢA</td><td rowspan="3">ⅢB</td><td rowspan="3">ⅣA</td><td rowspan="3">ⅣB</td></tr>
<tr><td>G2</td></tr>
<tr><td>G3</td><td>ⅡA</td></tr>
<tr><td></td><td>T3</td><td>ⅡB</td><td>ⅢB</td><td>ⅢB</td><td>ⅣA</td><td>ⅣB</td></tr>
<tr><td></td><td>T4a</td><td>ⅢB</td><td>ⅢB</td><td>ⅣA</td><td>ⅣA</td><td>ⅣB</td></tr>
<tr><td></td><td>T4b</td><td>ⅣA</td><td>ⅣA</td><td>ⅣA</td><td>ⅣA</td><td>ⅣB</td></tr>
</table>

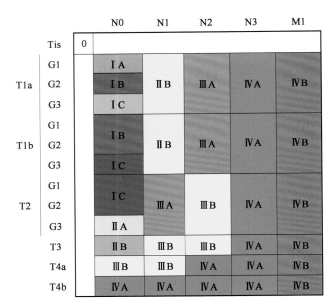

图 13－2　食管腺癌 pTNM

食管鳞癌 cTNM 分期，见图 13－3。

		N0	N1	N2	N3	M1
Tis	0					
T1		Ⅰ	Ⅰ	Ⅲ	ⅣA	ⅣB
T2		Ⅱ	Ⅱ	Ⅲ	ⅣA	ⅣB
T3		Ⅱ	Ⅲ	Ⅲ	ⅣA	ⅣB
T4a		ⅣA	ⅣA	ⅣA	ⅣA	ⅣB
T4b		ⅣA	ⅣA	ⅣA	ⅣA	ⅣB

图 13－3　食管鳞癌 cTNM

食管腺癌 cTNM 分期，见图 13－4。

		N0	N1	N2	N3	M1
Tis	0					
T1		Ⅰ	ⅡA	ⅣA	ⅣA	ⅣB
T2		ⅡB	Ⅲ	ⅣA	ⅣA	ⅣB
T3		Ⅲ	Ⅲ	ⅣA	ⅣA	ⅣB
T4a		Ⅲ	Ⅲ	ⅣA	ⅣA	ⅣB
T4b		ⅣA	ⅣA	ⅣA	ⅣA	ⅣB

图 13－4　食管腺癌 cTNM

食管鳞癌/腺癌新辅助治疗后 ypTNM 分期,见图 13 - 5。

	N0	N1	N2	N3	M1
T0	I	ⅢA	ⅢB	ⅣA	ⅣB
Tis	I	ⅢA	ⅢB	ⅣA	ⅣB
T1	I	ⅢA	ⅢB	ⅣA	ⅣB
T2	I	ⅢA	ⅢB	ⅣA	ⅣB
T3	II	ⅢB	ⅢB	ⅣA	ⅣB
T4a	ⅢB	ⅣA	ⅣA	ⅣA	ⅣB
T4b	ⅣA	ⅣA	ⅣA	ⅣA	ⅣB

图 13 - 5 食管鳞癌 ypTNM

(李　航)

第二节 · 食管癌的治疗原则

近几十年来,食管癌患者的生存率在许多国家都在逐渐提高,除了诊疗技术的进步、围手术期管理能力提高等因素,更重要的是对食管癌多学科综合诊疗的理念逐渐被接受。食管癌的多学科综合诊疗团队通常包括外科、放疗、化疗、病理、内镜等多部门专家,也包括相关护理及营养师参与。食管癌治疗计划的制订依据肿瘤的病理类型、部位、临床分期和患者的身体状况评估。通过多学科诊疗评估并制订治疗计划,为食管癌患者制订个体化的诊疗方案,进而实现改善患者生存、提高患者生活质量的目的。

食管癌的内镜治疗包括内镜下黏膜切除、黏膜肌层切除、内镜下消融治疗等,通常适用于早期的表浅食管癌(T1)。内镜下治疗能够避免器官切除的创伤,相比外科手术,能够极大地提高患者生活治疗。然而,内镜治疗决策需要综合评判。食管黏膜层和黏膜下层具有丰富的淋巴管网结构,一旦肿瘤累及黏膜下层,食管癌即有较大可能发生淋巴结转移。既往文献报道中,肿瘤位于黏膜层(T1a)时,淋巴结转移发生率为5%,累及黏膜下层(T1b)时,淋巴结转移发生率提高至30%。进一步分别把黏膜层和黏膜下层分为上、中、下三层(M1、M2、M3、SM1、SM2、SM3),研究显示随着肿瘤浸润深度增加,淋巴结转移发生率逐渐提高。目前一般认为,由于淋巴结转移发生率较低,内镜治疗适用于仅累及黏膜层的中上 1/3(M1、M2)的肿瘤;而当肿瘤累及黏膜下层的中下 1/3 时,由于具有较高的淋巴结转移可能,需手术切除行彻底的淋巴结清扫。肿瘤累及黏膜层的下 1/3(M3)或黏膜下层的上 1/3(SM1)时,淋巴结转移发生率约为 10%。对于 M3 和 SM1 期肿瘤,需警惕患者存在相对较高的淋巴结转移的风险,内镜治疗后,需行系统性淋巴结清扫或密切随访观察。

外科手术对于可切除的食管癌患者仍是重要的治疗手段。通过外科手术,实现肿瘤的根治性切除能够有效提高患者的生存率。然而,食管跨越颈、胸、腹三个区域,食管肿瘤淋巴结转移发生早且广泛,因此食管手术风险较大,手术死亡率曾高达 10%,预后较差;而且食管术后可能由于喉返神经损伤、吻合口狭窄、反流等并发症而严重影响患者生活质量。近年来,随着外科手术技术的提高、围手术期管理,以及重症监护治疗手段的提高,在有经验的诊疗中心,食管手术死亡率可降至 1% 以内。食管的外科手术包括肿瘤的切除和淋巴结的清扫。外科手术技术包括非开胸经膈肌裂孔食管切除、经左胸一切口入路手术（Sweet 术式）、右胸上腹两切口入路手术（Ivor Lewis 术式）、左颈右胸上腹三切口手术（McKeown 术式），以及近年逐渐开展的腔镜手术及机器人手术。1994 年慕尼黑国际食管疾病会议把食管癌的淋巴结清扫范围分为标准（中下纵隔）、扩大（中下纵隔+右上纵隔）、全纵隔及颈胸腹三野淋巴结清扫。外科术式的选择通常依据肿瘤部位、外侵情况、患者身体状况和医师的手术习惯等确定。选择合适的术式，能够降低术后并发症及死亡风险；通过有效的淋巴结清扫，能够降低复发，进而提高患者的生存。现有证据表明，扩大范围的淋巴结清扫，能够提高伴有淋巴结转移者的生存。和传统开放食管手术相比，腔镜手术降低了食管手术风险，尤其减少了术后肺部并发症的发生，但腔镜手术能否提高患者的远期生存率仍有待进一步的临床研究明确。

对于局部进展期（cT3~4 或者 cN1~3）的食管癌，通常需要手术及放疗、化疗结合的综合治疗。OE02、CROSS 等临床研究在西方国家中确定了新辅助治疗后手术成为中晚期食管的标准治疗模式。OE02 研究入组 802 例患者，其中 247 例鳞状细胞癌患者，新辅助化疗组长期生存优于单独手术组（$HR = 0.86$，95% CI：0.71~1.05）；CROSS 研究中，仅有 84 例鳞状细胞癌患者，新辅助放化疗组中位生存时间为 81.6 个月，而单独手术组仅为 21.1 个月（$HR = 0.48$，95% CI：0.28~0.83）。而一项纳入 24 个研究包括 4 188 例患者的荟萃分析表明，对于食管鳞状细胞癌，新辅助放化疗较单独手术改善患者生存（$HR = 0.80$，95% CI：0.68~0.93），而新辅助化疗和单独手术相比却无差异（$HR = 0.92$，95% CI：0.81~1.04）。然而，目前关于新辅助治疗的临床研究大多来自西方国家，以腺癌为主，而且研究方案对手术方式及淋巴结清扫范围大多无明确规定。复旦大学附属肿瘤医院一项对比经左胸入路有限范围两野淋巴结清扫和经右胸入路扩大范围两野淋巴结清扫治疗胸内食管癌的临床试验显示，对于伴有淋巴结转移的中下段食管鳞癌患者，扩大范围的淋巴结清扫术后显著提高患者生存（5 年生存率：51% $vs.$ 31%，$HR = 1.179$，95% CI：1.111~2.660，$P = 0.013$）。因此，新辅助治疗后不同范围淋巴结清扫、新辅助化疗与新辅助放化疗、新辅助治疗后完全病理缓解后手术与随访、新辅助与术后辅助治疗的对比等，仍需更多循证医学证据以明确最佳的食管癌多学科治疗策略。

根治性放化疗适用于不可切除的食管癌或治疗后复发者。对于这些患者，放化疗优于单独放疗，包括颈段食管肿瘤患者。既往临床研究对比放化疗联合及单独放疗治疗食管癌患者，采用顺铂、氟尿嘧啶方案联合放疗（50 Gy）治疗的患者平均生存时间为 12.5 个月，而采用单独放疗者（64 Gy）仅为 8.9 个月；奥沙利铂联合放化疗和顺铂联合放化疗治疗后，两组患者生存相仿。近年来，免疫治疗在进展期食管癌的治疗中显露曙光。程序死亡蛋白（PD1）是表达与淋巴细胞表面的免疫抑制受体，通过与其配体（PD-L1、PD-L2）结合，调节 T 细胞活性、免疫耐受。约 43.9% 的食管肿瘤表达 PD-L1 及 PD-L2。一项 II 期研究表明 PD-L1 抗体在 64 例食管鳞癌中，11 例患者（17%）客观缓解，27 例患者（42%）达到疾病控制，中位生存时间为 10.8 个月。随着研究的开展，食管癌的治疗可包括放化疗、手术和免疫治疗，而食管癌个体化的治疗策略，应依据多学科基于循证医学的讨论制订。

很多食管癌患者由于局部侵犯或远处转移失去了根治性治疗的机会。发生转移的食管癌患者，如无治疗，中位生存时间通常少于 6 个月。对于晚期的食管癌患者，治疗需侧重于肿瘤相关症状的缓解，以提高患者生活质量。食管癌患者最常见主诉为吞咽困难，进而营养状况变差并出现体重下降。通过置入食管支架，能够缓解患者进食不畅的症状；也可通过胃肠造瘘进行肠内营养，以期改善患者营养状况。对于晚期食管癌患者，通过支架置入改善患者营养状况，并结合放疗及化疗，可能为最佳的治疗策略，而为患者带来一定的生存获益。

（李　斌）

参 考 文 献

[1] Allum W H, Stenning S P, Bancewicz J, et al. Long-term results of a randomized trial of surgery with or without preoperative chemotherapy in esophageal cancer[J]. J. Clin. Oncol, 2009, 27(30): 5062 – 5067.

[2] Bergman J J, Zhang Y M, He S, et al. Outcomes from a prospective trial of endoscopic radiofrequency ablation of early squamous cell neoplasia of the esophagus. Gastrointest[J]. Endosc, 2011, 74(6): 1181 – 1190.

[3] Biere S S, van Berge Henegouwen M I, Maas K W, et al. Minimally invasive versus open oesophagectomy for patients with oesophageal cancer: a multicentre, open-label, randomised controlled trial[J]. Lancet, 2012, 379(9829): 1887 – 1892.

[4] Conroy T, Galais M P, Raoul J L, et al. Definitive chemoradiotherapy with FOLFOX versus fluorouracil and cisplatin in patients with oesophageal cancer (PRODIGE5/ACCORD17): final results of a randomised, phase 2/3 trial[J]. Lancet Oncol, 2014, 15(3): 305 – 314.

[5] Hagens E, van Berge Henegouwen M I, Cuesta M A, et al. The extent of lymphadenectomy in esophageal resection for cancer should be standardized[J]. J Thorac Dis, 2017, 9(S8): S713.

[6] Herskovic A, Martz K, al-Sarraf M, et al. Combined chemotherapy and radiotherapy compared with radiotherapy alone in patients with cancer of the esophagus[J]. N. Engl. J. Med, 1992, 326(24): 1593 – 1598.

[7] Japan Esophageal Society. Japanese classification of esophageal cancer, 11th edition : part II and III[J]. Esophagus, 2017, 14(1): 37 – 65.

[8] Kudo T, Hamamoto Y, Kato K, et al. Nivolumab treatment for oesophageal squamous-cell carcinoma: an open-label, multicentre, phase 2 trial[J]. Lancet Oncol, 2017, 18(5): 631 – 639.

[9] Li B, Chen H, Xiang J, et al. Prevalence of lymph node metastases in superficial esophageal squamous cell carcinoma[J]. J Thorac Cardiovasc Surg, 2013, 146(5): 1198 – 1203.

[10] Li B, Hu H, Zhang Y, et al. Esophageal squamous cell carcinoma patients with positive lymph nodes benefit from extended radical lymphadenectomy[J]. The Journal of Thoracic and Cardiovascular Surgery, 2019, 157(3): 1275 – 1283; e1.

[11] Li B, Hu H, Zhang Y, et al. Extended right thoracic approach compared with limited left thoracic approach for patients with middle and lower esophageal squamous cell carcinoma: three-year survival of a prospective, randomized, open-label trial[J]. Ann. Surg, 2018, 267(5): 826 – 832.

[12] Merkow R P, Bilimoria K Y, Keswani R N, et al. Treatment trends, risk of lymph node metastasis, and outcomes for localized esophageal cancer[J]. J Natl Cancer Inst, 2014, 106(7): 766 – 776.

[13] Omloo J M, Lagarde S M, Hulscher J B, et al. Extended transthoracic resection compared with limited transhiatal resection for adenocarcinoma of the mid/distal esophagus: five-year survival of a randomized clinical trial[J]. Ann. Surg, 2007, 246(6): 992 – 1000; discussion – 1.

[14] Pennathur A, Farkas A, Krasinskas A M, et al. Esophagectomy for T1 esophageal cancer: outcomes in 100 patients and implications for endoscopic therapy[J]. Ann. Thorac. Surg. 2009, 87(4): 1048 – 1054; discussion 54 – 55.

[15] Rice T W, Ishwaran H, Ferguson M K, et al. Cancer of the esophagus and esophagogastric junction: an eighth edition staging primer[J]. Journal of Thoracic Oncology, 2017, 9(1): E282.

[16] Sjoquist K M, Burmeister B H, Smithers B M, et al. Survival after neoadjuvant chemotherapy or chemoradiotherapy for resectable oesophageal carcinoma: an updated meta-analysis[J]. Lancet Oncol, 2011, 12(7): 681 – 692.

[17] Straatman J, van der Wielen N, Cuesta M A, et al. Minimally invasive versus open esophageal resection: three-year follow-up of the previously reported randomized controlled trial: the TIME Trial[J]. Ann. Surg, 2017, 266(2): 232 – 236.

[18] van Hagen P, Hulshof M C, van Lanschot J J, et al. Preoperative chemoradiotherapy for esophageal or junctional cancer[J]. N Engl J Med, 2012, 366(22): 2074 – 2084.

[19] Vilsteren F G, Alvarez Herrero L, Pouw R E, et al. Radiofrequency ablation for the endoscopic eradication of esophageal squamous high grade intraepithelial neoplasia and mucosal squamous cell carcinoma[J]. Endoscopy, 2011, 43(4): 282 – 290.

第十四章
食管癌的外科治疗

第一节 · 食管癌外科治疗基础

外科手术是食管癌治疗的主要手段之一。食管外科已有近 90 年的历史,在 1931 年,Torek 完成了第一例经胸食管癌切除术,术后患者存活了 17 年,虽然未完成解剖意义上的消化道重建,进食需通过橡皮管连接食管造口及胃造口处,但翻开了食管癌手术治疗的新篇章。1933 年 Ohsawa 在切除食管后首次成功地使用了胃代食管术。经食管裂孔的食管切除术在 1933 年由 Turner 报道,Orringer 在 20 世纪 70 年代后期使该术式完善并在西方流行起来。开胸术式中的 Sweet 术式(经左胸入路,1942 年)曾经在中国成为主流术式,而 Ivor Lewis 术式(右胸上腹二切口术式,1946 年)及 McKeown 术式(右胸三切口颈部吻合,1972 年)都是现在较常用的术式。20 世纪 80 年代由日本学者提出了三野淋巴结清扫,但由于缺乏有力的前瞻性随机试验的支持未能在全世界范围得到推广。而在 20 世纪 90 年代后期微创食管外科手术逐渐兴起,并被证实可以降低术后并发症。随着医学技术的进一步发展,食管癌手术的术后并发症及死亡率都有了明显的下降,有经验的诊疗中心食管癌的围手术期死亡率一般都可以控制在 5% 以下,甚至降至 1% 以下。食管外科医师需要以循证医学为基础,结合每个患者实际病情,选择最适合的手术方式,从而使患者得到最大的长期生存获益。

不论采用何种手术方式,食管癌手术都应以延长患者生存期,减少复发及提高生活质量为最主要目标。因此,需综合考虑肿瘤的进展情况及患者的全身情况,通过准确的临床分期及全面的身体功能评估,选择最适合的治疗方案及手术方式,当然术者的经验偏好及患者的意愿也会对术式的选择产生影响。

在手术之前,首先要全面评估患者的功能状况,其次需通过胸腹部 CT、B 超或 PET–CT、EUS 等检查对病灶进行准确的临床分期,除了对肿瘤可切除性进行评估以外,更重要的是结合目前外科治疗现状进行预后判断,选择最合适的治疗。

对于局限性早期病灶,如肿瘤局限在黏膜层(Tis,T1a),应以内镜下治疗为首选,大量的临床研究表明 T1a 的病灶很少有淋巴结转移,而当病灶侵犯至黏膜下层(T1b),淋巴结转移率可以达到 20%~30%,根治性手术是更好的选择。对于局部晚期病灶,T4a 病灶(肿瘤侵犯心包、胸膜或膈肌)在 R0 切除后仍可改善预后。食管癌根治性放化疗后复发或病灶持续存在,如食管病灶局限且可切除,在排除远处转移后仍可行挽救性手术。而对于多站淋巴结转移(N3)的病例,即使手术彻底切除也很难获得理想的远期生存,是手术的相对禁忌证。T4b 及 M1 则为手术的绝对禁忌。距离环咽肌<5 cm 的颈段食管癌或颈胸段

食管癌因无法保证足够的上切缘亦应选择根治性放化疗。

淋巴结清扫是食管癌手术的重要步骤,清扫范围一直存在争论,1994 年慕尼黑的国际食管疾病会议将食管癌的淋巴结清扫范围分为标准(清扫中下纵隔)、扩大(清扫中下纵隔加右上纵隔)、全纵隔(扩大清扫+左上纵隔清扫)及颈胸腹三野淋巴结清扫。来自复旦大学附属肿瘤医院的研究表明,与经左胸入路的标准淋巴清扫相比,经右胸入路的全纵隔淋巴清扫没有增加术后并发症,并且提高了有淋巴结转移患者的长期生存。

第二节 · 食管癌的手术方式

食管癌的手术方式复杂多样,食管外科医师一般都有自己的偏好,但每种术式都有其优缺点,很难有一种术式可以适合所有的病例,最佳式仍存在争论,以下介绍常见的手术方式。

一、右胸二切口食管癌根治术(Ivor-Lewis esophagectomy)

右胸二切口食管癌术式最早出现在 1946 年,当时的手术还需要分两次进行,先行开腹术进行胃部的游离,一至两周后再开胸游离食管,进行胃食管胸腔吻合。现在则都一次完成,并已经成为食管癌较主流的术式。

1. 外科解剖

(1)奇静脉异常:奇静脉弓在食管上 1/3 和中 1/3 交界处越过,并汇入上腔静脉,手术及术前 CT 需注意异常增宽的奇静脉,往往存在下腔静脉中断奇静脉延续的情况发生,一般发生率在 0.2%~3%,可同时伴发多脾症及先天性心脏病,但也可单独发生,没有任何症状。如果遇到这种情况则在手术中需保留奇静脉弓。

(2)喉不返神经:发生率 0.7%,多发生在右侧,右喉返神经未绕过锁骨下动脉,而是直接入喉。一般伴有血管畸形,右锁骨下动脉从主动脉直接发出,CT 及术中可见这根变异的动脉紧贴食管后方,手术中需注意避免损伤血管。

(3)右胸手术切口需兼顾食管的游离和喉返神经旁淋巴结清扫及胸顶吻合,胸部切口不能低,下段食管暴露相对差,在腹部操作时应通过膈肌裂孔尽量向上游离下段食管。

2. 术前评估

(1)更适合中下段食管癌,当病灶超过隆突,为了保证足够长度的切缘,可选择颈部吻合的右胸三切口。

(2)当病灶位于下段,巨大且偏主动脉左侧时,或主动脉反位等情况则更倾向左开胸术式。

(3)有右侧结核性胸膜炎等可能造成右侧胸腔致密粘连的病例,虽然不是右胸手术绝对禁忌证,但也可考虑左胸术式或不开胸术式。

(4)需明确患者有无腹部手术史,有胃大部切除手术史病例则需考虑结肠代食管。

(5)因梗阻严重导致上段食管扩张明显的病例,可术前置胃管于梗阻近端,使用生理盐水冲洗,减少水肿。吻合时则偏向选择大一号的吻合器。

(6)对于接受过新辅助放疗的病例,如上纵隔在放疗靶区,则一般选择右胸三切口颈部吻合。

（7）术前 CT 怀疑食管病灶有外侵，或右侧肺部有小结节，转移待排，都应改为右胸三切口术式，先行胸部手术，探查胸部病灶。

3. 手术步骤

（1）腹部手术：包括以下主要步骤。① 患者取平卧位，上腹正中切口（自剑突至脐），如患者肥胖可采用悬吊拉钩。② 探查：肝、网膜及腹膜有无转移灶，腹腔干周围有无融合成团的淋巴结，与胰腺之间的关系，评价可切除性。③ 游离胃大弯侧，注意保护胃网膜右血管弓，使用超声刀于其外侧 2 cm 以上逐步切断大网膜，向下至幽门，向上切断胃网膜左血管及胃短、胃底血管，一直游离至左侧贲门。④ 处理胃左动静脉，于根部结扎切断胃左动脉及静脉，清扫胃左动脉旁淋巴结，暴露腹腔干及其分支并清扫周围淋巴结。⑤ 打开小网膜，游离胃小弯侧，远端至幽门，近端至贲门右侧。如胃较小或游离度不足，可行 Kocher 切口分离十二指肠降部的外侧腹膜和粘连组织，从而使胃获得最大的游离度。⑥ 离断下段食管，游离膈肌裂孔，充分游离贲门及下段食管，尽量向近端食管游离。⑦ 制作管胃，管胃的宽度一般在 4 cm 左右。沿着大弯的弧度制作管胃能使其更长。将管胃近端与食管断端相连。⑧ 可行空肠造瘘术。⑨ 关腹。

（2）胸部手术：包括以下主要步骤。① 患者取左侧卧位，右侧第四肋间 musle-sparing 切口，左肺单肺通气。② 游离下段食管，打开食管两侧纵隔胸膜，游离食管，清扫食管旁淋巴结，提拉下段食管断端可使游离更方便。③ 游离中段食管，结扎切断奇静脉弓，游离中段食管，需注意保护左主支气管及胸导管。清扫隆突下淋巴结。④ 清扫右喉返神经旁淋巴结，沿着迷走神经打开上纵隔胸膜，至锁骨下动脉，暴露右喉返神经，清扫食管旁及右喉返神经旁淋巴结。⑤ 清扫左喉返神经旁淋巴结，游离上段食管脊柱侧至胸顶，牵拉食管，分离食管气管间隙，暴露左喉返神经并清扫周围淋巴结。⑥ 切除病变食管，行食管胃胸顶器械吻合，关闭胃残端。25 mm 吻合器最常使用，具体需根据食管的粗细选择。吻合需确保管胃无扭转，无张力。⑦ 如怀疑胸导管损伤，则需在损伤的远端及隔上分别结扎胸导管。⑧ 放置纵隔引流管及胸管，关闭上纵隔胸膜。⑨ 关胸。

二、经左胸食管癌根治术（Sweet esophagectomy）

Sweet 术式最早在 1942 年被报道，该术式的优点在于能较好地暴露下段食管及左上腹，并且可在一个体位下完成手术。但该术式与右胸入路相比对中上纵隔的暴露较差。

1. 外科解剖

（1）左胸入路因主动脉弓的遮挡，食管暴露相对较差，钝性游离时需注意避免损伤奇静脉弓、喉返神经、气管和胸导管。

（2）弓上吻合口时，于左锁骨下动脉外侧的食管上三角区打开纵隔胸膜，胸导管在食管上三角区内从主动脉弓上缘由后下方向前上方斜行跨越，注意不要损伤。

2. 术前评估

（1）该术式无法清扫上纵隔淋巴结，需通过 CT，PET 或 EUS 排除有上纵隔淋巴结转移的病例。

（2）食管肿瘤位于隆突以上的病例，术中暴露相对较差。

3. 手术步骤

（1）患者取右侧卧位，单肺通气，左侧第五或第六肋间后外侧切口入胸。

（2）探查肿瘤，与主动脉、肺门有无固定，评估能否切除。

（3）与肝脾之间打开膈肌，探查腹腔、胃左动脉旁淋巴结情况及有无腹腔广泛转移。

（4）游离胃,使用超声刀沿胃大弯及胃小弯游离,分离大网膜及小网膜,切断胃短、胃后及胃左血管,注意保护胃网膜右血管。清扫胃左动脉旁淋巴结。

（5）离断食管,制作管状胃。

（6）游离食管,打开主动脉侧后纵隔胸膜,沿心包,对侧胸膜和肺门结构表面游离食管,清扫周围淋巴结。以病灶位置决定游离高低,如行弓上吻合则需在主动脉后方钝性分离食管,打开食管上三角胸膜,将食管牵出。

（7）切除病变食管,行食管胃器械吻合,关闭胃残端。吻合需确保无张力,胃无扭转。

（8）如需行颈部吻合,则需行左颈胸锁乳突肌前方斜切口游离颈段食管。行颈部胃食管吻合。

（9）经鼻置入空肠营养管。

（10）关闭膈肌。

（11）放置纵隔引流管及胸管后关胸。

三、右胸三切口食管癌根治术（McKeown esophagecotmy）

开胸术式广泛开展之后,胸腔吻合口瘘越来越被大家关注,颈部吻合开始被应用于开胸术式,右胸三切口食管癌根治术在1972年被报道。该术式更适合病灶位置超过隆突的食管癌病例、新辅助放疗病例及同时需行颈部淋巴结清扫的病例。

1. 外科解剖

（1）左颈游离颈段食管时需注意保护左喉返神经,其走行于左侧气管食管沟,可先从颈总动脉内侧游离食管,胸部尽量向上游离食管。

（2）需要保证胃有足够的游离度,必要时可行 Kocher 切口分离十二指肠降部的外侧腹膜和粘连组织。

（3）如管胃长度不够,胸骨后路径比后纵隔路径更短。

（4）余同右胸二切口。

2. 术前评估

（1）由于需将胃提至颈部,因此对于胃的游离度有更大的要求,需排除胃部手术史病例。有胆囊手术史或胰腺炎史的病例亦需注意,幽门及远端胃可能与肝或胰腺紧密粘连,导致胃游离度较差。

（2）需注意有无主动脉反位,右侧结核性胸膜炎等不利右胸入路的情况。

（3）对于上段食管癌,需注意病灶上缘位置是否过高,除了胃镜检查,更应参考食管钡餐检查。

3. 手术步骤

（1）胸部操作:主要有以下几个步骤:① 患者左侧卧位,右侧第四肋间 musle-sparing 切口,左肺单肺通气。② 打开奇静脉下方食管两侧纵隔胸膜至膈肌,游离下段食管,离断后牵引下段食管断端,游离食管并清扫食管旁淋巴结。③ 离断奇静脉弓,继续游离食管,注意保护胸导管,左主支气管,清扫隆突下及周围淋巴结。④ 清扫右喉返神经旁淋巴结,沿着迷走神经打开上纵隔胸膜,至锁骨下动脉,暴露右喉返神经,清扫食管旁及右喉返神经旁淋巴结。⑤ 清扫左喉返神经旁淋巴结,游离上段食管脊柱侧至胸顶,牵拉食管,分离食管气管间隙,暴露左喉返神经并清扫周围淋巴结。⑥ 切断食管病灶,纱条连接食管两断端。⑦ 置入纵隔引流管及胸管。⑧ 缝合重建上纵隔胸膜。⑨ 逐层关胸。

（2）腹部游离胃:步骤同右胸二切口腹部操作,可不做空肠造瘘,在吻合结束后放置鼻饲管。

（3）颈部吻合:主要包括:① 沿左胸锁乳突肌前缘行左下颈部斜行切口。② 于颈部正中切开颈白线,游离并向外侧牵拉左侧带状肌,暴露气管,颈总动脉及食管。③ 游离颈段食管,提拉胃至左颈,行器械或手工吻合。④ 放置颈部引流管,关闭颈部切口。

四、不开胸经食管裂孔食管切除术(Orringer 术式)

最早的食管癌手术因为缺乏气管插管全麻技术,都是不开胸的食管癌切除术。在全麻技术普及后,开胸的食管癌手术占据了主导,不开胸的食管手术仅被用于颈段食管癌或咽喉肿瘤手术中,直到 Orringer 将这一术式进一步完善,降低了并发症及死亡率,使这一术式在西方国家又重新流行了起来。

1. 外科解剖

(1)不开胸术式不代表不需要了解胸段食管的解剖关系,恰恰相反,因为非直视下操作,需要更熟悉胸部的解剖和比邻关系。

(2)颈部游离食管时需注意保护左喉返神经。

2. 术前评估

(1)尤其适合肺功能不佳的病例,但对于心功能不佳的病例需谨慎,由于术中手需经膈肌裂孔伸入纵隔游离食管,会造成对心脏的压迫。

(2)对于怀疑有淋巴结转移的病例,或肿瘤较大,可疑外侵的病例应选择开胸手术。

3. 手术步骤

(1)腹部胃及颈部食管的游离:参见右胸二切口食管癌根治术的腹部操作及右胸三切口的颈部操作。

(2)纵隔食管的游离:大致步骤如下:① 经裂孔可在拉钩的配合下,直视下分离下段食管,甚至可以到达隆突水平。② 先分离食管后方,右手经裂孔向上分离,卵圆钳由颈部食管后方向下,直至汇合。③ 分离食管前方,右手经裂孔掌面向下分离食管前方,颈部可用手指指腹向下分离上段食管前方。注意用力方向,勿损伤气管膜部。④ 分离食管两侧,右手经裂孔掌面向下自食管前方进入,示指及中指分别位于食管两侧,向下分离食管两侧。上段食管可将食管自颈部切口牵拉出分离两侧。

(3)颈部吻合,Orringer 采用的是半机械吻合,使用 30 mm 直线切口器将食管后壁和胃壁钉合并切割,剩余的吻合口的前壁使用手工缝合关闭。

五、结肠代食管术

结肠是替代食管的另一种脏器,在临床上使用远不及胃代食管普及,实际上早在 1914 年就有了第一例结肠代食管术被成功完成。但这项相对复杂的术式逐渐被简便的胃代食管取代,结肠代食管术式一般仅在无法使用胃代食管时被应用。

1. 外科解剖

(1)升结肠由回结肠动脉及结肠右动脉供血,横结肠由结肠中动脉供血,结肠脾曲及降结肠由结肠左动脉供血。其中结肠左动脉最恒定,变异发生率仅 0.3%,而升结肠及横结肠由典型的回结肠动脉、结肠中动脉及结肠右动脉三支动脉供血的比例仅 68%,变异很多,12.7% 无结肠右动脉,3.6% 无结肠中动脉,7% 有两支独立的结肠中动脉,而 1.6% 甚至有三支独立的结肠中动脉。

(2)结肠的各支动脉在结肠边缘发出两支相互吻合成弓,但 5% 在回结肠动脉和结肠右动脉之间没有吻合成弓,而结肠左动脉和结肠中动脉的吻合相对固定。

（3）左半结肠的静脉回流比右半结肠也更恒定，而且除了沿结肠左静脉回流至脾静脉及门静脉，其边缘静脉还可通过直肠静脉回流至下腔静脉。

2. 术前评估

（1）病史采集需特别注意有无结肠病变，如憩室炎、克隆病、溃疡性结肠炎及结肠息肉甚至肿瘤病变。

（2）需行结肠镜检查结肠黏膜情况，术前需肠道准备，术前两天流质饮食，术前清洁灌肠。

（3）结肠血管造影是否必须，目前有争论，但如果有动脉粥样硬化及腹主动脉瘤的情况，则可考虑行血管造影了解结肠血供情况。

3. 手术步骤

以结肠左动脉为血供的部分横结肠和降结肠的顺蠕动颈部吻合为例。

（1）右胸入路游离胸段食管，清扫纵隔淋巴结。

（2）上腹正中切口，分离胃结肠韧带，分离结肠脾曲及肝曲的腹膜后附着。

（3）测量左侧耳垂下缘至剑突之间的距离，作为所需结肠的长度。

（4）仔细辨识结肠系膜内的结肠中动脉、结肠左动脉。因结肠中动脉需在根部结扎切断以保证其左右分支之间的交通，如结肠中动脉的左右分支单独起自肠系膜上动脉，则较难保证近端结肠血供，需将结肠中动脉与颈部血管吻合，或改行保留结肠中动脉的肠段移植。

（5）使用无损伤血管夹钳夹结肠中动脉，及预计要切断的结肠边缘血管，观察靶段结肠血供约10 min，如小动脉搏动良好，肠管红润，说明血供好，可以使用。

（6）打开结肠中动脉右侧结肠系膜及结肠左动脉左侧结肠系膜，根据需要的长度，离断所选结肠，结扎切断结肠中动脉及两断端处边缘血管。

（7）上提已游离的结肠段至颈部（后纵隔或胸骨后径路），左颈斜切口游离颈段食管，行左颈食管结肠吻合。

（8）远端结肠与胃行侧侧吻合，放置胃塑管。

（9）最后行结肠-结肠吻合。

六、微创食管癌根治术

食管癌微创手术的最早探索是胸腔镜游离食管联合开腹游离胃及颈部吻合，之后又有了腹腔镜游离胃联合开胸吻合、腹腔镜下的经食管裂孔食管切除术及胸腹腔下的食管癌根治术。本章节仅介绍复旦大学附属肿瘤医院所采用的胸腹腔镜下食管癌根治术颈部吻合的术式。

1. 外科解剖

注意点与右胸三切口食管癌根治术相同。

2. 术前评估

与右胸三切口食管根治术相同。

3. 手术步骤

（1）胸部操作：大致步骤如下，① 患者取左侧卧位，前倾5°~10°，双腔插管麻醉，左肺单肺通气。② 采用四孔法（图14-1），分别位于第4肋间腋前线（助手操作孔），第4肋间肩胛前（副操作孔），第6肋间腋前线（镜孔），第8或第9肋间腋后线（主操作孔）。主刀位于患者背侧。③ 胸腔游离食管及清扫步骤与开放右胸三切口基本相同，由第4肋间肩胛前孔伸入卵圆钳牵拉食管，由主操作孔伸入超声刀进行食管的游离和纵隔淋巴结清扫,首先膈上游离切断食管,离断食管后牵引向上分离食管方便快捷,高效安全(图 14-2、图 14-3),双侧喉返神经旁淋巴结清扫,见图 14-4、图 14-5。④ 食管游离至胸顶后,断端缝牵引线,将牵引线放置于下纵隔。⑤ 置入纵隔引流管及胸管。⑥ 缝合关闭上纵隔胸膜(图 14-6)。

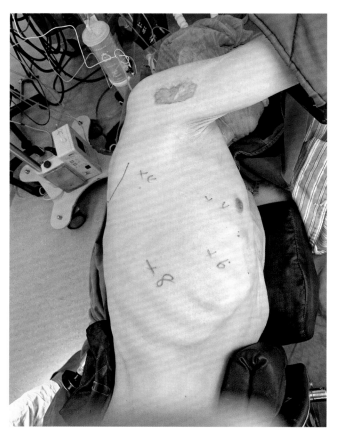

图 14-1 腔镜食管癌手术胸部打孔位置

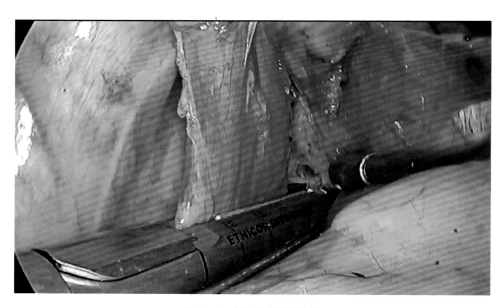

图 14-2 隔上游离切断食管

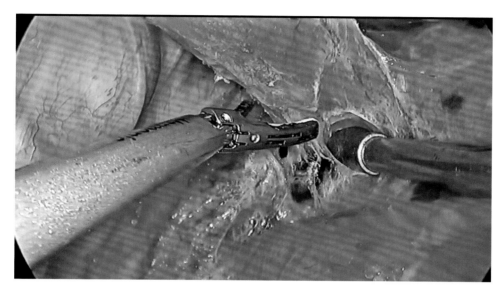

图 14 - 3　离断后食管游离

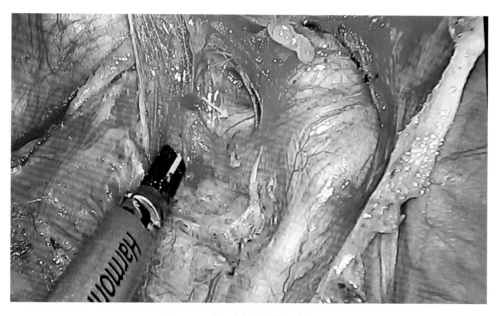

图 14 - 4　清扫右侧喉返神经旁淋巴结

箭头所指为右喉返神经。

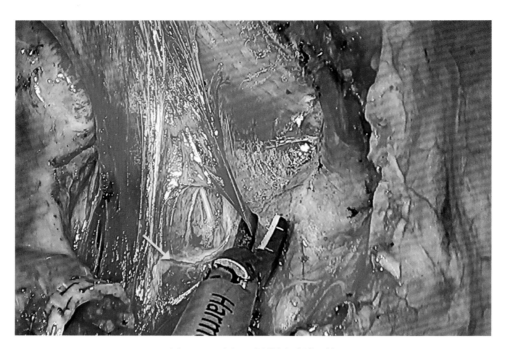

图 14 - 5　清扫左喉返神经旁淋巴结

箭头所指为左喉返神经。

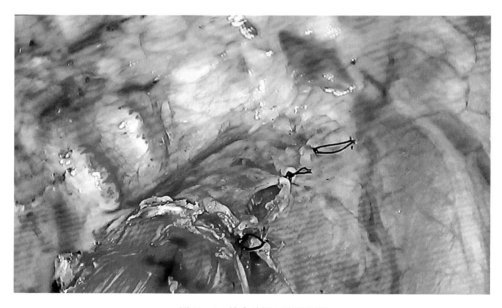

图 14 - 6　缝合关闭上纵隔胸膜

（2）腹部操作：大致步骤如下，① 患者改为平卧位。② 腹部五孔法，脐下（镜孔），左下腹及剑突下（均为助手操作孔），右中腹及下腹（为主刀操作孔）（图 14 - 7）。③ 先打开小网膜，清扫肝总动脉旁及腹腔干周围淋巴结（图 14 - 8），结扎切断胃左动静脉。④ 游离胃后间隙至脾上极。⑤ 沿胃大弯游离大网膜，保留胃网膜右血管。⑥ 游离脾胃韧带，切断胃短血管。⑦ 游离贲门及膈肌裂孔，将牵引线自纵隔拉出。⑧ 延长剑突下切口至 4 cm，将胃拉出，行管胃制作，图 14 - 9 为已制作完成的管胃。⑨ 管胃顶端缝标记线并与牵引线相连。⑩ 待颈部吻合后，放置鼻饲管后关腹。

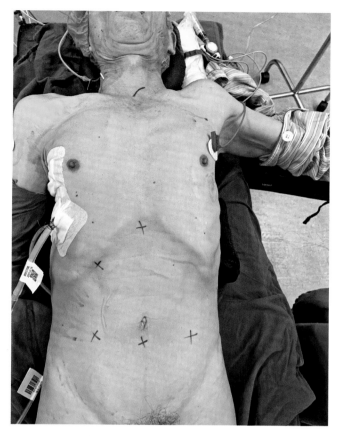

图 14 - 7　腔镜食管手术腹部打孔位置

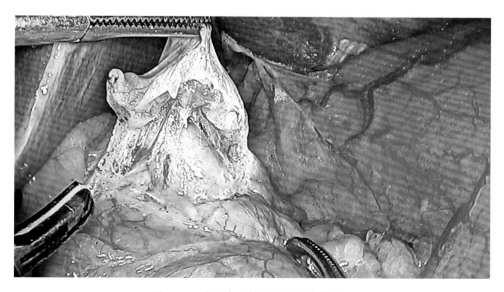

图 14 - 8　腹腔镜下清扫肝总动脉旁淋巴结

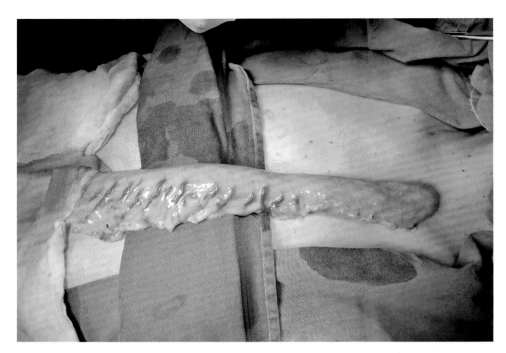

图 14-9　管胃制作完成

（3）颈部吻合：① 沿左胸锁乳突肌前缘行左下颈部斜行切口。② 于颈部正中切开颈白线，游离并向外侧牵拉左侧带状肌，暴露气管、颈总动脉及食管。③ 游离颈段食管，提拉胃至左颈，使用圆形吻合器吻合（图 14-10、图 14-11）。④ 放置颈部引流管，关闭颈部切口。

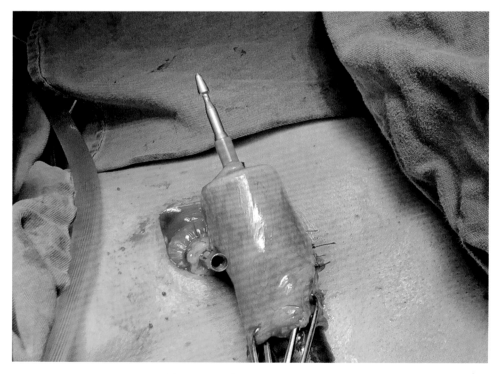

图 14-10　颈部圆形吻合器器械吻合

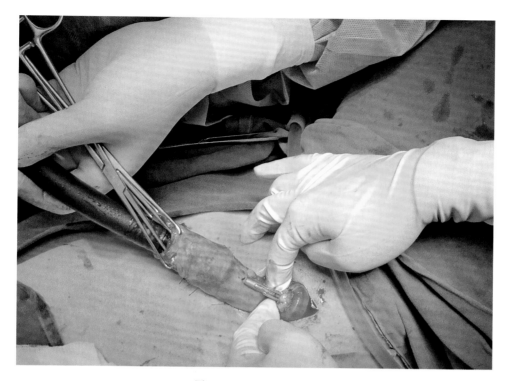

图 14 - 11　颈部器械吻合
主刀手握吻合器,助手帮助暴露。

七、颈部淋巴结清扫术

食管癌的颈部淋巴结清扫最早是在 1980 年由日本学者提出的,该部位的转移率可以达到 30% ~ 40%,尽管日本学者的研究认为颈部清扫可以带来生存获益,但由于缺乏前瞻性随机对照临床试验的支持,目前其价值仍存在争论。国内仅有少数医院常规开展。

1. 外科解剖

(1)左侧喉返神经在左侧气管食管沟内解剖位置相对固定且行程较长,而右侧喉返神经的行程变化大,较左侧更浅,更偏外侧。另需注意喉不返神经,自颈段迷走神经发出后直接入喉,右侧相对多见。

(2)胸导管及右侧淋巴导管由胸腔上升,至颈部时呈拱形,一般高出锁骨上缘 3~4 cm,从颈内静脉外侧深面,汇入锁骨下静脉与颈内静脉分叉处。同时存在多种变异,在注入静脉角前,其拱形部位有时很低,有时很高。

2. 手术步骤

(1)颈部行弧形衣领状切口(图 14 - 12)。

(2)向上及向下分离皮瓣,暴露胸锁乳突肌外侧及锁骨。

(3)清扫右侧锁骨上淋巴结,沿胸锁乳突肌外侧缘分离,切断肩胛舌骨肌,暴露颈内静脉,沿颈内静脉外侧缘清扫淋巴结及周围脂肪组织,下缘为锁骨,深面至颈横动静脉,外侧缘为锁骨上神经(图 14 - 13、图 14 - 14)。静脉角附近注意结扎,避免损伤右侧淋巴导管。

(4)清扫右侧喉返神经旁淋巴结,打开颈白线,游离带状肌,向外侧牵拉带状肌,暴露颈总动脉、气管及甲状腺,由浅入深,于气管食管沟暴露右侧喉返神经(图 14 - 15),清扫周围淋巴结。

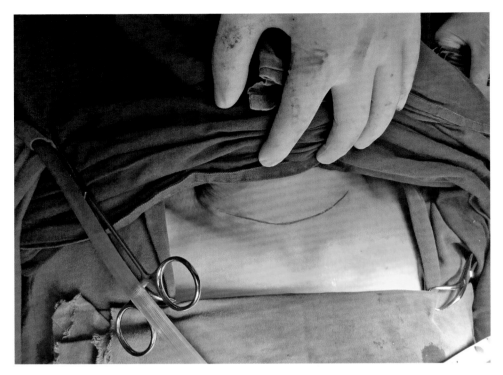

图 14 - 12　双侧颈部淋巴清扫的颈部切口

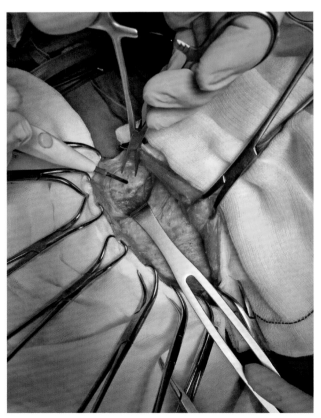

图 14 - 13　清扫右侧锁骨上淋巴结

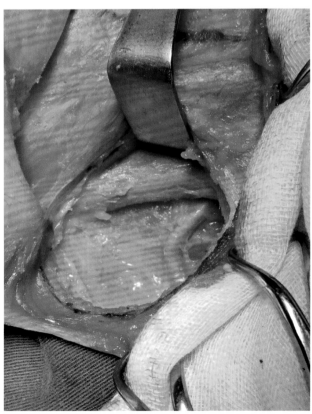

图 14 - 14　右侧锁骨上淋巴结清扫后

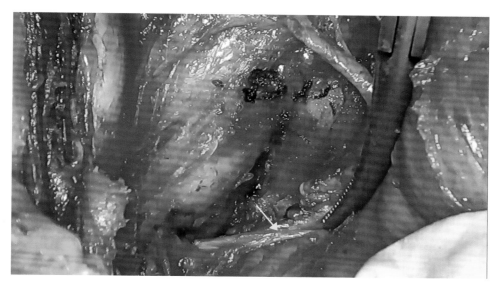

图 14-15 颈部清扫右喉返旁淋巴结

箭头所指为右喉返神经。

（5）清扫左侧锁骨上淋巴结，步骤同右侧，于左侧气管食管沟暴露左侧喉返神经（图 14-16），清扫周围淋巴结，步骤同右侧。

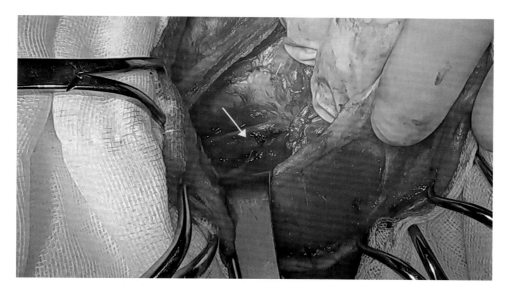

图 14-16 颈部清扫左侧锁骨上淋巴结

箭头所指为左喉返神经。

第三节 · **食管癌最佳术式的讨论**

食管癌的手术方式复杂而多样，目前有关哪一种才是最佳术式，仍存在争论，没有一种术式可以适应所有的患者，根据患者的实际情况选择最合适的个体化手术方案，才能使患者得到最大的生存获益，提高生活质量。

一、开胸术式与经食管裂孔术式的比较

开胸术式与经食管裂孔术式相比手术彻底性更好,而经食管裂孔术式的支持者则认为不开胸可以降低开胸相关的并发症甚至死亡率,而一些回顾性的研究也认为可以取得与开胸手术相似的长期生存。有关两种术式的前瞻性随机对照试验不多,最大的一项研究来自荷兰,在1994—2000年一共入组220例中下段食管及胃食管交界肿瘤,197例为腺癌。其中110例为开胸组,95例为经食管裂孔组,两组相比,经食管裂孔组有更短的手术时间,更少出血量及更低的并发症发生率,而开胸组则有更多的淋巴结清扫数目。两组在术后死亡率上没有显著差别(开胸组4% *vs.* 经食管裂孔组2%),长期生存方面,两组的5年总生存率没有差异(开胸组36% *vs.* 经食管裂孔组34%),但在淋巴结转移1~8个的病例中,开胸组有潜在的生存获益。

一项meta分析发现,开胸术式有更高的术后死亡率,而经食管裂孔术式有更高的吻合口瘘及喉返神经损伤的比例,分析其中原因,这可能是吻合部位不同所造成的,经食管裂孔组采用的颈部吻合而文献中开胸组大多采用胸内吻合。

综上所述,开胸术式与经食管裂孔术式各有优劣,但需要注意的是,经食管裂孔术式虽然不开胸,但由于非直视进行胸腔操作,需要对胸腔纵隔的解剖更加熟悉,也需要很长的学习曲线。近些年来文献报道的开胸术式的并发症及术后死亡率有明显的下降,微创术式已被证实可以降低术后并发症的发生,因此需要进一步更新研究。而我们倾向于开胸术式,采用微创开胸术式可能可以同时兼顾安全性及肿瘤根治原则。

二、左胸入路与右胸入路术式的比较

左胸入路在我国是食管癌的传统主流术式,不需要变换体位,对下纵隔及主动脉暴露较好,但与右胸入路术式相比上纵隔的暴露差,无法清扫上纵隔左右喉返神经旁淋巴结。1994年慕尼黑的国际食管疾病会议将食管癌的淋巴结清扫范围分为标准(清扫中下纵隔)、扩大(清扫中下纵隔加右上纵隔)、全纵隔(扩大清扫+左上纵隔清扫)及颈胸腹三野淋巴结清扫。左胸入路仅能达到标准清扫,而右胸入路则可做到全纵隔淋巴结清扫。清扫范围的扩大是否能带来生存获益,是否会增加并发症和死亡率,复旦大学附属肿瘤医院进行了前瞻性随机试验对比这两种手术入路,研究终点是无病生存率(DFS)和总生存率(OS),从2010年5月至2012年5月,一共入组286例中下段食管癌患者,其中右胸入路146例,左胸入路140例,病例基本特征见表14-1,右胸入路的淋巴结清扫数目在胸腔及腹腔均显著多于左胸(表14-2),围术期资料中,右胸的住院天数显著更短,左胸入路则在手术时间上显著短于右胸,两组的术后死亡率无显著差别(右胸0.7% *vs.* 左胸2%),但总的并发症是右胸更少(右胸30% *vs.* 左胸41%,$P=0.04$)(表14-3)。在长期生存资料中,两组在DFS及OS均没有显著差别(图14-17),进一步亚组分析,在无淋巴结转移病例中两组在DFS及OS中仍没有显著差别,但在淋巴结转移1~3枚的病例中发现右胸术式的DFS及OS均显著优于左胸术式(图14-18)。因此,结论是与左胸术式相比,右胸术式在扩大了淋巴结清扫范围的同时没有增加并发症,甚至低于左胸,更重要的是改善了有淋巴结转移的病例的长期生存。

目前右胸入路手术在国内已逐渐成为食管癌的主流术式,也是复旦大学附属肿瘤医院最主要的食管

癌术式。当然在选择术式时也需结合患者实际情况,如患者有右侧结核性胸膜炎、反位主动脉或脊柱侧弯等不利于右胸入路手术时,应首先保证手术安全性,选择左胸入路。

表 14 - 1 左胸及右胸组病例基本特征

项　　目	右胸组 ($n = 146$)	左胸组 ($n = 140$)	P
年龄(岁)			
中位(中四分位数)	61(54~66)	60(55~64)	0.700
性别			
男	114(78.1)	116(82.9)	0.309
女	32(21.9)	24(17.1)	
肿瘤位置			
中段	92(63.0)	79(56.4)	0.256
下段	54(37.0)	61(43.6)	
T 分期			
T1	31(21.2)	31(22.1)	0.596
T2	43(29.5)	32(22.9)	
T3	67(45.9)	70(50.0)	
T4	5(3.4)	7(5.0)	
N 分期			
N0	82(56.2)	75(53.6)	0.641
N1	46(31.5)	52(37.1)	
N2	13(8.9)	8(5.7)	
N3	5(3.4)	5(3.6)	

表 14 - 2 左胸及右胸组切缘、淋巴结清扫及术后治疗对比

项　　目	右胸组 ($n = 146$)	左胸组 ($n = 140$)	P
切缘情况			
R0	99(67.8)	85(60.7)	0.211
R1/2	47(32.2)	55(39.3)	
淋巴结清扫个数			
中位(中四分位数)			
纵隔	13(9~19)	11(6~16)	0.001
腹部	9(5~14)	7(4~11)	0.006
总体	22(17~33)	18(13~26)	<0.001
术后治疗			
无	77(52.7)	73(52.5)	0.920
化疗	43(29.5)	39(27.7)	
放疗	11(7.5)	10(7.1)	
放化疗	15(10.3)	18(12.7)	

表 14-3　左胸及右胸组围术期对比

术 后 情 况

[意向性治疗分析(Intention-to-treat analysis),所有 300 例入组患者]

项　　目	Ivor Lewis (n=150)	Sweet (n=150)	P
术后情况			
手术时间(分钟)	202±38	174±35	<0.001
输血	2(1.3)	1(0.7)	1.000
ICU 时间(天)			
中位	1	1	0.276
范围	0~12	0~12	
住院时间(天)			
中位	16	18	0.002
范围	10~60	10~90	
术后并发症情况			
吻合口瘘	2(1.3)	8(5.3)	0.103
肺癌感染	13(8.7)	16(10.7)	0.558
心律失常	17(11.3)	21(14.0)	0.487
乳糜胸	5(3.3)	11(7.3)	0.198
胃排空障碍	7(4.7)	4(2.7)	0.541
胸腔积液穿刺	7(4.7)	9(6.0)	0.706
喉返神经损伤	3(2.0)	4(2.7)	1.000
伤口感染	2(1.3)	1(0.7)	1.000
有并发症的患者总数	45(30.0)	62(41.3)	0.040
二次手术	1(0.7)	8(5.3)	0.036
住院死亡率	1(0.7)	3(2.0)	0.247

DFS和OS(总体)

[符合方案(per-protocol)分析，286例鳞癌患者]

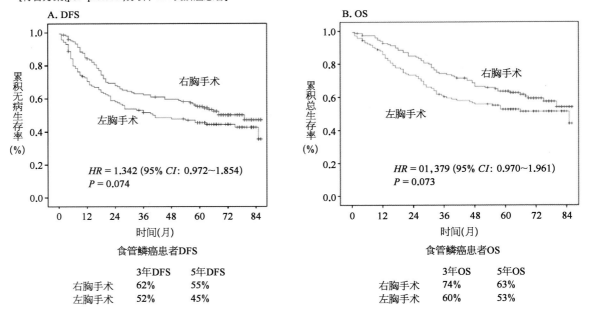

A. DFS

$HR = 1.342$ (95% CI: 0.972~1.854)
$P = 0.074$

B. OS

$HR = 01,379$ (95% CI: 0.970~1.961)
$P = 0.073$

食管鳞癌患者DFS

	3年DFS	5年DFS
右胸手术	62%	55%
左胸手术	52%	45%

食管鳞癌患者OS

	3年OS	5年OS
右胸手术	74%	63%
左胸手术	60%	53%

图 14-17　左胸及右胸组总体三年 OS 及 DFS 对比

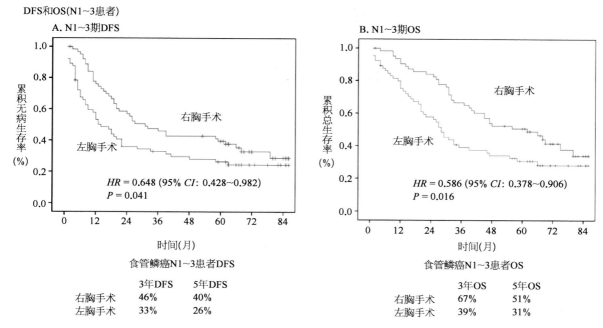

图 14-18　左胸及右胸组淋巴结转移 1~3 枚患者的 OS 及 DFS 对比

三、常规开胸与微创术式的比较

微创食管癌外科在 20 世纪 90 年代中后期逐渐兴起,在 2012 报道的 TIME 研究前瞻性随机临床试验对照了全腔镜食管癌根治术与开放手术的围术期结果,该项研究在 2009—2011 年,5 个诊疗中心,入组了 115 例食管癌及贲门癌,其中全腔镜组为 59 例,开放手术组为 56 例,研究发现全腔镜组在肺炎发生率及住院时间均显著低于开放组,疼痛及生活质量上也均显著优于开放组,2017 年该研究更新长期生存数据,两组在 3 年 OS 及 DFS 上均无显著差别,但该研究是根据肺炎发生率来进行样本计算的,因此样本数可能对 OS 及 DFS 的评估能力不足。最近的一项来自法国的前瞻性随机对照试验同样对照了微创与开放两种术式,不同的是在这项试验中微创采用的是腹腔镜+开放右胸的混杂性微创,该项研究入组 207 例中下段食管癌病例,其中 104 例开放手术,103 例混杂微创,研究的结论与 TIME 研究近似,混杂微创组术后的主要并发症及肺部并发症均显著低于开放组,两组在 DFS 及 OS 上无显著差别。

这两篇前瞻性随机临床试验奠定了微创术式在食管癌手术中的地位,虽然没有像肺癌微创那么普及,但现在越来越多的医院开始开展食管癌微创术式,手术方式上略有不同,胸腔体位有俯卧位,半俯卧位及侧卧位的区别。麻醉方面有采用单腔插管加气胸的,也有采用双腔插管的。吻合位置有在颈部吻合也有胸内吻合。术者有腹侧站位,亦有背侧站位。相信在不久的将来,微创食管癌手术将成为食管癌的主要术式。

机器人技术近年来也不断应用于微创外科领域。(达芬奇)机器人外科手术系统,具有三维立体图像、10 倍率放大的手术视野及 7 个自由度内腕样灵活的手术器械,实现了手术的高度灵巧性和稳定性,克服了 VATS 手术二维视觉及操作自由度受限的缺陷,但设备及使用费用相对昂贵,在我国仅有少数医院开展。

另一种微创食管切除是纵隔镜下的食管切除术。可能更适用于肺功能不全、不能耐受开胸术的早期食管癌病例。与食管拔脱相比,通过颈部纵隔镜,可以清楚观察到纵隔内器官及食管周围肿大淋巴结,克服了拔脱盲目操作的缺点,可以减少出血、喉返神经及胸导管损伤等并发症。然而也有部分学者认为经纵隔镜手术对食管旁淋巴结的清扫存在困难,尤其是难以清扫隆突下及下纵隔淋巴结。因此经纵隔食管切除术的安全性及有效性尚有待前瞻性的临床研究进一步验证。

四、三野淋巴结清扫的价值

日本在 20 世纪 80 年代提出包括颈部淋巴结清扫的三野淋巴结清扫概念,促使进行颈部清扫的原因是食管癌术后有 30%～40% 的病例出现颈部淋巴结复发。1991 年 Isnon 等报道了一项覆盖日本全国范围的研究,包括了 35 所医疗机构,近 1 800 名病例接受了三野淋巴结清扫(以下简称三野清扫),而 2 800 例接受了两野淋巴结清扫(以下简称两野清扫),得出了几项重要结果:① 1/3 的患者有颈部淋巴结转移,这其中上段食管的转移比例可以达到 40%,即使是下段病灶仍有 20% 的颈部转移比例。② 肿瘤浸润深度越深,淋巴结转移比例越高,即使在黏膜下层,淋巴结的转移比例也已达到 50%,因此不能认为早期局限的病灶只需要局限的手术,而是需要彻底清扫。③ 颈部淋巴结转移多位于双侧喉返神经旁,锁骨上淋巴结转移较少见,并且一旦出现则预后很差。1994 年 Akiyama 回顾分析了 717 例 R0 切除的食管癌患者,其中 393 例接受了两野(淋巴结)清扫,324 例接受了三野(淋巴结)清扫,发现在淋巴结没有转移的病例中,三野清扫的 5 年生存率是 83.9%,显著好于两野清扫的 55%。而且有淋巴结转移的病例中,同样三野清扫也显著优于两野清扫(43% *vs.* 28%),这种在淋巴结转移病例中的生存获益,似乎能证实三野清扫的病例预后好并不是因为分期迁移造成的。很多的日本学者也都有类似报道,而且大多数的研究中颈部淋巴结转移的 5 年生存率仍可达到 25%～30%,因此颈部双侧喉返神经旁淋巴结转移更像区域淋巴结转移。

尽管日本学者报道的这些研究令人振奋,西方学者仍对三野清扫持怀疑态度,首先他们认为,食管癌一旦发生就可视为系统性疾病,切除后是否能治愈不可控,与肿瘤的生物学行为有关,其次颈部淋巴结清扫增加并发症,双侧喉返神经损伤甚至需要气管切开。最后,所有的研究均来自回顾性分析,前瞻性随机临床试验仅两篇,且结论不一,1991 年 Kato 等报道了 150 例食管癌,77 例三野淋巴结清扫,73 例两野淋巴结清扫,三野组的 5 年生存率为 48.7%,明显优于两野组的 33.7%。另一篇则是 1998 年 Nishihira 报道的 62 例病例,三野淋巴结清扫 32 例,两野淋巴结清扫 30 例,三野组的 5 年生存率 66.2%,两野组为 48%,但无统计学差别。

针对三野清扫的争论,复旦大学附属肿瘤医院的一篇荟萃分析纳入了 13 项研究,得出的结论是三野淋巴结清扫与两野淋巴结清扫相比有更好的 5 年生存率($HR = 0.64$,95% CI: 0.56～0.73, $P < 0.001$),围术期结果中三野淋巴结清扫的吻合口瘘的发生率更高($HR = 1.46$,95% CI: 1.19～1.79, $P < 0.001$),在围术期死亡率、术后声带麻痹及肺炎的发生上,三野清扫和两野清扫没有显著差别。目前复旦大学附属肿瘤医院已开展了一项三野清扫对比两野清扫的前瞻性随机对照试验,入组已完成,目前完善随访中,不久将得出我们自己的结论。

五、替代食管脏器及上提径路的选择

胃是替代食管的最常用的脏器,将胃沿大弯走向裁剪,制作成管胃,可以使管胃的长度满足各种吻合高度,甚至可以达到全喉全食管切除的后咽吻合高度,且重建消化道时只有食管胃这一个吻合,相对比较简便。

胃代食管亦有其缺点,首先用于吻合的胃底大弯侧的血供往往较差,该部位的缺血、坏死是吻合口瘘发生原因之一,并可能造成严重后果,如采用新辅助放化疗,且食管病灶位于下段,则胃底往往位于放疗野中,可能使该部位血供更差。其次胃代食管术后反流的发生率高,可能导致吻合口炎症、吻合口狭窄及误吸,一般可认为吻合高度越高,反流机会越低,但腹腔内的正压及胸腔内的负压使这个问题很难得到解决。

空肠是另一种可以替代食管的脏器,一般适用胃食管交界处肿瘤,当胃无法保留足够长度,这时需行全胃切除术+食管空肠 Rou－Y 吻合。空肠作为食管替代脏器,其管径与食管相似,血供十分丰富,且由于有顺蠕动及 40~50 cm 长度的空肠作为 Roux 袢,其反流情况要轻很多。受限于空肠血管弓的短半径,空肠不能提至较高水平进行吻合。如需行颈部吻合,则需在血管外科的协助下将远端带蒂空肠的血管与左侧乳内血管或者颈部血管进行吻合。这种手术相对比较复杂,为了更好地暴露,颈胸交界的左半胸骨角、锁骨头及一部分第一肋骨都需要切除,一般多用于胃及结肠无法使用的食管癌,或胃代食管术后胃壁坏死或气管食管瘘等的二次重建;一项来自 MD Anderson 肿瘤医院的数据,其吻合口瘘的发生率为 31.7%,90 天的死亡率为 10%。

结肠代食管是一项相对比较成熟的技术,当有胃部手术,胃部存在肿瘤等无法使用胃代食管时,结肠是很好的选择,结肠的口径与食管类似,有充足的长度,对胃酸有一定耐受力,反流问题和吻合口狭窄很少发生,较好的长期生存质量也使其成为全喉全食管切除的选择之一。结肠代食管的缺点是手术相对复杂,有三个吻合需要完成,手术时间较长,另外需要术前结肠的评估检查及肠道准备,如术中发现无法使用胃代食管,则一般无法作为临时备选。

由左结肠动脉供应的左侧结肠及横结肠是结肠代食管的最佳选择,因为其边缘血供比右侧结肠更固定,管腔口径也比右侧更接近食管。右侧结肠仅在无法使用左侧时才考虑替代,无论左侧还是右侧,顺蠕动放置可以使结肠功能更佳,但即使顺蠕动,文献报道的长期随访中,有 3%~25% 的病例由于结肠过长出现食物淤积,甚至误吸,有些需要再次手术切除多余结肠。

当选择颈部吻合时,将替代食管的脏器上提的径路有三种,后纵隔径路、胸骨后径路及皮下径路,其中后纵隔径路最常用,胸骨后径路则多用于胸部食管病灶有残留,需行术后放疗的病例,及上文提到的需行带蒂空肠血管吻合的空肠食管颈部吻合。一般认为后纵隔路径比胸骨后路径更短,而一项来自复旦大学附属肿瘤医院的研究,实际测量了 60 名食管癌手术病例的胸骨后路径及后纵隔路径长度,发现胸骨后路径比后纵隔路径更短［后纵隔路径为（32.68±2.67）cm *vs.* 胸骨后路径为（35.48±2.93）cm,$P < 0.001$］,因此当替代食管的脏器长度不充足时,可考虑使用胸骨后径路。在实际操作中,似乎胸骨后径路更容易出现吻合口瘘,但在日本,有些医院将胸骨后径路作为常规径路,并且吻合口瘘很低。皮下径路则因存在明显的美观方面的缺陷,进食时有时需要用手辅助将食物推下去,所以很少使用。

六、手术量对于食管癌手术的影响

食管癌术式的选择会影响到治疗效果,同时外科医师的经验越多,则围术期死亡率越低。瑞典的一项全国性的研究分析了 1987—2005 年 1 335 名接受手术的食管癌患者,发现外科医师的手术量越多则术后死亡率越低,高手术量医师与低手术量医师相比,可以使术后死亡率降低 23%,在这篇研究中强调了外科医师本身的手术量,而不是所在医院的手术量,认为外科医师的手术量是患者术后短期生存的独立影响因素。一项来自 SEER 数据库的研究分析了 5 031 名接受了食管癌、胰腺癌、宫颈癌或肝癌手术的病例,结论是手术量大的医院手术死亡率低,大手术量对术后死亡率下降的作用在食管癌中最为显著,由17.3% 下降为 3.4%。食管癌手术作为一项复杂且步骤繁琐的大手术,需要注意的细节非常多,熟练掌握需要很长的学习曲线。

第四节 · **食管癌新辅助治疗的价值**

进展期食管癌的手术效果相对较差,多学科综合治疗是提高治愈率的有效途径。新辅助治疗+手术的治疗模式已逐渐成为共识。新辅助化疗方面,1998 年美国的 RTOG 8911 随机对照研究,入组了 440 例食管癌,新辅助化疗+手术组虽然未增加围术期死亡率,但与单纯手术组相比,也没有显著延长患者长期生存。而 2002 年英国医学研究委员会(MRC)的 OEO2 研究则得出了不同的结论,该研究入组了 802 例食管癌患者(66% 为腺癌,31% 为鳞癌),新辅助化疗组与单纯手术组相比,不增加围术期并发症及死亡率,显著提高手术 R0 切除率(60% *vs.* 50%),改善患者的 5 年生存率(23% *vs.* 17%),并且鳞癌和腺癌均能从术前化疗得到生存获益。2011 年法国的 FNCLCC & FFCD 研究纳入 224 例食管癌患者(25.0% 为鳞癌,75.0% 为腺癌),新辅助化疗组的 R0 切除率(84% *vs.* 74%)及 5 年生存率(38% *vs.* 24%)均优于单纯手术组。而基于 2012 年 JCOG 9907 临床研究,日本已将术前两个疗程新辅助化疗(5FU+DDP)作为 II ~ III 期食管鳞癌患者的标准治疗方案。

新辅助放化疗在中国相对应用较少,在西方则已作为进展期食管癌的标准治疗方案,来自荷兰的 CROSS 研究确定了新辅助放化疗在食管癌治疗的地位,该研究入组了 368 例进展期食管癌或胃食管交界处肿瘤,随机分成新辅助放化疗组和单纯手术组,研究结果表明新辅助放化疗组与单纯手术组相比,R0 切除率更高(92% *vs.* 69%)、5 年生存率更优(47% *vs.* 34%),而在术后并发症和围术期病死率方面没有显著差别,新辅助放化疗组患者 pCR 率达 29%,且鳞癌患者明显高于腺癌(49% *vs.* 23%),生存获益也更显著。而来自法国的 FFCD 9901 研究则显示在 I 或 II 期较早期的食管癌病例,新辅助放化疗不但没有提高 R0 切除率及 3 年 OS,而且围术期死亡率远远高于单纯手术组(11.1% *vs.* 3.4%)。因此,新辅助放化疗不适用于较早期的食管癌病例。关于新辅助放化疗后的手术时机,一般认为 5~8 周是比较适合的时间段,延长新辅助放化疗的间隔时间可能可以提高 pCR 比例,但同时也增加了 R1 切除比例,增加手术的难度。

有关新辅助放化疗与新辅助化疗之间的疗效对比,目前的研究显示与新辅助化疗相比,新辅助放化疗可以提高 pCR 率,并能提高 R0 切除率,对于两种新辅助治疗后长期生存的比较尚无明确结论,期待更多的研究能就此给出结论。

第五节 · **食管癌的挽救性手术**

根治性放化疗后食管癌复发很常见,RTOG 8501 试验显示的这批食管癌根治性放化疗病例随访 5 年以上,46% 的病例治疗失败,其中 20% 的病例为临床完全缓解后的复发,26% 的病例为持续存在的病灶。放化疗后复发病例采用挽救性手术的病例不多,一项来自 MD Anderson 的研究配对比较了 65 例挽救性食管切除术及 65 例新辅助放化疗后的手术病例,发现两组在术后并发症、死亡率及生存率上都没有显著差别,但亦有很多回顾性研究显示挽救性食管切除会有更高的并发症及死亡率。R0 切除是挽救性手术取得疗效的必要条件,R0 切除后的病例可以获得 12 至 36 个月的中位生存时间,25%~35% 的 5 年生存率及 10%~20% 的无病生存率,而 R1 及 R2 切除的存活时间很少能超过 2 年,因此应尽量避免选择这类病例进行挽救性手术,而复发病例比病灶持续存在的病例的挽救性手术的效果更好,更有可能取得 R0 切除,且复发间隔时间越长,手术的疗效越好。

第六节 · 食管癌的个体化外科治疗

食管癌的手术风险大,并发症及围术期的死亡率相对较高,治疗效果相对较差。因此,更需要在循证医学的基础上,选择最适合的个体化外科治疗方案。这样才能在保证手术安全性的前提下,使患者得到最大的生存获益。以下介绍复旦大学附属肿瘤医院一些个体化治疗的经验。

1. 有关左右胸入路的选择

目前主流术式是右胸入路,我们的研究也已表明右胸入路清扫更彻底,可以带来生存获益,尤其对于淋巴结有转移的病例。但并不是所有的病例都适合右胸入路,以下介绍两个病例。

病例 1:患者男性,63 岁,中段食管癌,右肺癌术后 3 年。图 14-19 所见右胸腔粘连明显,因此针对这样的病例,我们采用的手术方案是左胸三切口,胃-食管颈部吻合,并行颈部淋巴结清扫以弥补左胸入路无法清扫双侧喉返神经旁淋巴结的缺陷。

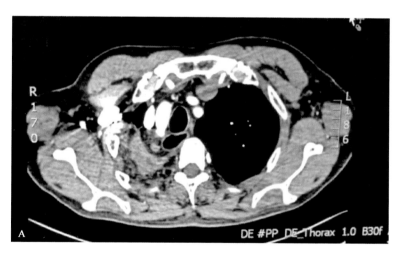

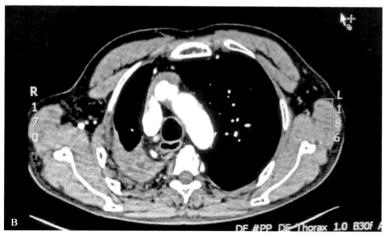

图 14-19 病例 1,三年前行右肺癌手术,气管右偏,右胸粘连

病例2：患者男性，72岁，胃镜下食管肿瘤距门齿34~37 cm，如图14-20所示，患者脊柱侧弯严重，肿瘤偏至主动脉左侧，右进胸手术暴露和手术彻底性差。因此，该病例同样选择了左胸三切口食管癌根治术+颈部淋巴结清扫的手术方案。

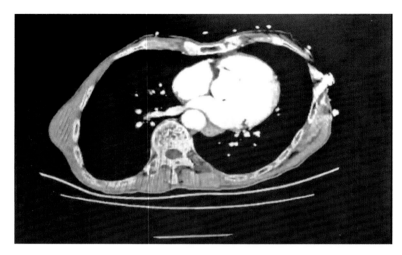

图14-20 病例2，脊柱侧弯，食管偏左

因此，对于以下情况的病例，我们建议采用左进胸翻身三切口食管癌根治术+颈部淋巴清扫，安全的前提下同样达到根治效果。① 右胸既往有过手术或炎症导致右胸腔胸膜增厚、粘连。② 脊柱严重侧弯，心脏大血管反位等情况，影响右胸入路视野暴露。③ 食管下段肿瘤与主动脉关系密切的患者。

2. 食管癌术后颈部淋巴结复发的个体化治疗

食管癌术后局部淋巴结复发目前常规行放化疗，预后较差。一般认为，单独颈部淋巴结复发预后优于纵隔、腹部淋巴结复发。因此，我们选择性地开展颈部淋巴结复发挽救性清扫。我们的研究也表明，挽救性清扫的生存可能优于放化疗。而且我们在实践中也发现了一些假阳性的病例，从而使这些病例免除不必要的放化疗。病例3为食管癌术后3个月的病例，复查CT提示右侧喉返神经旁重大淋巴结（图14-21），本已定位准备放化疗，经手术证实为血肿机化。

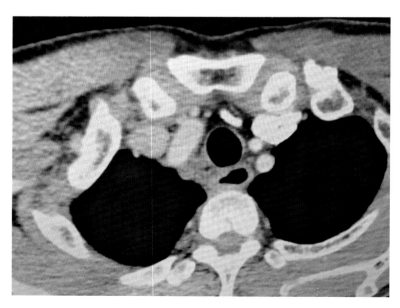

图14-21 病例3，食管癌术后复查CT提示右侧喉返神经旁肿大淋巴结，手术证实为血肿机化

3. 食管癌围术期的个体化处理

食管癌围术期的个体化处理主要集中在胃管、空肠造瘘管、纵隔管的放置问题上,传统观点认为食管癌术后这些管道均需常规放置,胃管的引流、观察作用,空肠造瘘管的早期肠内营养作用,以及纵隔管的观察和冲洗作用,这些都使食管癌手术更安全稳妥,但这些管道也有缺点,胃管增加了患者咽喉部不适感,空肠造瘘可能增加肠粘连梗阻的机会,对于吻合口瘘的患者,胃镜检查时,有时可以看到纵隔管通过瘘口进入胃腔,因此纵隔管可能增加瘘的机会。目前快速康复的观念是免管免禁。而我们的处理相对更个体化,胃管常规不留置,但术中有喉返神经损伤或吻合不满意,或术后发现管胃扩张则放置,空肠造瘘管在营养情况差、年迈、肿瘤病期较晚的情况下放置。纵隔管依然留置,但留置不接负压,放置在吻合口下方。进食时间则根据患者恢复情况及术中情况决定,一般术后5~10天。

(缪珑昇)

参 考 文 献

[1] Akiyama H, Tsurumaru M, Udagawa H, et al. Radical lymph node dissection for cancer of the thoracic esophagus[J]. Ann Thorac Surg, 1994, 220(3): 372 – 373.

[2] Allum W H, Stenning S P, Bancewicz J, et al. Long-term results of a randomized trial of surgery with or without preoperative chemotherapy in esophageal cancer[J]. J Clin Oncol, 2009, 27(30): 5062 – 5067.

[3] Ando N, Kato H, Igaki H, et al. A randomized trial comparing postoperative adjuvant chemotherapy with cisplatin and 5-fluorouracil versus preoperative chemotherapy for localized advanced squamous cell carcinoma of the thoracic esophagus (JCOG9907)[J]. Ann Surg Oncol, 2012, 19(1): 68 – 74.

[4] Begg C B, Cravner L D, Hoskins W J, et al. Impact of hospital volume on operative mortality for major cancer surgery[J]. JAMA, 1998, 280(20): 1747 – 1751.

[5] Biere S S, van Berge Henegouwen M I, Maas K W, et al. Minimally invasive versus open oesophagectomy for patients with oesophageal cancer: a multicentre, open-label, randomised controlled trial[J]. Lancet, 2012, 379(9829): 1887 – 1892.

[6] Chen H, Lu J J, Zhou J, et al. Anterior versus posterior routes of reconstruction after esophagectomy: a comparative anatomic study[J]. Ann Thorac Surg, 2009, 87(2): 400 – 404.

[7] Cooper J S, Guo M D, Herskovic A, et al. Chemoradiotherapy of locally advanced esophageal cancer: long-term follow-up of a prospective randomized trial (RTOG 85 – 01)[J]. JAMA, 1999, 281(17): 1623 – 1627.

[8] Derogar M, Sadr-Azodi O, Johar A, et al. Hospital and surgeon volume in relation to survival after esophageal cancer surgery in a population-based study[J]. J Clin Oncol, 2013, 31: 551 – 557.

[9] Hulscher J B F, Sandick J W V, Boer A G E M, et al. Extended transthoracic resection compared with limited transhiatal resection for adenocarcinoma of the esophagus[J]. N Engl J Med, 2002, 347: 1662 – 1669.

[10] Hulscher J B, Tijssen J G, Obertop H, et al. Transthoracic versus transhiatal resection for carcinoma of the esophagus: a meta-analysis[J]. Ann Thorac Surg, 2001, 72(1): 306 – 313.

[11] Isono K, Sato H, Nakayama K, et al. Results of a nationwide study on the three-field lymph node dissection of esophageal cancer[J]. Oncology, 1991, 48(5): 411 – 420.

[12] Kato H, Watanabe H, Tachimori Y, et al. Evaluation of neck lymph node dissection for thoracic esophageal carcinoma[J]. Ann Thorac Surg, 1991, 51(6): 931 – 935.

[13] Kelsen D P, Winter K A, Gunderson L L, et al. Long-term results of RTOG trial 8911 (USA Intergroup 113): a random assignment trial comparison of chemotherapy followed by surgery compared with surgery alone for esophageal cancer[J]. J Clin Oncol, 2007, 25(24): 3719 – 3725.

[14] Li B, Hu H, Zhang Y, et al. Esophageal squamous cell carcinoma patients with positive lymph nodes benefit from extended radical lymphadenectomy[J]. The Journal of Thoracic and Cardiovascular Surgery, 2019, 157(3): 1275 – 1283.

[15] Li B, Hu H, Zhang Y, et al. Extended right thoracic approach compared with limited left thoracic approach for patients with middle and lower esophageal squamous cell carcinoma: three-year survival of a prospective, randomized, open-label trial[J]. Ann. Surg, 2018, 267(5): 826 – 832.

[16] Li B, Xiang J, Zhang Y, et al. Comparison of Ivor-Lewis vs. Sweet esophagectomy for esophageal squamous cell carcinoma: a randomized clinical trial[J]. JAMA Surg, 2015, 150(4): 292 – 298.

[17] Lin D, Jiang S, Ma L, et al. Clinical analyses on salvage lymphadenectomy through cervical incision for patients with cervical and cervicothoracic recurrences after esophagectomy[J]. J Thorac Dis, 2017, 9(10): 3832 – 3839.

[18] Mariette C, Dahan L, Mornex F, et al. Surgery alone versus chemoradiotherapy followed by surgery for stage I and II esophageal cancer: final analysis of randomized controlled phase III trial FFCD 9901[J]. J Clin Oncol, 2014, 32(23): 2416 – 2422.

[19] Mariette C, Markar S R, Dabakuyo-Yonli T S, et al, Hybrid minimally invasive esophagectomy for esophageal cancer[J]. N Engl J Med, 2019, 380(2): 152 – 162.

[20] Marks J L, Hofstetter W, Correa A M, et al. Salvage esophagectomy after failed definitive chemoradiation for esophageal adenocarcinoma[J]. Ann Thorac Surg, 2012, 94(4): 1126 – 1132; discussion 1132 – 1133.

[21] Medical Research Council Oesophageal Cancer Working Group. Surgical resection with or without preoperative chemotherapy in oesophageal cancer: a randomised controlled trial[J]. Lancet, 2002, 359(9319): 1727 – 1733.

[22] Nishihira T, Hirayama K, Mori S. A prospective randomized trial of extended cervical and superior mediastinal lymphadenectomy for carcinoma of the thoracic esophagus[J]. Am J Surg, 1998, 175(1): 47 – 51.

[23] Omloo J M, Lagarde S M, Hulscher J B, et al. Extended transthoracic resection compared to limited transhiatal resection for adenocarcinoma of mid/distal esophagus. Five-year survival of a randomized clinical trial[J]. Ann Surg, 2007, 246(6): 992 – 1000.

[24] Oppedijk V, van der Gaast A, van Lanschot J J, et al. Patterns of recurrence after surgery alone versus preoperative chemoradiotherapy and surgery in the CROSS trials[J]. J Clin Oncol, 2014, 32(5): 385 – 391.

[25] Straatman J, van der Wielen N, Cuesta M A, et al. Minimally invasive versus open esophageal resection: three-year follow-up of the previously reported randomized controlled trial: the TIME Trial[J]. Ann. Surg, 2017, 266(2): 232 – 236.

[26] Swisher S, Hofstetter W, Miller M. The supercharged microvascular jejunal interposition[J]. Semin Thorac Cardiovasc Surg, 2007, 19(1): 56 – 65.

[27] van Hagen P, Hulshof M C, van Lanschot J J, et al. Preoperative chemoradiotherapy for esophageal or junctional cancer[J]. N Engl J Med, 2012, 366(22): 2074 – 2084.

[28] Ychou M, Boige V, Pignon J P, et al. Perioperative chemotherapy compared with surgery alone for resectable gastroesophageal adenocarcinoma: an FNCLCC and FFCD multicenter phase Ⅲ trial[J]. J Clin Oncol, 2011, 29(13): 1715 – 1721.

[29] Ye T, Sun Y, Zhang Y, et al. Three-field or two-field resection for thoracic esophageal cancer: a meta-analysis[J]. Ann Thorac Surg, 2013, 96(6): 1933 – 1941.

第十五章
食管癌的放射治疗

第一节 · **食管癌放射治疗的原则**

放射治疗是治疗食管癌的重要组成部分,包括根治性放化疗、术前和术后放(化)疗、姑息性放(化)疗等。

(1)根治性放化疗患者的适应证包括以下局部区域食管癌:颈段和上胸段食管癌、因肿瘤外侵无法切除或因内科原因无法耐受手术的食管癌,以及拒绝手术的胸中下段食管癌患者。对能手术食管癌患者而言,根治性放化疗与手术的疗效基本相似,但放疗的最大优点是保留了食管,提高了患者的生活质量。

(2)术前放化疗的适应证是可手术的局部晚期食管癌,包括 T1~T3NxM0 患者。术前放化疗后再手术者,术后病例标本没有达到 pCR 者,术后需要进行 PD-1 抑制剂的维持治疗。如果患者没有进行手术前放(化)疗,术后残留者需行术后放化疗;如果术后 R0 切除者,是否需要术后预防放(化)疗存在争议。

(3)晚期(Ⅳ期)或复发转移患者的治疗。这类患者可以分为 4 种情况来处理。① 仅仅锁骨上淋巴结转移的晚期(Ⅳ期)患者,我们仍然进行根治性放化疗。② 术后或放化疗后局部区域复发者,采取根治性放化疗。③ 寡转移合并或不合并区域复发者,也应采用局部放疗联合系统治疗。④ 其他广泛转移者,则采用包括免疫治疗和化疗等系统治疗,必要时联合姑息放疗。对晚期食管癌患者而言,放疗的姑息治疗作用非常重要。目的是解除进食梗阻、缓解疼痛症状、提高生活质量和延长生存时间。

第二节 · **食管癌放射治疗技术**

食管癌的放疗主要包括外照射和近距离后装照射。现在常用的主要是外照射。后装主要用于姑息治疗。目前常用的食管癌外照射技术是以 CT 为基础的三维适形放疗(3D-CRT)或调强放疗(IMRT)的适形放疗。采用多个入射野和剂量体积直方图评估系统。这一技术的关键是能准确勾画出肿瘤的靶体积和肺、心脏及脊髓等正常组织,并进行准确的剂量评估。

一、定位前检查

治疗前检查的目的是确定是否需要或能否耐受放(化)疗、放疗目的和放疗范围等。包括 PET－CT(或胸部 CT 扫描、颈部腹部 CT 或 MRI 或 B 超)、食管钡餐、胃镜或腔内超声(EUS)及心电图、肝肾功能等。

二、模拟定位和治疗计划的制订

1. 模拟定位

如果病灶或靶区中心位于颈部或上胸段,患者可采用仰卧位,双手置于体侧,头颈肩面罩固定的放疗体位。如果病灶位于中下胸段甚至腹部,可采用双手举向头顶的真空垫固定放疗体位。定位时建议采用增强 CT,如果能采用四维定位 CT(4D－CT)最好,尤其是下段食管癌,它有利于内靶区(ITV)勾画。定位 CT 范围建议从下颈部到上腹部(包括整个食管和胃),必要时根据患者的病灶情况适当增加。对下段食管癌患者,建议定位和每次放疗前禁食 3~4 h,减少胃和小肠的气体影响每次放疗时的剂量分布差异。

2. 靶区勾画

根治性放化疗和术前放化疗时,照射靶区均为累及野照射技术(IFI),可见病灶(GTV)为食管原发灶和转移淋巴结。GTV 勾画应该根据体检、增强 CT、PET－CT、胃镜/腔内超声和食管钡餐综合考虑。食管原发灶的上下界需要参照胃镜、食管摄片和 PET 图像。如果原发灶在 CT、PET－CT 和食管钡餐造影上均显示不清,应在胃镜下用银夹标记病灶上下界后再定位。食管存在一定的运动,上段病灶运动较小,病灶越往下运动范围越大。能采用 4D－CT 定位最理想,尤其是下段食管癌。如果没有进行 4D－CT 定位者,下段食管癌或贲门癌的 ITV 外放可采用复旦大学附属肿瘤医院测量的运动范围。食管原发灶的顶部运动范围是(0.59±0.21)cm,底部运动范围是(0.91±0.36)cm。靠近心脏一侧(与心脏接壤)是(0.56±0.18)cm,非心脏一侧(右侧)是(0.30±0.10)cm,椎体一侧(后侧)是(0.23±0.08)cm。CTV 为 GTV 基础上上下勾画 3 cm 正常食管,食管原发灶四周和转移淋巴结不外放。PTV 外放范围根据各自单位摆位误差决定,一般为各个方向外放 1 cm 左右(图 15－1)

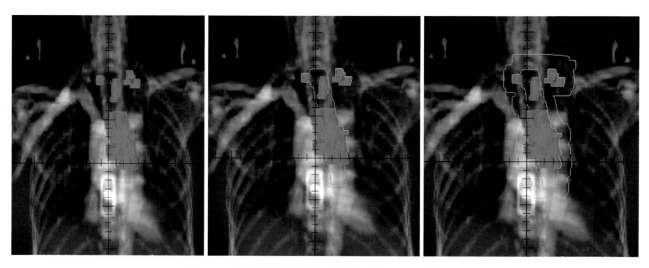

图 15－1　复旦大学附属肿瘤医院的靶区勾画(IFI 照射)方法

红色为 GTV,即食管原发灶和转移淋巴结。绿色为 CTV,即在 GTV 基础上上下勾画 3 cm 正常食管。橘黄色为 PTV,即在 CTV 基础上外放 1 cm。

3. 靶区和正常组织的剂量要求

（1）靶区的剂量要求：剂量计算采用不均匀组织的校正，≥99%的 PTV 体积接受≥95%处方剂量，95%的 PTV 接受 99%的剂量。PTV 内≥120%处方剂量的连续体积＜2 cm³；PTV 外≥110%处方剂量的连续体积＜1 cm³。

（2）正常组织限量：肺（双肺）：V5≤65%，V20≤30%，Dmean≤16 Gy；脊髓：最大剂量≤45 Gy；心脏：Dmean≤35~40 Gy。

4. 放疗方案

对局部晚期食管癌，非手术治疗的标准方案是根治性同期放化疗，具体方案如下。

（1）RTOG 方案：放疗为 1.8 Gy/Fx，总剂量 50.4 Gy/28 Fx。放疗第 1 天开始化疗，化疗方案为顺铂 75 mg/m² 静脉滴注，第 1 天（水化），氟尿嘧啶 4 000 mg/m²，CIV，96 h，共 4 个疗程。放疗期间 2 个疗程，每 28 天重复，放疗后巩固 2 个疗程，每 21 天重复。

（2）上海方案：放疗为 1.8 Gy/Fx，总剂量 61.2 Gy/34 Fx。放疗第 1 天开始化疗，化疗方案为顺铂 25 mg/（m²·d），d1~3；氟尿嘧啶 650 mg/（m²·d），d1~3；每 28 天重复，共 4 个疗程。

术前放化疗的患者，放疗为 1.8~2.0 Gy/Fx，总剂量 40~45 Gy/20~25 Fx。放疗第 1 天开始化疗，常用化疗方案为紫杉醇 50 mg/m²，卡铂 auc＝2，1 次/周，4~5 周。也可以用月方案，包括 DDP+FU、紫杉醇+DDP、长春瑞滨（诺维苯）+DDP 等。一般放化疗后 4~6 周手术。

如果是无法耐受同期化疗的非手术患者，可考虑单纯放疗。放疗为 1.8 Gy/Fx，总剂量 60~70 Gy/6~7 周。

第三节 · 新进展和争议点

一、放疗靶区和放疗技术

食管癌根治性放化疗时的靶区现在主要有两种方法：累及野照射（involved field irradiation，IFI。IFI 也叫"选择性淋巴结照射"：selective nodal irradiation）和淋巴结预防照射（elective nodal irradiation，ENI）。复旦大学附属肿瘤医院在 2003 年首次前瞻性设计和验证了食管癌的 IFI 照射方法。该方法是 GTV 为食管原发灶+转移淋巴结；CTV 是在 GTV 上下各勾画 3 cm 正常食管，PTV 是 CTV 各个方向外扩 1 cm。该研究发现，IFI 照射后主要失败原因是照射野内复发和远处转移，照射野外的区域淋巴结复发仅为 8%，而且 3 年生存也比较高，达 41%。此后，美国的 RTOG 0113 和英国的 SCOPE 1 等研究也采用类似的 IFI 照射技术（表 15-1）。ENI 照射目前还没有统一方法。有的预防整个区域淋巴结（UICC 6ᵗʰ定义），大致包括双侧锁骨上全纵隔和胃左淋巴结区；有的仅仅是原发灶附近淋巴结的有限预防，例如，RTOG 0436 就采用的是颈段食管癌预防双侧锁骨上淋巴结区，下胸段食管癌预防腹腔干淋巴结区。多数前瞻性研究和回顾性研究认为，IFI 与 ENI 的疗效基本相似。

IMRT 技术同 3D-CRT 技术相比，剂量学研究显示，能有更好的靶区适形性和减少心肺等正常组织的剂量。在多个回顾性研究中显示 IMRT 的疗效更好和副作用更小。MD Anderson 肿瘤中心回顾性分析 676 例术前放疗的食管癌，采用 IMRT 技术患者的心脏死亡率明显下降，中位生存时间也从 3D-CRT 的 25 个月提高到 43 个月。台湾的大数据分析发现，根治性放化疗的食管癌患者中，IMRT 者 5 年生存率是 3D-CRT 的

表 15-1 美国和英国部分研究中三维适形放疗靶区的定义

国　家	研　究	GTV 定义	CTV	PTV 定义	预　防
美国	RTOG 0113	可见病灶	上下：3 cm 四周：0	GTV 上下：5 cm 四周：2 cm	颈段：双颈 LN
	RTOG 0246	化疗前的 EUS/ 食管片/CT	NA	GTV 上下：5 cm 四周：2 cm	无
	MDACC2012	4D-CT：IGTV	上下：3 cm 四周：1 cm	GTV 上下：3.5 cm 四周：1.5 cm	无
	RTOG0436	可见病灶	上下：4 cm 四周：0 cm	GTV 上下：4~5 cm 四周：1~2 cm	颈段：锁骨上区 下段：腹腔干
英国	SCOPE1	可见病灶	上下 2 cm 四周 1 cm	GTV 上下：3 cm 四周：1.5 cm	无

2 倍多。当然也有报道 IMRT 与 3D-CRT 者的疗效相似。但到目前为止，还没有前瞻性研究的报道。由此可见，对食管癌的根治性或术前放化疗而言，尽可能选择对靶区适形性更好、正常组织剂量更少的放疗技术。

质子放疗，理论上来说，比光子的 3D-CRT/IMRT 放疗有更好的适形性和减少正常组织受照射剂量。但是，由于呼吸和心脏搏动导致肿瘤的运动和膈肌等脏器的不确定性阻挡，导致了质子治疗食管癌，尤其是下段食管癌效果的不确定性。目前质子治疗食管癌的临床报道不多，都是回顾性分析。2010 年日本报道了 51 例食管癌质子放疗结果。其中 33 例是先 X 线照射中位 46 Gy 后再质子加量中位 36 GyE，总剂量 80 GyE（范围：70~90 GyE）；18 例接受单纯质子放疗中位 79 GyE（范围：62~98 GyE）；所有患者均未化疗。51 例患者的 5 年局部控制率和生存率分别为 38% 和 21%。最近 MD Anderson 肿瘤中心的质子与光子 IMRT 治疗食管癌的前瞻性随机对照试验，可评估食管癌病例 107 例，其中光子 IMRT 组 61 例，质子组 46 例，放疗剂量 50.4 Gy。IMRT 组有 88.8% 是腺癌，质子组腺癌 86.9%。这两组中，所有患者均同期化疗，有一半左右放疗后补充了手术切除。3 年无进展生存（PFS）（IMRT 组 50.8% *vs.* 质子组 51.2%）和 3 年生存率（OS）（IMRT 组 44.5% *vs.* 质子组 44.5%）并没有差别，严重的放疗副作用也无差别。只是质子治疗组的术后并发症比 IMRT 组更低一些。

二、局部晚期食管癌同期放化疗时的化疗方案

RTOG 8501 研究奠定了同期放化疗在食管癌非手术治疗中的地位，该研究同期化疗方案为顺铂联合氟尿嘧啶，此后，该方案一直作为食管癌根治性同期放化疗临床研究中的标准对照。然而，RTOG 8501 研究显示顺铂联合氟尿嘧啶方案毒副作用较显著，疗效仍不尽如人意，3 级及以上严重不良反应有 62.5%，5 年生存率仅有 20%。因而探索新的既有放射增敏又能高效低毒的同期化疗方案是提高局部晚期食管癌非手术治疗患者疗效的重要途径之一。

2014 年法国开展的 3 期多中心随机对照研究对比了食管癌根治性放化疗中 FOLFOX 方案与标准的顺铂联合氟尿嘧啶方案的疗效，研究结果显示两组患者无论总生存率还是无进展生存率均无统计学差异，但 FOLFOX 方案用药方式较顺铂联合氟尿嘧啶方案更加便利。2019 年复旦大学附属肿瘤医院陈赟等的一项前瞻性随机对照 3 期临床研究（ESO-Shanghai 1），该研究对比了食管癌根治性放化疗患者以紫杉醇为基础的同期化疗方案与顺铂联合氟尿嘧啶同期化疗方案的疗效。研究结果显示紫杉醇联合氟尿嘧啶方案

相较顺铂联合氟尿嘧啶方案并没有显著提高患者的 3 年生存率(55.4% *vs.* 51.8%),但两种同期化疗方案的副作用截然不同,紫杉醇联合氟尿嘧啶方案相较顺铂联合氟尿嘧啶方案可明显减少 3 级及以上恶心、呕吐、厌食、疲乏、贫血及血小板减少等早期不良反应的发生率,但会增加早期 3 级及以上白细胞下降、放射性皮肤损伤及放射性肺炎的发生率。该研究采用的顺铂联合氟尿嘧啶方案化疗剂量强度上较 RTOG 8501 研究和 PRODIGE 5/ACCORD 17 研究采用的低,ESO‐Shanghai 1 研究的 PF 方案的剂量是:顺铂 25 mg/m² d1~3+氟尿嘧啶 1 800 mg/m² 持续点滴 72 h。RTOG8501/PRODIGE5/ACCORD17 研究的 PF 方案的剂量是:顺铂 75 mg/m² d1+氟尿嘧啶 4 000 mg/m² 持续点滴 96 h。但 ESO‐Shanghai 1 研究的放疗剂量更高,ESO-Shanghai 1 研究放疗剂量是 61.2 Gy/34 Fx,而 RTOG8501/PRODIGE5/ACCORD17 研究的放疗剂量是 50 Gy/25 Fx 和 50.4 Gy/28 Fx。这种"低化疗强度高放疗剂量"的上海方案疗效相较"高化疗强度低放疗剂量"的欧美模式更优(表 15‐2)。

表 15‐2　食管癌根治性放化疗中国模式与欧美模式的比较

内　容		RTOG 方案		上　海　方　案
特征		高化疗强度低放疗剂量		低化疗强度高放疗剂量
研究		RTOG 8501	PRODIGE5/ACCORD17	ESO‐Shanghai 1
年份		1992	2014	2019
国家		美国	法国	中国
分期		T1~2 期:92% N0 期:82%	Ⅰ~Ⅱ期:32% Ⅲ~Ⅳ期:69%	Ⅱ期:30% Ⅲ~Ⅳ期:70%
组织类型	鳞状细胞癌	84%	86%	100%
	腺癌	16%	14%	0%
放疗	技术	2D	3D‐CRT	IMRT
	剂量	50 Gy	50.4 Gy	61.2 Gy
	靶区	淋巴结引流区预防照射	淋巴结引流区预防照射	累及野照射
化疗	剂量	顺铂 75 mg d1, 氟尿嘧啶 4 000 mg 持续滴注 96 h		顺铂 25 mg d1~3, 氟尿嘧啶 1 800 mg 持续滴注 72 h
	时间	14 周	14 周	16 周
中位生存		14.1 个月	17.5 个月	40.3 个月

三、寡转移食管癌患者的局部治疗意义

寡转移一般是指转移灶个数<5 个,且分布在 3 个以内器官的转移性肿瘤。寡转移学说认为,肿瘤患者在局限期和全身广泛转移之间存在一种状态,此时肿瘤转移还比较局限,但有发展成广泛转移的潜能。欧洲将寡转移分为:诱导性寡转移和真寡转移。诱导性寡转移是有广泛转移患者经治疗后出现寡进展或寡转移的患者。真寡转移就是一开始就是寡转移。在肠癌、乳腺癌和肺癌等肿瘤研究中已经证实,对寡转移,尤其真寡转移患者,全身系统治疗的基础上联合放疗等局部治疗,提高了疗效。

复旦大学附属肿瘤医院进行了第一个食管癌寡转移患者的 SBRT 治疗的前瞻性临床研究。该研究

显示,对手术或放疗或化疗等治疗后出现寡转移的食管癌患者采用 SBRT 技术进行局部放疗,其中一半患者 SBRT 后接受了化疗。1 年的局部控制率可接近 100%,1 年 PFS 超过 70%,且目前尚无严重的急性和晚期毒性反应发生。以往的研究中,化疗或 PD1 抑制剂治疗远处转移食管癌的有效率仅有 6%~21%,1 年 PFS 只有 7.1~3.9 个月。当然,从表 15 - 3 中可以看出,加用局部治疗(手术或放疗)的都是寡转移患者,而化疗或免疫治疗的患者有些是寡转移病例有些是广泛转移患者。严格的食管癌寡转移局部治疗意义的随机对照研究正在进行中。

表 15 - 3 远处转移食管癌患者的局部治疗(手术或放疗)的疗效比较

作 者	年	*n*	方 案	患 者	中位 OS(月)	中位 PFS(月)	1 年 OS
Kato	2011	53	化疗	转移或复发食管癌	10.4	3.9	N/A
Kojima	2019	209	化疗	转移或复发食管鳞癌	8.4	3.4	34%
		210	PD - 1		10.9	1.7	47%
Kato	2019	314	化疗	转移或复发食管癌	7.1	3.4	24%
		314	PD - 1		7.1	2.1	32%
Ohkura	2020	109	手术±化疗/放化疗	食管癌寡转移	N/A	N/A	64.3%(3 年)
刘琪	2020	34	SBRT±化疗	食管鳞癌寡转移	24.6	13.3	76.2%

四、放疗与免疫治疗的结合

免疫检测点抑制剂对食管鳞癌和食管腺癌都有一定的有效率。KEYNOTE 181 是第一个对复发转移的二线食管癌的前瞻性随机对照Ⅲ期临床研究。入组病例 628 例腺癌或鳞癌。帕博利珠单抗单药,200 mg q3w;或化疗,包括多西他赛、紫杉醇或伊立替康。结果显示,在 PD - L1 表达阳性(CPS 评分 ≥ 10),帕博利珠单抗组的中位 OS 为 9.3 个月,而化疗组的中位 OS 为 6.7 个月,($HR = 0.69$,$P = 0.007\,4$)。帕博利珠单抗组 1 年总生存率为 43%,而化疗组为 20%。

除 KEYNOTE 181 外,PD - 1 抑制剂治疗二线复发转移食管癌的随机对照研究还包括 ESCORT 和 Attraction 3 研究。总体来说,单药 PD - 1 抑制剂对二线食管鳞癌亚裔患者的有效率在 16.7%~20.2%,中位无进展生存时间(PFS)为 1.7~2.3 个月,总有效率(OS)为 8.2~10.9 个月,明显优于单药化疗组,见表 15 - 4。

表 15 - 4 二线复发转移食管癌的 PD - 1 前瞻性临床试验

研究名称	类 型	病例数	方 案	ORR	中位 PFS(月)	中位 OS(月)
K181	前瞻性	203(亚洲)	多西他赛/紫杉醇/CPT11	7.4%	2.8	7.1
	前瞻性	198(亚洲)	PD1	16.7%	2.3	8.2
ESCORT	前瞻性	220	多西他赛/CPT11	6.4%	1.9	6.2
	前瞻性	228	PD1	20.2%	1.9	8.3
Attraction 3	前瞻性	209	多西他赛/紫杉醇	20%	3.4	8.4
	前瞻性	210	PD1	20%	1.7	10.9

另外，放疗能诱导"原位疫苗"，也就是释放损伤分子模式（DAMP）：包括"Find me"信号ATP、"eat me"信号钙网蛋白（calreticulin）及高迁移率族蛋白B1（HMGB1）等，产生远隔效应。放疗能够引起肿瘤局部微环境的改变，使"冷肿瘤"变"热肿瘤"。另外，放化疗后导致PD-L1表达的增加，也是放疗后应用PD-1抑制剂的一个重要依据。因此，理论上来说，放疗联合免疫检查点抑制剂能达到提高免疫治疗疗效的协同作用。

放疗联合免疫（PD-1抑制剂等）治疗食管癌的研究才刚刚起步。上海交通大学医学院附属瑞金医院报道了18例食管鳞癌，放化疗联合帕博利珠单抗再手术。18例接受根治性手术的患者中有17例得到R0切除，10（56%）例获得肿瘤和淋巴结的完全病理学缓解。主要病理学缓解率（mPR）为89%（16例）。术后中位随访6.6（2.2~12.3）个月后，所有接受手术患者没有出现疾病复发。2019年ASCO也报道了一项新辅助同步放化疗联合阿替利珠单抗+手术的小样本研究。研究计划入组39例食管腺癌，其中24例完成同步放化疗后接受了手术。在完成手术的患者中，pCR率达39%。

对进行根治性放化疗的食管癌患者，在同步放化疗第一天就开始同期应用免疫治疗的研究正在进行中，其中包括多个大样本的随机对照研究。目前普遍认为，放化疗同期联合免疫应该会提高疗效，但是免疫治疗是否会增加心肺的致命毒副作用，这是研究者比较担心的。

第四节 · 对个体化放疗的思考

到目前为止，食管癌的治疗基本上是固定模式，非个体化的治疗。根据每个患者的不同情况进行个体化治疗选择是我们肿瘤治疗的方向。一种是在治疗前检测出患者的治疗敏感性差异，再选择不同放疗剂量、化疗方案或是否挽救性手术；另一种是在治疗期间进行肿瘤评估，根据疗效不同，进行个体化的治疗方案调整。

放化疗后再手术治疗是欧美等西方国家可手术食管癌的标准治疗方案。过多的治疗（放疗、化疗和手术）对患者产生的毒副作用及食管切除后对患者生活质量的影响是显而易见的。对放化疗后肿瘤已经控制好的患者，进行一个避免手术保留食管的个体化治疗是现在的一个重要方向。

法国的FFCD 9102研究者，将可手术的444例T3N0~1M0食管癌患者进行术前放化疗，手术前用胃镜直视下肿瘤的缩小情况来评估，认为肿瘤缩小30%以上（有效）者（259例）进行随机分组，一组进行食管癌根治术，一组继续完成放化疗而不手术。结果发现，手术组和非手术组总生存率完全相同。也就是说，这些病例中，58%（259/444）可以保留食管，而获得根治手术后相同的疗效。Markar等回顾了欧洲30个诊疗中心的920例可手术食管癌患者，一组540例是放化疗后均进行手术，一组380例是放化疗后进行临床评估，CR者随访，残留者（234例）或随访中复发者（74例）再进行挽救性手术。结果发现，两组的最后生存率完全相同。这也就是说，有20%（72/380）的患者可以保留食管避免手术。

RTOG 0246就是这样一个保留食管的尝试性前瞻性Ⅱ期临床研究。41例可手术食管癌患者，化疗后再放化疗（放疗50.4 Gy），36例完成了放化疗的患者进行临床评估，15例临床CR，随访；21例非CR者进行挽救性手术，也就是说有50%（20/41）保留了食管。5年和7年生存率分别为37%和32%。同CROSS等研究中放化疗后手术患者的疗效相当。因此，基于这些研究，在2018年NCCN指南中规定，术前放化疗后临床评估，CR者可以随访，也可以手术。也就是基本认为，放化疗后CR者手术与否疗效相似。

现在主要争议的问题是，如何在手术之前准确评估出放化疗后有效（pCR）的患者。目前常用的评估方法包括食管钡餐、CT、MRI、EUS、PET、胃镜和活检等,哪种方法最优? 存在争议。多数研究显示,PET 和胃镜活检是比较理想和常用的方法,这里主要讨论一下放疗期间或放疗结束时立即 PET 检查预测 pCR、预后和决定是否保留食管(手术)的个体化作用。

Monjazeb 等回顾性分析了 163 例放化疗后进行了 PET 评估的食管癌患者,其中 75 例进行了食管手术根治术,而 88 例没有手术。作者分析发现,放化疗后 PET 检查的 SUV≤3 的患者,手术与不手术,疗效相同。但 SUV>3 的患者,手术患者的疗效优于非手术患者。这些研究证明,在放疗结束时如果 PET 检查确定肿瘤消退的(SUV≤3)就不需要手术了,如果不消退的(SUV>3)则需要补救手术治疗。也就是说,放化疗后 PET 检查能确定肿瘤是否残留、是否需挽救性手术。但也有些研究得出相反结论。

放疗期间 PET 结果与术后病理的 pCR:Heijl 等对 100 例术前放化疗(41.4 Gy/23 Fx)的食管癌患者,治疗前和放疗后 14 天分别进行 PET 检查。SUV 下降 0% 作为一个 cut-off 值,PET 对病理 pCR 的预测敏感性为 91%,特异性为 50%。认为 PET 能很好预测放化疗后的 pCR。但是,2018 年报道了来自欧洲的 preSANO 研究结果。219 例食管癌进行放化疗(放疗 41.4 Gy/23 Fx),2 周内进行 PET 评估,4~6 周后进行手术。PET 阳性的准确性 85%,但阴性的准确性仅仅 32%,与胃镜下活检(bite on bite)和腔内超声穿刺的预测性相比,显然较差。

放疗期间 PET 对总生存率(OS)的预测。Cuenca 等发现在食管癌的同期放化疗早期进行 PET 检查能很好地预测治疗后的预后。在多因素分析中,放化疗前后 PET 的 SUV 值下降情况($\Delta SUV_{max}>50\%$)与总生存率有明显相关性,PET 检查显示有效的患者 2 年生存率为 62%,无效者的生存率只有 27%。也有研究发现,放疗后 PET 的代谢肿瘤体积(metabolic tumour volume, MTV)的增大与 1 年失败或死亡相关。Cremonesi 等总结了 PET 预测 pCR 及预测预后的研究,不同研究结论不一。其原因可能是这些研究多为回顾性和病例数比较少,PET 检查的时机也各有不同,采用的 PET 参数和 cut-off 值不同[包括:放疗期间 PET 的 SUV 绝对值、SUV2(放疗前)-SUV1(放疗后),或其他指标]。

(赵快乐)

参 考 文 献

[1] 邓家营,赵快乐。紫杉醇(PTX)在食管癌同期放化疗中的研究进展[J].复旦学报(医学版),2014,41(5):697-700.

[2] Adenis A, Penel N, Horn S, et al. Palliative chemotherapy does not improve survival in metastatic esophageal cancer[J]. Oncology, 2010, 79(1-2):46-54.

[3] Ajani J A, Winter K, Komaki R, et al. Phase Ⅱ randomized trial of two nonoperative regimens of induction chemotherapy followed by chemoradiation in patients with localized carcinoma of the esophagus: RTOG 0113[J]. J Clin Oncol, 2008, 26(28):4551-4556.

[4] Allemani C, Matsuda T, Di Carlo V, et al. Global surveillance of trends in cancer survival 2000-14 (CONCORD-3): analysis of individual records for 37-513-025 patients diagnosed with one of 18 cancers from 322 population-based registries in 71 countries[J]. Lancet, 2018, 391(10125):1023-1075.

[5] Bedenne L, Michel P, Bouché O, et al. Chemoradiation followed by surgery compared with chemoradiation alone in squamous cancer of the esophagus: FFCD 9102[J]. J Clin Oncol, 2007, 25:1160-1168.

[6] Bleiberg H, Conroy T, Paillot B, et al. Randomised phase Ⅱ study of cisplatin and 5-fluorouracil(5-FU) versus cisplatin alone in advanced squamous cell oesophageal cancer[J]. Eur J Cancer, 1997, 33(8):1216-1220.

[7] Chen Y, Ye J, Zhu Z, et al. Comparing paclitaxel plus fluorouracil versus cisplatin plus fluorouracil in chemoradiotherapy for locally advanced esophageal squamous cell cancer: a randomized, multicenter, phase Ⅲ clinical trial[J]. J Clin Oncol, 2019, 37(20):1695-1703.

[8] Conroy T, Galais M P, Raoul J L, et al. Definitive chemoradiotherapy with FOLFOX versus fluorouracil and cisplatin in patients with oesophageal cancer(PRODIGE5/ACCORD17): final results of a randomised, phase 2/3 trial[J]. Lancet Oncol, 2014, 15(3):305-314.

[9] Cremonesi M, Cristina Garibaldi C, Timmerman R, et al. Interim 18F-FDG-PET/CT during chemo-radiotherapy in the management of oesophageal cancer patients. A systematic review[J]. Radiother Oncol, 2017, 125(2):200-212.

[10] Crosby T, Hurt C N, Falk S. Chemoradiotherapy with or without cetuximab in patients with oesophageal cancer(SCOPE1): a multicentre, phase 2/3 randomised trial[J]. Lancet Oncol, 2013, 14(7):627-637.

[11] Cuenca X, Hennequin C, Hindié E, et al. Evaluation of early response to concomitant chemoradiotherapy by interim 18F-FDG PET/CT imaging in

patients with locally advanced oesophageal carcinomas[J]. EJNMMI Res, 2013, 40: 477 – 485.

[12] Deng J, Chen H, Zhou D, et al. Comparative genomic analysis of esophageal squamous cell carcinoma between Asian and Caucasian patient populations[J]. Nat Commun, 2017, 16; 8(1): 1533.

[13] Gomez D R, Tang C, Zhang J, et al. Local consolidative therapy vs. maintenance therapy or observation for patients with oligometastatic non-small-cell lung cancer: long-term results of a multi-institutional, phase II, randomized study[J]. J Clin Oncol, 2019, 37: 1558 – 1565.

[14] Guckenberger M, Lievens Y, Bouma A B, et al. Characterisation and classification of oligometastatic disease: a European Society for Radiotherapy and Oncology and European Organisation for Research and Treatment of Cancer consensus recommendation[J]. Lancet Oncol, 2020, 21(1): e18 – e28.

[15] Gupta B, Kumar N. Worldwide incidence, mortality and time trends for cancer of the oesophagus[J]. Eur J Cancer Prev, 2017, 26(2): 107 – 118.

[16] Haefner M F, Lang K, Verma V, et al. Intensity-modulated versus 3-dimensional conformal radiotherapy in the definitive treatment of esophageal cancer: comparison of outcomes and acute toxicity[J]. Radiat Oncol, 2017, 12: 131.

[17] Hagen P V, Hulshof M, Lanschot J V, et al. Preoperative chemoradiotherapy for esophageal or junctional cancer[J]. New England Journal of Medicine, 2012, 366(22): 2074 – 2084.

[18] Hayashi K, Ando N, Watanabe H, et al. Phase II evaluation of protracted infusion of cisplatin and 5-fluorouracilin advanced squamous cell carcinoma of the esophagus: a Japan Esophageal Oncology Group (JEOG) trial (JCOG9407)[J]. Jpn J Clin Oncol, 2001, 31(9): 419 – 423.

[19] Honing J, Smit J K, Muijs C T, et al. A comparison of carboplatin and paclitaxel with cisplatinum and 5-fluorouracil in definitive chemoradiation in esophageal cancer patients[J]. Ann Oncol, 2014, 25: 638 – 643.

[20] Hu G, Wang Z, Wang Y, et al. Comparison of cisplatinum/paclitaxel with cisplatinum/5-fluorouracil as first-line therapy for nonsurgical locally advanced esophageal squamous cell carcinoma patients[J]. Des Devel Ther, 2016, 10: 2129 – 2136.

[21] Ishikawa H, Hashimoto T, Moriwaki T, et al. Proton beam therapy combined with concurrent chemotherapy for esophageal cancer[J]. Anticancer Res, 2015, 35: 1757 – 1762.

[22] Iyengar P, Wardak Z, Gerber D E, et al. Consolidative radiotherapy for limited metastatic non-small-cell lung cancer: a phase 2 randomized clinical trial[J]. JAMA Oncol, 2018, 4(1): e173501.

[23] Kato K, Cho B C, Takahashi M, et al. Nivolumab versus chemotherapy in patients with advanced oesophageal squamous cell carcinoma refractory or intolerant to previous chemotherapy (ATTRACTION – 3): a multicentre, randomised, open-label, phase 3 trial[J]. Lancet Oncol, 2019, 20(11): 1506 – 1517.

[24] Kim J, Bowlby R, Mungall A J, et al. Integrated genomic characterization of oesophageal carcinoma[J]. Nature, 2017, 541(7636): 169 – 175.

[25] Kojima T, Shah M A, Muro K, et al. Randomized Phase III KEYNOTE – 181 study of pembrolizumab versus chemotherapy in advanced esophageal cancer[J]. J Clin Oncol, 2020, 38(35): 4138 – 4148.

[26] Kudo T, Hamamoto Y, Kato K, et al. Nivolumab treatment for oesophageal squamous-cell carcinoma: an open-label, multicentre, phase 2 trial[J]. Lancet Oncol, 2017, 18(5): 631 – 639.

[27] Li C C, Chen C Y, Chien C R, et al. Comparison of intensity-modulated radiotherapy vs. 3-dimensional conformal radiotherapy for patients with non-metastatic esophageal squamous cell carcinoma receiving definitive concurrent chemoradiotherapy: a population-based propensity-score-matched analysis[J]. Medicine, 2018, 97: 22.

[28] Li M, Zhang X, Zhao F, et al. Involved-field radiotherapy for esophageal squamous cell carcinoma: theory and practice[J]. Radiation Oncology, 2016, 11(1): 18.

[29] Lin S H, Hobbs B P, Verma V, et al. Randomized phase IIB trial of proton beam therapy versus intensity-modulated radiation therapy for locally advanced esophageal cancer[J]. J Clin Oncol, 2020, 38(14): 1569 – 1579.

[30] Lin S H, Wang L, Myles B, et al. Propensity score-based comparison of long-term outcomes with 3-dimensional conformal radiotherapy vs. intensity-modulated radiotherapy for esophageal cancer[J]. Int J Radiat Oncol Biol Phys, 2012, 84: 1078 – 1085.

[31] Liu Q, Chen J, Li B, et al. Local therapy for oligometastatic esophageal squamous cell carcinoma: a prospective, randomized, Phase II clinical trial[J]. Future Oncol, 2021, 17(11): 1285 – 1293.

[32] Liu Q, Zhu Z, Chen Y, et al. Phase II Study of stereotactic body radiation therapy for patients with oligometastatic esophageal squamous cell carcinoma[J]. Int J Radiat Oncol Biol Phys, 2020, 108(3): 707 – 715.

[33] Lorenzen S, Schuster T, Porschen R, et al. Cetuximab plus cisplatin-5-fluorouracil versus cisplatin-5-fluorouracil alone in first-line metastatic squamous cell carcinoma of the esophagus: a randomized phase II study of the Arbeitsgemeinschaft Internistische Onkologie[J]. Ann Oncol, 2009, 20: 1667 – 1673.

[34] Mariette C, Dahan L, Mornex F, et al. Surgery alone versus chemoradiotherapy followed by surgery for stage I and II esophageal cancer: final analysis of randomized controlled phase III trial FFCD 9901[J]. J Clin Oncol, 2014, 32(23): 2416 – 2422.

[35] Markar S, Gronnier C, Duhamel A, et al. Salvage surgery after chemoradiotherapy in the management of esophageal cancer: is it a viable therapeutic option? [J]. J Clin Oncol, 2015, 33(33): 3866 – 3873.

[36] Mizumoto M, Sugahara S, Nakayama H, et al. Clinical results of proton-beam therapy for locoregionally advanced esophageal cancer[J]. Strahlenther Onkol, 2010, 186: 482 – 488.

[37] Monjazeb A M, Riedlinger G, Aklilu M, et al. Outcomes of patients with esophageal cancer staged with [18f] fluorodeoxyglucose positron emission tomography (FDG – PET): can postchemoradiotherapy FDG – PET predict the utility of resection? [J]. J Clin Oncol, 28: 4714 – 4721.

[38] Muro K, Lordick F, Tsushima T, et al. Pan-Asian adapted ESMO clinical practice guidelines for the management of patients with metastatic oesophageal cancer: a JSMO-ESMO initiative endorsed by CSCO, KSMO, MOS, SSO and TOS[J]. Ann Oncol, 2019, 30: 34 – 43.

[39] Noordman B J, Spaander M, Valkema R, et al. Detection of residual disease after neoadjuvant chemoradiotherapy for oesophageal cancer (preSANO): a prospective multicentre, diagnostic cohort study[J]. Lancet Oncol, 2018, 19(7): 965 – 974.

[40] Ohkura Y, Shindoh J, Ueno M, et al. Clinicopathologic characteristics of oligometastases from esophageal cancer and long-term outcomes of resection[J]. Ann Surg Oncol, 2020, 27(3): 651 – 659.

[41] Ost P, Reynders D, Decaestecker K, et al. Surveillance or metastasis-directed therapy for oligometastatic prostate cancer recurrence: a prospective, randomized, multicenter phase II trial[J]. J Clin Oncol, 2018, 36: 446 – 453.

［42］ Palma D A, Olson R, Harrow S, et al. Stereotactic ablative radiotherapy versus standard of care palliative treatment in patients with oligometastatic cancers（SABR－COMET）：a randomised, phase 2, open-label trial［J］. Lancet, 2019, 393(10185)：2051－2058.

［43］ Swisher S G, Moughan J, Komaki R U, et al. Final results of NRG oncology RTOG 0246：an organ preserving selective resection strategy in esophageal cancer patients treated with definitive chemoradiation［J］. J Thorac Oncol, 2017, 12(2)：368－374.

［44］ Torre L A, Bray F, Siegel R L, et al. Global cancer statistics, 2012［J］. CA Cancer J Clin, 2015, 65：87－108.

［45］ van Heijl M, Omloo J M, van Berge Henegouwen M I, et al. Fluorodeoxyglucose positron emission tomography for evaluating early response during neoadjuvant chemoradiotherapy in patients with potentially curable esophageal cancer［J］. Ann Surg, 2011, 253：56－63.

［46］ Vera P, Dubray B, Palie O, et al. Monitoring tumour response during chemoradiotherapy：a parametric method using FDG－PET/CT images in patients with oesophageal cancer［J］. EJNMMI Res, 2014, 4：12.

［47］ Yamashita H, Okuma K, Wakui R, et al. Details of recurrence sites after elective nodal irradiation（ENI）using 3D-conformal radiotherapy（3D－CRT）combined with chemotherapy for thoracic esophageal squamous cell carcinoma — a retrospective analysis［J］. Radiother Oncol, 2011, 98(2)：255－260.

［48］ Zhao K L, Ma J B, Liu G, et al. Three-dimensional conformal radiation therapy for esophageal squamous cell carcinoma：is elective nodal irradiation necessary? ［J］. Int J Radiat Oncol Biol Phys, 2010, 76(2)：446－451.

第十六章
食管癌的内科治疗

第一节 · 食管癌内科治疗概述

食管癌的治疗和分期与分型等密切相关。①早期食管癌：分为隐伏型（充血型）、糜烂型、斑块型和乳头型，其中隐伏型为最早期，为原位癌，乳头型相对较晚。②晚期食管癌：分为髓质型、蕈伞型、溃疡型和缩窄型。以髓质型最多见，约占60%。③组织学分类：分为鳞状细胞癌、腺癌、小细胞未分化癌和癌肉瘤，其中鳞状细胞癌占绝大多数，达90%以上，腺癌占5%左右，小细胞未分化癌更少见。

按目前食管癌的治疗水平，早期食管癌术后5年生存率达90%，但一般患者就诊时，可手术者仅占20%。食管癌的切除率80%，患者的手术死亡率在5%以下，术后5年生存率为30%；放疗的5年生存率不到10%，单用化疗效果不佳。这说明了食管癌早诊和早治的重要性，以及加强手术与其他手段综合治疗研究的必要性。

（1）肿瘤仅限于食管壁黏膜层而未穿透黏膜肌层侵及食管壁黏膜下层的食管癌，可内镜下治疗或手术，一般手术切除后，不需要术后辅助治疗。

（2）肿瘤侵及食管壁黏膜下层，由于黏膜下层有丰富的毛细淋巴管，毛细淋巴管之间又密切交通，形成致密的淋巴管网。食管的淋巴主要沿纵行方向引流，食管上2/3主要引向头端，下1/3引向尾端，并与食管壁肌层内淋巴管网相交通。当癌细胞浸润食管黏膜下层淋巴管后，可沿食管固有膜或黏膜下层淋巴管浸润播散。向上扩散可超过主病灶5~6 cm，甚至10~13 cm以上，向下一般不超过5 cm。癌细胞沿食管黏膜下层播散形成的病灶可以是跳跃式的。黏膜下层有癌浸润播散时，肉眼一般不易辨认，切除长度不足，常可以导致局部复发，还会沿淋巴转移。因此，癌已侵及黏膜下层尤其癌细胞分化差的患者，如不是食管全部切除，术后应作适当辅助治疗，以防止复发转移。

（3）Ⅰ期患者，应手术切除。Ⅱ期、Ⅲ期患者因癌已浸润食管肌层和外膜及有区域淋巴结转移，故最好是术前先进行同步放化疗、或化疗（包括介入治疗）或放疗，2周后手术，术后4周左右再化疗，有癌灶残留者，按术中放置的金属标记定位设野放疗或同时放化疗。癌细胞高分化者，术后化疗4~6周期；低分化，或有较多区域淋巴结转移或与周围器官有粘连者，术后化疗4~6周期，免疫重建8周，再化疗4周期。

（4）Ⅳ期患者，用化疗-放疗同时、序贯和交替疗法，进行非手术综合治疗。放化疗结合得当，不仅可控制、消退病灶，还可显著延长生存时间，化放疗代表了食管癌非手术治疗的一大进步。但除非急需放疗解除压迫症状或不宜接受化疗的患者,不宜单纯放疗,只可化放疗同时或先化疗后放疗。

（5）转移或术后、放疗后、化疗后复发患者,可用新型化疗方案治疗及中医中药治疗、介入治疗、光子刀治疗等。

第二节 · **食管癌的化疗**

新辅助治疗可降低肿瘤期别,缩小原发肿瘤体积,控制和消除微小或隐匿性远处转移灶。目的是提高手术切除率和提高术后长期生存率,故除 T(1~2)N0 期患者可给予单纯手术治疗外,凡超过 T2 期及有任何淋巴结阳性的局部晚期食管癌患者应为术前新辅助治疗的适应证。临床结果表明术前给予 2~4 个周期的化疗或放化疗可使 60% 左右的患者获得临床疗效,手术难度及术后并发症或死亡发生率未见增高,而治疗有效者术后长期生存率却有明显提高。目前,食管癌术前治疗的结果虽然不完全一致,尚处在临床研究阶段,但可使患者临床获益的结论,已越来越被多数临床专家肯定。

一、新辅助化疗

食管癌的新辅助化疗是目前的研究热点之一,特别是在日本,近年来开展了大量的相关研究。早期应用的方案以铂类和氟尿嘧啶为主,有效率为 40%~58%,病理学完全缓解（pCR）率为 2.5%~5%,近年来的研究则多加入了紫杉类药物,在有效率和 pCR 率上也有一定的提高。

现有文献报道新辅助化疗方案包括 DDP+5－FU、PTX－DDP、DDP+CF/5－FU+Vp－16。选择术前化疗包括 DDP+5－FU 和紫杉类及伊立替康为基础方案。国内外的临床研究虽在逐渐增多,但文献报道术前化疗的疗效并不一致。2006 年,Stilidi 等人术前用 DDP[80 mg/(m^2·d),d1]+CF(20 mg/m^2)/5－FU(425 mg/m^2)+Vp－16[80 mg/(m^2·d),d1~3]q21d,化疗后手术治疗食管癌 78 例与单一手术相比,3 年无病生存率（DFS）分别为 58.3% 和 27.7%,5 年总生存率（OS）分别为 62.9% 和 39.8%。明显提高了长期生存时间。

2008 年,英国医学会的食管癌 OE02 试验对 194 例 T2~3、T1N1 期食管癌患者给予 DDP+5－FU 新辅助化疗。其中 182 例患者接受了手术,41 例鳞癌,141 例腺癌,MST 28 个月,1 年和 2 年生存率分别为 77.3% 和 57.7%。表明食管癌新辅助化疗后手术使病灶切除成功率提高,生存率提高。

2007 年,美国一项 RTOC 8911 试验对局限性食管癌术前化疗和单独手术治疗的随机比较研究。化疗组 216 例术前接受 DDP+5－FU 化疗,227 例直接手术治疗。术前化疗组有 63% 行 R0 切除,而单纯手术组仅 59%。行 R0 以下切除者预后不好。32% 行 R0 切除者无病生存至 5 年,而行 R1 切除者仅有 5% 存活超过 5 年。R1、R2 或未切除者 MST 没有明显区别。术前化疗和单纯手术比较在总生存上没有区别,而那些经过术前化疗经 R0 切除者提高了生存率。

2007 年,Takeda S 评估术前新辅助治疗对 T3/T4 期食管癌的疗效。115 例患者入组,47 例新辅助治疗,68 例单纯手术。47 例中 14 例在新辅助治疗后手术,另 33 例接受序贯放化疗。新辅助治疗手术者与仅放化疗者相比较,2 年生存率分别为 45.5% 和 10.4%,MST 分别为 486 天和 242 天。新辅助治疗手术后,完全切除者与不完全切除者 1 年生存率分别为 83.3% 和 20%,MST 分别为 2 055 天和 273 天。新辅助治疗与单纯手术组术后发病率及死亡率无明显的差别。术前新辅助治疗可能对进展期食管癌有效。

若把 PTX、CPT-11 等新药组成更合理的化疗方案,进行规范化的术前化疗,可能会进一步提高术前化疗的作用。

二、新辅助化放疗

由于同时化放疗(CRT)的肿瘤控制作用高于单纯化疗或放疗,因此术前 CRT 越来越多地被采用。但因为病例选择、治疗方案、样本大小、随机分组等方面的差异,所以文献报道的结果很不一致。Burmeister 等报道术前 DDP-5-FU+放疗与单一手术相比,除鳞癌 DFS 有延长外,在总的生存率上无明显改善。可多数临床研究倾向术前 CRT 加手术,对局部晚期食管癌患者有生存优势。

术前化疗临床应用最多的化疗方案是 DDP-5-FU、DDP-PTX,其次是 DDP-NVB、NDP-5-FU 及 DDP-CPT-11,放疗剂量多为 40~45 Gy 的常规分割。综合术前化放疗+手术与单纯手术对比研究的文献报道,结果认为术前 CRT 对于局部肿瘤的控制和降低分期的作用是比较肯定的。化放疗后总缓解率(OR)可达 80% 以上,pCR 为 23%~43%。目前公认术前 CRT 后病理分期下降者,术后 DFS 和 OS 都明显提高,病理完全缓解者预后更好。化放疗+手术后 3 年 OS 可达 88%,5 年 OS 为 26%~56%,高者可达 67%~78.1%。虽同时化放疗毒性增加,但手术死亡率并不高。到目前为止,治疗食管癌尚无公认的标准治疗方案,但多数临床研究显示,局部晚期食管癌术前化放疗并手术是一个可提高临床有效率和长期生存率较为现实可行的、有发展前景的、值得进一步研究的三联综合治疗模式,可能会成为标准治疗方案。

(1)术前 DDP-5-FU+放疗,目前文献报道较多,多数临床结果证明确实提高了疗效,特别是取得病理完全缓解(pCR)的患者,术后生存时间显著延长,为食管癌的临床治疗工作,提供了一些前进的希望,值得深入研究。2008 年,一项名为 CALGB 9781 的临床试验对 30 例食管癌术前 CRT,26 例单一手术。术前方案采用 DDP 100 mg/m^2,d1;5-FU 1 000 mg/m^2,d1~4,第 1、5 周,2 个周期;RT 50.4 Gy,1.8 Gy/d,>5.6 W。中位随访时间 6 年,术前 CRT 组与单一手术组 MST 分别为 4.48 年和 1.79 年。5 年生存率分别为 39% 和 16%,术后 CRT 组更有优势。

(2)术前 PTX-DDP 或 CBP+放疗 Suntharalingam M(2006)对 34 例局部晚期食管癌(腺癌 25 例,鳞癌 9 例),3 例胃癌,采用 Cetuximab q1w×6(400 mg/m^2,首次;250 mg/m^2,w2~6);PTX(50 mg/m^2,q1w×6)和 CBP(AUC=2,q1w×6),同时放疗(50.4 Gy)。结果 OR 为 67%,pCR 为 43%,耐受良好。显示分子靶向药物与化疗联合提高了疗效,而且安全。

2006 年,Van Meerten 等人应用 PTX 50 mg/m^2 和 CBP AUC=2,d1、8、15、22 和 29,同时放疗 41.4 Gy,5/w。治疗可切除(T2~3N0~1M0)食管癌患者 54 例,主要内镜反应率 63%,有 Ⅲ/Ⅳ 血液学毒性(粒细胞减少 15%,血小板减少 2%)。化放疗后 52 例手术切除,术后死亡率 7.7%,pCR 为 25%,MST 为 23.2 个月,30 个月无病生存率为 60%。此每周 PTX-CBP+放疗方案耐受性好,可门诊应用。

2008 年,Luu TD 比较了新辅助放化疗及新辅助化疗对食管癌疗效的差异,122 例食管癌入组,其中 64 例接受了术前放化疗(CR 组),58 例术前化疗(CO 组)。CR 组、CO 组的手术死亡率分别为 6%(4 例)与 0%,术后并发症分别为 48% 和 33%。CR 组 11 例 pCR,CO 组 2 例 pCR。两组的复发率没有明显差异,MST 分别为 17 个月 *vs.* 21 个月,1、3、5 年生存率分别为 76% *vs.* 70%、46% *vs.* 40%、41% *vs.* 31%。尽管新辅助放化疗与单纯化疗相比,获得较好的病理缓解,但没有长期生存优势。从尽早行手术切除,减少手术死亡率及术后并发症方面讲,单纯化疗是优先选择的新辅助治疗模式。

三、辅助放化疗

目前还没有前瞻性随机对照研究证实对可切除性食管癌行术后放化疗可以改善生存期。到目前为止,术后辅助治疗还没有成为可切除性食管癌的治疗标准。

食管癌受侵犯的淋巴结数和脉管受侵是预后不良的独立因素,这些人接受化疗是受益的。可切除的食管癌术前行放化疗者,术后适时行辅助化疗对进一步改善生存期有意义。对年轻者、病变广泛、多发病灶、残端阳性、局部淋巴结转移者术后辅助治疗是必需的治疗手段,放疗联合全身化疗疗效好。放疗应在术后早期应用。一旦出现复发转移再放疗的疗效极差。

2005 年,韩国 Lee J 等人进行了淋巴结转移(N1)胸部食管鳞癌术后辅助化疗作用的前瞻性研究。术后给予 3 周期(21 天/周期)辅助化疗:DDP(60 mg/m^2)+5 - FU[1 000 mg/(m^2 · d),civ,4ds]。结果:40 例接受术后辅助化疗,对照组 52 例仅接受局部根治性切除。试验组及对照组 3 年无病生存率分别为47.6% *vs.* 35.6%,5 年总生存率分别为 50.7% *vs.* 43.7%(P = 0.228);肿瘤是否复发的前瞻性因素是:淋巴结转移数目(P = 0.008)和术后辅助化疗(P = 0.030)。研究表明:辅助化疗可以延长 N1 食管鳞癌术后的无病生存期。淋巴结转移的食管鳞癌术后辅助化疗应根据淋巴结转移情况而定。

2007 年,Graham AJ 一项 meta 分析表明,对局部晚期食管癌的疗法中,术后放化疗较术前辅助放化疗、术前辅助化疗及单纯手术能获得最好的生存质量和最大期望的生命延长。

四、局部晚期食管癌同期放化疗

同期放化疗是局部晚期 ESCC 非手术治疗的标准方法。20 世纪 80 年代,美国放射治疗协作组(RTOG)的 RTOG 8501 和 RTOG 9405 研究,确定了 ESCC 同期放化疗中的化疗方案为 PF(DDP+5 - FU)方案。20 世纪 90 年代,经过一些小样本 Ⅱ 期研究后,对 ESCC 敏感性高且有放射增敏作用的紫杉醇逐步在 ESCC 的根治性同期放化疗中开始应用。

目前,在国内外的临床工作中,PF 方案和紫杉醇为主的双药联合方案是 ESCC 同期放化疗中的两个主要化疗方案,但两种方案的疗效比较尚缺乏大样本、随机对照研究。基于此背景,由赵快乐(2019)发起的 ESO - Shanghai 1 研究从 2012 年 4 月至 2015 年 7 月,共入组 436 例局部晚期 ESCC 患者行根治性同期放化疗,化疗方案分为 TF(紫杉醇+5 - FU)和 PF(DDP+5 - FU)两组,放疗方案相同。经过中位 48.7 个月的随访,研究结果显示两组患者的 3 年总生存期(OS)没有显著差异(TF 组 55.4%,PF 组 51.8%),3 年无进展生存期也无显著差异(TF 组 43.7%,PF 组 45.5%)。但两组方案的副作用谱不同,TF 组较 PF 组患者出现急性 3 级或更高级的贫血、血小板减少、厌食、恶心、呕吐和疲劳的比例显著降低,而急性 3 级或更高级的白细胞减少、放射性皮炎和放射性肺炎的比例显著增高。

五、晚期食管癌的化疗

2003 年,Katayama A 报道了 43 例食管癌切除术后的患者尸检结果,术后复发及病灶残留 62.8%,局部复发 25.6%,淋巴结转移 41.9%,血行转移 39.5%,浆膜转移 25.6%,可见化疗是晚期食管癌患者和复发转移者的主要治疗手段。

食管癌姑息化疗目前没有标准化疗方案,无论对腺癌或鳞癌,5 - FU 和 DDP 是基础的治疗药物,两者联合方案的有效率在 25%~35%。

5-FU 和 DDP 联合新药是目前研究的主要方向。紫杉醇显示出了良好的单药疗效(约 18%),其与 5-FU 和 DDP 联合治疗食管癌,无论是术前化疗、放化疗,还是晚期食管癌姑息化疗。都是大家较公认的疗效好的方案,并且毒性反应可耐受。目前,联合化疗治疗食管癌的有效率在 30%~50%,中位生存期为 9~12 个月。

2007 年,Ilson DH 观察了 102 例中晚期食管癌每周给予紫杉醇 80 mg/m² 治疗,4 周重复。表明紫杉醇周剂量可有效控制食管癌进展,在无法耐受联合化疗时可选择每周紫杉醇治疗。

2008 年,刘爱娜回顾性分析中国医科院肿瘤医院 138 例初治晚期食管鳞癌患者的临床资料,全组患者分为新药组 68 例[含紫杉醇、吉西他滨(健择)或奥沙利铂]和非新药组 70 例(不含紫杉醇、吉西他滨或奥沙利铂),新药组方案含 DDP 64 例(94.1%),非新药组方案含 DDP 48 例(68.6%)。全组有效率 47.8%,中位疾病进展时间(TTP)4 个月,MST 10 个月。新药组有效率(58.8%)明显高于非新药组(37.1%)。疾病进展时间、治疗手段、治疗前血红蛋白水平是影响生存的独立预后因素。

2008 年,Zhang X Ⅱ期临床试验观察 PTX+DDP 方案对晚期食管鳞癌的疗效。39 例初治患者入组;PTX 175 mg/m², d1;DDP 75 mg/m², d1;21 天重复。35 例可评价疗效,总有效率 48.6%,CR2.8%,PR 45.7%;TTP 7 个月,MST 13 个月,1 年生存率为 39%。化疗有效和无效的患者 MST 分别为 17 个月和 10 个月,疼痛和吞咽困难缓解率为 86.2%。无 4 级毒性反应及治疗相关性死亡。PTX+DDP 方案治疗进展期食管鳞癌很有前景,其毒性反应在可控制范围。

2007 年,Tanaka T 观察 DOC 对难治转移性食管癌行二线联合化疗,20 例入组病例为食管癌术后对 DDP 化疗不敏感的转移患者。DFC 方案为 DOC 60 mg/m², d1;5-FU 500 mg/d, d1~5;DDP 10 mg/d,d1~5;3 周重复。20 例患者共给予 49 周期化疗。中位随访时间 8 个月。1 例 CR,6 例 CR,6 例 SD,7 例 PD。TTP 4 个月。总生存时间 8 个月。主要毒性反应为骨髓抑制。DFC 方案对复发转移的、DDP 化疗失败的食管癌是可行的二线化疗方案。

第三节 · 食管癌的靶向治疗

随着肿瘤发生、发展和转移过程中分子生物学、分子病理学研究的进展,分子靶向治疗在食管癌的临床研究中也取得了一定的进展。

一、以表皮生长因子受体(epidermal growth factor receptor, EGFR)为靶点的靶向治疗

EGFR 是原癌基因 *cerbB-1* 的表达产物,EGFR 信号通路在调控细胞增殖、侵袭、转移及抗凋亡方面起重要作用。有 30%~90% 的食管癌患者伴有 EGFR 高表达。

西妥昔单抗是抗 EGFR 的重组人鼠嵌合型 IgG1 单克隆抗体。2009 年,Lorenzen 等采用 DDP+5-FU± 西妥昔单抗一线治疗 32 例晚期食管鳞癌,西妥昔单抗联合 DDP+5-FU 组患者的临床控制率为 75%,中位 PFS 为 5.9 个月,中位 OS 为 9.5 个月,疗效优于单纯化疗组。2012 年,Chen 等的一项多中心研究显示,45 例食管鳞癌患者接受西妥昔单抗联合放化疗,1 年无进展生存率和总生存率分别为 84.23% 和 93.33%;

2年无进展生存率和总生存率分别为74.87%和80.00%,显示出较好的生存获益。但在2013年的一项Ⅲ期临床研究(EXPAND)中,入组904例晚期胃癌和食管胃结合部腺癌,分别给予CAP+DDP±西妥昔单抗治疗,使用西妥昔单抗未能使患者的生存获益,且不良反应的发生率增高。因此,西妥昔单抗在晚期食管癌中的疗效仍存在争议。

尼妥珠单抗是全人源化的EGFR单克隆抗体。2014年ASCO年会上报告了NICE研究结果,共入组107例局部晚期食管癌患者(其中93%为鳞癌),分别给予放疗联合DDP+5-FU±尼妥珠单抗治疗,结果显示,尼妥珠单抗联合化放疗和单纯化放疗组患者的完全缓解(complete response, CR)率分别为62.3%和37.0%(P=0.02),中位OS分别为15.9个月和11.5个月(P=0.09),尼妥珠单抗可明显提高反应率。2016年,我国开展的一项Ⅱ期临床研究中,入组56例食管鳞癌患者,其中远处转移患者27例,给予PTX+DDP+尼妥珠单抗方案治疗,结果显示,转移患者的中位PFS为8.2个月,中位OS为13.9个月。关于尼妥珠单抗二线治疗食管癌的研究也在陆续开展,同时也期待更多Ⅲ期临床研究的结果公布。

吉非替尼是第一个被美国食品药品管理局批准的酪氨酸激酶抑制剂(tyrosine kinase inhibitor, TKI)。2014年,Dutton等在一项Ⅲ期随机对照研究中探讨了吉非替尼二线治疗晚期食管癌的效果,入组450例患者,吉非替尼组和安慰剂组患者的中位OS分别为3.73个月和3.67个月(P=0.29),中位PFS分别为1.57个月和1.17个月(P=0.02)。厄洛替尼是另一种EGFR-TKI,其联合放化疗治疗晚期食管癌取得了令人满意的效果。2016年ASCO会上报道了我国一项关于转移性食管鳞癌的Ⅲ期临床研究(NCT 00686114)结果,厄洛替尼联合放化疗对比常规化放疗可明显延长中国食管鳞癌患者的生存时间。有学者探讨了埃克替尼治疗EGFR高表达的晚期食管鳞癌的疗效,结果显示,EGFR高表达患者的有效率为17.6%,明显高于EGFR表达和低表达者(P=0.034),提示*EGFR*高表达可能与埃克替尼的疗效有关。EGFR-TKI治疗食管癌的疗效虽然有限,但其对EGFR高表达的患者疗效较好。EGFR-TKI联合放化疗可能是未来晚期食管癌治疗的方向。

二、以人表皮生长因子受体2(human epidermal growth factor receptor-2, HER2)为靶点的靶向治疗

曲妥珠单抗是一种抗HER2受体的人源性的IgG1单克隆抗体,目前已被美国食品药品管理局批准联合化疗治疗HER2阳性转移性食管胃结合部腺癌和胃癌。但遗憾的是,几乎没有曲妥珠单抗用于食管鳞癌的研究报道。

拉帕替尼是小分子TKI,主要作用于erbB1和erbB2,但其在食管癌的临床研究中未取得明显进展。

三、以血管内皮生长因子(vascular endothelial growth factor, VEGF)为靶点的靶向治疗

贝伐单抗是一种抗VEGF的人源IgG1单克隆抗体。2011年,一项Ⅲ期研究(AVAGAST)入组774例晚期胃腺癌或食管胃结合部腺癌,给予DDP+CAP±贝伐单抗治疗,结果显示,贝伐单抗联合化疗与单纯化疗组患者的中位OS差异无统计学意义,但中位PFS和ORR明显提高。但贝伐单抗在晚期食管癌治疗中的临床价值尚有待进一步探索。

雷莫芦单抗是全人源化抗VEGF-2单克隆抗体。一项Ⅲ期临床研究(RAINBOW)对比了PTX±雷莫芦单抗治疗665例晚期转移性食管胃结合部腺癌和胃腺癌的疗效,结果显示,雷莫芦单抗联合PTX治

疗和 PTX 单药治疗组患者的中位 OS 分别为 9.63 个月和 7.36 个月($P=0.016\,9$),中位 PFS 分别为 4.40 个月和 2.86 个月($P<0.000\,1$),ORR 分别为 28% 和 16%($P=0.000\,1$)。因此,美国食品药品管理局批准雷莫芦单抗在食管腺癌中的使用,并作为一个新的标准二线治疗方案。

四、以环氧化酶 2(cyclooxygenase – 2,COX – 2)抑制剂为靶点的靶向治疗

选择性 COX – 2 抑制剂如塞来昔布等治疗食管癌近年来也受到关注。2012 年,Wakelee 等采用 DDP+5 – FU±塞来昔布治疗 68 例中晚期食管癌患者,结果显示,塞来昔布联合化疗组患者的 2 年生存率为 44.8%,明显优于单独化疗组。但尚需 Ⅲ 期临床研究验证。

近年来进行的食管癌靶向药物研究多数为阴性结果,主要原因可能为很多研究未根据特定的靶点筛选患者,未考虑其分子亚型对治疗的影响,或者生物学标志物选择错误等。因此,仍亟须进一步研究以确定食管癌的最佳靶点、最佳生物标志及与靶向治疗联合的综合治疗方案。

第四节 · 食管癌的免疫治疗

随着对机体特异性抗肿瘤免疫、肿瘤免疫逃逸机制及免疫治疗新靶点的深入认识,免疫治疗已逐渐成为肿瘤综合治疗的重要手段,并显示出良好的应用前景。

一、免疫调节剂

常见的药物有干扰素 α、白细胞介素 2、肿瘤坏死因子和粒细胞-巨噬细胞集落刺激因子,但在食管癌的早期研究中尚未显示出明确的疗效。

二、肿瘤疫苗

肿瘤疫苗包括细胞疫苗、DNA 疫苗和 RNA 疫苗。肿瘤疫苗在食管癌的研究尚处于临床前阶段。

三、过继性免疫治疗

国内一些小样本的以自体细胞因子诱导杀伤细胞联合同步放化疗治疗晚期食管癌的研究显示,可明显提高局部晚期食管癌患者的 T 细胞功能,有效控制肿瘤。另外一种独特的嵌合抗原受体 T 细胞疗法在实体瘤中的临床研究正在进行中。

四、免疫检查点抑制剂

2017 年,Weber 等报道,在接受 ⅢB、ⅢC 或 Ⅳ 期黑色素瘤切除术的患者中,与伊匹单抗(Ipilimumab)辅助治疗相比,Nivolumab 辅助治疗使无复发生存期显著延长,3/4 级不良事件发生率降低。Kudo 等人研

究了 Nivolumab 在治疗难治性食管癌患者中的安全性和有效性。在该 Ⅱ 期研究中,符合条件的为难治的、对氟嘧啶类、铂类、紫杉类化疗不耐受的晚期食管鳞癌、腺鳞癌或腺癌患者。该研究纳入了 65 例患者,均为食管鳞癌患者,结果显示中位 OS 为 10.8 个月(95% CI：7.4~13.3)。研究中心和研究者评估的中位 PFS 分别为 1.5 个月(95% CI：1.4~2.8)和 2.3 个月(1.5~3.0)。Nivolumab 显示出其前景,且具有可控的安全性。该药可为晚期难治性食管鳞癌患者提供一种有潜力的新疗法。

KEYNOTE 028 是一项针对程序性死亡配体-1(PD-L1)阳性晚期实体瘤患者的多队列 Ⅰ B 期研究,它评估了抗程序性死亡-1 抗体 Pembrolizumab,并报道了食管癌队列研究结果。该研究纳入了 PD-L1 阳性的食管鳞癌或食管腺癌或胃食管结合部癌标准治疗失败后 Pembrolizumab 治疗 2 年以上或直至疾病进展或发生不可耐受毒性的患者。有 83 例可评估 PD-L1 表达的食管癌患者,37 例(45%)PD-L1 阳性肿瘤患者中有 23 例入组,其中 78% 的患者为鳞癌,87% 的患者先前接受了两种及两种以上治疗晚期/转移性疾病的治疗方案。结果显示总缓解率为 30%(95% CI：13%~53%),中位缓解时间为 15 个月(范围：6~26 个月);中位 PFS 为 1.8 个月(95% CI：1.7~2.9),6 个月和 12 个月的无进展生存率分别为 30% 和 22%;中位 OS 为 7.0 个月(95% CI：4.3~17.7),6 个月和 12 个月的 OS 率分别为 60% 和 40%。六基因 γ 干扰素基因表达特征分析表明,在具有较高 γ 干扰素复合评分的 Pembrolizumab 治疗患者中出现进展延迟和疗效加强的现象。Pembrolizumab 在经过大量先前治疗的 PD-L1 阳性晚期食管癌患者中表现出可控的毒性和持久的抗肿瘤活性。

KEYNOTE 181 是一项随机、开放标签的 Ⅲ 期临床研究,该研究纳入了 628 名晚期或转移性腺癌或鳞状细胞癌食管癌,或胃食管连接部 Siewert Ⅰ 型腺癌患者,这些患者在一线标准疗法后疾病进展,按照 1∶1 的比例随机接受帕博利珠单抗单药治疗(200 mg,21 天/周期)或化疗(包括多西他赛、紫杉醇或伊立替康)。结果显示,在 PD-L1 表达阳性(CPS 评分≥10)的患者中($n=222$),帕博利珠单抗组的中位 OS 为 9.3 个月,而化疗组的中位 OS 为 6.7 个月,帕博利珠单抗降低了 31% 的死亡风险($HR=0.69$,95% CI：0.52~0.93,$P=0.007\,4$)。帕博利珠单抗组患者在 12 个月时的总生存率也更有优势,约为 43%,而化疗组的这一比例仅为 20%。KEYNOTE 181 研究表明,帕博利珠单抗二线治疗可显著改善 PD-L1 CPS≥10% 的晚期食管癌患者的 OS,且安全性更好。

五、CLDN18.2 蛋白单抗诱导抗体依赖的细胞介导的细胞毒作用(antibody-dependent cell-mediated cytotoxicity，ADCC)

CLDN18.2 是一种紧密连接蛋白,在胃癌和食管胃结合部腺癌等多种肿瘤中均有表达。IMAB362 是第 1 个靶向 CLDN18.2 单抗,2016 年 ASCO 会上报告的 Ⅱ 期临床研究(FAST)中,入组 352 例 CLND 阳性胃癌、食管癌和食管胃结合部腺癌,随机给予 EOX 方案±IMAB362 治疗,结果显示,IMAB362 联合 EOX 化疗方案一线用于晚期胃癌或食管胃结合部腺癌,可明显延长患者的 PFS 和 OS,且耐受性好。

(于　慧)

参 考 文 献

[1] Ajani J A, Buyse M, Lichinitser M, et al. Combination of cisplatin/S-1 in the treatment of patients with advanced gastric or gastroesophageal adenocarcinoma: results of noninferiority and safety analyses compared with cisplatin/5-fluorouracil in the first-line advanced gastric cancer study [J]. European Journal of Cancer, 2013, 17(17): 3616-3624.

［2］ Alley E W, Lopez J, Santoro A, et al. Clinical safety and activity of pembrolizumab in patients with malignant pleural mesothelioma（KEYNOTE-028）：preliminary results from a non-randomised, open-label, phase 1b trial［J］. The Lancet Oncology, 2017, 18(5)：623-630.

［3］ Al-Batran S E, Schuler M H, Zvirbule Z, et al. FAST：an international, multicenter, randomized, phase Ⅱ trial of epirubicin, oxaliplatin, and capecitabine（EOX）with or without IMAB18. 2 antibody, as first-line therapy in patients with advanced CLDN18.2+ gastric and gastroesophageal junction（GEJ）adenocarcinoma［J］. J Clin Oncol, 2016, 34(18_suppl)：LBA4001.

［4］ Armanios M, Xu R, Forastiere A A, et al. Adjuvant chemotherapy for resected adenocarcinoma of the esophagus, gastroesophageal junction, and cardia：phase Ⅱ trial（E8296）of the Eastern Cooperative Oncology Group［J］. J Clin Oncol, 2004, 22(22)：4495-4499.

［5］ Berger A C, Scott W J, Freedman G, et al. Morbidity and mortality are not increased after induction chemoradiotherapy followed by esophagectomy in patients with esophageal cancer［J］. Semin Oncol, 2005, 32(6 Suppl 9)：S16-S20.

［6］ Burmeister B H, Smithers B M, Gebski V, et al. Surgery alone versus chemoradiotherapy followed by surgery for resectable cancer of the oesophagus：a randomised controlled phase Ⅲ trial［J］. Lancet Oncol, 2005, 6(9)：659-668.

［7］ Chen Y, Ye J, Zhu Z, et al. Comparing paclitaxel plus fluorouracil versus cisplatin plus fluorouracil in chemoradiotherapy for locally advanced esophageal squamous cell cancer：a randomized, multicenter, phase Ⅲ clinical trial［J］. Journal of Clinical Oncology, 2019：JCO1802122-JCO1802122.

［8］ Dutton S J, Ferry D R, Blazeby J M, et al. Gefitinib for oesophageal cancer progressing after chemotherapy（COG）：a phase 3, multicentre, double-blind, placebo-controlled randomised trial［J］. The Lancet Oncology, 2014, 8(8)：894-904.

［9］ Ford H E R, Marshall A, Bridgewater J A, et al. Docetaxel versus active symptom control for refractory oesophagogastric adenocarcinoma（COUGAR-02）：an open-label, phase 3 randomised controlled trial［J］. The Lancet Oncology, 2014, 1(1)：78-86.

［10］ Fujiwara Y, Kamikonya N, Inoue T, et al. Chemoradiotherapy for T3 and T4 squamous cell carcinoma of the esophagus using low-dose FP and radiation：a preliminary report［J］. Oncol Rep, 2005, 14(5)：1177-1182.

［11］ Geissler M, Schwacha H, Eggstein S, et al. Esophageal carcinoma：non-surgical therapy［J］. Schweiz Rundsch Med Prax, 2004, 93(49)：2057-2064.

［12］ Guimbaud R, Louvet C, Ries P, et al. Prospective, randomized, multicenter, phase Ⅲ study of fluorouracil, leucovorin, and irinotecan versus epirubicin, cisplatin, and capecitabine in advanced gastric adenocarcinoma：a French intergroup（Fédération Francophone de Cancérologie Digestive, Fédération Nationale des Centres de Lutte Contre）［J］. Journal of Clinical Oncology, 2014, 31(31)：3520-3526.

［13］ Hironaka S, Tsubosa Y, Mizusawa J, et al. Phase Ⅰ/Ⅱ trial of 2-weekly docetaxel combined with cisplatin plus fluorouracil in metastatic esophageal cancer（JCOG0807）［J］. Cancer Science, 2014, 9(9)：1189-1195.

［14］ Katayama A, Mafune K, Tanaka Y, et al. Autopsy findings in patients after curative esophagectomy for esophageal carcinoma［J］. J Am Coll Surg, 2003, 196(6)：866-873.

［15］ Kato H, Fukuchi M, Manda R, et al. The effectiveness of planned esophagectomy after neoadjuvant chemoradiotherapy for advanced esophageal carcinomas［J］. Anticancer Res, 2004, 24(6)：4091-4096.

［16］ Kojima T, Muro K, Francois E, et al. Pembrolizumab versus chemotherapy as second-line therapy for advanced esophageal cancer：Phase Ⅲ KEYNOTE-181 study［J］. J Clin Oncol, 2019, 37(4_suppl)：2.

［17］ Kosugi S, Kanda T, Nakagawa S, et al. Efficacy and toxicity of fluorouracil, doxorubicin, and cisplatin/nedaplatin treatment as neoadjuvant chemotherapy for advanced esophageal carcinoma［J］. Scand J Gastroenterol, 2005, 40(8)：886-892.

［18］ Kudo T, Hamamoto Y, Kato K, et al. Nivolumab treatment for oesophageal squamous-cell carcinoma：an open-label, multicentre, phase 2 trial［J］. The Lancet Oncology, 2017, 18(5)：631-639.

［19］ Larkin J, Chmielowski B, Lao C D, et al. Neurologic serious adverse events associated with nivolumab plus ipilimumab or nivolumab alone in advanced melanoma, including a case series of encephalitis［J］. The Oncologist, 2017, 22(6)：709-718.

［20］ Lee J, Lee K E, Im Y H, et al. Adjuvant chemotherapy with 5-fluomuracil and cisplatin in lymph node-positive thoracic esophagealsquamous cell carcinoma［J］. Ann Thorac Surg, 2005, 80(4)：1170-1175.

［21］ Lin F C, Durkin A E, Ferguson M K. Induction therapy does not increase surgical morbidity after esophagectomy for cancer［J］. Ann Thorac Stag, 2004, 78(5)：1783-1789.

［22］ Liu H C, Hung S K, Huang C J, et al. Esophagectomy for locally advanced esophageal cancer, followed by chemoradiotherapy and adjuvant chemotherapy［J］. World J Gastroenterol, 2005, 11(34)：5367-5372.

［23］ Lordick F, Kang Y K, Chung H C, et al. Capecitabine and cisplatin with or without cetuximab for patients with previously untreated advanced gastric cancer（EXPAND）：a randomised, open-label phase 3 trial［J］. The Lancet Oncology, 2013, 6(6)：490-499.

［24］ Lorenzen S, Schuster T, Porschen R, et al. Cetuximab plus cisplatin-5-fluorouracil versus cisplatin-5-fluorouracil alone in first-line metastatic squamous cell carcinoma of the esophagus：a randomized phase Ⅱ study of the Arbeitsgemeinschaft Internistische Onkologie.［J］. Annals of Oncology, 2009, 10(10)：1667-1673.

［25］ Malaisrie S C, Untch B, Aranha G V, et al. Neoadjuvant chemoradiotherapy for locally advanced esophageal cancer：experience at a single institution［J］. Arch Surg, 2004, 139(5)：532-539.

［26］ Ohtsu A, Shah M A, van Cutsem E, et al. Bevacizumab in combination with chemotherapy as first-line therapy in advanced gastric cancer：a randomized, double-blind, placebo-controlled phase Ⅲ study.［J］. Journal of Clinical Oncology, 2011, 30(30)：3968-3976.

［27］ Shimizu K, Hihara J, Yoshida K, et al. Clinical evaluation of low-dose cisplatin and 5-fluorouracil as adjuvant chemoradiotherapy for advanced squamous cell carcinoma of the esophagus［J］. Hiroshima J Med Sci, 2005, 54(3)：67-71.

［28］ Stahl M, Wilke H, Stuschke M, et al. Clinical response to induction chemotherapy predicts local control and long-term survival in multimodal treatment of patients with locally advanced esophageal cancer［J］. J Cancer Res Clin Oncol, 2005, 131(1)：67-72.

［29］ Swisher S G, Ajani J A, Komaki R, et al. Long-term outcome of phase Ⅱ trial evaluating chemotherapy, chemoradiotherapy, and surgery for locoregionally advanced esophageal cancer［J］. Int J Radiat Oncol Biol Phys, 2003, 57(1)：120-127.

［30］ Thuss-Patience P D, Kretzschmar A, Bichev D, et al. Survival advantage for irinotecan versus best supportive care as second-line chemotherapy in gastric cancer — a randomised phase Ⅲ study of the Arbeitsgemeinschaft Internistische Onkologie（AIO）.［J］. European Journal of Cancer, 2011, 15(15)：2306-2314.

［31］ Torre L A, Bray, F S, Rebecca L, et al. Global cancer statistics, 2012［J］. CA, 2015, 65(2)：87-108.

[32] Wakelee H A, Middlston G, Dunlop D, et al. A phase Ⅰ pharmacokinetic study of bexarotene with vinorelbine and cisplatin in patients with advanced non-small-cell lung cancer (NSCLC). [J]. Cancer Chemotherapy and Pharmacology, 2012, 3(3): 815 - 824.

[33] Zhang X, Watson D I, Jamieson G G, et al. Neoadjuvant chemoradiotherapy for esophageal carcinoma[J]. Dis Esophagus, 2005, 18(2): 104 - 108.

第十七章
食管癌的内镜治疗

随着内镜技术的日益发展与完善,其在胸外科领域的临床应用及重要性得到不断提升,内镜在食管癌治疗中的比例也在不断上升。内镜治疗技术使得食管癌的治疗变得更为个体化、多元化,同时,通过自然腔道的操作又使得某些特定病期的食管癌的治疗创伤更小、风险更低。另外,在食管癌术后并发症处理及食管癌相关辅助治疗等方面,内镜也体现出其独到的优势。利用内镜技术治疗或者辅助治疗食管癌,也给患者及临床医师更多的选择。本文就内镜在食管癌治疗中的应用进行介绍。

一、早期食管癌的内镜治疗

1. 术前 T 分期评估

除了对患者常规术前评估外,对于食管癌病灶分期的准确评估是选择食管癌患者内镜治疗的关键(图 17-1),浅表性食管癌是内镜下治疗的主要适应证。

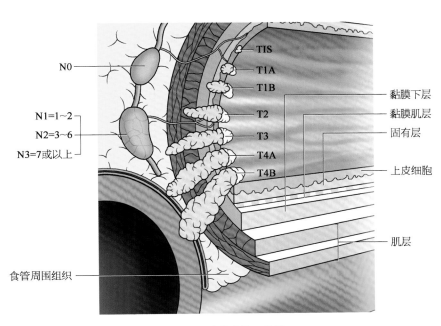

图 17-1　食管癌的 T 分期

根据食管癌浸润深度将其划分为 M1~M3 及 SM1~SM3 等 6 种亚型(图 17-2)。浅表性食管癌的浸润深度局限在黏膜及黏膜下层,肿瘤浸润的深度越表浅,内镜下切除术(endoscipic resection,ER)治疗的指征就越强。目前成熟的 ER 技术主要包括内镜下黏膜切除术和内镜黏膜下剥离术。ER 的推荐适应证为:分化程度较好的和(或)分化程度一般的、浸润程度为 M1 或 M2 的,并且没有淋巴结转移证据的食管鳞癌,浸润深度达到 SM2 和 SM3 的食管癌,由于有很高的淋巴结转移风险,不适合内镜下治疗。而对于 M3~SM1 的患者,由于淋巴结转移率很低,如果患者拒绝或者不适合行食管癌根治手术治疗,可以选择 ER 手术治疗。

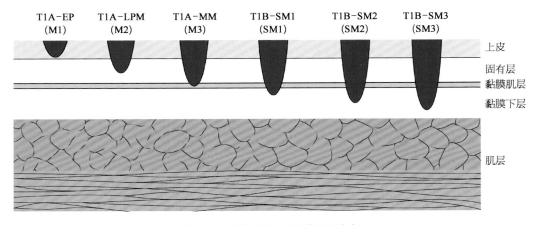

图 17-2　食管癌的浸润深度亚型分类

2. 食管癌的放大内镜(magnifying endoscopy，ME)及窄带成像技术(narrow band imaging，NBI)评估

ME 可通过手动调节焦距,将局部区域放大到 35~170 倍,以便于观察病变区域黏膜、血管形态的细微改变(图 17-3),2001 年日本学者井上晴阳(Inoue)提出了关于黏膜表面的微血管(intrapapillary capillary loop，IPCL)变化的井上分类,以助于确定病变性质和浸润深度。具体分型如下:Ⅰ型为正常黏膜表面的微血管形态表现;Ⅱ型为炎症性,经常存在于慢性食管炎;Ⅲ型存在慢性食管炎或低级别上皮内瘤变;Ⅳ型包括低级别上皮内瘤变/高级别上皮内瘤变(原位癌),考虑内镜治疗;V1~V2 型是属于 M2 以内的病变,内镜治疗的适应证;V3 型介于黏膜层与黏膜下层之间(T1a~T1b),相对适应证;Vn 型是新生肿瘤血管的形态,病变超过 SM2,外科手术切除。

NBI 技术则是把宽带光过滤成绿光和蓝光的窄带光谱,通过光谱的组合大幅提高了图像的清晰度和对比度,从而将普通内镜下难以观察和辨识的食管黏膜表面微血管结构呈现出来。另外,由于采取了光染色的方法,可以避免使用色素染色剂所造成的不良反应。

目前,ME 结合 NBI 技术已较为广泛地应用于临床诊疗中。窄带成像技术也提高了放大内镜对食管病变诊断的准确性,Muto 等比较了 NBI 和普通内镜对食管鳞癌的诊断,结果显示 NBI 结合放大内镜对于早期食管癌有更高的敏感性和特异性,提高了病变的检出率,同时该技术操作简便、易于掌握,因此该研究认为 NBI 结合放大内镜可以作为早期浅表性食管癌的标准诊断手段。

3. 食管癌的超声内镜(endoscopic ultrasonography，EUS)评估

由于普通内镜只能观察到黏膜表面的改变,因此普通内镜对食管深层次的改变及周围淋巴结情况难以做出评估。EUS 通过内镜与超声相结合,能够直观地显示出肿瘤大小、浸润深度,淋巴结情况及肿瘤与周围组织结构、脏器的关系,在临床上广泛用于肿瘤的分期评估。尤其对于局限于黏膜内的食管癌,需要

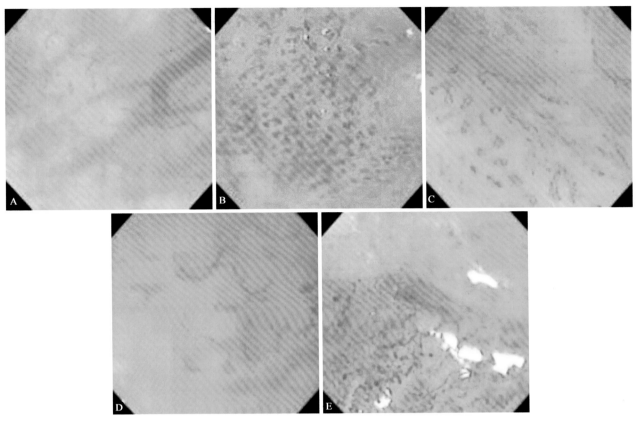

图 17-3　黏膜表面的微血管变化,图像均放大 150 倍

A. 正常的食管黏膜,IPCL 黏膜表面形成树枝状的血管网;B. 食管黏膜原位癌(M1)。黏膜表面每支 IPCL 表现出扩张、迂曲和外形的各种改变;C. 食管癌累及 M2 的病变,黏膜表面每支 IPCL 相较于 M1 病变出现延展现象;D. 食管癌累及 M3 的病变,IPCL 部分结构破坏,由肿瘤血管取代之;E. 食管癌累及 SM 的病变,IPCL 结构完全被破坏,在肿瘤表面完全由肿瘤血管取代。

ER 手术获得组织学诊断或治疗的患者,术前超声内镜评估可以发现临床怀疑转移的淋巴结,从而避免选择 ER 治疗的风险(图 17-4)。Hucl 则认为所有局灶性的食管癌患者都应行 EUS 的检查。

二、食管癌的内镜下切除技术

1. 内镜下黏膜切除术(endoscopic mucosal resection, EMR)

EMR 是较早用于临床的内镜下治疗技术,主要操作是对病变区域黏膜进行分块的切除。目前应用较广泛的是多环黏膜切除(multiband mucosectomy, MBM)系统与内镜结合完成 EMR 手术,该方法先通过内镜吸引黏膜,再使用多环套扎黏膜切除系统释放的结扎环造成"人工息肉",最后利用连接高频电刀的圈套器切除。相对于传统的 EMR 技术,使用多环套扎黏膜切除系统手术,不必进行黏膜下注射,且可以连续切取多块病损黏膜而无需每次更换圈套器和透明帽,同时可大幅降低损伤食管深层组织的风险,具有操作简单、成本低、治疗时间短的优点。复旦大学附属肿瘤医院胸外科团队在国内较早开展了 MBM 术进行食管病变的治疗,积累了较为丰富的临床经验,我们对 32 例在复旦大学附属肿瘤医院胸外科接受食管内镜下切除术的患者数据进行统计分析显示,与食管癌根治术相比,运用该技术治疗食管高级别上皮内瘤变在手术用时、出血量、住院时间和并发症方面均体现出显著优势。

2. 内镜下黏膜下剥离术(endoscopic submucosal dissection, ESD)

ESD 是内镜下使用手术器械如钩刀、T 刀等连续切除病变区域的内镜下手术,该操作一般分为以下

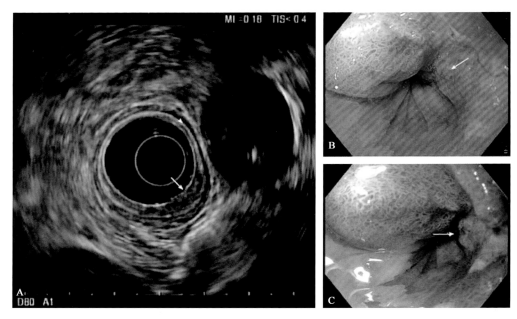

图 17-4 食管癌超声内镜评估

食管下段超声图像：A. 标准 7.5 MHz 内镜超声下食管 5 层结构。由内到外：高回声(亮)黏膜浅层、低回声(暗)黏膜深层、黏膜下层(无尾箭头)、黏膜固有层(低回声,非常暗)、外膜层(最外层回声层)。T1b 腺癌引起黏膜层及黏膜下层变薄及结构扭曲,但未侵犯黏膜固有层。B. 白光下的结构与 C. 窄带图像相比较,有尾箭头所标处为肿瘤。

步骤。首先通过内镜检查确定病变部位、范围,NBI 观察浸润深度,然后在病灶周围进行电凝多点标记,之后在病损边缘多点行黏膜下注射,使之抬起与肌层分离,最后沿标记的边界切开黏膜全层,逐步剥离病灶并进行创面处理。常见的手术并发症为出血和穿孔。针对出血,可采用热活检钳钳夹出血点后电凝止血,一般渗血可以使用去甲肾上腺素溶液冲洗,部分出血也可以使用氩等离子凝固(argon plasma coagulation,APC)等方式进行止血;穿孔则可用金属夹进行夹闭。

近年来兴起的隧道技术改变了传统 ESD 的手术方式。操作初始时标记切除范围,进行黏膜下注射使黏膜抬举,之后在上下缘各打开一条深达黏膜下层的切口,随后在两切口之间打通一条隧道,最后沿着隧道向两侧剥离黏膜。与标准技术相比,两者均能够达到相同的 R0 切除效果,且在术后并发症方面并无明显差异,而 ESD 隧道技术手术用时更短,在手术过程中能够明显减少对肌层的损伤,因此这项技术被认为是能够应对病损范围较大及长环周黏膜病变的一种高效、安全的内镜治疗方式。

EMR 与 ESD 均是食管癌内镜下治疗的主要方法,EMR 与 ESD 相比较,一般＜2 cm 的病变,EMR 单次可完整切除,＞2 cm 的病变则需分次切除,有时病灶边缘的病理情况难以评估,而 ESD 则不管病变大小,都可进行大块切除,George Sgourakis 等总结 1997—2011 年有关食管病变 EMR 及 ESD 治疗文献荟萃分析,其中包括食管低级别上皮内瘤变、食管高级别上皮内瘤变、原位癌、黏膜癌、黏膜下癌患者,结果显示,就局部复发、切缘阳性率、并发症及患者需要再次外科手术等方面没有差异。近期,Terheggen 等比较 EMR 及 ESD 治疗 Barrett 相关食管新生物临床随机对照研究显示,ESD 组患者获得了较高的 R0 切除率,但是 3 个月后的随访显示肿瘤缓解率两者没有差异,同时 ESD 治疗组 1 例患者早癌复发,2 例食管穿孔,而 EMR 治疗组没有严重并发症发生,相较 ESD 而言,EMR 似乎更适用于 Barrett 相关食管新生物的治疗。总体而言,与 ESD 相比较,EMR 的手术时间较短,手术操作较为简捷,术后并发症相对较少。

3. 内镜切除标本处理

内镜切除标本应由专业的病理科医师分析判断。一些医院建议将 ER 标本固定在软木等牢固的表面上,以避免标本边缘卷曲,从而获得更好的切片。黏膜下面要求与标本板贴合,但样本也不应过度拉伸,否则它可能会导致组织变形与断裂。标本固定后,每隔 2 mm 对标本进行连续切片。若条件允许,应当在标本周围做额外的切片,以便于进一步对标本切缘状态的评估。若标本太小难以拉伸,则会给样本重建工作带来很大的困难,因此一般要求取标本面积大于 1 cm×1 cm。在标本取材不理想,影响后续处理和诊断时,及时和手术操作者沟通也是十分必要的。当然,不同医院对标本的处理方式不尽相同,结合自身特点,复旦大学附属肿瘤医院制订了《肿瘤医院 ER 标本处理标准》(图 17 - 5),并照此进行临床实践。

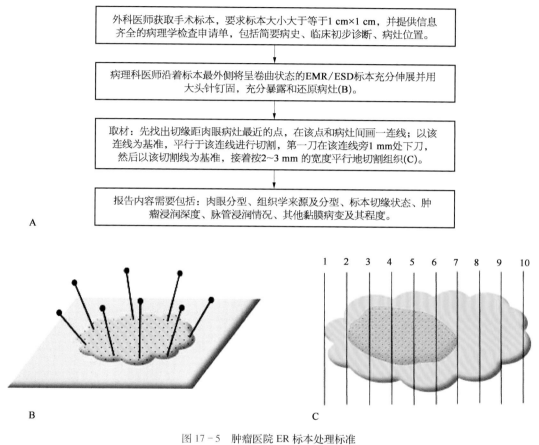

图 17 - 5 肿瘤医院 ER 标本处理标准

A. 标本处理流程;B. 标本固定模式图;C. 标本取材模式图

三、食管癌的内镜下黏膜消融技术

黏膜消融技术是利用热量、冷冻或光学损伤,达到诱导表面黏膜组织坏死效果的一项技术。包括冷冻消融术(cryoablation)、氩等离子体凝固术(APC)、射频消融术(radiofrequence ablation,RFA)和光动力治疗(photodynamic therapy,PDT)等。

1. 食管癌冷冻消融治疗

冷冻消融术的原理是先给予组织急剧的降温冰冻,随之缓慢地溶解,使得组织产生损伤,随后诱发的炎症及凋亡过程最终导致了细胞的死亡。常用的冷冻剂为二氧化碳,一氧化二氮和液氮。这项技术的优势在于价格低廉、操作简单、安全性高、并发症少。无论是根治治疗目的还是姑息治疗目的,冷冻治疗都在食管癌的治疗中得到有效的应用,不仅如此,冷冻治疗对于一些 RFA 治疗效果不佳的食管癌也取得较为满意的效果。

2. 食管癌 APC 治疗

APC 以氩气为介质传递高频电流到靶位点,利用此过程中的热效应凝固干燥病变组织而至其损伤,并且在此过程中很少发生碳化而产生烟雾,利于内镜下操作。同时,由于凝固部位的组织导电能力下降,氩粒子流会自动转向周围未凝固部位。因此,该方法造成的损伤较为均匀、表浅,降低了操作导致穿孔和出血的风险,适合早期食管癌的治疗。由于单独应用 APC 治疗早期食管癌的复发率较高,现在临床上多采用 ER 与 APC 联合治疗的方式。对于 ER 切除大部分病变组织后出血量较大的患者,可利用 APC 处理残余组织并同时辅助止血;内镜下证实仍有少量残留的癌组织,亦可用 APC 进行凝固处理。另外,ER 术后复发也是 APC 处理的适应证,但治疗效果不肯定。

3. 食管癌 RFA 治疗

RFA 是最常用的消融技术之一,通过双极电极产生高频波能对黏膜产生烧灼和损伤效果。该技术具有较高的有效性和安全性,因此在食管黏膜早期病变,尤其是扁平状病变的治疗中得到较为广泛的使用。该术后最常见的并发症为食管狭窄,有研究报道 5% 的患者在术后出现不同程度的狭窄症状。

4. 食管癌的 PDT 治疗

PDT 是利用光敏剂特异性高浓度地分布在肿瘤组织内,经过特定的光激发后产生的氧化自由基杀伤肿瘤细胞。因此,这是一种侵袭性较低的、非产热的、具有选择性的微创治疗的特点。患者通过口服、静脉或局部等方式给药,通过光纤引导光至病变区域进行照射治疗。新一代的光敏剂他拉泊芬钠(Talaporfin sodium)的应用大大增高了特异性,在缩短体内清除时间的同时,又有效降低了光敏反应和局部照射反应等副作用,因此第二代的 PDT 治疗又在食管癌的治疗中得到越来越多的应用。另外,一般认为 PDT 很少受到病灶面积的限制,因此在患者不耐受根治术,并且由于病变面积或环食管范围过大导致 ER 手术不宜采取时,该手术方式可以作为备选的治疗手段。

四、内镜在食管癌治疗中的辅助应用

1. 食管狭窄扩张及支架置入术

食管癌晚期或无法手术的进展期食管癌患者往往都会出现食管梗阻、进食困难的症状,严重影响生活质量。食管扩张作为姑息治疗手段之一,能够较好缓解患者消化道梗阻,维持患者正常的经口进食,预防因梗阻导致的食物反流,进而避免误吸造成的吸入性肺炎和窒息。目前扩张的方式主要有探条扩张术和球囊扩张术。探条扩张的操作主要包括导丝置入和食管扩张两个步骤。在食管扩张过程中,应当从直径较细的探条开始,逐次提升探条的直径。探条要求事先涂好石蜡油,操作者根据扩张器上的刻度判断推进的深度,当到达狭窄部位后,继续缓慢推进 5～10 cm,并保持片刻后退出,不宜一味地深入探条,造成假道或食管穿孔等并发症。球囊扩张则是在内镜的监视下将导丝通过狭窄部位并沿导丝将球囊推送至狭窄部位,然后注水扩张球囊,根据球囊压力和内镜直视情况调节扩张程度。两种方式均能取得较为满意的效果。扩张通常对术后吻合口良性狭窄和食管癌放疗后退缩形成的瘢痕狭窄效果较明显,但是如由于肿瘤不断进展引起的狭窄,扩张的效果不能长时间维持。复旦大学附属肿瘤医院胸外科团队采用扩张联合冷冻治疗的方式,在常规扩张结束后,对狭窄部位的增生组织加以冷冻治疗,利用冷冻对肿瘤的抑制、杀伤及"延迟"效果,延长食管扩张的有效时限,临床上取得了一定的效果。

食管支架置入也是解决食管狭窄问题的一个有效手段。该方法需要先置入导丝,于内镜直视或 X 线透视下置入支架,一般控制支架两端各超过狭窄部位 2 cm,支架置入后再行内镜检查观察梗阻解除情况,也可用 X 线透视或胸部平片检查再次判断和评价。目前,除了传统的金属支架外,还有防止食管新生物长入的覆膜支架,以及携带药物可进行局部放化疗的新型支架。Yano 等将可降解支架应用到食管癌术后良性狭窄的治疗中,取得了较为理想的治疗效果。医师可以根据患者个体及病情的特征,选择合适的支架类型。

2. 经皮内镜胃造瘘术(percutaneous endoscopic gastrostomy,PEG)

PEG 现在已经作为胃造瘘的标准术式在临床上普及,与传统开腹胃造瘘手术相比,该方法具有操作简单快捷、经济性高的特点。现有的造瘘技术包括:Pull 法、Push 法和 Introducer 法三种。采用 Push 法时,先在内镜的监视下,由腹壁向胃内插入导丝并从口中引出,然后操作者沿着导丝逐渐插入导管,最后将导管前端提出体表,而垫片部分留在胃内,并在内镜下确认导管留置情况。而 Introducer 法更为简便,通过直接插入的套管针将导管置入胃内,然后注射水使导管末端球囊扩张完成对导管的胃内固定。对于有食管狭窄的患者,在进行操作前可先行食管扩张治疗,以方便内镜操作及营养导管的引入。

3. 内镜在食管癌手术中的应用

在食管癌根治手术中,可以应用内镜即时观察食管吻合口情况,已确保食管吻合口的完整性及观察有否吻合口出血等情况,还可通过内镜下打气的方式(leak 试验)检查和判断吻合口是否有缺损,同时还可以通过内镜直视下放置空肠营养管,确保营养管就位,以利于术后给予及时的肠内营养。目前复旦大学附属肿瘤医院胸外科团队正在进行对比术中空肠造瘘的相关研究。初步结论表明术中内镜使用安全,可以有效观察吻合口情况及准确放置空肠营养管。

4. 食管根治术后并发症的内镜下处理

(1)吻合口瘘内镜下治疗

1)食管覆膜支架:随着内镜技术的发展和成熟,多种技术被用于吻合口瘘的治疗中。内镜下置入临时覆膜支架,可以通过对瘘口的覆盖,避免食物、分泌物流入胸腔产生污染,减少了纵隔感染的风险,同时能够促进瘘口的愈合。El Hajj 的回顾性研究指出,支架治疗食管癌瘘的疗效与瘘口的大小、瘘诊断至支架置入时间间隔相关。但是该方法的缺陷是存在着支架移位、出血的风险,同时部分患者会有胸痛、吞咽困难的不适体验。

2)内镜下夹闭或缝合技术:对于不适于使用支架的患者,临床上可采用内镜下夹闭技术,即使用金属钛夹夹闭瘘口或创面,该技术也是内镜下使用最为广泛的内镜下缝合技术,只要瘘口周围组织足够健康,以确保夹子能够夹住,通常都可以完成这一操作。而如果瘘口或创面较大,有时难以使用钛夹闭合,此时可以使用金属钛夹联合尼龙绳荷包缝合法来完成瘘口或创面的闭合。现在新出现的内镜下缝合系统,OverStitch 系统(图 17-6)也被用于内镜下缝合,2015 年 Halvax 等通过动物试验证明该系统用于消化道全层缝合是可行和有效的。

3)内镜下瘘口封堵技术:内镜下瘘口封堵技术也是处理吻合口瘘的一种方式。但应用黏合剂时最好在内镜通道中插入双腔导管,避免黏合剂释放后瞬间发生黏合反应,对内镜造成损伤。但单独应用该方式对较大的瘘口的处理难以达到满意的效果,因此通常和内镜夹及食管支架联合应用。另外,经内镜向瘘口处置纵隔引流管,后续加以冲洗引流治疗也能达到较好的疗效。操作中应该将引流管置入最佳的引流位置,保证术后能够顺利引流,后续每日使用生理盐水或抗生素通过导管对纵隔脓腔进行冲洗和抽吸,直至引流颜色澄清,同时配合 CT 检查,了解引流管、瘘口、脓腔之间的关系,此技术目前在复旦大学附属肿瘤医院胸外科有广泛的应用,避免了吻合口瘘后的开胸手术,取得较好的效果。

(2)吻合口瘘营养支持技术:对于吻合口瘘,术后暂时无法进食的患者来说,术后营养支持显得十分重要。通过内镜辅助的鼻肠管置入术能够在早期建立肠道通路,并在早期进行消化道营养。常规操作是将鼻空肠管置入消化道后,内镜直视下以活检钳夹持鼻饲管远端并同步向前推送,直至到达预定位置,然

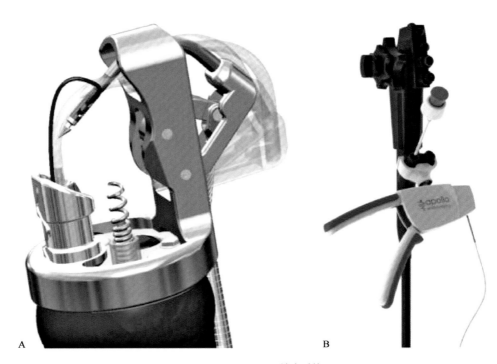

图 17 - 6　OverStitch 缝合系统

A. Apollo 铰接式缝合臂；B. 缝针操作手柄

后将内镜退出而完成置管过程,最后将鼻空肠管外固定。通常,为了夹持方便,术前需要在鼻饲管头端系线以利活检钳夹持,另外,退镜时应当特别注意,不要将营养管一同带出。

(3)吻合口狭窄扩张:食管癌根治术后吻合口良性狭窄是常见的并发症之一。患者多表现为吞咽困难,甚至引发恶心、呕吐等现象,对患者术后生存质量造成一定的影响。对于这部分患者,临床上目前常采用扩张的方法进行对症治疗。其基本操作技术与之前述及的恶性狭窄扩张类似。日本消化内镜协会制定的消化内镜指南中推荐:门诊每间隔 2 周扩张 1 次,反复持续扩张 3~6 个月。对于存在吻合口瘘,但同时伴有狭窄的患者,如不处理狭窄,胃液会一直通过吻合口瘘流向纵隔,造成瘘口迁延不愈。通过学习借鉴美国匹兹堡大学医学院的做法,我们对于这种狭窄进行保守的扩张,不会增大瘘口,反而会加速瘘口的愈合。

由于内镜技术的不断进步,给食管癌患者的治疗带来了更多的选择,同时,内镜技术也在食管癌相关治疗中得到越来越多的应用。未来,随着内镜技术的持续发展,以及内镜在胸外科领域中的逐步普及,相信食管癌的内镜下治疗将得到更好的应用及发展。

(陈苏峰)

参 考 文 献

[1] 张裔良,陈海泉,相加庆,等.新型多环黏膜切除器在食管内镜下手术的初步应用[J]. 中国癌症杂志,2013,23(7): 530 - 534.

[2] DaVee T, Ajani J A, Lee J H. Is endoscopic ultrasound examination necessary in the management of esophageal cancer? [J]. World J Gastroenterol, 2017, 23(5): 751 - 762.

[3] El H, Imperiale T F, Rex D K, et al. Treatment of esophageal leaks, fistulae, and perforations with temporary stents: evaluation of efficacy, adverse events, and factors associated with successful outcomes[J]. Gastrointest Endosc, 2014, 79(4): 589 - 598.

[4] Halvax P, Diana M, Legner A, et al. Endoluminal full-thickness suture repair of gastrotomy: a survival study[J]. Surg Endosc, 2015, 29(11): 3404 - 3408.

［5］ Hucl T. Role of endosonography prior to endoscopic treatment of esophageal cancer［J］. Minerva Chir, 2018, 73(4): 410-416.

［6］ Kajiyama Y. New Japanese classification of esophageal cancer (11th edition)［J］. Gan To Kagaku Ryoho, 2016, 43(9): 1049-1052.

［7］ Kumagai Y, Inoue H, Nagai K, et al. Magnifying endoscopy, stereoscopic microscopy, and the microvascular architecture of superficial esophageal carcinoma［J］. Endoscopy, 2002, 34(5): 369-375.

［8］ Lal P, Thota P N. Cryotherapy in the management of premalignant and malignant conditions of the esophagus［J］. World J Gastroenterol, 2018, 24(43): 4862-4869.

［9］ Merkow R P, Bilimoria K Y, Keswani R N, et al. Treatment trends, risk of lymph node metastasis, and outcomes for localized esophageal cancer［J］. J Natl Cancer Inst, 2014, 106(7): 133.

［10］ Muto M, Minashi K, Yano T, et al. Early detection of superficial squamous cell carcinoma in the head and neck region and esophagus by narrow band imaging: a multicenter randomized controlled trial［J］. J Clin Oncol, 2010, 28(9): 1566-1572.

［11］ Ning B, Abdelfatah M M, Othman M O. Endoscopic submucosal dissection and endoscopic mucosal resection for early stage esophageal cancer［J］. Ann Cardiothorac Surg, 2017, 6(2): 88-98.

［12］ Sgourakis G, Gockel I, Lang H. Endoscopic and surgical resection of T1a/T1b esophageal neoplasms: a systematic review［J］. World J Gastroenterol, 2013, 19(9): 1424-1437.

［13］ Terheggen G, Horn E M, Vieth M, et al. A randomised trial of endoscopic submucosal dissection versus endoscopic mucosal resection for early Barrett's neoplasia［J］. Gut, 2017, 66(5): 783-793.

［14］ Thosani N, Singh H, Kapadia A, et al. Diagnostic accuracy of EUS in differentiating mucosal versus submucosal invasion of superficial esophageal cancers: a systematic review and meta-analysis［J］. Gastrointest Endosc, 2012, 75(2): 242-253.

［15］ Wu H, Minamide T, Yano T. Role of photodynamic therapy in the treatment of esophageal cancer［J］. Dig Endosc, 2019, 31(5): 508-516.

［16］ Yano T, Yoda Y, Nomura S, et al. Prospective trial of biodegradable stents for refractory benign esophageal strictures after curative treatment of esophageal cancer［J］. Gastrointest Endosc, 2017, 86(3): 492-499.

［17］ Yoshida T, Inoue H, Usui S, et al. Narrow-band imaging system with magnifying endoscopy for superficial esophageal lesions［J］. Gastrointest Endosc, 2004, 59(2): 288-295.

第十八章
食管癌的预后和随访

食管癌患者的预后在不同地区差异很大,但患者的总体 5 年生存率在过去几十年,从 20 世纪 60 年代的 5% 左右,提高至目前的 20% 左右。食管癌外科术后复发或放化疗后进展,可涉及单个或多个部位:吻合口复发、单个区域淋巴结或多个区域淋巴结转移、单个脏器或多个脏器转移、区域淋巴结及脏器转移等类型。食管癌外科术后复发类型通常分为局部复发(原发肿瘤位置、吻合口、淋巴结清扫区域)、远处转移(肝、肺、腹膜等)和混合类型(局部复发及远处转移)。食管癌一旦出现复发,通常预后较差。外科根治性切除术后,局部复发和远处转移的中位无病生存时间通常无统计学差异,分别为 8~17 个月、8~11 个月。患者出现远处转移较出现局部复发预后可能更差。患者出现局部复发后,其中位生存时间为 7~16 个月,而患者出现远处转移后,中位生存时间为 7~9 个月。

针对食管癌患者的个体化治疗,旨在通过有效减少局部复发及远处转移,以期改善患者的生存。食管癌的预后因素包括肿瘤分期、肿瘤类型和部位、患者的一般情况与合并症及患者治疗方案的选择。复旦大学附属肿瘤医院一项比较不同范围淋巴结清扫治疗胸内中下段食管癌的临床研究,比较了经左胸有限范围和经右胸扩大范围的两野淋巴结清扫,对于伴有淋巴结转移的患者,经过 5 年随访后,扩大范围的两野淋巴结清扫显著降低了局部复发($HR = 0.583$,95% CI:$0.375 \sim 0.908$),并具有减少远处转移的趋势($HR = 1.407$,95% CI:$0.914 \sim 2.167$),5 年生存率为 51%。荷兰 CROSS 研究对比新辅助放化疗后手术和单独手术治疗食管癌,长期随访结果提示,新辅助放化疗后手术减少局部复发($HR = 0.45$,95% CI:$0.30 \sim 0.66$)和远处转移($HR = 0.63$,95% CI:$0.46 \sim 0.87$),其局部复发从随访期第 6 个月开始降低,在经过 24 个月随访后仍持续显著降低;而远处转移则在 24 个月随访后较对照组无统计学差异。

所有食管癌患者均需要系统性的定期随访。约 90% 的复发发生在根治性治疗后的 3 年内,但 5 年后,仍有患者出现复发或其他部位的肿瘤。患者治疗后的随访包括完整的病史及体格检查,根据临床指征包括上消化道内镜、活检及影像学检查等。随访策略一般依据肿瘤浸润深度、疾病分期、治疗方式。根据 NCCN 指南,对于根治性切除术后、无症状的患者,治疗后的 2 年内,需每 3~6 个月进行 1 次随访;3~5 年间,需每 6~12 个月随访 1 次;之后每年 1 次随访检查。基于回顾性研究的资料提示生活质量指标可作为患者需要治疗干预和预测生存的指标,比如反流、咳嗽、进食困难等。然而,食管癌根治性治疗后的最佳个体化随访策略,目前仍缺乏高级别的相关依据。

(李 斌)

[1] Bhansali M S, Fujita H, Kakegawa T, et al. Pattern of recurrence after extended radical esophagectomy with three-field lymph node dissection for squamous cell carcinoma in the thoracic esophagus[J]. World J. Surg, 1997, 21(3): 275 - 281.

[2] Kidane B, Sulman J, Xu W, et al. Baseline measure of health-related quality of life (functional assessment of cancer therapy-esophagus) is associated with overall survival in patients with esophageal cancer[J]. J Thorac Cardiovasc Surg, 2016, 151(6): 1571 - 1580.

[3] Li B, Hu H, Zhang Y, et al. Esophageal squamous cell carcinoma patients with positive lymph nodes benefit from extended radical lymphadenectomy[J]. The Journal of Thoracic and Cardiovascular Surgery, 2019, 157(3): 1275 - 1283; e1.

[4] Njei B, McCarty T R, Birk J W. Trends in esophageal cancer survival in United States adults from 1973 to 2009: a SEER database analysis[J]. J Gastroenterol Hepatol, 2016, 31(6): 1141 - 1146.

[5] Shapiro J, van Lanschot J J B, Hulshof M, et al. Neoadjuvant chemoradiotherapy plus surgery versus surgery alone for oesophageal or junctional cancer (CROSS): long-term results of a randomised controlled trial[J]. Lancet Oncol, 2015, 16(9): 1090 - 1098.

[6] Sugiyama M, Morita M, Yoshida R, et al. Patterns and time of recurrence after complete resection of esophageal cancer[J]. Surg Today, 2012, 42(8): 752 - 758.

[7] Wikman A, Johar A, Lagergren P. Presence of symptom clusters in surgically treated patients with esophageal cancer: implications for survival[J]. Cancer, 2014, 120(2): 286 - 293.

[8] Zeng H, Zheng R, Guo Y, et al. Cancer survival in China, 2003 - 2005: a population-based study[J]. Int J Cancer, 2015, 136(8): 1921 - 1930.